KB266819

를 바라는 마음으로 정성껏 번역했다는 점도 이 책에 한층 깊은 울림을 더한다. 다음 세대의 건강을 고민하는 모든 부모와 소아 진료 현장의 의료진에게 진심으로 추천한다.
김경철, 웰케어클리닉 원장, 《당신이 잘 잤으면 좋겠습니다》 저자

작가는 장 건강과 신체 및 정서적 건강을 탁월하게 연결 지으며, 아이들의 건강 상태가 단순히 '정상' 수치에만 머물지 않고 아이가 온전히 잘 자랄 수 있도록 혁신적인 통합 전략을 제시했다. 《안 아픈 아이 잘 낫는 아이 이렇게 키워라》는 소아 건강의 낯설고 복잡한 길을 헤쳐나가야 하는 모든 부모에게 꼭 필요한 길잡이다. 아이를 건강하고, 어려움 속에서도 다시 일어설 수 있는 힘을 지닌 주체로 키우고자 애쓰는 부모들에게 희망과 지혜를 밝혀주는 빛과 같은 책이다.
데이비드 펄머터(의학박사, FACN), 〈뉴욕타임스〉 1위 베스트셀러 《그레인 브레인》《요산 혁명》 저자

《안 아픈 아이 잘 낫는 아이 이렇게 키워라》는 정서적으로나 신체적으로 어려움을 겪더라도 다시 일어설 수 있는 힘을 지닌 아이로 키우는 방법을 고민하는 부모의 관점을 근본적으로 바꿔줄 것이다. 저자는 장과 뇌가 얼마나 긴밀하게 연결되어 있는지에 관해 우리가 이해하는 차원을 한 단계 더 끌어올려, 장 건강이 미치는 심오한 영향을 깨닫게 할 뿐 아니라 장 건강을 위한 실천방법까지 제시한다. 시대를 앞서가는 이 책은 기본을 넘어, 아이들이 몸 안에서부터 차오르는 힘으로 건강하게 자라날 수 있기를 바라는 부모라면 반드시 읽어야 할 지침서다.
르네 자인, GoZen! 창립자, 〈뉴욕타임스〉 베스트셀러 《Superpowered》 공동저자

《안 아픈 아이 잘 낫는 아이 이렇게 키워라》에서 작가는 장내 미생물의 힘을 활용하여 아이들의 몸과 뇌를 더욱 건강하게, 면역력 또한 더욱 튼튼하고 빠르게 회복할 수 있도록 돕는 과학적 근거를 토대로 쉽고 실천 가능한 계획을 제시한다. 이 책은 음식을 약으로 바라보는 우리의 관점을 싹 바꿔, 아이들이 온전히 성장하고 활기차게 살아갈 수 있도록 이끌어준다.
우마 나이두(의학박사), 베스트셀러 《미라클 브레인 푸드》 저자

요즘 아이들에게 찾아드는 온갖 건강 문제가 점점 늘어나는 현실 속에서, 저자는 이 흐름을 바꾸는 데 꼭 필요한 목소리를 낸다. 《안 아픈 아이 잘 낫는 아이 이렇게 키워라》는 부모와 아이가 함께 평생 이어갈 건강의 기초를 세우는 데 도움을 주는 든든한 안내서다. 무엇보다도 명확한 근거와 사실을 토대로 삼아 아이들에게 스스로 더 건강한 삶을 선택할 수 있도록 힘을 북돋워주는 저자의 접근 방식이 매우 마음에 든다.

케이티 웰스, *WellnessMama.com*

이 책은 실제로 실천할 수 있는 팁으로 가득하다. 건강한 장이야말로 아이들이 잘 자라고 활기차게 성장할 수 있는 핵심이라는 사실을 부모들에게 알려준다. 단순하되 효과적인 전략에 초점을 맞추어 따라 하기 쉬우며, 행복하고 건강한 아이로 키우는 데 도움이 되는 안내서다. 특히 흔히 겪는 소아질환과 관련해 부모라면 누구나 안심하고 활용할 수 있는 자연적인 해결책이 담겨 있다. 나는 이 책을 진료실에서 아이들 가족에게 권할 만한 훌륭한 참고서로 쓸 수 있어 매우 기쁘다.

애나-마리아 템플(의학박사), 통합의학 소아과 전문의, 베스트셀러 《*Ending the Eczema Epidemic*》 공동저자

두 아이 중 한 명꼴로 만성질환을 진단받는 오늘날, 소아의학의 미래를 혁신해야 할 때가 왔다. 그 변화를 이끌어갈 소아과 의사가 바로 엘리사 송 박사다. 《안 아픈 아이 잘 낫는 아이 이렇게 키워라》에서 작가는 장내 미생물이 아이들의 건강을 좌우하는 막강한 힘을 밝혀내고, 부모들에게 현대사회에서 회복력 있는 아이로 키울 수 있는 분명한 길잡이를 제시한다.

테리 월스(의학박사, IFMCP), 《*The Wahls Protocol: A Radical New Way to Treat All Chronic Autoimmune Conditions Using Paleo Principles*》 저자

기능의학 의사이자 부모인 작가는 아이들의 건강을 바라보는 시야가 다른 누구도 대신할 수 없을 만큼 넓다. 과학적 근거에 기반한 통찰과 일상에서 바로 실천할 수 있는 조언을 자연스럽게 엮은 이 책은 부모들에게 아이를 키우며 부딪히는 수많은 고민을 헤쳐나갈 힘을 준다. 그래서 아이들이 어려움 속에서도 중심을 잃지 않고 균형 잡힌 모습으로 자라날 수 있도록 이끌어준다. 《안 아픈 아이 잘 낫는 아이 이렇게 키워라》는 소중한 아이들의 참된 건강과 행복을 지켜주고자 애쓰는 부모들에게 꼭 필요한 길잡이다.

이자벨라 웬츠(약학박사), 〈뉴욕타임스〉 베스트셀러 《*Hashimoto's Protocol*》 저자

아이들이 건강하게 자라고 그 건강을 오래 지켜갈 수 있도록 부모로서 할 일을 다하고 싶다면, 이제 더는 다른 책을 찾지 않아도 된다. 작가는 실용적이고 검증된 방법으로 작은 장내 미생물 하나부터 안내하며, 아이들이 어려움 속에서도 단단히 자랄 수 있도록 인도한다.

켈리 러빅, 임상영양사이자 유명인 건강 코치, 베스트셀러 '*Body Love*' 시리즈 저자

아이들과 관련해 통합적이고 근거가 확실한 정보를 얻고 싶을 때면 나는 엄마이자 웰니스 전문가인 작가를 가장 믿을 만한 길잡이로 삼아왔다. 그의 저서《안 아픈 아이 잘 낫는 아이 이렇게 키워라》는 아이들이 어려움 속에서도 단단히 자라고 활기차게 성장하길 바라는 나를 포함한 모든 부모와 소아 건강 전문가들이 반드시 읽어야 할 보석 같은 책이다.

조이 맥카시, 통합영양학자, Joyous Health 창립자

작가는 소아과 분야의 개척자로서, 최신 의학을 바탕으로 아이들의 전인적 건강을 위한 깊은 연민과 헌신을 쏟아내고 있다. 《안 아픈 아이 잘 낫는 아이 이렇게 키워라》는 작가의 수십 년 임상 경험과 비할 데 없는 전문성을 증명하는 놀랍고도 강력한 기록이다.

오스틴 펄머터(의학박사), 〈뉴욕타임스〉 베스트셀러 《클린 브레인》 저자

안 아픈 아이 잘 낫는 아이

이렇게 키워라

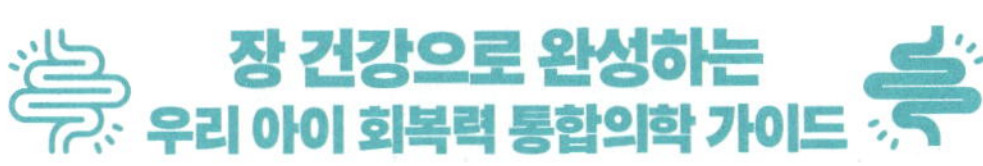

안 아픈 아이 잘 낫는 아이 이렇게 키워라

엘리사 송 지음 | 김예성 번역 | 김경철 감수

정말중요한

차례

들어가며 '정상'이라는 말에 안심하는 부모들에게   11

PART I

튼튼한 장이 아이의 회복력을 만든다   23

CHAPTER 1   아이의 회복력은 왜 장에서 시작될까?   27

CHAPTER 2   '우리 아이의 장은 멀쩡한데요?'라는 착각   43

CHAPTER 3   우리 아이의 장 건강, 회복력 점수로 확인하기   60

PART II

하루 5가지 습관이 아이의 평생 면역을 만든다   67

CHAPTER 4   영양 채우기 Part 1: 장 건강을 살리는 챔피언 들이기   73

CHAPTER 5   영양 채우기 Part 2: 장 건강을 망치는 방해꾼 걷어내기   142

CHAPTER 6   호흡하기: 장 회복력의 열쇠, 미주신경 깨우기   212

CHAPTER 7   수분, 움직임, 수면: 회복력을 완성하는 마지막 퍼즐   235

PART III

튼튼한 아이도 아플 때가 있다   259

CHAPTER 8   아이가 아플 때 큰 그림을 보는 통합 소아의학 접근법   262

CHAPTER 9   아이가 아플 때 반드시 해야 할 일과 하지 말아야 할 일   295

CHAPTER 10   항생제, 부모가 꼭 알아야 할 진실   318

CHAPTER 11   반복되는 질환, 장 리셋이 필요한 순간   350

PART IV

열부터 ADHD까지, 25가지 대표 어린이 질환 실전 매뉴얼　401

가장 흔한 8가지 문제　410

그 밖의 17가지 문제　464

마치며　이제 실천할 시간　518

PART V

부모를 위한 회복력 실전 도구 모음　519

장 건강 쇼핑 가이드　520

영양제와 허브요법 선택법　525

동종요법 실전 가이드　539

에센셜 오일 활용법　548

지압법 바로 쓰기　554

미주신경 회복 루틴　557

장 리셋 도구 모음　561

통합 소아의학 진료·검사 가이드　563

옮긴이의 말　567

참고문헌 안내　571

'정상'이라는 말에 안심하는 부모들에게

우리 아이의 건강, '정상'의 기준을 다시 세우다

"선생님은 제 생명의 은인이세요!" 아이들과 함께 커뮤니티 수영장에서 한여름의 눈부신 햇살을 즐기던 그날, 한 소녀에게 이런 말을 듣게 되리라고는 꿈에도 생각지 못했다. 열 살가량으로, 당시 내 딸 켄지보다 조금 더 나이가 많아 보이는 아이였다. 나는 놀란 눈으로 아이를 바라보며 미소를 머금고 물었다. "안녕, 아가야, 혹시 도움이 필요하니?" 그러자 아이는 내 눈을 똑바로 쳐다보며 말했다. "안녕하세요, 송 박사님, 저는 스테이시예요. 저쪽에 엄마가 계시는데, 박사님이 제 생명의 은인이라고 엄마가 그러셨어요. 제가 아기였을 때 정말 많이 아팠는데, 박사님이 어떻게 하면 제가 나아질 수 있는지 찾아내주셔서 제가 지금 이렇게 건강할 수 있는 거래요. 그래서 직접 가서 꼭 감사 인사를 드리라고 하셨어요."

스테이시 엄마가 내 쪽으로 다가와 함께 이야기를 나눴다. 수년 동안 내 진료실에 찾아와서 어떻게 삶이 달라졌는지, 얼마나 감사한지 전하고 싶었지만, 늘 때를 놓쳤다고 했다.

그 순간, 기억이 밀려들었다. 생후 3주에 역류성 질환을 진단받고, 두 살 무렵 내 앞에 있던 작은 아기의 모습이 떠올랐다. 아기였던 스테이시는 시도 때도 없이 구토를 하고, 통증으로 비명을 지르고, 쓴 물이 올라오는 고통과 가려운 아토피 때문에 잠결에도 신음하며 울곤 했다. 자기 몸 안에서조차 편안함을 느끼지 못하는 듯했다. 위산 분비 억제제를 처방받았지만 효과는 미미했다. 엄마가 약을 끊으려 할 때마다 증상은 오히려 더 심해졌다.

아이가 걸음마 시기에 접어들자, 사소한 모든 것이 스테이시를 괴롭혔다. 특정 옷감이나 음식의 질감, 큰 소리를 포함해 심지어는 엄마가 음식을 씹는 소리마저 불편해했다. 스테이시는 어느 순간 다정하고 사랑스러웠다가도, 뒤돌아서면 까다롭게 굴고 요구가 많아졌다. 끊임없는 위산 역류와 가려운 피부 때문에 곤히 잠들지 못했고, 간신히 잠 들어도 밤새 신음하며 몸을 뒤척였다. 아이는 늘 신경이 곤두서 있었고, 그만큼 지쳐 있었다. 온 가족이 함께 지쳐갔다. 발달은 또래에 맞게 진행되고 있었기에, 소아과 주치의는 부모에게 모든 것이 "정상"이라고 말했다. 단지 "미운 두 살"을 겪는 것뿐이니 곧 지나갈 거라고도 했다. 그래서 아이는 "건강한 아동"으로 진단됐다. 하지만 엄마의 직감은 달랐다. 스테이시에게는 일란성쌍둥이 자매가 있었는데, 그 아이야말로 진정한 의미의 건강한 아동이었기에 "정상"이라고 해서 반드시 '건강하게 자라고 있다'는 뜻은 아니라는 걸 엄마는 누구보다 잘 알고 있었다.

다음 날 진료실에 출근해 스테이시에게 어떤 치료를 했는지 되돌아보았다. 그런데 내가 단 두 번밖에 진료하지 않았다는 사실을 알고 깜짝 놀랐다. 첫 진료 때 우리는 스테이시 엄마가 임신을 준비하기 전 이야기를 되짚으며 아이의 여정을 처음부터 훑어보았다. 마치 탐정처럼, 스테이시가 어떻게 이런 '편치 않은dis-ease' 상태에 이르게 됐는지 그 단서를 하나하나 살폈다. 우리는 오랫동안 위산 분비 억제제를 사용한 탓에 스테이시가 아마도 '장내 불균형gut dysbiosis'과 '새는장leaky gut증후군'을 겪고 있으리라 추측했다. 장내 불균형 때문에 감정을 조절하는 데 어려움이 생겼고, 새는 장 때문에 음식에 예민해지고 면역체계가 무너져 아토피가 악화됐다. 아울러 장에서 영양소가 제대로 흡수되지 않아 결국 영양 결핍으로 이어졌고, 이것이 예민한 감각, 수면 문제, 행동 문제에 영향을 주고 있었다.

혈액검사와 대변검사를 시행해서 우리가 추측한 증상들을 확인한 다음 나는 맞춤형 식단, 생활습관, 영양제 복용 계획을 세웠다. 그 결과 3개월 안에 스테이시는 이렇게 달라졌다.

- 더 행복하고 차분해졌다.
- 밤새 숙면할 수 있게 됐다.
- 다양한 옷감에 적응할 수 있게 됐다.
- 새로운 음식에 도전하게 됐다.
- 역류성 약물을 천천히 줄일 수 있었다.

나는 스테이시 엄마가 내게 했던 그 말을 아직도 잊을 수가 없다. "바로 이 모습이 제가 늘 알던 스테이시예요!"

마침내 스테이시는 활력 넘치는 아이로 자라고 있었다.

이것은 '기적'이 아니라, 통합 소아의학이 만들어낼 수 있는 최고의 결과였다.

그리고 모든 아이에게 똑같이 적용되는 기존의 땜질식 전통 의학에서 벗어나, 아이 개개인에게 맞춰 근본 원인을 다루고 회복력을 키워주는 현대적 의학으로 치료 패러다임이 완전히 전환되는 순간이었다.

나는 스탠퍼드대학교, 뉴욕대학교, 캘리포니아대학교 샌프란시스코 캠퍼스UCSF에서 수련을 쌓은 소아과 의사로서, 실제로는 드물지만 심각해 보이는 질환을 찾아내 진단하고, 문자 그대로 불을 끄듯 신속히 처리해야 한다고 배웠다. 아이에게 건강상 문제가 생기면 우리는 적극 맞서 싸우도록 교육받았다. 그 교육은 대부분 이런 식이었다. 피부에 아토피나 염증이 생기면 스테로이드로 불을 끄고, 위에 산이 많아 역류가 생기면 위산 분비 억제제로 산을 중화하고, 중이염이 생기면 항생제로 세균을 없앤다. 그러고도 충분히 증상이 줄어들지 않으면 더 강한 약제로 눌러버린다.

내가 의대와 레지던트 시절에 배운 내용은 숲의 다른 쪽에선 여전히 불길이 번지는데 한쪽 불만 끄려 애쓰는 것과 같았다. 염증을 잠시 가라앉히면 아직 남아 있던 불씨가 다시 살아나 또 다른 증상인 중이염, 천식 발작, 불안이 나타나거나 자가면역질환이 악화됐다. 앞으로 닥칠 산불에도 더 잘 견딜 수 있도록 애초에 숲을 어떻게 복원할지 고민하는 과정은 없었다.

그렇다고 내가 적극 치료하는 방식이 항상 잘못됐다고 주장하는 것은 아니다. 뭐든 때와 상황에 따라 도움이 될 수 있듯, 처방되는 약제에도 분명 생명을 지켜낼 힘이 있다. 하지만 오늘날 대부분의 아이들은 생명을 위협하는 급성질환이나 감염으로 죽음을 맞지는 않는다. 오히려 지속적이고, 때로는 일평생 이어져 삶 전체에 영향을 미치는 질환으로 고통 받는다. 이런 질환은 갈수록 흔해지는 추세고, 그중 상당수는 우리의 의료적 개입과 현대적 생활방식의 산물이다.

우리가 이전보다 더 많이 알게 된 만큼, 아이들을 위해 더 나은 선택을 해야 한다.

의대에서 알려주지 않은 것들

우리는 무언가를 알고 나서야 비로소 그것에 관해 몰랐음을 깨닫는다. UCSF 소아과 레지던트를 마친 2000년 당시만 해도, 나는 장내 미생물이 무엇인지조차 알지 못했다. 더 나아가 어린 시절 딱 한 번 섭취한 항생제가 아이의 발달 중인 장내 미생물을 무너뜨려 훗날 알레르기, 천식, 아토피, ADHD, 불안 혹은 자가면역질환의 원인이 될 수 있다는 사실 또한 알지 못했다.

내가 의대에서 배웠더라면 좋았을 내용은 다음과 같다.

- 대변을 이해하는 더 많은 지식
- 장-뇌, 장-면역, 장-온몸으로 이어지는 관계
- 생후 6개월 이내에 항생제나 위산 분비 억제제를 복용하면 만 4세가 될 때까지 천식, 아토피, 아나필락시스성 음식 알레르기, 알레르기비염, 두드러기 등을 포함한 모든 알레르기질환 위험이 두 배 이상 높아질 수 있다.[1]

- 생후 2년 이내에 항생제를 복용하면 이후 아동기/청소년기에 수면장애, ADHD, 기분·불안장애, 기타 행동 문제 등 정신건강 문제 위험이 최대 50%까지 높아질 수 있다.[2] (반면 운동과 명상이 경증부터 중등도의 우울증에는 SSRI 약물만큼 혹은 그 이상 효과적일 수 있다.)[3]

- 아세트아미노펜(타이레놀)이나 이부프로펜(모트린, 애드빌)으로 열을 억지로 내리면 오히려 아이의 증상이 더 오래 지속되고 전염성을 더 높일 수 있다.[4]

- 아세트아미노펜은 훗날 천식 위험을 높일 뿐 아니라[5] 실행 기능, 주의력, 행동 문제 위험까지 키울 수 있다.[6]

- 장내 미생물을 망가뜨리는 불필요한 약물을 피하면서도 아픈 아이가 회복할 수 있도록 돕는 방법으로, 근거에 기반한 통합 소아의학 방식의 해결책이 있다.

- 그리고 항생제를 복용한 후라도 무너진 장내 미생물을 회복시켜 아이들이 계속 건강하게 자랄 수 있는 방법이 있다.

나조차 걸어온 길을 돌아보면 아쉬움이 남는다. 소아과 의사로서도, 딸 켄지와 아들 보디의 엄마로서도 그렇다.

그러나 이따금 뒤를 돌아보는 이유는 단 하나, 소아과 의사로서 혹은 부모로서 지금까지 얼마나 발전해왔는지 확인하기 위해서다. 지금까지 앞에 놓인 상황에서 최선을 다해왔다. 과거에 어떤 일이 있었든, 앞으로 나아갈 길은 언제나 있다. 아이의 장내 미생물 또한 지금부터라도 최상의 상태로 회복시킬 수 있다. 희망은 늘 존재한다. 만약 회복이 불가능하다면 나는 지금 이 책을 쓰고 있지 않았을 것이다.

우리 아이들은 안녕하지 못하다

초등학교 2학년 시절, 나와 같은 반에 천식을 앓는 친구가 한 명 있었다. 체육활동을 마치고 흡입기를 사용하는 그 친구의 모습이 어린 내 눈에는 무척 신기해 보였다. 이제 소아과 의사가 된 나는 아이들 학교에서 소풍을 갈 때면 종종 학부모 인솔자로 동행하는데, 혹시 모를 상황을 대비해서 학급 친구들에게 꼭 필요한 흡입기, 에피펜(아나필락시스처럼 심각한 알레르기 반응이 갑자기 나타날 때 응급 투여하는 자동 주사기 형태의 아드레날린 주사제—옮긴이), 알레르기 약, 그 밖의 여러 약품이 가득 든 가방을 꾸린다. 교실에서 봉사활동을 할 때면, 온몸을 꿈틀거리며 이리저리 움직이고 단 한순간도 몸과 마음을 차분히 가라앉히지 못하는 아이들이 정말 많다는 점, 그리고 진료실을 찾는 많은 고등학생이 ADHD 약과 불안 치료제를 복용하는데도 청소년기에 겪는 하나의 통과의례처럼 당연하게 여긴다는 사실에 안타까움을 느낀다.

세계보건기구WHO는 건강을 "질병이나 허약함이 없는 상태에 그치지 않고, 신체·정신·사회적으로 완전히 안녕한 상태"라고 정의한다. 따라서 아이들이 신체·정신·사회적으로 온전한 안녕을 누리며 살아가는 상태, 그것이 바로 '정상'이다. 활기차고 건강하게 성장하는 과정이야말로 아이들에게는 진정한 '정상'이라는 얘기다.

레지던트를 마칠 때만 해도, 나의 눈은 반짝거렸고 열정으로 가득 차서 아이들을 위해 변화를 만들어갈 준비가 되어 있다고 믿었다. 그러나 곧 우리 아이들의 심각한 건강 실태를 피부로 느꼈다. 한번은 18개월 된 궤양성대장염 환아를 보면서 내가 만난 자가면역질환 환자 중 가장 어린 사례일 거라고 생각했다. 그러나 안타깝게도 지금 그 기록은 크론병 진단을 받은 생후 6개월 된 아기에게 돌아갔다.(다행히 이 아기는 이제 통합의학·기능의학 소아 진료 방식으로 접근한 덕분에 크론병을 이겨내고 건강하게 잘 자라고 있다.) 2000년 UCSF에서 소아과 레지던트를 마칠 당시에는 내 평생에 자폐 아동을 몇 명만 보게 되더라도 많은 편일 거라는 이야기를 들었다. 하지만 20년이 지난 지금, 내 진료실은 자폐뿐 아니라 아이의 온갖 복잡하고 만성적인 건강 문제로 간절히 도움을 바라는 가족들로 넘쳐난다. 그 수치는 가히 충격적이다.[7]

- 아이 5명 중 1명은 아토피 진단을 받는다.
- 아이 10명 중 1명은 천식 진단을 받는다(빈곤 가정에선 5명 중 1명).
- 아이 10명 중 1명은 ADHD 진단을 받는다.
- 아이 10명 중 1명꼴로 행동 문제가 있다.
- 아이 10명 중 1명은 불안장애 진단을 받는다. 이후 13~18세 시기에 그 비율은 3명 중 1명으로 증가한다.
- 10대 여학생 3명 중 1명은 자살을 진지하게 고려한다. 그 가운데 5명 중 1명은 계획을 세우고, 10명 중 1명은 실제로 시도한다.[8]
- 아이 36명 중 1명은 자폐 진단을 받는다(2020년 기준으로 증가하는 추세).
- 자가면역질환이 매년 3~9%씩 증가한다. 특히 12~19세 청소년 사이에서 그 증가 속도가 가장 빠르다.[9]

2005년 《뉴잉글랜드 의학저널New England Journal of Medicine》은 역사상 처음으로 식습관 및 생활방식과 관련한 만성질환이 원인이 되어 부모 세대보다 아이들의 기대수명이 더 짧아질 거라고 예측했다.[10] 그때는 '주의' 수준에 그쳤던 일이 이제는 더 외면할 수 없는 '경보' 수준으로 격상됐다. 지금은 아이 두 명 중 한 명꼴로 최소 한 가지 이상의 만성적 건강 문제를 안고 있다.[11] 이것이 '새로운 정상new normal'이라고 하지만, 결코 '정상'은 아니다!

통합 소아의학: 아이의 전인적 회복력을 중심에 둔 새로운 접근 방식

통합 소아의학 방식으로 접근하면 우리 아이들에게 새로운 '참된 정상'을 선물할 수 있다. 통합 소아의학은 '모 아니면 도'의 방식이 아니다. 기존 소아의학의 필요와 효과를 인정하되, 기능의학과 자연의학을 융합해서 아이들이 건강하게 자라도록 돕고, 기존 소아의학이 가져온 의도치 않은 결과까지 보완할 수 있다.

통합 소아의학에선 아이의 온전한 건강이 아이의 전인적 회복력에 달렸음을 잘 알고 있다. 이는 곧 절대 아프지 않는다거나 다치지 않는다는 뜻이 아니며, 스트레스를 전혀 받지 않는다는 얘기는 더더욱 아니다. 아이의 전인적 회복력Whole Child Resilience은 외부 공격(감염이든 환경호르몬이든 신체·정신적 스트레스든)을 받아내고, 빠르고 온전히 회복하며, 이전보다 강해진 상태로 다음번 외부 공격에 대비하는 힘을 말한다. 이렇게 해야 하는 이유는 아이들에게 또 다른 공격이 언제든 닥칠 수 있기 때문이다.

통합 소아의학은 질병 중심의 사고에서 벗어나 아이가 온전히 스스로의 삶에 활기를 불어넣는 번영의 관점으로 나아간다. 내 아이가 얼마나 아플지 걱정하며 미래를 그리는 대신, 아이가 얼마나 건강하게 잘 지닐 수 있는지를 바라본다. 통합 소아의학에선 회복력의 토대를 다지는 데 집중하며, 아이에게 활기차게 성장하고 건강을 유지할 능력이 있다고 믿는다. 아울러 어려움이 닥치더라도 다시 건강을 회복할 수 있는 힘 또한 지니고 있다고 믿는다.

부모로서 우리는 아이가 가장 빛나는 모습으로 성장하길 바라며, 그 모습을 마음속에 그려야 한다. 마음에 품은 이 비전이 충분히 가능하다고 믿고, 희망차게 한 걸음씩 나가야 한다. 앞으로 이 책에서 살펴보겠지만, 그 여정은 결국 우리 몸속 작은 미생물 하나하나에서 시작된다.

통합 소아의학에선 아이가 신체·정서·영적 측면을 아우르는 전인적 존재로서 건강하게 성장할 수 있다고 믿는다.

그렇다면 만성질환은 어떻게 대비해야 할까?

'만성질환' 하면 무엇이 떠오르는가? 사람들은 대부분 만성질환 혹은 만성적인 상태를 한번 생기면 평생 달고 살아야 하는 것으로 여긴다. 다시 말해, 영구적이며 어쩔 수 없는 상태로 받아들인다. 미국 질병통제예방센터CDC는 만성질환을 "1년 이상 지속되어 꾸준한 의료적 관리가 필요하거나 일상생활을 제한하는 상태, 혹은 두 가지를 모두 포함하는 질환"이라고 정의한다.[12] 메디슨넷MedicineNet은 만성질환을 조금 다르게 바라보고 이렇게 설명한다. "예방할 수 없고, 약물로 완치되지 않으며, 저절로 사라지지도 않는 질환."[13]

나는 메리엄웹스터Merriam-Webster의 정의가 훨씬 더 적절하다고 생각한다. '만성적'이라는 말은 단순히 "오랜 기간 계속되거나 거듭해서 나타나는 것"을 뜻한다. 즉, 지속적인 상태다. 물론 '지속적'이라는 말이 고질적이고 쉽게 없어지지 않는 문제라는 뜻일 수는 있다. 그러나 불가능한 건 아니다. '지속적'이라고 해서 영구적인 건 아니다. 평생 간다는 의미도 아니다.

내가 이 책을 쓰게 된 이유는 통합 소아의학을 실천해온 지난 20여 년 동안 아이들의 만성질환을 새롭게 정의할 수 있는 통합적 접근의 힘을 직접 보아왔기 때문이다. 그리고 이제 그 지식을 여러분도 함께 누리길 바란다.

이제는 '만성질환'이나 '만성적 상태'라는 용어에서 벗어날 때가 됐다. 특히 아이들과 관련해서라면 더욱이 그렇다. 아이들은 지속되는 건강 문제를 안고 있을 수도 있다. 치료가 쉽지 않은 문제를 겪을 수도 있다. 그러나 통합 소아의학 방식으로 접근하면 그런 지속적인 건강 문제도 과거의 일이 될 수 있다. 아이의 지금 건강 상태가 미래의 건강을 결정짓는 건 아니다.

아이들은 어느 시점에 건강 관리를 시작하더라도 활기차고 건강하게 성장할 수 있다. 이 책은 여러분에게 다음과 같은 도움을 줄 수 있다.

- 아이의 전인적 회복력이 왜 장 건강에서 시작되는지 이해할 수 있다.
- 아이의 현재 장 회복력 수준을 한눈에 점검할 수 있다.
- 아이의 장 회복력을 높이는 '5가지 데일리 실천방법'을 배울 수 있다.
- 과학적 근거에 따라 마련된 통합 소아의학 도구를 활용해서 아이가 아플 때도 침착하고 자신 있게 대처하고, 장내 미생물을 해치는 불필요한 약물을 피하며, 흔한 소아질환에서 빠르고 온전히 회복하는 방법을 배울 수 있다.

- 나의 '장 리셋Gut ReSET 프로토콜'을 사용해서, 약물 복용 후에 혹은 지속적인 건강 문제로 장내 미생물이 온전하지 않을 때 아이의 장 건강을 회복시킬 수 있다.
- 언제 어디서고 든든한 통합 소아의학 주치의와 함께하는 것처럼 도움을 받을 수 있다. 이제 한밤중에 닥터 맘카페를 찾을 필요가 없다.
- 무엇보다 아이들이 생기 있게 잘 자라도록 도울 수 있다.

나는 통합의학 소아과 의사로서 그리고 여러분과 같은 부모로서 아이를 키우며 얻은 귀한 지식을 나누고자 한다. 그 모든 과정에서 오르막과 내리막, 기쁨과 좌절 그리고 예기치 못한 굴곡을 겪어야 했다. 이 책은 부모를 위한 안내서다. 아이가 건강을 가꾸어가는 여정의 어디쯤에 있든 활기차게 성장할 수 있도록, 부모가 스스로 지식을 갖추고 아이의 회복력을 위한 토대를 세울 수 있게끔 힘을 불어넣고 싶다. 아울러 이 책은 '임시방편식 진료'에 답답함을 느끼며, 왜 처음 소아청소년과 의사가 되기로 결심했는지 다시금 되새기고 싶어 하는 동료 의사들을 위한 도구이기도 하다.

나는 어떤 소아과 의사도 이제 더는 "의대에서 이런 걸 배웠더라면 좋았을 텐데" 하고 탄식하지 않기를 바라며 이 책을 썼다. 또 어떤 부모도 "우리 아이의 주치의가 이런 이야기를 해주었더라면 좋았을 텐데" 하고 푸념하지 않기를 바라며 이 책을 썼다. 그리고 무엇보다 여러분에게 혼자가 아니라는 사실을 알려주고 싶어서 이 책을 썼다. 우리는 모두 함께 이 길을 걷고 있다.

이제 우리 아이들을 위해 '정상'의 기준을 새롭게 정의해나가자.

우리 아이들이 더 건강하게, 더 힘차게 살아갈 수 있도록!

튼튼한 장이
아이의 회복력을 만든다

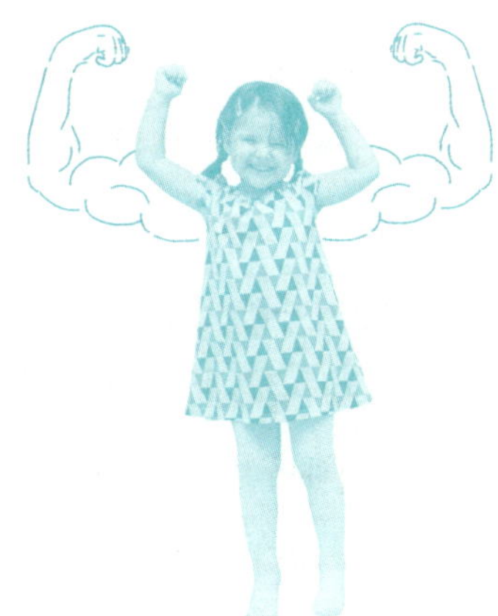

가녀린 나비가 날갯짓하며 일으킨 미세한 파동은 과연 지구 반대편까지 닿을 수 있을까? 중국 속담에서 유래한 말인 '나비효과'는 MIT 기상학 교수인 에드워드 로렌츠가 1963년에 가장 작은 변화가 끝없이 이어지는 사건의 연쇄반응을 일으켜 결국 결과를 완전히 뒤바꿀 수 있으며, 심지어 지구 반대편에서조차 그 영향이 나타날 수 있다는 그의 혁명적 발견을 설명하기 위해 처음 사용했다. 브라질에서 나비가 한 번 날갯짓을 하면, 그 파동으로 인해 미국 텍사스에서 토네이도가 일어날 수 있다는 것이다.

이 발견은 1600년대 이후로 이어져온 아이작 뉴턴의 세계관을 뒤흔드는 전환점이 됐다. 그 시절 뉴턴은 세상을 완벽하게 예측 가능한 '시계 장치 우주'로 묘사했는데, 이런 세계관은 말하자면 인생은 이미 예정되어 있고 우리의 운명은 돌에 새겨진듯 변하지 않는다는 관념이었다.

그렇다면 도대체 나비효과가 아이의 장내 미생물과 무슨 관련이 있다는 말일까? 전통 의학은 아이의 몸을 각각 고립되고 독립적인 기관의 집합으로 바라본다. 아이의 장과 뇌를 따로, 뇌와 면역계를 따로, 면역계는 내분비(호르몬)계와 또 따로, 이처럼 모두를 제각각 따로 떨어진 것으로 인식한다. 그러나 통합 소아의학은 아이의 몸을 여러 시스템이 서로 긴밀히 연결되고 얽힌 하나의 전체로 본다. 한 기관에서 일어나는 일이 다른 기관에도 영향을 미친다. 그리고 가장 큰 변화의 물결은 나비효과처럼 장내 미생물에서 일어나는 아주 사소한 변화에서 시작된다. 이를 '장내 미생물의 효과microbiome effect'라고 한다.

하버드 의과대학 소아소화기내과의 알레시오 파사노Alessio Fasano 박사는 "장은 라스베이거스와 같지 않다. 장에서 일어나는 일은 장에만 머물지 않는다"고 아주 적절히 표현했다. 아이의 장내 미생물에서 일어난 작은 변화 하나가 뇌, 면역계, 호르몬, 심지어 유전자가 발현될 수 있는 부분(타고난 유전자가 그대로 발현되는 것이 아니라 환경과 생활습관에 따라 켜지거나 꺼지는 가능성을 말하는 후성유전자를 가리킨다—옮긴이)에까지 광범위하게 영향을 미칠 수 있다. 그리고 어딘가 잘못되어 ADHD, 아토피 피부염, 하시모토 갑상샘염 등을 진단받았다고 해서, 질병마다 다른 전문의를 찾아갈 필요는 없다. 아이에게 정말 필요한 사람은 '위장·정신·신경·면역·피부·내분비 전문의'다. 아니면 아이가 안고 있는 이슈들을 하나로 엮어내는 방법을 제대로 이해하는 소아의학·기능의학 소아과 의사일 것이다. 내가 이 책 1부에서 다루듯이 말이다.

아이의 장내 미생물에서 일어나는 작은 변화 하나가 아이의 건강한 미래를 전혀 다른 방향으로 움직일 수 있다. 예를 들어 항생제를 복용하고 나서 미생물이 깨졌다면 부정적인 결과의 연쇄반응이 일어나서 아이의 건강이 악화할 수 있다. 그러나 이런 작은 부정적 변화가 그렇게 큰 악영향을 미칠 수 있다면, 반대로 작은 긍정적 변화 하나가 얼마나 놀라운 결과를 가져오는지 상상해보자. 이 책 2부에선 아이의 장내 미생물을 개선하고 놀라운 긍정적 파급효과를 일으켜서 아이가 활기차고 회복력 있는 건강을 누리도록 이끄는 '장 건강 마스터'의 작은 변화들을 살펴볼 것이다. 그 파급효과는 아이의 신체와 뇌와 면역계는 물론 유전자로까지 이어진다.

'현대 의학의 아버지'라 불리는 히포크라테스는 약 2500년 전에 "모든 질병은 장에서 시작된다"고 말했다고 한다. 이 말을 뒤집어보면 "모든 건강도 장에서 시작된다"는 사실을 알 수 있다. 아는 것이 곧 힘이다. 아이의 건강을 되찾는 첫걸음은 모든 건강이 장에서 시작된다는 말의 의미를 제대로 이해하는 것이다.

1장에서 우리는 아이의 장-면역, 장-뇌, 장-유전자의 연결에 대해 배울 것이다. 2장에선 아이의 장내 미생물이 어떻게 무너질 수 있는지, 그로 인해 아이의 몸과 뇌 곳곳에서 왜 부정적인 파급효과가 일어날 수 있는지를 보여주려 한다. 3장에선 '장 회복력 설문Whole Gut Resilience Quiz'을 활용해서 아이의 장내 미생물이 지금 어떤 상태에 있는지 확인할 수 있다. 아이의 현재 점수는 중요하지 않다. 아이가 어떤 건강 상태에 있든, 지금 당장 실천할 수 있는 '장 건강 마스터'의 작은 변화가 평생의 회복력과 기쁨으로 이어지기 때문이다. 우리는 지금의 건강 패러다임을 깨뜨리고, 우리의 건강한 삶을 스스로 다시 주도할 수 있다. 나비가 한 번 펄럭이는 날갯짓처럼, 여기서는 미생물 하나가 일으키는 작은 변화처럼, 우리 아이들에게도 똑같이 그 힘을 가르쳐줄 수 있다.

단 하나를 바꾸는 순간,

모든 것을 새롭게 바꿀 수 있다.

CHAPTER 1

아이의 회복력은 왜 장에서 시작될까?

우리의 장은 100조 개가 넘는 미세한 미생물들이 살고 있는 소중한 보금자리다. 최근 새롭게 떠오른 과학 연구들은 장내 미생물이 우리와 아이들의 건강 전반에 어떤 역할을 하는지 밝히는 일에서 큰 진전을 이뤄냈는데, 그 중요성이 우리 생각보다 훨씬 컸다. 아이들의 장내 미생물은 단순히 음식을 소화하고 흡수하는 역할만 하는 것이 아니다. 더 나아가 면역체계가 어떻게 작동하는지, 아이들이 어떻게 생각하고 느끼고 행동하는지, 심지어는 유전자가 아이에게 유리하게 혹은 불리하게 작용하는지에도 깊이 관여한다.

우리 몸 안팎에는 인간의 몸을 구성하는 세포보다 더 많은 박테리아 세포가 존재한다. 실은 '그들'이 우리를 10대 1의 비율로 압도하는 셈이다.[1] 아이의 전인적 회복력은 장내 미생물에 달렸다. 건강하고 행복한 장이 건강하고 행복한 아이를 만든다.

우리 장에 살고 있는 장내 미생물이 건강하고 균형을 잡을 때, 우리 몸의 세포와 조화를 이루고 아이들의 소화기, 면역계, 뇌, 호르몬이 최상의 기능을 발휘하도록 돕는다. 반면 장내 미생물이 건강하지 않거나 균형이 깨지면 이를 '장내 미생물 불균형(이른바 장내 불균형)'이라고 한다. 곧 2장에서 살펴보겠지만, 장내 불균형은 사실상 소아의 모든 지속적인 만성 문제, 즉 역류성 질환부터 변비, 아토피, 천식, 알레르기, 행동 문제, 자폐, ADHD, 불안·우울, 자가면역질환, 불면증, 당뇨 그리고 비만·과체중에까지 관여한다.

실제로, 약 80만 명의 아동을 추적 관찰한 대규모 소아 연구[2]에선 생후 첫 6개월 동안 항생제나 위산 분비 억제제를 복용한 아이들이 4세가 됐을 때 천식, 아토피, 알레르기비염, 두드러기, 아나필락시스성 음식 알레르기를 포함한 모든 알레르기질환의 위험이 의미 있게 높아졌다는 결과가 나왔다. 연구자들은 초기에 항생제나 위산 분비 억제제를 사용해서 발달 중인 아기의 장내 미생물에 큰 변화(즉, 장내 불균형)가 나타났고, 이것이 형성되어가던 장-면역계의 연결에도 변화를 일으켜, 결국 면역체계의 조절 장애와 알레르기로 이어졌을 거라고 추정했다.

아이가 성장하는 첫 1000일

아이가 아주 어렸을 때를 떠올려보자. 매주, 아니 거의 매일 아이는 돌아설 때마다 새로운 것을 익혀 부모를 놀라게 했다. 어느 날은 처음으로 아이가 몸을 뒤집는 모습을 보고 손뼉을 치며 기뻐했는데, 다음 날엔 셀 수 없이 뒤집고, 또 뒤집었다. 하루는 겨우 몸을 일으켜 서더니, 이내 부모가 따라가기 힘들 만큼 빠르게 달려가기도 했다. 또 어느 날은 '음메' '야옹' 같은 소리를 내다가, 그다음 날엔 지구상에 존재했던 모든 공룡의 이름을 줄줄 외우기도 했다.

눈 깜짝할 새 아기는 갓난아이에서 유아기를 거쳐 큰 어린이로 자라났다. 그 짧은 동안에 아이의 장내 미생물도 함께 성장했다.

아기가 엄마 자궁에 수정된 순간부터 약 2년 반이 될 때까지, 아이의 장내 미생물은 아이의 성장 속도만큼 빠르게 발달하고 변화한다. 이른바 '첫 1000일'이라 불리는 시기는 수정된 순간부터 시작되는데, 아기의 평생 장 건강을 좌우할 건강한 장내 미생물의 기초를 다지는 결정적인 시간이다.[3] 이때 형성된 장내 미생물은 아기의 기질과 행동뿐 아니라 미래의 면역, 뇌, 신체적·심리적 건강까지 좌우할 수 있다.

아이가 2~3세가 되면 장내 미생물은 어른과 유사한 안정된 패턴을 띤다.[4] 이 시기 이후에는 서로 긴밀히 얽힌 하나의 생태계를 이루어 장내 미생물이 쉽게 변하지 않는다. 마치 고등학교에 입학한 것과 비슷하다. 초등학교 때부터 함께해온 친구 무리가 있어 새로운 친구를 사귀는 것이 불가능한 일은 아니지만, 유치원 시절에 비하면 훨씬 어려워지는 식이다.

그래서 장내 미생물을 나중에 '수습'하거나 회복하려 애쓰기보다는 처음부터 건강하고 행복한 장을 구성하는 것이 최선이다.(만약 지금 임신 중이거나 임신을 준비하고 있어 그 방법이 궁금하다면, www.healthykidshappykids.com/bookresources에서 무료 가이드북《아기에게 주는 최고의 시작, 태어날 때부터 돌보는 장내 미생물 The Best Start in Life: Nourishing Your Baby's Microbiome from Birth & Beyond》을 참고하기 바란다.)

이 책을 읽는 많은 부모가 이미 조금 더 큰 어린 아기를 키우고 있을 것이다. 그러나 좋은 소식은 더 건강하고 균형 잡힌 장내 미생물을 갖 우리의 놀라운 장이 우리를 돕기 위해 할 수 있는 일을 살펴보기 전에, 먼저 몇 가지 정의를 분명히 짚고 넘어가자.

미생물총microbiota은 특정 미생물 군집(마이크로바이옴)에 서식하는 미세한 생물들을 말한다. 여기에는 박테리아, 곰팡이/효모, 바이러스, 심지어 기생충까지 포함될 수 있다. 우리가 잘 아는 유익균인 프로바이오틱스도 장내 미생물 군집에 속하는 미생물총의 일부다.

마이크로바이옴Microbiome은 특정 생태계에 서식하는 미생물총과 그들의 유전자까지 아우르는 공동체를 뜻하며, 숙주(바로 우리!)와 역동적이고 상호적인 양방향 관계를 맺는다. 그들이 우리에게 영향을 미치고, 우리도 그들에게 영향을 준다. 그 수가 우리 세포보다 훨씬 많기 때문에, 그들이 삶을 만족스럽게 유지하면 분명 우리에게도 큰 이익이다.

우리 몸 안팎에는 이처럼 다양한 미생물 생태계가 존재한다. 고유한 마이크로바이옴이 피부에도 있고, 입에도 있다. 폐와 심장에도 각각 있고, 엄마의 질과 젖샘에도 그들만의 마이크로바이옴이 있다. 심지어 눈에도 있다. 그중 아무래도 가장 중요한 것이 바로 장내 마이크로바이옴이다.

추기에 결코 늦은 때란 없다는 것이다. 다만 조금 더 노력하고, 조금 더 현명하게 접근해야 할 따름이다.

아이의 장내 미생물은 3세 무렵에 성인과 유사한 패턴을 갖추지만, 아직 완전히 성숙해서 굳어진 것은 아니다. 그만큼 성인의 장내 미생물보다 환경적 요인의 영향을 훨씬 크게 받는다.[5] 말하자면 약물과 현대적 식단과 생활습관 같은 부정적 요인에 쉽게 흔들릴 수 있고, 아울러 저희가 송 박사님을 찾아간 건 제 딸이 늘 중이염이랑 부비동염으로 고생했기 때문이에요. 이 항생제 저 항생제를 계속 처방받았는데, 그래도 듣지 않으면 더 강한 항생제를 쓰곤 했죠. 학교도 정말 많이 빠졌어요. 한번 나아졌다 싶으면 학교에 보내고, 그러다 금세 또 아프기를 반복했거든요.

이비인후과에 가면 매일 소량의 항생제를 장기간 복용시키거나, 귀에 튜브를 넣거나, 아니면 둘 다 하자고 그러더라고요. 저희는 정말 답답했어요. 다른 방법은 없는 건지, 진짜 간절했거든요. 그저 마리벨이 건강해지길 바랄 뿐이었죠.

송 박사님의 도움으로 마침내 알게 됐어요. 아이가 이미 수년간 항생제를 써온 탓에 새는 장과 장내 미생물 불균형이 생겼다는 것을요. 그래서 장을 회복시키고, 식단을 조금 조정하고, 면역을 키워주는 보충제를 시작했습니다.

그 결과는 정말 놀라웠어요! 여전히 감기에 걸리긴 하지만 훨씬 주기가 길어졌고, 학교도 출석일수가 훨씬 더 많아요. 또 동종요법homeopathic remedies(몸이 스스로 치유하도록 돕는다는 개념으로, 극소량의 자연 성분을 희석해 사용하는 대체요법—옮긴이)을 에센셜 오일과 함께 쓰기 시작한 후로는 아프더라도 며칠이면 별문제 없이 회복하더라고요. 이제 중이염도, 부비동염도 없어요!

마리벨이 받은 치료와 그 변화에 저희는 정말 감사하고 기쁩니다. 지금은 그 치료법을 아이뿐 아니라 저희와 다른 가족에게도 적용해서 좋은 효과를 보고 있어요.

긍정적 요인(2부에서 알아볼 '5가지 데일리 실천방법')에 따라 쉽게 회복될 수 있다는 뜻이다.

아이의 장내 미생물은 첫 1000일 동안 무대가 마련되지만, 그 이후 성장 스토리는 열린 결말로 남아 있다. 부모와 아이가 함께 써 내려가는 스토리다. 남은 부분을 '든든한 챔피언'으로 채울지, 아니면 '애물단지 방해꾼'으로 메꿀지는 부모와 아이의 선택에 달렸다. 나는 여러분의 아이가 써 내려가는 회복력의 성장 스토리가 '장내 미생물의 기적'으로 마무리될 수 있게끔 돕고자 한다.

그렇다면 왜 바로 지금 펜을 들고 아이의 장내 미생물 이야기를 써 내려가는 것이 그토록 중요한 걸까? 지금부터 함께 살펴보자.

장과 면역계의 연결고리

대부분의 사람은 아이의 '장'을 배 속에 있는 장기인 위와 장 정도로만 생각한다. 하지만 실제로 소화관은 음식을 씹고 삼키는 입에서 시작해 우리 몸에 필요 없는 노폐물을 내보내는 마지막 지점(맞다, 바로 대변!)까지 이어진다. 사실상 우리는 기다랗게 하나로 연결된 빈 튜브와도 같다.

흔히 피부를 우리 몸에서 가장 큰 장기라고 하지만, 끝에서 끝까지 펼쳐보면 장이 가장 넓은 표면적을 가지고 있고, 다른 어떤 장기보다 외부 세계와 더 많이 맞닿아 있다. 장은 단순히 음식뿐 아니라 잠재적 병원체와 환경호르몬까지 우리 몸속으로 들어오는 모든 것과 맞닿는 처음이자 중요한 관문 중 하나다.

왜 그럴까? 우리 면역체계의 70~80%가 장에 존재하기 때문이다.

우리에게는 모두 편도가 있으며, 최소한 어릴 적에는 그랬다. 편도는 면역체계의 일부로, 우리가 입과 코로 들이마시거나 삼키는 세균, 음식, 알레르기 물질, 독소로부터 우리를 지키는 중요한 역할을 한다. 또한 그것들이 '친구'인지 '적'인지 구분해서 면역체계가 방어 태세를 갖춰야 할지, 아니면 평온함을 유지해야 할지 알려준다. 실제로 아이의 편도가 계속 붓는다면 단순히 편도를 제거하는 것이 해답이라고 생각하는 대신, 통합 소아의학은 애초에 왜 편도가 붓는지 질문한다. 음식 때문인지, 지속적인 감염 탓인지 혹은 다뤄야 할 다른 염증이 원인인지 살펴보는 것이다.

우리의 장은 편도와 비슷한 작은 패치들로 이루어져 있는데, 이것이 바로 장 연관 림프조직gut-associated lymphoid tissue, GALT이다. 우리의 면역체계 중 70~80%가 이곳에 있다. 다만 면역체계가 불안할 때 보내는 신호인 편도가 붓는 현상은 눈으로 확인할 수 있지만, 편도와 비슷한 장 속 패치들이 제 역할을 하지 못할 때는 우리가 직접 볼 수 없다. 대신 우리가 느낄 수 있는 건 면역체계가 불편하다는 다른 신호들뿐이다.

GALT는 소화관을 지나가는 음식, 감염원, 독소를 감지하고, 그것이 우리 몸에 '친구'인지 '적'인지를 구분한다. 이 GALT의 판단에 따라 면역체계에서 아무 일도 없다는 듯 차분히 있을지, 아니면 방어 태세에 들어갈지가 결정된다. 장 속 면역세포가 이런 결정을 내리고 면역체계에 지시를 내리는 과정은 장내 미생물의 직접적 영향을 받는다.[6] 장내 미생물총과 GALT가 주고받는 원활하고 최적화된 소통은 건강한 면역 균형을 유지하는 데 필수다.

장내 미생물이 건강하고 안정적일 때는 GALT가 재빨리 '적'을 식별하고, 면역체계가 즉시 작동해서 면역군을 불러내 적을 물리친다.

장내 미생물이 건강하지 않고 균형을 잃으면 GALT는 면역체계에 무엇을 지시해야 할지, 또 어떤 면역세포를 얼마나 불러내야 할지 제대로 알지 못한다. 이런 상황에선 몇 가지 다른 양상이 나타날 수 있다.

- 필요한 만큼 면역세포를 불러오지 못하는 경우
- 지나치게 많은 면역세포를 불러오는 경우
- 면역세포를 잘못 불러오는 경우

GALT가 면역세포를 충분히 불러오지 못하면 아이들은 더 자주, 더 심하게 앓거나 회복이 더딜 수 있다. 반대로 GALT가 지나치게 많은 면역세포를 불러오면 몸속 조직이 불필요하게 손상되고, 꺼지지 않는 불씨처럼 염증 반응이 지속되어 아토피, 천식 혹은 다른 건강 문제와 같은 만성 염증의 징후가 나타날 수 있다. 또 GALT가 잘못된 적을 공격하게끔 면역세포를 불러내어 '친구'를 '적'으로 착각하게 되면, 면역체계가 우리 스스로의 세포를 잘못 공격할 수 있다. 그 결과 아이에게는 셀리악병, 크론병, 궤양성대장염, 소아 급성 발병 신경정신증후군PANS, 연쇄상구균 감염 관련 소아 자가면역 신경정신질환PANDAS, 1형 당뇨병[7], 소아관절염 같은 자가면역질환이 나타날 수 있다.

균형 잡히고 회복력 있는 장내 미생물은 균형 잡히고 회복력 있는 면역체계를 위해 필수다. 건강하고 행복한 장은 건강하고 행복한 면역계를 만든다.

장과 뇌의 연결고리

13살 레이첼이 불안을 호소하며 진료를 받으러 왔을 때, 내가 배변에 대해 묻자 아이는 나를 마치 머리에 뿔이 두 개쯤 솟은 사람처럼 바라보았다. 대변검사를 해보자고 했을 때는 아마도 뿔이 세 개쯤 달린 건 아닐까 의심했을지도 모른다. 그래서 우리는 장-뇌 연결에 대해 이야기했고, 장내 미생물이 레이첼의 기분, 행동, 심지어는 갈망하는 음식(레이첼은 설탕)에까지 영향을 줄 수 있다는 점을 설명했다. 레이첼에게 장내 불균형이 생길 이유는 충분했다. 어릴 적에 여러 차례 중이염으로 항생제를 복용했고, 지금은 여드름을 치료하려고 또 항생제를 쓰고 있었다. 여기에 극심한 생리통과 월경전증후군PMS 때문에 피임약을 복용하고 있었고, 초가공식품과 고당·고지방 식품이 가득한 전형적인 미국식 식단Standard American Diet, SAD까지 겹쳐 있었다. 이 모든 상황은 장내 미생물을 무너뜨릴 수 있는 종합선물 세트였다. 예상대로 대변검사와 혈액검사를 해보니 레이첼의 장에서 칸디다Candida 혹은 곰팡이 과증식이 발견됐고, 식단 탓에 여러 가지 영양 불균형도 확인됐다. 우리는 보충제로 영양 수치를 최적화하고, 장을 가꾸는 식단과 생활습관으로 장내 미생물을 변화시키며, 장내 미생물을 리셋했다. 불과 두 달 뒤에 레이첼의 어머니는 내게 이렇게 적어 보냈다.

선생님께서 레이첼과 우리 가족의 삶에 어떤 변화를 가져다주셨는지 꼭 전하고 싶었습니다. 선생님이 세워주신 보충제와 치료 계획 덕분에 아이가 마침내 안정을 찾았고, 더는 반항적이거나 화를 내지 않게 됐어요. 오늘은 수년 만에 레이첼과 함께 하루를 보내며 진심으로 즐길 수 있었습니다.

아이는 편안하고, 행복하고, 다정했습니다. 이전에는 어떤 상담이나 약으로도 결코 얻을 수 없던 마법 같은 변화예요. 우리 삶 속에 선생님이 계셔서 얼마나 큰 행운인지 모르겠습니다. 레이첼을 다시 우리 곁으로 돌아오게 해주셔서 진심으로 감사드립니다.

'직감이 든다'는 느낌을 받아본 적이 있는가? 혹은 정말 긴장되거나 몹시 설렐 때 배 속에서 '나비가 날아다니는 듯한 기분'을 경험해본 적이 있는가? "네 직감을 믿어라"라는 말을 들어본 적도 있을 테다.

그런데 도대체 어떻게 장이 우리의 감정을 '알아차릴 수 있다'는 걸까? 그 비밀은 바로 장-뇌 연결에 있다. 그렇다면 장과 뇌는 구체적으로 어떻게 이어져 있을까? 자율신경계를 이루는 두가지 축, 즉 교감신경과 부교감신경이라고 들어본 적이 있을 것이다. 교감신경은 '투쟁-도피 반응 fight-or-flight response'을 담당한다. 감염이나 외상, 환경호르몬, 심리적 스트레스 등 어떤 위협이 닥치더라도 몸이 즉시 싸울 준비를 하도록 만드는 반응이다.

반대로 부교감신경은 미주신경을 활성화하여 몸과 뇌가 '휴식-소화-치유 상태'에 들어가도록 이끈다. 바로 이때 마법 같은 일이 벌어진다. 미주신경이 장내 미생물과 뇌를 잇는 정보의 양방향 고속도로 역할을 하기 때문이다.

그 고속도로가 뻥 뚫려 소통이 자유로울 때는 장이 뇌를 향해 '건강하고 행복하라'는 신호를 보내고, 뇌 역시 장을 향해 같은 메시지를 되돌려 보낸다. 그러다 길이 막히거나 잘못된 신호가 오가면 금세 소통에 혼선을 빚는다. 마치 아이들이 하는 '전달 게임(텔레폰게임, 미국 아이들이 즐기는 놀이로, 한 줄로 앉아 첫 번째 사람이 다음 사람에게 작은 목소리로 속삭이면 그 말을 옆 사람에게 계속 전달하다가 마지막 사람이 그 내용을 크게 말하는 게임이다. 전달하는 과정에서 내용이 왜곡되어 웃음을 자아낸다―옮긴이)'처럼, 장과 뇌가 그릇된 마지막 메시지를 받아들이게 되는 것이다. 하지만 이럴 때는 웃음으로 끝나지 않는다. 잘못 전달된 신호는 아이의 장과 뇌와 면역체계는 물론 후성유전자 발현까지도 흐트러뜨릴 수 있다(장과 유전자의 연결에 관해서는 뒤에서 다룰 것이다).

놀라운 점은 장-뇌 고속도로를 오가는 소통의 80~90%가 장에서 뇌로 향한다는 것이다.

그렇다면 진짜 주도권은 누구에게 있을까? 뇌일까 아니면 장일까?

우리 뇌를 움직이는 '뇌 화학물질'이 사실은 대부분 '장 화학물질'이라는 사실을 아는가? 실제로 신경전달물질이라고 불리는 이 뇌 화학물질 중 무려 95%를 장내 미생물이 만든다.[8] 바로 이래서 장을 '제2의 뇌'라고 부르는 것이다.

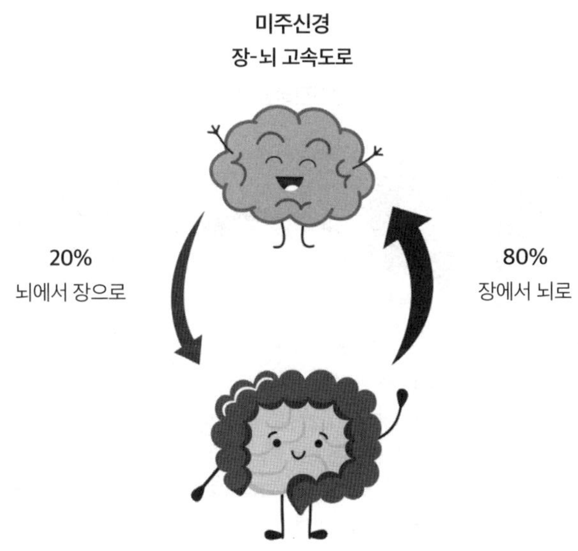

우리 아이의 뇌를 건강하고 행복하게 작동하도록 돕는 중요한 신경전달물질 중 장내 미생물이 만들어내는 것만 몇 가지 소개하면 다음과 같다.[9]

- **세로토닌**Serotonin: '스트레스를 줄여주는' 신경전달물질로, 우리가 편안함을 느끼고 스트레스를 다스리도록 돕는다. 또한 건강한 수면과 소화에도 꼭 필요하다. 세로토닌의 균형이 깨지면 불안, 우울, 강박장애OCD, 과민대장증후군 같은 문제와 연결된다. 놀랍게도 우리 몸 전체의 세로토닌 중 최대 95%를 뇌가 아닌 장에서 만든다.[10]

- **도파민**Dopamine: '일을 해내게 하는' 신경전달물질로, 동기를 부여하고 집중력을 유지시켜주며, 지금 하는 일에서 즐거움을 느끼게 한다. 도파민 불균형은 ADHD와 중독 문제하고 관련이 있다. 우리 몸 전체의 도파민 중 절반 이상을 장에서 만든다.[11]

- **가바**GABA: '마음을 고요하게 하는' 신경전달물질로, 투쟁-도피 반응에

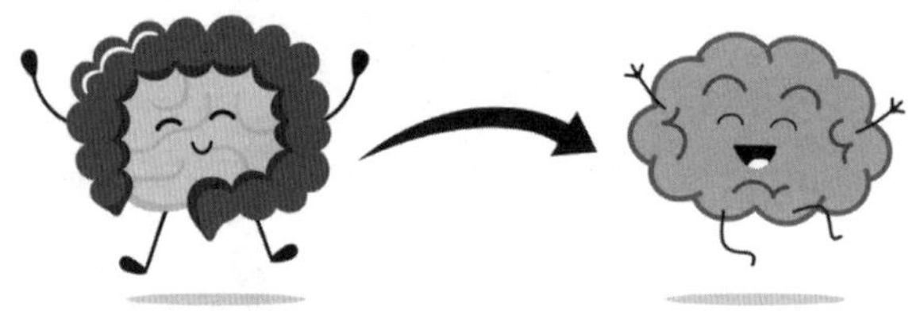

신경전달물질

세로토닌: 스트레스를 줄여주는 신경전달물질
도파민: 일을 해내게 하는 신경전달물질
아세틸콜린: 집중과 활성화를 담당하는 신경전달물질
가바: 마음을 고요하게 하는 신경전달물질
멜라토닌: 잠 그 이상의 신경전달물질

서 벗어나 스트레스와 불안을 더욱 건강하게 다스릴 수 있도록 돕는다.

- **아세틸콜린**Acetylcholine: '집중과 활성화'를 담당하는 신경전달물질로, 학습, 기억, 뇌의 정보 처리에 꼭 필요하다. 아세틸콜린 불균형은 자폐증이나 알츠하이머병과 같은 신경퇴행성 질환과 연관이 있다.
- **멜라토닌**Melatonin: '잠 그 이상의' 신경전달물질로, 수면 주기를 조절할 뿐 아니라 뇌를 보호하고 장이 정상적으로 기능하도록 돕는다. 사실 장은 뇌보다 최소 400배 더 많은 멜라토닌을 사용한다.[12]

장내 미생물이 건강할 때는 미주신경을 거쳐 뇌로 행복하고 균형 잡힌 신호를 보낸다. 반대로 장내 미생물이 불균형할 때는 미주신경이 불안정하고 부정적인 신호를 뇌로 보낸다. 이제 여러분 자신과 아이에게 이런 질문을 던져보자.

- 가끔 너무 벅차고 감당하기 힘든 걱정거리가 있는가?
- 작은 일이라도 잘못되면 쉽사리 마음이 진정되지 않는가?
- 수업 시간에 집중하거나 가만히 앉아 있기가 더 수월하면 좋겠는가?
- 잠들기가 좀처럼 어렵거나, 자다가 자주 깨는가?
- 스마트폰이나 게임을 도저히 멈출 수 없을 때가 있는가?
- 단것, 특히 설탕이나 과자를 자꾸 먹고 싶을 때가 있는가?

여러분이나 아이가 이 질문 중 하나에라도 "그렇다!"라고 대답했다면, 해답은 뇌가 아닌 장에서 찾아야 한다. 건강하고 행복한 장은 건강하고 행복한 뇌를 만든다.

장과 유전자의 연결고리

벌집 속 모든 암벌은 유전적으로 똑같은 DNA를 가지고 태어난다. 그중 어떤 암컷 애벌레가 로열젤리를 먹으면 그 애벌레는 여왕벌이 된다. 몸집이 다른 벌보다 두 배나 커지고, 난소도 발달해 새끼를 낳을 수 있으며, 여왕처럼 행동한다. 나머지 암컷 애벌레들은 꽃가루와 꿀을 섞은 일반적인 먹이를 먹고 자라며, 작고 번식 능력이 없는 일벌이 된다. 똑같은 유전자이지만, 운명이 달라진다. 왜 그럴까?

유전자가 우리의 운명을 돌에 새기듯 고정시키는 것은 아니다. 유전자는 우리를 둘러싼 환경과 맞물리며 표현된다. 우리가 먹는 음식, 살아가는 생활방식, 마주치는 독소, 심지어 우리가 무슨 생각을 하느냐까지도 유전자가 어떻게 발현되는지를 결정하고, 결국에는 우리 몸의 건강 상태와 행동으로 나타난다. 그래서 일란성쌍둥이도 같은 병에 걸릴 확률이 약 50%에 불과하다.

우리 유전자는 몸을 설계하는 도면과 같다. 마치 꿈의 집을 설계하는 건축 도면처럼 말이다. 우리는 단 하나의 설계도를 가지고 태어난다. 그러나 설계도는 어디까지나 가능성을 그려놓은 지도일 뿐, 그 설계도를 현실로 만들려면 목수, 엔지니어, 전기기사, 배관공, 디자이너 같은 다양한 전문가가 한 팀으로 움직여야 한다. 게다가 어떤 자재를 선택하느냐, 그 재료를 여러분의 팀이 어떻게 쓰느냐, 어떤 지침을 어떤 순서로 따르느냐에 따라 결과는 완전히 달라진다. 그렇게 지은 결과가 꿈꾸던 집이 될 수도, 기대에 못 미치는 집이 될 수도 있다.

아이의 유전자는 미래의 건강을 위한 설계도고, 장내 미생물은 그 설계도를 실제 집으로 구현하는 건축팀이다. 아이가 먹는 음식, 살아가는 생활방식, 매일 품는 생각이 바로 몸을 만들어내는 원재료가 된다. 이 원재료의 질이 어떠한지, 장내 미생물이 그것을 어떻게 활용하는지에 따라 아이의 건강은 전혀 다른 결과로 이어질 수 있다. 결국 중요한 건 이런 질문들을 위한 답이다.

- 아이에게 제대로 된 팀이 갖춰져 있는가?
- 원자재의 품질은 최고급인가?
- 그 팀은 그 재료를 어떻게 사용하는가?
- 무슨 지침을 어떤 순서로 따르는가?

이것이 바로 유전자와 내외부 환경이 서로 맞물려 돌아가며 영향을 주는 후성유전학epigenetics의 힘이다. 어린 시절부터 이어지는 여러 건강 문제, 즉 비만, 당뇨, 천식, 아토피, ADHD, 자폐, 불안과 우울, 자가면역질환은 모두 후성유전학과 관련이 있다는 사실이 밝혀졌다. 게다가 우리 건강에 영향을 미치는 것은 인간의 유전자만이 아니다. 장내 미생물총의 유전자 또한 깊숙이 영향을 끼친다. 우리 몸에는 인간 세포보다 10배나 많은 미생물 세포가 살고 있으며, 여기에는 인간 유전자의 150배에 달하는 장내 미생물 유전자가 있다는 점을 꼭 기억하자.[13] 이러하니 장내 유전체를 '제2의 유전체'라고 불러도 당연해 보인다. 이 제2의 유전체는 우리의 건강 여정에서 적어도 인간 유전자만큼, 아니 어쩌면 그보다 더 중요한 역할을 한다.[14]

우리는 모두 특정 질환에 걸리기 쉬운 유전적 성향이 있다. 아토피, 천식, 자폐, 불안, 자가면역질환, 당뇨, 심장질환 혹은 '가족력'을 따라 이어지는 암마저도 그렇다. 하지만 '가족력'이 있다고 해서 무조건 아이에게 운명처럼 새겨지는 건 아니다. 이제는 모든 건강 문제를 유전자 탓으로만 돌릴 수 없다. 우리의 유전자가 지난 수십 년간 변하지 않았기 때문에 지난 40년 동안 아이와 어른에게서 모두 꾸준히 늘어난 만성적 건강 문제들을 단순히 유전자로만 설명할 수는 없다. 그렇다면 무엇이 달라진 걸까?

바로 '집을 짓는 팀'이다. 현대사회는 장내 미생물총의 구성과 다양성에 커다란 부정적 변화를 가져왔다. 원자재의 질 역시 달라졌다. 눈 깜짝할 새 소비되는 초고속, 초가공의 세상은 우리가 먹는 방식, 살아가는 모습, 품는 생각 그리고 깃든 환경 자체를 싹 바꿔놓았다.

우리가 유전자를 바꿀 수는 없지만, 유전자가 우리에게 유리하게 혹은 불리하게 작동하는 방식을 장내 미생물로 돌이킬 수 있다. 우리가 무엇을 먹고, 어떻게 살고, 무엇을 생각하는지, 그 습관을 바꾸면 장내 미생물을 건강하고 행복하게 지킬 수 있을뿐더러 마침내 우리가 꿈꾸는 건강을 얻을 수 있다.

건강하고 행복한 장은 건강하고 행복한 유전자를 만든다.

그렇다면 내 아이의 장이 정말로 건강하고 행복한지 어떻게 알 수 있을까? 이제 그 답을 함께 찾아보자.

'우리 아이의 장은 멀쩡한데요?'라는 착각

"그치만 송 박사님, 우리 아이의 장은 멀쩡한데요……?"

나는 이런 말을 천 번 만 번 들어왔고, 앞으로도 아마 많이 듣게 될 테다. 이 책은 겉으론 장에 '아무런 문제가 없어' 보여도 내가 늘 장부터 살펴보는 이유를 설명해줄 것이다. 그렇다. 아이가 ADHD, 아토피, 불안, 소아관절염으로 찾아오더라도 나는 여전히 장부터 살펴본다. 아이가 매일 바나나 모양처럼 예쁘고 갈색인 대변을 시원하게 보고, 복통, 역류, 복부팽만, 메스꺼움, 구토, 트림, 가스가 전혀 없다고 해도 나는 장부터 들여다본다.

아이가 자라서 스스로 용변을 보고 닦아내는 날을 기뻐하며 축하할 때쯤이면(드디어!), 부모는 아이가 얼마나 자주 용변을 보는지, 그 모양이 어떤지 전혀 모를 수도 있다. 한 엄마는 10살 아들의 3일간 대변검사를 도와주면서, 아들이 5일에 한 번씩 그마저도 작은 토끼 똥 모양으로 대변을 본다는 사실에 충격을 받았다. 엄마도 몰랐고, 더욱 놀랍게도 아이 자신도 몰랐다!

아기가 태어나면 부모는 처음 몇 달간 아이의 용변을 하나하나 기록하고 살핀다. 횟수는 얼마나 되는지, 너무 묽거나 딱딱한지, 초록빛은 아닌지, 점액이나 피가 섞이지는 않았는지까지 말이다. 하지만 아이가 혼자 용변을 처리할 수 있는 나이가 되면, 우리는 문 뒤에서 무슨 일이 벌어지는지 알 수 없다. "엄마, 닦아줘!" 하던 아이가 "사생활이야, 좀!" 하는 순간부터 그렇다. 게다가 아이들은 대체로 무엇이 정상적이고 건강한 용변인지 스스로 잘 알지 못하거나 아예 관심이 없다.

내가 아이들에게 "네 용변은 어떤 모양이니?" 하고 물으면, 대부분 "몰라요" 혹은 "그냥 보통이요"라고 대답한다. "그럼 얼마나 자주 보는데?" 하고 물으면, 어김없이 멍하니 쳐다볼 뿐이다.

그래서 아이들에게 장내 미생물의 중요성을 설명할 때면 나는 아이들이 이미 배웠거나 생각해본 적이 있는 '생태계' 이야기부터 시작한다. 아이들은 대부분 주변 환경과 생태계를 보호하기 위해 "줄이고, 재활용하고, 다시 쓰자Reduce, Recycle, Reuse"라는 구호를 실천하는 법을 익혀왔다. 나는 아이들에게 우리 몸 안팎의 생태계를 돌보는 일도 그만큼 중요하다고 알려준다.

전 세계 생태계 중 단 3%만이 본래의 종과 서식지가 건강한 상태로 유지되고 있고,[1] 나머지 97%는 현대인이 살아가는 방식 때문에 훼손됐다. 삼림이 파괴되고 전통적인 재생농법과 생활양식이 잊히면서, 식물과 동물의 종 다양성이 돌이킬 수 없을 만큼 대거 줄어들고 있다. 이러면 결국 우리 모두의 미래 건강이 위태로워진다.

현대인의 생활방식 때문에 똑같은 일이 우리 아이의 장내 생태계, 즉 장내 미생물에도 일어나고 있다. 건강하고 행복한 장이 갖춰야 할 미생물의 다양성이 빠른 속도로 사라지고 있다. 아이의 장내 생태계를 해치는 요인이 무엇인지 알지 못한다면, 더 큰 손상을 막을 방법도 찾을 수 없다. 특히 중요한 건 어떻게 회복할 수 있는지도 모른다는 점이다.

우리 아이의 장도 균형이 깨졌을까?

장의 균형이 깨지는 원인은 다양하다. 하지만 그 위험 요인을 살펴보면 거의 모두 우리가 바꿀 수 있는 것들이라는 사실을 알게 된다. 아이가 다음과 같은 사항에 해당한다면 장 불균형의 위험에 부딪칠 수 있다.

- 제왕절개수술로 태어나거나 분유 수유를 한 경험이 있다.
- 항생제를 사용한 적이 있다(임신 중에 혹은 출산 시에 노출된 것까지 포함).
- 위산 분비 억제제(10장에서 다루는 장내 미생물에 영향을 주는 다른 약물도 포함)를 복용한 이력이 있다.
- 초가공식품을 자주 먹는다.
- 설탕을 과도하게 섭취한다.
- 비유기농 식품을 주로 먹는다.
- 채소, 식이섬유, 발효식품을 충분히 챙기지 않는다.
- 심리적 스트레스가 많다.
- 만성적인 건강 문제가 있다.

이미 아이가 태어난 뒤라면 임신 중에 무슨 일이 있었는지, 출산 방식이 어땠는지, 출산 직후 어떤 일이 있었는지는 되돌릴 수 없는 노릇

약 2500년 전 히포크라테스가 말했듯 "모든 질병은 장에서 시작된다." 다음은 장내 불균형과 연관될 수 있는 아동기의 지속적인 건강 문제를 정리한 목록이다. 이 책에선 앞으로 '골칫거리 리스트'라 부르겠다.

- 여드름acne
- 주의력결핍과잉행동장애ADHD
- 불안/우울anxiety/depression
- 천식asthma
- 자폐autism
- 자가면역질환autoimmune disease
- 행동 문제behavioral concerns
- 셀리악병celiac disease
- 지속되는 복통persistent abdominal pain
- 지속되는 변비 또는 설사persistent constipation or diarrhea
- 반복되는 중이염recurrent ear infections
- 아토피(습진)eczema
- 만성피로증후군chronic fatigue syndrome
- 음식 알레르기food allergies
- 알레르기비염/환경성 알레르기hay fever/environmental allergies
- 두통/편두통headaches/migraines
- 불면증/수면장애insomnia/sleep disturbance
- 과체중/비만overweight/obesity
- 역류(역류성 질환)reflux
- 1형 당뇨병type 1 diabetes
- 2형 당뇨병/대사증후군type 2 diabetes/metabolic syndrome

이다. 하지만 아직 늦지 않았다는 점을 기억해야 한다. 부모와 아이는 '미생물의 기적으로' 마침내 장의 회복력을 완성하는 자신만의 스토리를 어느 나이에서고 써 내려갈 여력이 있다.

본격적으로 장의 회복력을 키우는 방법을 살펴보기 전에, 먼저 아이의 장이 균형을 잃었을 때 무슨 일이 벌어지는지 짚어보자. 우리가 장내 미생물을 제대로 돌보지 않으면 어떤 일이 생길까?

- 장내 생태계가 점점 더 흐트러진다.
- 장 점막의 투과성이 점점 커져 '새는 장' 상태가 된다.
- 장내 미생물의 균형이 깨져 '장내 불균형'이 생긴다.
- 음식 속 영양소를 제대로 소화, 흡수하지 못해 점점 영양 불균형이나 영양 결핍에 빠지고, 결국에는 몸과 뇌와 면역계가 건강하고 행복하게 기능하는 데 필요한 영양소를 공급받지 못한다.
- 노폐물을 원활하게 배출하지 못해 몸속에 독소와 염증이 쌓여간다. 싱크대에 설거지 거리를 한 번도 비우지 않고 계속 쌓아놓는다고 상상해보자. 결코 유쾌한 그림은 아닐 것이다!
- 이렇게 쌓인 염증과 독소 부담은 장의 균형을 더욱 무너뜨리고, 악순환이 계속된다.
- 증상이 지속적으로 반복되다가, 결국에는 만성질환으로 발전한다.

장 투과성 증가(새는장증후군)

우리는 수십 년 전부터 새는 장과 아동기의 여러 건강 문제 사이에 연관성이 있음을 알고 있었다. 그러나 소아과 의사, 가족, 친구들 중 새는 장과 아이의 뇌, 면역, 호르몬, 대사건강 사이를 잇는 연결에 관해 들어본 이가 거의 없다.

새는 장과 연관된 아동기의 만성적 건강 문제를 목록으로 만들면 놀라울 만큼 길다(즉, '골칫거리 리스트'). 다음은 이런 연관성이 과학 문헌에 처음 발표된 연도다.

- 1981년 아토피[2]

- 1982년 크론병과 셀리악병[3]

- 1985년 음식 알레르기[4]

- 1986년 꽃가루 알레르기[5]

- 1989년 편두통[6]

- 1990년 과민대장증후군

- 2000년 소아관절염

- 2003년 자폐

- 2005년 1형 당뇨병[7]

- 2018년 ADHD

- 2020년 하시모토 갑상샘염

- 2020년 소아비만

- 2021년 소아 다기관염증증후군MIS-C ─ 코로나19 이후 나타나는 심각한 합병증[8]

새는 장과 아동기의 만성적 건강 문제 사이에 연관성이 있다고 처음 밝혀진 지 벌써 40년이 지났다. 연구 결과가 실제 임상 현장에 적용되기까지 평균 17년이 걸린다고 한다. 그런데 왜 40년이 지난 지금도 새는 장은 여전히 소아과 의학 교육에 포함되지 못했을까? 나는 이 책이 부모와 의료인 모두를 위해 이 오래된 주제에 새로운 빛을 비춰주길 바란다.

장은 모든 것과 연결되어 있기에 아이의 장이 새는 상태라면 그 징후와 증상은 매우 다양하게 나타날 수 있으며, 장만이 아니라 뇌와 면역계에서도 드러날 수 있다. 사실 어떤 아이들은 '장 증상'이라고 할 만한 것이 전혀 없을 수도 있다. 아니면 배앓이를 하거나 설사, 구토, 역류, 변비 같은 장 증상이 있을 수도 있다. 혹은 장과 무관해 보이는 다양한 증상으로 나타날 수도 있다. 이를테면 집중력 문제, 기분과 행동 문제, 수면장애, 피로, 두통, 여드름이나 아토피 같은 피부질환, 잦은 감염, 관절 통증처럼 말이다.

결론은 이렇다. 아이에게 만성적 건강 문제가 있다면 새는 장이 그 배경에 있을 수 있다.

건강한 장이란?

장이 새는 상태를 어떻게 되돌릴 수 있는지 이야기하기 전에, 건강한 장이 무엇인지, 더 구체적으로는 건강한 소장 점막이 어떤 것인지부터 이해해야 한다.

소장은 단 하나의 세포층으로 되어 있다. 다시 말하는데, 단 한 층이다. 이 말은 곧 눈에 보이지도 않는 얇디얇은 세포 한 겹만이 아이의 장 속과 혈류를 가르고 있다는 뜻이다. 그 단일 세포층이 영양소는 몸속으로 들여보내고, 병원체와 음식 알레르기 유발 물질과 독소 같은 해로운 것은 차단한다. 현미경으로만 볼 수 있는 세포 한 겹이 맡은 임무치고는 정말 막중하다!

소장 세포 하나하나에는 아름다운 손가락 모양의 돌기, 즉 융모villi가 수백 개씩 나 있어 우리가 먹은 음식 속 놀라운 영양소를 흡수한다. 만약 소장 점막을 쭉 펼쳐서 융모를 모두 곧게 편다면 그 면적이 축구장 하나를 덮을 정도가 된다! 소장 세포와 세포 사이에는 '밀착연접tight junction'이라는 구조가 있다. 그다지 창의적인 명칭은 아니지만, 이름 그대로 세포 사이사이를 밀착 연결해서 해로운 물질은 막고, 필요한 것만 통과시키는 역할을 한다. 건강한 소장의 점막이 담당하는 기능은 다음과 같다.

- 당, 아미노산, 지방산, 전해질 같은 영양소를 융모를 통해 혈류에 실어 능동적으로 운반한다.
- 세포 사이사이 연결부를 '단단하게' 유지해서 소화되지 않은 큰 음식 입

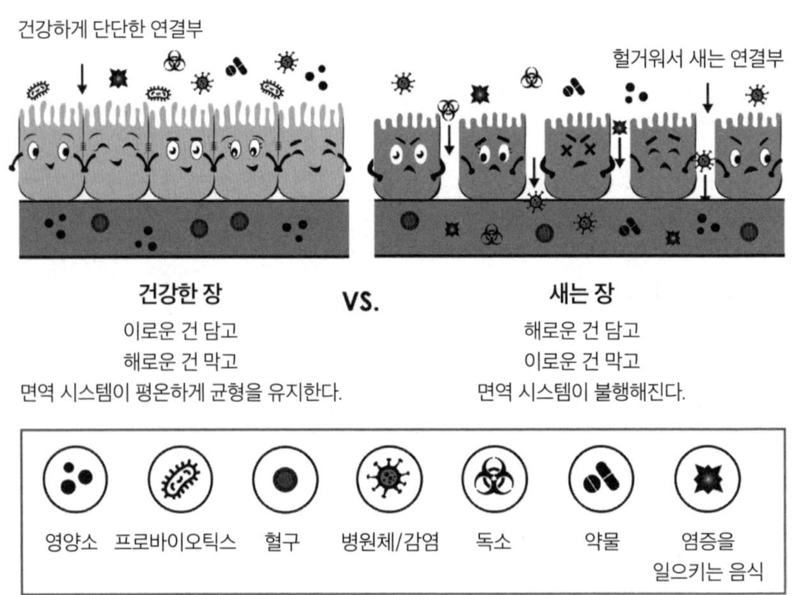

자, 세균·곰팡이·바이러스·기생충 같은 병원체, 독소가 혈류로 들어오
지 못하도록 차단한다.

- 면역계와 소통하며 '친구'인지 '적'인지 구분해서 알맞은 방어체계를 작
동시킨다.

이로운 건 담고
해로운 건 막고
면역 시스템이 평온하게 균형을 유지한다.

새는장증후군이란?

소장 점막은 세포 단 한 겹 두께에 불과하다. 이토록 얇은 한 겹이 얼
마나 쉽게 손상될 수 있는지 상상해보라. 소장 세포가 손상되면, 그 위
에 있는 융모 또한 손상될 조짐을 보이기 시작한다. 점점 납작해지고,
원래의 아름다운 손가락 모양을 잃어버린다. 때로는 융모가 완전히 눌
려 사라지기도 하는데, 바로 셀리악병에서 그렇다.

융모가 시들어가듯 약해지면, 세포와 세포 사이 연결 부위가 느슨해
져 '새는' 상태가 된다. 그러면 소화되지 않은 큰 음식 조각이나 독소,
병원체가 원래는 막혀 있어야 할 소장 세포와 세포 사이 틈을 이제는
손쉽게 통과해 혈류 속으로 흘러 들어갈 수 있다. 이럴수록 소장 장벽
은 외부 침입자를 상대로 '투과성'이 더 높아지는데, 의학적으로는 이
를 '장 투과성 증가increased intestinal permeability', 즉 장누수라고 부른다.

만약 아이의 장에 벌어진 틈이 회복되지 않으면, 점점 더 많은 외부
물질이 혈액 속으로 스며들게 된다. 그 물질은 밀에 들어 있는 글루텐
이나 우유 단백질인 카세인처럼 큰 단백질일 수도 있고, 소화가 잘 안

된 음식 조각 혹은 세균이나 바이러스, 환경호르몬일 수도 있다.

이런 침입자들이 장 세포 사이사이 새는 틈으로 조금씩 흘러 들어오기 시작하면, 아이의 면역체계는 경계 태세를 갖추게 된다. 나쁜 것이 조금만 들어올 때는 면역체계가 빠르게 처리하고 정리할 수 있다. 그러나 아이가 매일같이 똑같은 음식을 먹거나 여러 가지 환경호르몬이며 병원체를 계속 마주친다면, 면역체계가 감당할 수 있는 속도보다 훨씬 빠르게 이들 물질이 밀려 들어온다. 마치 수도꼭지를 잠그지 않은 채 싱크대의 넘쳐 흐르는 물을 작은 숟가락 하나로 퍼내려는 것과 같다.

결국 감당하지 못하고, 면역체계가 "잠깐, 이제는 맞서 싸워야겠어" 하고 공격 태세로 전환한다. 면역체계는 이렇게 새어나온 항원antigens (우리 몸에서 면역반응을 일으키는 물질로, 세균·바이러스 같은 병원체나 외부에서 들어온 단백질—옮긴이)을 적으로 표시하고, 더 강하게 공격하기 시작한다.

장내 미생물이 하는 중요한 역할 중 하나가 '친구'와 '적'을 구분하고, 면역체계가 어떻게 반응해야 할지 알려주는 일이라는 점을 꼭 기억하자. 일단 적으로 인식하면, 아이의 면역체계는 그 침입자에 맞서 항체를 만들거나 '사이토카인'이라고 하는 염증물질을 연쇄적으로 쏟아낼 수 있다. 더 심각하게도 항원 중 어떤 것이 아이 몸속 조직과 비슷해 보이면, 면역체계가 속아 넘어가서 자기 몸을 적으로 착각하고 공격하게 된다. 바로 그때, 몸에서 지속적인 염증과 끊이지 않는 건강 문제가 드러나면서 무언가 잘못되고 있다는 신호가 나타나기 시작한다.

그래서 아이가 매일 먹는 음식이 처음에는 괜찮아 보여도, 장이 새고 있는 상태라면 같은 음식을 계속 먹을 경우 결국에는 그 음식과 관련 있다고 짐작조차 못한 만성 문제가 생길 수 있다.

아울러 소장의 융모가 손상되면 음식 속 영양소를 혈액으로 옮기는 역할을 더는 제대로 수행하지 못한다. 일부 영양소가 새는 틈으로 간신히 들어가기도 하지만, 그 양이 한참 모자를 것이다. 그러면 면역계와 뇌 그리고 몸 전체가 회복하는 데 꼭 필요한 영양소를 충분히 공급받지 못해, 끝내 아이는 아무리 건강하고 영양이 풍부한 음식을 먹더라도 점점 영양 부족 상태로 빠져들게 된다.

해로운 건 담고

이로운 건 막고

면역 시스템이 불행해진다.

장내 불균형

우리 장 속에 있는 프로바이오틱스가 '좋은 세균'이라면, '디스바이오틱' 균이 무엇일지는 바로 느낌이 올 것이다. 빙고! 아이들 장 속(혹은 우리 장 속)에 있어서는 안 되는 반갑지 않은 균이다. 디스바이오틱 균은 살모넬라Salmonella, 시겔라Shigella(이질균), 혹은 해로운 대장균E. Coli이 대표적이며, 아이의 소화관에 큰 피해를 주어 구토, 설사, 복통, 심지어 혈변까지 일으킬 수 있다. 이런 감염은 눈에 띄게 증상이 드러나는 편이지만, 대부분의 아이가 겪는 장내 불균형은 다른 양상을 보인다.

더 은밀하고 눈에 잘 띄지 않는 형태의 불균형이야말로 여러 만성적인 건강 문제의 뿌리가 된다. 좋지 않은 균이 지나치게 많거나, 좋은 균이 과도하게 적거나 혹은 이 두 가지가 동시에 일어나는 상황일 때 그럴 수 있다. 이런 말썽꾸러기 균들은 뚜렷한 장 증상을 일으키지 않기 때문에 특별히 눈여겨보지 않으면 알아차리기 어렵다.

닉은 열두 살 소년이었고, 온몸이 아팠다. 엉덩이, 무릎, 발목, 허리까지 모두 쑤셨고, 무릎과 발목이 종종 달아오르며 붉게 붓곤 했다. 게다가 몇 년 전에 닉의 누나 역시 소아류머티즘관절염과 크론병이라는 두 가지 자가면역질환을 진단받았기 때문에, 닉이 자가면역질환인 소아류머티즘관절염을 진단받았을 때 그렇게 놀라운 일은 아니었다. 나는 기능 소아의학 치료 방식으로 접근하여 닉의 누나가 질환에서 차도를 보이게 한 경험이 있었기에, 닉의 부모는 닉에게도 같은 방법을 시도하고 싶어 했다. 닉 엄마는 닉이 팝콘을 먹고 나면 발목 통증과 부기가 더 심해진다는 사실을 알아차렸다. 닉이 매일같이 밀과 유제품을 먹었기 때문에, 그것이 아이의 건강에 얼마나 영향을 주는지 정확히 알기 어려웠다. 그래서 우리는 옥수수, 글루텐, 유제품을 식단에서 제외하고, 새는 장의 회복과 면역을 지원하는 영양소를 보충하기 시작했다. 그 결과, 단 열흘 만에 통증과 부기가 사라졌다.

그런데 가끔씩, 꼭 야구 대회를 앞둔 시기처럼 원하지 않는 순간에 통증과 부기가 다시 찾아오곤 했다. 대부분의 열두 살 아이처럼 닉도 처음에는 맛있는 음식을 제거한 식단을 꺼렸지만, 시간이 지나면서 받아들이기가 점점 쉬워졌다. 무엇보다도 어떻게 음식이 통증에 영향을 주는지 알게 된 것이 치료를 이어가는 큰 동기가 됐다. 닉은 대변검사 받기를 더욱 꺼렸지만, 증상이 반복되자 결국 받아들였다. 검사 결과, 클레브시엘라Klebsiella라는 세균과 칸디다라는 효모가 과도하게 증식한 장내 불균형이 확인됐다. 이후 우리는 장내 불균형을 해소하는 치료를 시작했고, 마침내 닉은 안정적인 상태가 됐다.

지금 닉은 통증 없는 삶을 이어가며, 건강하게 잘 지낼 수 있는 지식을 갖춘 활기 넘치는 젊은이로 성장했다. 여전히 식단을 세심하게 관리하고, 장과 면역 건강을 최우선으로 생각하며, 유제품이 가장 큰 염증 유발 요인임을 알기에 이제는 건강을 유지하기 위한 선택이 훨씬 쉬워졌다. 물론 이런 변화는 하루아침에 일어난 것이 아니라, 눈물 콧물을 쏙 빼고 반발도 이겨낸 결과다. 이제 스스로의 선택을 책임지는 젊은 성인이 된 닉은 음식에 담긴 치유의 힘과 장 회복력이 얼마나 중요한지 깊이 이해한다. 기억하자. 회복은 여정이고, 건강은 생활방식이다. 아이의 여정이 어떤 모습으로 마무리되길 바라는지, 언제나 마음속으로 그려야 한다.

왜 장내 불균형이 문제인가?

장-면역, 장-뇌, 장-유전자 연결고리를 기억하는가? 아이의 장내 미생물이 건강하고 행복하지 않다면 도미노처럼 얼마나 많은 불균형이 이어질지 상상해보라. 바로 그래서 장내 불균형이 수많은 만성적 건강 문제의 핵심이다. 장내 미생물이 불균형하면 여러 방식으로 몸에 혼란을 일으키고, 그만큼 아이에게 나타나는 다양한 증상이 장 건강 문제와 연결되어 있음을 보여준다.

과도한 염증

염증은 다양한 자극에 맞서 몸이 보이는 지극히 정상적이고 건강한 반응이다. 염증이 적당하면 감당할 수 있지만, 지나치게 많거나 오래 지속되면 만성 염증으로 이어진다. 면역세포가 과도하게 동원된다고 해서 꼭 좋은 일인 건 아니다. 만성 염증은 아토피나 천식 같은 만성 염증 질환의 씨앗이 된다.

장-뇌 불균형

항생제는 선택적으로 움직이지 않기 때문에, 나쁜 균은 물론 장내 좋은 세균에도 함께 작용해서 장내 불균형을 일으키는 큰 원인 중 하나다. 우리 몸속 신경전달물질 중 최대 95%를 장내 미생물이 만든다는 사실을 꼭 기억해야 한다. 항생제를 단 한 번만 복용해도 아이가 우울이나 불안을 겪을 위험이 커지는데, 이후 항생제를 다시 복용할 때마다 장내 미생물총 균형이 더 크게 무너지면서 그 위험은 더욱 높아진다. 10장에서 항생제를 사용한 후에 어떻게 하면 장내 미생물을 회복시킬 수 있는지를 다룰 텐데, 그 방법을 배우지 않는 한에서 그렇다.[9] 장이 건강하고 행복하면 마음도 건강하고 행복하다.

잘못된 면역반응

장 속에는 자가면역질환 위험을 높이는 특정 세균들이 있다. 특히 앞서 설명한 내 환자 닉처럼 유전적인 소인이 있을 때는 더욱 그렇다. 이 과정은 '분자 모방molecular mimicry'이라는 메커니즘을 거쳐 일어난다. 일부 병원체가 우리 세포 몇몇과 비슷해 보이면 면역체계가 실수로 '그들'이 아니라 '우리 자신'을 공격하는 항체를 만들어내는 메커니즘이다.

그 결과, 면역체계는 불균형을 일으킨 세균 대신 우리 몸의 갑상샘, 관절, 뇌 또는 기타 세포를 공격하게 된다. 몇 가지 예시를 살펴보자.

자가면역과 관련한 장내 불균형[10]

자가면역질환	장내 불균형
하시모토 갑상샘염	예르시니아Yersinia
류머티즘관절염	시트로박터Citrobacter, 클레브시엘라, 프로테우스Proteus, 포르피로모나스Porphyromonas
강직성 척추염	클레브시엘라
류머티즘열	화농연쇄상구균Streptococcus pyogenes
다발경화증	클라미디아Chlamydia
길랭-바레증후군	캠필로박터Campylobacter
자가면역 전반	대장균, 프로테우스

쓰레기를 치우는 청소부가 없다면

장내 미생물은 우리 몸속에서 여러 가지 중요한 역할을 하는데, 그중 하나가 마치 '청소부'처럼 몸속 쓰레기를 치워주는 것이다. 다만 이청소부들은 단순히 쓰레기를 치우는 데 그치지 않고, 다음과 같이 훨씬더 많은 일을 해낸다.

- 몸속에 생긴 노폐물을 덜 해로운 물질로 바꿔준다.
- 독소가 다시 혈액 속으로 흡수되지 않도록 막아준다.
- 몸속 노폐물을 용변에 실어 배설되도록 돕는다.

청소부가 오지 않으면 아무도 좋아하지 않는다. 쓰레기가 쌓이다 결국 냄새나고 해로운 더미만 남는다. 장내 미생물이 행복하게 일하게끔

해주면 몸과 뇌가 고마워할 것이다.

불난 염증에 기름 붓기

장내 비정상적인 특정 세균들은 바깥막에서 '내독소endotoxin'(장 속에 있는 일부 세균이 죽거나 분해될 때 나오는 독성물질로, 몸속에 염증을 일으킨다―옮긴이) 또는 '지질다당lipopolysaccharides, LPS'(세균 바깥막을 이루는 성분으로, 혈액 속에 들어가면 면역계를 자극해 강한 염증 반응을 일으킨다―옮긴이)이라는 독성물질을 방출한다. 이런 세균으로는 대장균, 살모넬라, 이질균, 녹농균Pseudomonas, 클레브시엘라, 시트로박터, 엔테로박터Enterobacter, 프로테우스, 세라티아Serratia 등이 있다. 이 중 상당수가 자가면역질환 위험을 높이는 균이라는 점을 눈여겨볼 필요가 있다. 장 점막이 건강하다면, 주로 장 안에 머무르는 내독소는 우리의 청소부인 장내 미생물이 치워버리기 때문에 별문제가 되지 않는다. 하지만 장이 새는 상태라면 내독소가 혈액 속으로 숨어 들어가 온몸에 만성 염증을 일으킨다. 그래서 '대사성 내독소혈증metabolic endotoxemia'이 '골칫거리 리스트'에 있는 거의 모든 만성적인 소아 건강 문제와 연결되는 것이다.

그렇다면 아이의 장에 문제가 있는 걸까?

지금까지 내용을 쭉 읽고 나니, 걱정되는 아이 건강 문제가 실은 장 때문일까 궁금해질 만도 하다. 혹은 별다른 걱정이 없더라도 "애초 어떻게 하면 우리 아이가 장 문제를 겪지 않고, 만성적인 건강 문제로도 이어지지 않게 할 수 있을까?" 하고 묻고 싶을지도 모르겠다.

장을 회복할 필요가 있든 없든, 장 회복력을 키우는 길은 같은 출발점에서 시작된다. 아이의 장에 올바른 기초를 세워두면 어떤 충격에도 훨씬 더 잘 회복할 수 있다. 항생제를 사용했건, 감염됐건, 시험 스트레스로 긴장했건, 생일파티에서 화려한 파란색 컵케이크를 먹었건, 아니면 십대 아이가 차마 거부하지 못하고 무지갯빛 유니콘 커피맛 음료를 마셨건 어쨌건 말이다.

이를테면 이건 '아기돼지 삼형제'의 집과 같다. 지푸라기나 나뭇가지 대신 단단한 벽돌로 장내 미생물의 집을 지어놓으면, 덩치 큰 나쁜 늑대가 숨을 몰아서 불어대도 무너지지 않고 버틸 수 있다. 게다가 현대 사회에선 늑대의 거센 숨결 같은 일이 끊임없이 몰아친다는 점을 기억해야 한다. 물론 지붕 위 기왓장을 몇 개 갈아 끼우거나, 문을 새로 달거나, 벽을 다시 페인트칠해야 할 수도 있다. 하지만 집 자체는 여전히 굳건히 서 있을 것이다.

이제 본격적으로 집을 짓기 전에, 장 회복력의 기초를 단단히 세우는 데 필요한 재료를 살펴보자. 아마도 여러분이 예상하는 것과 다를 수도 있다.

우리 아이의 장 건강, 회복력 점수로 확인하기

어떤 아이들은 정크푸드처럼 몸에 좋지 않은 음식을 잔뜩 먹어도 멀쩡해 보이는데, 왜 우리 아이는 형광색 사탕 하나만 먹어도 다음 날 아토피가 심해지거나 기분이 요동치는 걸까 하고 의아한 적이 있는가? 혹은 온 가족이 이미 '건강한 식습관과 생활방식'을 지키고 있는데도, 왜 유독 우리 아이만 자꾸 아픈 걸까 하고 의문이 들 때가 있는가? 또는 어떤 아이는 감기에 걸리면 몇 주나 끌다가 회복하는데, 어떤 아이는 하루 만에 금세 낫는 이유가 뭘까 궁금한 적이 있는가?

해답은 바로 '회복력'에 있다. 회복력이란 결코 아프지 않는다거나, 절대 스트레스를 받지 않는다는 뜻이 아니다. 삶의 모든 일이 그렇듯, 중요한 건 쓰러지지 않는 것이 아니라 쓰러진 뒤에 다시 일어날 수 있느냐이다. 회복력 있는 장내 미생물은 항생제나 위산 분비 억제제 복용, 시험 전 며칠간 잠 못 이루는 긴장된 밤 혹은 아이가 차마 거부하지 못한 무지갯빛 초가공식품의 방해를 받더라도 빠르고 온전하게 회복한다. 그리고 장내 미생물은 회복할 때마다 다음번에는 더 잘 대처할 수 있는 방법을 스스로 익힌다. 왜냐하면 인생에서 분명한 사실 하나는 언제나 또 다른 도전이 반드시 찾아온다는 것이기 때문이다.

회복력 있는 장내 미생물은 아마도 최적의 건강을 보여주는 가장 중요한 지표일 것이다.[1] 왜일까? 그런 미생물이 있어야 아이들의 장을 방해하는 초가공식품과 현대 환경 속에서도 여전히 아이들이 건강하게 잘 자랄 수 있기 때문이다.

아마 부모로서 아이의 장 회복력 점수가 얼마나 '좋은지' 혹은 '나쁜지' 궁금할 수도 있다. 그러나 사실 그것은 중요하지 않다. 가장 어려운 건 시작하기로 결심하는 일이고, 이미 시작했다는 사실이야말로 무엇보다 값지다.

앞으로 내딛는 모든 걸음은 분명 의미가 있다. 그리고 아주 작은 걸음걸음이 쌓이면 금세 큰 변화를 만들어낼 것이다. 이런 변화는 몇 달이나 몇 년이 아닌 며칠, 어쩌면 몇 시간 만에도 가능하다. 우리가 어떻게 먹고, 살아가고, 생각하느냐가 실제로 유전자가 발현되는 방식을 바꿀 수 있다는 사실을 기억해야 한다. 이것이 바로 후성유전학의 힘이다. 식습관을 바꾸면 단 6일 만에 후성유전적 변화가 나타날 수 있고, 마음챙김 명상은 단 8시간 만에도 유전자 발현을 바꿀 수 있다. 이런 변화를 오래도록 유지하려면, 우리가(여기서는 아이가) 특별한 순간이 아닌 평소에 대부분 어떤 선택을 하느냐가 중요하다.

아이들의 건강과 장내 미생물 회복력을 끌어올리는 일은 부모만의 문제가 아니라는 데 그 어려움이 있다. 그래서 이 책을 읽으며, 아이의 눈높이에 맞춰 재미있고 호기심이 생기도록 아이와 내용을 함께 나눌 것을 추천한다.

"와, 우리 아가! 지난번에 걱정이 많아서 잠을 못 잤던 거 기억나? 사실은 그게 배 속에 있는 작은 미생물들이 너의 뇌에 신호를 보낸 것일 수도 있단다. 만약 그 미생물들이 너의 뇌에 행복한 생각을 보내줄 수 있다면 얼마나 멋지겠니?"

"사탕 한 봉지를 다 먹고 나서 배가 아팠던 거 기억나니? 그다음 날 수업 시간에 가만히 있기도 힘들고 친구들이랑 어울리기도 어려웠잖아? 사실 그건 설탕이 너의 배 속에 있는 나쁜 균들을 먹여서, 네가 차분하고 행복하게 지내기 어렵게 만든 거란다."

나는 내 아이들이 기저귀를 차고 있을 때부터 장과 똥 이야기를 해왔다! 우리 가족이 '설탕벌레'라고 말할 때는 단순히 충치를 만드는 균이 아니라 우리 배 속에 있으면서 뇌에도 영향을 주는 설탕벌레를 가리키는 것이다. 또한 장내 미생물을 건강하고 행복하게 만들어야 우리도 건강하고 행복할 수 있기에 '힘이 되는 음식' 이야기를 나눈다. 여기서 더 나아가 '힘을 뺏는 음식'이 우리의 장과 몸과 마음에는 어떤 영향을 주는지 살피고, 다음번에는 더 좋은 선택을 내릴 수 있도록 돕는다.

아이들을 가르치고 동기를 부여할 때는 아이들 눈높이에서 시작해야 한다. 부모가 아닌 아이들에게 중요한 것에 초점을 맞추어야 한다. 아이들은 대부분 '건강해지는 것'만으로는 동기가 부여되지 않지만, 아이들에게 큰 동기로 작용하는 것은 결국 대개 장 건강과 연결된다. 그래서 아이들에게 배 속 미생물을 잘 돌보면 어떤 좋은 변화가 생기는지를 다음과 같이 일상 속에서 직접 느낄 수 있다고 이야기해주자.

- 배앓이가 사라진다.
- 대변을 더 수월하게 볼 수 있다.

- 더 빨리 잠이 든다.

- 친구들과 마음껏 뛰어놀 에너지가 생긴다.

- 수업 시간에 차분히 앉아 있을 수 있고 혼나는 일이 줄어든다.

- 자주 아프지 않아 친구들과의 약속이나 모임을 놓치지 않는다.

- 운동에서 슛이나 자유투를 더 정확히 넣을 수 있다.

- 더 빨리 달릴 수 있다.

- 학교 연극 대사를 더 쉽게 외울 수 있다.

- 바이올린 연주나 춤 실력이 더 좋아질 수 있다.

- 피부가 더 맑아진다.

- 생리통의 고통에서 벗어날 수 있다.

이제 느낌이 올 것이다.

엘리엇은 여드름이 없어지길 원했지만, 무엇을 해도 효과가 없었다. 엄마도 예전에 식습관을 바꾸자고 설득했지만 소용이 없었다. 그러다 장 건강이 피부와 연결된다는 사실을 알고, 엘리엇의 귀가 번쩍 뜨였다. 엘리엇은 매일 마시던 설탕과 유제품 범벅인 버블티를 끊었고, 매일 밤 최소 8시간은 자는 데 집중했으며, 프로바이오틱 보충제를 먹기 시작했다.(발효식품은 그 순간엔 조금 무리였지만 말이다.) 그러자 천천히 그러나 확실하게 피부가 좋아졌고, 무엇보다도 건강하고 행복하다는 느낌이 들었다.

전인적인 장 건강 회복력은 스스로 만들어가는 과정이고, 여러분의 아이가 그 주인공이다. 여기서 말하는 주인공은 초능력이 있어야만 성공하는 가상의 영웅이 아니다. 내가 말하는 영웅은 실제 삶 속에서 초능력이 아닌 끈기와 용기grit and guts를 발휘하는, 말 그대로 '장gut'의 힘으로 해내는 진짜 장 마스터다. 우리는 모두 '장 마스터'가 될 수 있다.

부모의 역할은 아이가 자신만의 회복력 성장 스토리를 써 내려가는 주인공이 될 수 있도록 길잡이가 되어주는 것이다. 그렇게 자란 아이는 또 자기 자녀의 길잡이가 되기에, 여러분의 손주는 자신만의 회복력 성장 스토리를 써 내려가는 주인공이 될 것이다. 그 스토리는 아이가 이미 실행하고 있는 5가지 데일리 실천방법을 통해 '미생물 기적'을 만들어내는 법을 배우는 것에서 시작된다.

우리 아이의 장 회복력 퀴즈
우리 아이의 장은 몇 점일까?

'우리 아이의 장 회복력 퀴즈'를 풀어보면, 아이의 장내 미생물 회복력을 높이기 위해 전인적인 장 건강 회복을 시작하는 여정에서 어디에 우선순위를 두어야 하는지 알 수 있다. 오늘 아이의 점수가 몇 점이냐는 중요하지 않다. 지금 여기서 여러분이 아이의 점수를 끌어올릴 준비가 되어 있다는 사실이 중요하다.

각 문장을 읽고 해당하는 항목에 표시한 다음 점수를 합산해서 아이의 장 회복력 점수를 확인해보자!

1. 우리 아이는 건강하다.
2. 우리 아이는 아프더라도 금세 말끔히 회복한다.
3. 우리 아이는 행복하다.
4. 우리 아이는 스트레스나 격한 감정을 잘 다스린다.
5. 우리 아이는 소화가 잘 된다.(변비, 설사, 복통, 가스, 더부룩함, 역류와 같은 소화기 문제가 드물다.)
6. 우리 가족은 집에서 직접 만든 음식을 즐긴다.
7. 우리 아이는 매일 과일과 채소를 5번 이상 먹는다.

8. 우리 아이는 매일 다양한 색깔의 음식을 골고루 먹는다.

9. 식물성 단백질(콩과 식물, 견과류, 씨앗, 통곡물)은 우리 아이의 식단에 꾸준히 오른다.

10. 우리 아이는 발효식품(사우어크라우트, 된장국, 요거트 등)을 먹는다.

11. 우리 아이는 설탕이 든 음료, 패스트푸드, 정크푸드를 먹는다.(참고: 점수 체계가 반대로 적용된다.)

12. 우리 아이는 인공색소, 향, 보존료가 들어간 가공식품을 먹는다.(참고: 점수 체계가 반대로 적용된다.)

13. 우리 아이는 유기농 식품을 먹는다.

14. 우리 아이는 나이에 맞는 적정량의 물을 마신다.

15. 우리 아이는 매일 1시간 이상 몸을 움직이며 운동한다.

16. 우리 아이는 쉽게 잠들고 상쾌하게 일어난다.

17. 우리 아이는 걱정을 다스리기 위해 마음챙김 도구를 활용한다.

18. 나는 아이가 아플 때 빠르고 온전하게 회복하도록 돕는 방법을 안다.

19. 나는 아이가 항생제나 장내 미생물 균형을 해치는 약물을 복용해야 할 때 장내 미생물을 지켜주는 방법을 안다.

20. 우리 아이는 스스로 건강하고 행복하게 지내는 방법을 안다.

21. 우리 아이는 과거에는 물론 현재도 처방약이나 일반의약품(항생제, 위산 분비 억제제, 이부프로펜 같은 소염제, 스테로이드, 피임약 등)을 복용한 적이 없다.

- **1~10번까지+13~20번까지**

  1-전혀 그렇지 않다, 2-거의 그렇지 않다, 3-가끔 그렇다, 4-대체로 그렇다, 5-항상 그렇다

- **11~12번**

  1-항상 그렇지 않다, 2-대체로 그렇다, 3-가끔 그렇다, 4-거의 그렇지 않다, 5-전혀 그렇지 않다

- **21번**

  그렇다: 10점 추가, 그렇지 않다: 10점 감점

우리 아이의 장 회복력 점수: _______________

아이의 장 회복력 점수 해석하기

0~40점, 초보 장 마스터

이제 막 시작한 단계! 아쉽지만, 좋은 소식은 아직 개선할 여지가 있다는 것이다. 아는 것이 힘이니, 앞으로 책을 읽으며 아이의 장 건강을 되찾고, 아이가 가장 건강하고 행복한 모습으로 자라도록 도와주자.

41~80점, 중급 장 마스터

잘하고 있다! 아이의 장 회복력 원칙 중 일부를 이미 알고 실천하는 단계. 계속 책을 읽으며 아이의 건강을 한 단계 더 끌어올리자. 우리는 모두 같은 길을 걷고 있고, 배울 것도, 즐거움을 나눌 것도 언제나 더 있다. 작은 변화가 쌓이다 보면 머지않아 당신은 장 건강 마스터가 될 것이다!

81~120점, 고급 장 마스터

아주 훌륭하다! 이미 아이를 위해 '장내 미생물의 기적'을 만들고 장 회복력을 최우선으로 삼는 방법을 잘 알고 있다. 진정한 마스터란 언제나 배우려는 마음이 있는 사람이다. 가장 위대한 마스터들은 실수에서 배우고, 최선을 다하길 멈추지 않는다!

PART II

하루 5가지 습관이
아이의 평생 면역을 만든다

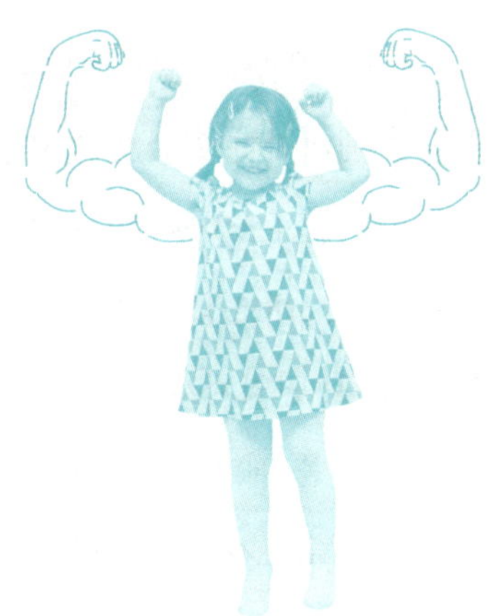

만약 아이들의 장 회복력을 개선하는 비밀이 우리가 이미 일상 속에서 매일 되풀이하는 단 5가지 습관에 숨어 있다면 어떨까? 그 5가지 습관을 조금만 더 '장 마스터'답게 바꾸기만 해도 충분하다. '미생물 기적'은 무엇을 하느냐가 아니라 그 일을 어떻게 하느냐에 달렸다.

최근 나는 딸아이의 학교 3·4학년 친구들을 위해 6주 과정의 '건강한 배, 행복한 나Healthy Belly, Happy You' 수업을 만들었다. 이 수업은 8~10세 아이들에게 장내 미생물에 관한 많은 것을 가르칠 수 있는 놀라운 기회였다. 아이들이 자기 배 속에 무려 100조 마리, 약 3kg에 달하는 미생물이 산다는 말을 들었을 때 두 눈을 동그랗게 뜨고 짓던 표정은 정말 웃음이 터져나올 만큼 인상적이었다. 장내 미생물은 체중의 약 1~3%를 차지하기 때문에, 그 아이들 배 속에는 대략 1kg 정도의 미생물이 살고 있는 셈이다. 그 사실을 더 실감나게 보여주려고 1kg짜리 파인애플과 아령을 가져와 아이들 손에 직접 쥐여주었다.

아이들이 자신의 장 건강과 몸이며 마음의 건강이 이어져 있다는 사실을 스스로 깨우칠 수 있도록 돕는 일은 무엇과도 바꿀 수 없는 소중한 경험이었다. 나는 아이들에게 물었다. "혹시 너무 딱딱하거나 묽은 똥을 눠본 적 있니? 긴장될 때 배가 아픈 적 있어? 감당하기 힘든 걱정을 해본 적은? 잠들기 어려웠던 적은? 수업 시간에 가만히 앉아서 집중하기 힘든 적은 있어? 더 많은 에너지가 있었으면, 또는 아프지 않아서 친구들과 더 자주 놀 수 있었으면 하고 바란 적이 있지 않니?" 아이들 손이 하나둘 올라가기 시작했고, 그대로 내려오지 않았다. 아이들은 장내 미생물이 자신의 기분과 생각, 면역체계의 작동, 몸의 상태에 직접적 영향을 준다는 사실을 알게 됐을 때, 마치 머릿속에 불이 켜지듯 깨달음을 얻은 표정을 지었다. 그리고 5가지 데일리 실천방법으로 '미생물 기적'을 만들어낼 수 있다는 점을 배웠다. 이제는 그 방법을 '장 마스터'답게 해낼 수 있게 됐다.

내 강의를 들은 한 학생의 어머니가 보내준 편지는 나의 하루를 기쁘게 밝혀주었다.

3·4학년 아이들에게 자신의 몸과 마음에 귀 기울이고, 스스로 건강을 돌볼 수 있도록 가르쳐주셔서 정말 감사합니다! 클라라는 '5가지 챌린지'를 하는 동안 정말 즐거워했고, 그 과정에서 몸과 마음이 훨씬 더 차분해지는 걸 스스로 느꼈습니다. 늘 걱정 때문에 잠들기 어려워하던 아이가 쉽게 잠들고 환한 얼굴로 일어나는 모습을 보았습니다. 이제는 오히려 우리에게 장내 미생물을 건강하고 행복하게 지켜야 몸과 뇌, 면역력이 튼튼해진다고 가르쳐준답니다. 클라라는 다음번 발효 레모네이드를 만들 날만 기다리고 있고, 우리도 마찬가지예요!

바로 다음 5가지가 건강한 장내 미생물과 최적의 건강 및 회복력을 끌어올리기 위한 기초 단계다. 내가 딸아이 학급 아이들과 그랬듯, 이제 여러분과도 나누려고 한다.

- **영양**Nourish: 우리는 무엇을 먹는가(혹은 먹지 않는가)
- **호흡**Breathe: 장-뇌를 잇는 미주신경을 가장 쉽게 최적화하는 방법
- **수분**Hydrate: 무엇을, 얼마나 마시는가
- **움직임**Movement: 우리는 몸을 어떻게 움직이는가
- **수면**Sleep: 잠의 양과 질

다음 장에서 아이가 먹고, 숨 쉬고, 마시고, 움직이고, 자는 방식을 조금만 '장 마스터'답게 바꾸면 어떻게 '미생물 기적'을 만들어낼 수 있는지 설명하려고 한다. 그렇게 매일매일 여러분의 아이는 장 회복력을 차근차근 키워가게 될 것이다.

이 5가지를 살펴볼 때는 바퀴 모양의 차트를 떠올리면 도움이 된다. 바퀴에는 시작과 끝이 없듯, 5가지가 모두 똑같이 중요한 출발점이자 도착점이다. 아이의 식습관을 '장 마스터'답게 바꾸는 일이 가장 쉬운 부모가 있는가 하면, 어떤 부모에게는 그러기가 가장 두려운 일로 느껴져서 오히려 '장 마스터'답게 호흡하는 단계부터 시작하는 편이 덜 부담스러울 수 있다. 모든 과정이 변화를 만들기 때문에 어디서 시작하든 상관없다. 중요한 건 바퀴처럼 멈추지 않고 굴러가야 한다는 점이다. 그렇게만 된다면 우리 아이의 전인적인 장 건강 회복이라는 최종 목적지에 점점 가까워질 것이다.

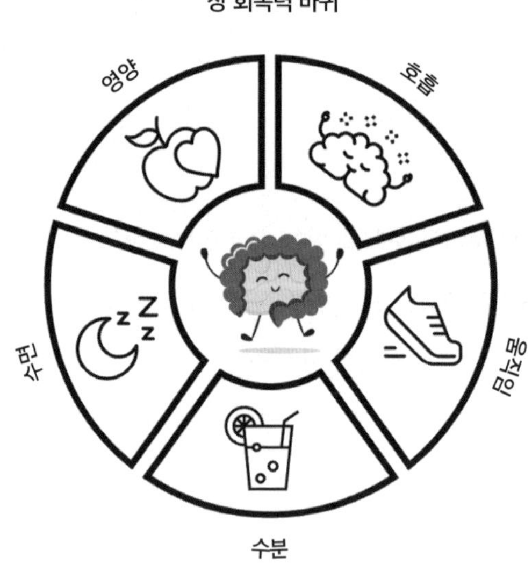

장 회복력 바퀴

엄마로서는 아이의 습관을 바꾸자고 생각하기만 해도 막막하게 느껴질 수 있다는 걸 잘 안다. 하지만 우리가 아이들에게 심어주고 싶은 이 습관들은 평생 가져가야 한다는 점을 기억해야 한다. 아이가 대부분의 시간에 이 습관을 실천하는 것이 중요하지, 완벽할 필요는 없다. 연구에 따르면, 습관으로 만들고 싶은 행동을 하루 정도 놓친다고 해서 그 행동이 습관으로 자리 잡지 못하는 건 아니다.[1] 어떤 날은 장을 어지럽히는 '애물단지 방해꾼'이 고개를 들 수 있고, 또 어떤 날은 '든든한 챔피언'이 하루를 지배하기도 한다. 가장 중요한 건 다시 제자리로 돌아와 습관을 꾸준히 이어가는 자세다. 전인적인 장 건강의 회복력이란 바로 이런 것이다. 일평생 습관으로 이어지게 하려면 아이가 직접 그 과정에 참여하고 즐거움을 느끼게 하는 것이 핵심이다. 이 책에서 나는 그 방법을 하나하나 안내하고자 한다.

우리는 모두 같은 길을 걷고 있으니 한입씩, 한 호흡씩, 하루하루 차근차근 나아가자.

자, 이제 진짜 재미있는 '장내 미생물의 기적'이 펼쳐진다. '건강한 배, 행복한 나' 수업에서 우리는 5주 동안 5가지 요소가 어떻게 '장내 미생물의 기적'을 만들어내는지 직접 체험하며 즐겁게 배웠다. 그리고 6주 차에는 '5가지 챌린지'로 흥미롭게 마무리했는데, 실리밴드silly bands(동물·별·하트 등 다양한 모양으로 변형되는 고무줄 팔찌. 아이들이 모으거나 교환하며 놀이용으로 사용한다—옮긴이) 같은 소품까지 곁들여 더욱 신나는 시간이 됐다. 마지막 피날레로는 새로 탄생한 '장 마스터'들을 축하하며 블루베리·석류 콤부차, 당근·양배추 사우어크라우트, 카카오·아보카도·검은콩·치아시드 푸딩을 먹었는데, 똥 모양 이모티콘 접시에 담아낸 이 음식들은 모두 '장 마스터' 아이들이 직접 만들고 발효시킨 작

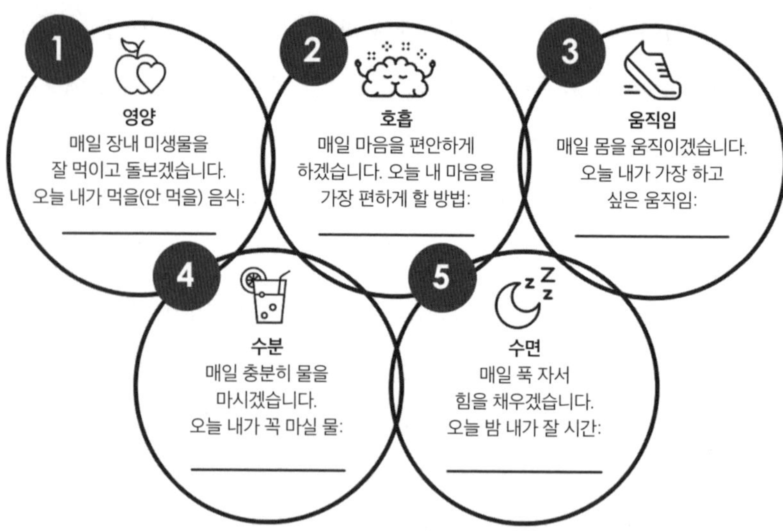

품이었다! 다음 장에서 여러분도 그 즐거움을 경험하게 될 것이다. 위에 있는 '5가지 챌린지 워크시트'를 출력한 다음, 이 책의 2부를 읽으며 이 워크시트를 옆에 두고, 여러분과 아이만의 '장내 미생물의 기적'을 만들어보자! 이 워크시트는 www.healthykidshappykids.com/bookresources 또는 아래 QR 코드에서 다운로드할 수 있다.

CHAPTER 4

영양 채우기 Part 1
장 건강을 살리는 챔피언 들이기

"무지개를 먹어라"라는 말을 수없이 들어왔을 것이다. 그런데 이번엔 조금 다르게 장 건강을 지켜주는 '장 마스터' 방식으로, 그냥 평범한 무지개가 아니라 '장 건강 지킴이 무지개'로 새롭게 이야기해보고자 한다. 매일 다양한 색깔의 과일과 채소를 먹어야 한다는 이야기는 누구나 들어봤을 테지만, 실제로 아이는 물론 어른들도 그만큼 형형색색의 음식을 먹지 않는다. 왜 그럴까? [덧붙이자면 흰색은 사실 무지개 색깔이 아니므로, 맥앤치즈mac and chees(치즈 소스를 넣은 마카로니 파스타로, 미국에서 아이들이 특히 좋아하는 대표 간식―옮긴이), 버터 파스타, 토르티야 같은 음식은 여기에 해당하지 않는다.] 이유는 단순하다. 대부분 '왜' 그래야 하는지 잘 모르기 때문이다. 아이들은 자신에게 왜 중요한지, 그러니까 자신의 필요와 바람과 목표와 어떻게 연결되는지 이해하면 우리가 바라는 행동을 기꺼이 한다. "건강에 좋으니까" 혹은 "엄마가 시키니까"라는 말만으로는 아이도 어른도 움직이기 어렵다.

내가 진행한 '건강한 배, 행복한 나' 수업을 기억하는가? 편식이 심하던 9살 엘리아나가 발효식품 수업에서 친구들과 함께 만든 사우어크라우트를 포크로 찍어 먹어보고는 의외로 좋아해서 엘리아나 엄마가 깜짝 놀랐었다(적어도 싫어하지는 않았다). 엘리아나는 엄마가 권해서 먹은 것이 아니었다. 춤 공연을 할 때 힘 있고 우아하게 서려면 장내 미생물을 건강하게 돌보는 것이 얼마나 중요한지 스스로 이해했기에 먹어보려고 시도할 수 있었다. 게다가 발효식품이야말로 장내 미생물을 균형 있게 지키는 매우 좋은 방법 중 하나라는 것도 이해하던 참이다.

아이들은 우리가 권하는 일에 담긴 '더 큰 이유'를 알 때 훨씬 잘 반응한다. 사실 어른도 마찬가지다. '가르침'과 '잔소리'는 전혀 다르다. 가르침은 힘을 북돋워주고 동기를 부여한다. 내가 먹고, 숨 쉬고, 물을 마시고, 움직이고, 잠자는 방식을 바꾸면 장내 미생물을 건강하게 가꿀 수 있고, 그러다 보면 나 역시 건강하고 행복해질 수 있다는 믿음을 심어준다. 반면 잔소리는 그냥 귀찮을 뿐이다. 나도 잔소리를 참 많이 했는데, 사실 그래서 누가 더 힘든지, 나인지 아이들인지 잘 모르겠다. 부모로서 우리가 드는 '이유'와 아이들의 '이유'가 서로 다르다. 부모인 우리는 에너지를 더 얻고 싶다든지, 머리가 맑아지고 관절통이 줄어들길 바란다든지, 인내심을 기르고 덜 예민해지고 싶다든지, 출산 후 잘 빠지지 않는 체중을 줄이기 위해서라든지, 성욕을 회복하길 원하는 것일 수 있다. 그렇다면 아이들이 대는 이유는 뭘까? 사실 뭐든 될 수 있다. 더 빨리 달리고 싶다거나, 학교 연극 대사를 더 잘 기억하길 원한다거나, 친구들과 더 사이좋게 지내고 싶다거나, 걱정이 줄어들길 바란다거나, 피부가 맑아지기 위해서일 수 있다. 어쩌면 부모가 전혀 예상하지 못한 이유일 수도 있다. 꼭 기억해야 할 가장 중요한 점은 그것이 '부모의 이유'가 아닌 '아이의 이유'라는 것이다. 나는 아이들이 간직한 그 모든 이유가 결국 '전인적인 장 건강 회복력'으로 이어진다고 확신한다.

'장 건강 지킴이 무지개 식단'은 장내 미생물이 자라나고 활발히 활동하는 데 꼭 필요한 영양소를 제공하는 음식에 초점을 맞춘다. 그렇게 해야 아이들도 건강하고 활기차게 자랄 수 있다. 이것이 '장내 미생물을 키우는 3가지 열쇠'라고 기억하자.

- 식이섬유
- 파이토뉴트리언트Phytonutrients(식물 영양소, 식물에 들어 있는 천연 화학성분으로, 항산화·항염 작용을 하여 건강에 도움을 준다—옮긴이)
- 발효식품

이 3가지 열쇠야말로 장내 미생물을 제대로 길러내는 '든든한 챔피언' 팀이다.

든든한 챔피언 #1: 환상적인 식이섬유

식이섬유는 매우 중요한 '든든한 챔피언' 중 하나다. 식이섬유에도 여러 종류가 있는데, 그중 장내 미생물에 중요한 것이 바로 발효성 식이섬유fermentable fiber다. 프리바이오틱스로 작용하는 식이섬유며, 프로바이오틱스(유익균)가 성장하고 번성하는 데 필요한 연료가 된다.

식이섬유는 식물성 음식에 많이 함유되어 있으므로, 더 많은 식물성 음식을 섭취하여 더 많은 식이섬유를 우리 몸에 채워보자.

단순한 듯싶지만, WHO는 미국 같은 서구화된 나라에서 성인과 아이가 모두 '식이섬유 섭취 격차'를 보인다고 지적했다.[1] 이미 2005년부터 '미국인을 위한 식생활 지침Dietary Guidelines for Americans'에선 하루 권장량과 실제 섭취량 사이의 큰 격차 때문에 식이섬유를 '주의가 필요한 영양소'로 분류했다.[2] 물론 지금도 여전히 중요한 '주의 영양소'다. 일반적으로 성인 여성은 하루 약 25g, 성인 남성은 30~40g, 아동은 나이와 성별에 따라 20~40g의 식이섬유를 섭취해야 한다고 권장한다. 그러나 미국의 아이들과 성인은 대부분 권장량의 절반도 채우지 못하는 실정이며, 권장량을 지키는 사람은 전체 인구의 약 5%에 불과하다.[3] 게다가 많은 미국인이 섭취하는 식이섬유의 주요 공급원은 흰 밀가루와 흰 감자인데,[4] 영양가가 높지도, 장 건강에 딱히 이롭지도 않은 품목이다!

아이들이 자주 먹는 음식에 식이섬유가 얼마나 들었는지 살펴보자.

식이섬유 일일 권장 섭취량[5]

나이/성별	권장 섭취량(g)
50세 이상 성인 남자	30
50세 이상 성인 여자	21
50세 미만 성인 남자	38
50세 미만 성인 여자	25
14~18세 남자 청소년	38
14~18세 여자 청소년	26
9~13세 남아	31
9~13세 여아	26
4~8세 아동	25
1~3세 아동	19

- 중간 크기 사과 1개(껍질 포함): 식이섬유 5g

- 브로콜리 1컵: 식이섬유 5g

- 후무스 1/2컵: 식이섬유 6g

- 정제, 영양이 강화된 파스타 1컵(세몰리나 또는 듀럼밀로 만든 것):
  식이섬유 3g

- 팝콘 1컵: 식이섬유 3.6g

- 땅콩버터 2큰술(약 28g): 식이섬유 2g

인류는 지금보다 훨씬 많은 식이섬유를 먹도록 진화해왔다. 지구상에 남은 몇 안 되는 수렵·채집 부족인 탄자니아 하드자Hadza족은 나무 열매, 감자 같은 뿌리채소, 장과류(베리류), 꿀, 야생 고기 등 가공되지 않은 자연식품으로 하루 평균 100~150g의 식이섬유를 섭취한다. 이들은 세계에서 대단히 건강한 장내 미생물을 가진 그룹 중 하나다. 전 세계적으로 저식이섬유·고당분의 서구식 식단에 가까워지는 집단일수록 장내 미생물의 건강은 더 나빠지는 뚜렷한 경향을 보인다. 식이섬유가 주는 이점은 셀 수 없이 많다.[6] 그중 대표적인 효능은 다음과 같다.[7]

- 배변 활동을 규칙적으로 유지해주고, 대변의 부피를 늘려 배변이 원활하도록 돕는다.

- 비만, 당뇨, 고콜레스테롤, 심장질환, 일부 암 같은 만성질환의 위험을 낮춘다.

- 마지막으로, 장내 미생물에 영양분을 제공한다.

가공될수록＝낮은 식이섬유

그렇다면 우리가 먹는 음식에 함유된 식이섬유의 양은 어떻게 알 수 있을까? 기억해두어야 할 간단한 원칙이 있다. 음식이 여러 차례 가공될수록 식이섬유는 줄어들고, '애물단지 방해꾼'이 늘어나기 쉽다.('애물단지 방해꾼'은 5장에서 더 자세히 살펴볼 것이다.)

같은 음식이라도 가공 정도에 따라 일반적인 1회 섭취량에 들어 있는 식이섬유의 양이 어떻게 다른지 몇 가지 예를 들어 살펴보자.

이제 왜 초가공식품이 넘쳐나는 이 세상에서 대부분의 미국인이 심각한 식이섬유 결핍을 겪는지 알 수 있을 것이다. 하지만 '장 마스터'답게 음식을 많이 가공된 제품에서 덜 가공된 품목으로 바꾸기만 해도 아이들이 실제로 섭취하는 식이섬유의 양과 권장량 사이의 격차를 대폭 줄일 수 있다.

사과	음식 및 1회 제공량	식이섬유
가공하지 않은 것	중간 크기 사과 1개(껍질 포함)	4.4g
가공한 것	사과소스 1/2컵	1.4g
고도로 가공한 것	사과주스 120ml	0g
쌀	음식 및 1회 제공량	식이섬유
가공하지 않은 것	현미밥 1/2컵	3.33g
가공한 것	흰쌀밥 1/2컵	0.45g
고도로 가공한 것	쌀로 만든 따뜻한 시리얼 1/2컵	0g
아몬드	음식 및 1회 제공량	식이섬유
가공하지 않은 것	통아몬드 1/2컵	4g
가공한 것	아몬드버터 2큰술	3g
고도로 가공한 것	아몬드 가루로 만든 토르티야 1장	1.5g
밀	음식 및 1회 제공량	식이섬유
가공하지 않은 것	벌거밀(통밀의 일종) 1컵	8.2g
가공한 것	'통곡물' 밀로 만든 파스타 1컵	7g
고도로 가공한 것	정제, 영양이 강화된 '통밀' 파스타 1컵	1.25g

음식마다 식이섬유 함량의 차이가 꽤 크다. 따라서 한입에 최대한 많은 식이섬유를 얻고 싶다면, 다음(80쪽)과 같이 자주 먹는 음식들의 식이섬유 함량을 참고하여 가족 식단과 장보기를 계획해보자.[8]

식이섬유 함량만 놓고 보면 콩과 식물이 한입 먹을 때 가장 많은 효과를 주는 식품이다. 아직 식탁에 올린 적이 없다면 이제부터 꼭 챙겨보자. 아울러 식물성 위주의 식사와 간식을 계획해보자. 물론 콩과 식물로만 만든 후무스, 리프라이드 빈(삶아서 으깬 콩 요리), 풋콩(에다마메) 같은 음식을 먹을 수도 있다. 오븐에서 바삭하게 구운 병아리콩에 소금과 칠리 파우더를 뿌려놓으면, 식기도 전에 앉은 자리에서 아이들이 쟁반째 다 먹어치우기도 한다. 그렇다고 단순히 애피타이저나 곁들임 음식으로만 생각하지 말고, 이미 먹고 있는 식단 어디에든 자유롭게 넣어보자. 가능하다면 색감도 무지개처럼 알록달록하게 만들어서 말이다! 여기에 우리 가족이 특히 좋아하는 메뉴 몇 가지를 소개하고자 한다. 창의적인 영감을 얻는 데 도움이 될 것이다.

- 세 가지 콩 무지개 칠리: 병아리콩, 검은콩, 강낭콩에 버섯, 당근, 삼색 파프리카, 호박, 시금치, 토마토를 넣어 만든다.
- 그린 타이 커리: 유기농 코코넛밀크와 두부, 냉장고에 있는 갖은 채소로 만든다(세 가지 콩 무지개 칠리처럼 집에 있는 채소라면 뭐든 활용할 수 있다).
- 아침 대용 타코: 병아리콩 토르티야에 리프라이드 블랙빈(삶아서 으깬 검은콩), 달걀, 아보카도, 삼색 콩 살사로 만든다.
- 간식: 콩을 천천히 볶거나 에어프라이어로 바삭하게 구워 샐러드나 수프에 크루통 대신 넣어 먹는다. 식이섬유가 가득하고 간편해서 이동 중에도 즐길 수 있다.

음식 속 식이섬유 함량

콩과 식물	1회 제공량(성인 기준)	1회 제공량당 식이섬유
렌틸콩(조리)	1컵	16g
얼룩무늬강낭콩(핀토콩)(조리)	1컵	15g
검은콩(조리)	1컵	15g
병아리콩(조리)	1컵	12.5g
강낭콩(조리)	1컵	12g
대두(풋콩)(조리)	1컵	8g
완두콩(조리)	1컵	8g
풋강낭콩(그린빈)(조리)	1컵	4g
땅콩	28g	2g

견과류와 씨앗	1회 제공량(성인 기준)	1회 제공량당 식이섬유
호박씨	1/4컵(28g)	5g
치아시드	1큰술	5g
아몬드	1/4컵(28g)	3.5g
해바라기씨	1/4컵(28g)	3g
피스타치오	1/4컵(28g)	3g
아마인	1큰술	3g
피칸	1/4컵(28g)	2.7g
마카다미아	1/4컵(28g)	2.5g
햄프씨드	1큰술	2g
호두	1/4컵(28g)	2g
캐슈너트	1/4컵(28g)	1g

통곡류	1회 제공량(성인 기준)	1회 제공량당 식이섬유
오트밀(조리)	1컵	4g
옥수수(조리)	1컵	4g
팝콘	3컵	4g
스펠트밀(조리)	1/2컵	4g
테프(조리)	1/2컵	3.5g
통보리(조리)	1/2컵	3g
퀴노아(조리)	1/2컵	2.5g
현미(조리)	1/2컵	2g
기장(조리)	1/2컵	1g
백미(조리)	1/2컵	0.5g

채소	1회 제공량(성인 기준)	1회 제공량당 식이섬유
아티초크(조리)	1컵	9.5g
방울양배추(조리)	1컵	6.5g
겨울호박(조리)	1컵	6g
브로콜리(조리)	1컵	5g
아보카도	중간 크기 1/2개	5g
콜리플라워(조리)	1컵	5g
당근(조리)	1컵	5g
케일(조리)	1컵	5g
시금치(조리)	1컵	4g
양배추(적색·사보이)(조리)	1컵	4g
고구마(껍질째)(조리)	중간 크기 1개	4g
감자(껍질째)(조리)	중간 크기 1개	4g
당근(생것)	1컵	3.5g
버섯(조리)	1컵	3.5g
비트(조리)	1컵	3.5g
빨간 파프리카(생것)	1컵	3g
아스파라거스(조리)	1컵	3g
양파(조리)	1컵	3g
주키니호박(조리)	1컵	3g
과일	**1회 제공량(성인 기준)**	**1회 제공량당 식이섬유**
구아버	1컵	9g
라즈베리	1컵	8g
블랙베리	1컵	8g
석류 씨	1컵	3.5g
배	중간 크기 1개	5.5g
키위	1컵	5.5g
자몽	1컵	5g
사과(껍질째)	중간 크기 1개	5g
오렌지	중간 크기 1개	4g
블루베리	1컵	3.5g
귤(만다린, 큐티스)	1컵	3.5g
바나나	중간 크기 1개	3g
딸기	1컵	3g

- 한입 크기 브라우니나 푸딩: 검은콩과 아보카도를 넣은 초콜릿 간식

구미가 당기지 않는가? 이 장 끝부분에 있는 '장 마스터 레시피'를 참고해 직접 아이디어를 내보자. 다만 한 가지 기억할 점이 있다. 가족이 평소 식이섬유 섭취량이 적다면 천천히 함량을 늘리고 물을 충분히 마시길 권장한다. 갑자기 식이섬유 섭취를 늘리면 속이 더부룩하거나 가스, 불편함이 생길 수 있으므로, 섭취량을 조금씩 늘려나간다면 훨씬 수월하게 적응할 수 있다.

든든한 챔피언 #2: 경이로운 파이토뉴트리언트

아이의 식단에 '든든한 챔피언'을 늘리는 비결은 의외로 간단하다. 바로 더 다양한 색깔을 먹는 것이다. 알록달록한 음식을 먹을수록 장내 든든한 챔피언이 풍성해진다!

그렇다면 식물은 어디에서 이런 색깔을 얻을까? 바로 파이토뉴트리언트다! 'Phyto'라는 말은 고대 그리스어 'phytón'에서 왔는데, '식물'을 뜻한다. 따라서 파이토뉴트리언트 하면 과일, 채소, 곡물, 콩류는 물론 허브와 향신료에 이르기까지 식물에서 유래한 영양소를 일컫는다. 파이토케미컬phytochemicals이라고도 불리는 그 물질이다. 각 식물에는 서로 다른 파이토뉴트리언트 조합이 있는데, 오렌지에는 무려 170가지가 넘고, 렌틸콩에는 지금까지 밝혀진 것만 해도 최소 40가지다.[10] 음식 속 파이토뉴트리언트는 단지 색깔만 바꾸는 데 그치지 않는다. 음식의 향과 맛은 물론, 우리 건강에도 영향을 준다![11] 그래서 색깔마다 담고

있는 파이토뉴트리언트의 힘도 서로 다르다.

무엇보다 중요한 것은 파이토뉴트리언트가 우리 장내 미생물을 건강하고 행복하게 지켜준다는 점이다!

파이토뉴트리언트는 매우 '든든한 챔피언' 중 하나로, 장내 미생물을 다음과 같은 방식으로 직접 돕는다.[12]

- 유익한 장내 미생물의 성장을 촉진하고 해로운 미생물은 억제한다.
- 장 투과성(이른바 '새는 장')을 개선한다.
- 장내 불균형과 대사성 내독소혈증을 줄인다.
- 장 염증을 완화한다.
- 최적의 후성유전적 발현을 지원한다.

그런데 안타깝게도 아이와 어른들이 대부분 식이섬유가 부족한 식이섬유 결핍을 보이듯, '무지개 결핍rainbow gap', 더 정확히 말하면 파이토뉴트리언트가 결핍된 상태다. 실제로 미국인 10명 중 8명은 모든 색깔의 파이토뉴트리언트가 부족하다![13]

- 83%가 흰색 계열을 충분히 섭취하지 못한다.
- 80%가 주황/노랑 계열을 충분히 섭취하지 못한다.
- 76%가 파랑/보라 계열을 충분히 섭취하지 못한다.
- 74%가 빨강 계열을 충분히 섭취하지 못한다.
- 69%가 초록 계열을 충분히 섭취하지 못한다.

아이들이 실제로 먹는 색깔과 먹어야 하는 색깔 사이의 '무지개 격

통곡물이란 글자 그대로 곡물이 '온전한 상태'로 남아 있는 것을 말한다. 모든 통곡물은 세 부분으로 되어 있다.

- 겉껍질(겨, bran): 식이섬유가 풍부하고, 비타민B군, 철분, 구리, 아연, 마그네슘, 셀레늄 같은 필수 비타민과 미네랄, 항산화 물질, 파이토뉴트리언트가 가득하다.
- 싹(배아, germ): 씨앗의 중심 부분으로, 건강한 지방, 비타민E, 비타민B군, 항산화 물질, 파이토뉴트리언트가 풍부하다.
- 속(배유, endosperm): 주로 탄수화물과 단백질로 채워져 있으며, 일부 비타민B군과 미네랄이 소량 들어 있다.

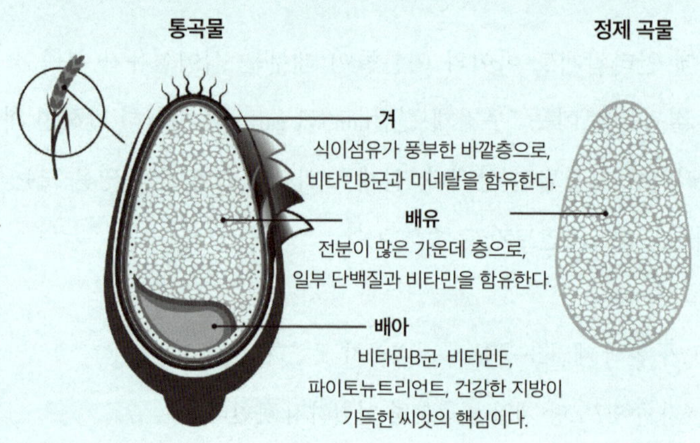

조리한 현미 1컵에는 식이섬유가 3.5g 들어 있지만, 조리한 백미 1컵에는 고작 0.6g뿐이다. 모든 쌀은 처음에는 현미지만 겨와 배아를 제거하면 결국 가공된 백미만 남는다.

밀도 마찬가지다. 흔히 사용하는 '통밀whole wheat'은 '통곡물whole grain'과

다른 것이다. 통곡물이 밀가루, 시리얼, 파스타로 가공되는 과정에서 영양이 풍부한 겨와 배아가 제거되고 배유만 남는다. 그 결과, 식이섬유가 거의 다 사라지고 필수 비타민과 미네랄도 대부분 손실되어 영양가가 훨씬 떨어진다. 우리가 흔히 볼 수 있는 '통밀' '영양이 강화된' '정제' 파스타에 쓰이는 세몰리나와 듀럼밀도 사실 모두 가공된 제품으로, 통곡물이 아니다.

안타깝게도 USDA '통곡물Whole Grain' 인증 마크[9]가 붙어 있다고 해서 식이섬유가 풍부하고 가족 건강에 좋은 식품이라고 보장할 수는 없다. 그래서 제품을 고를 때는 반드시 세 가지 '통곡물 인증 마크'를 꼼꼼하게 확인해야 한다.

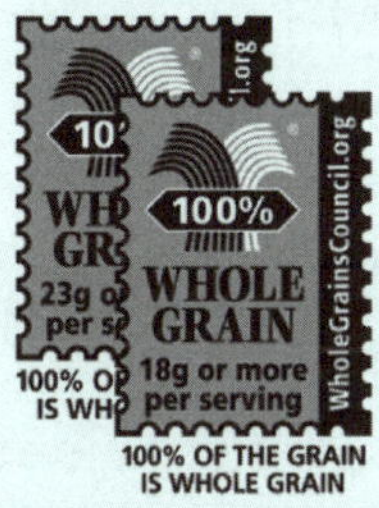

THE 100% STAMP

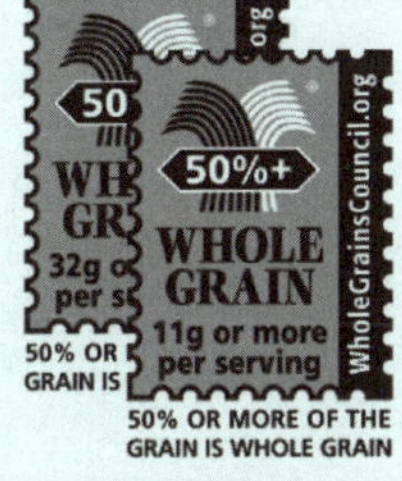

THE 50%+ STAMP

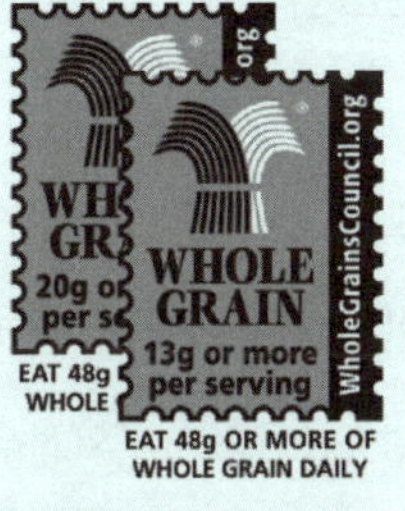

THE BASIC STAMP

통곡물 인증 마크	의미
100% 마크	최소 16g 이상의 통곡물을 함유해야 하고, 모든 곡물 성분이 통곡물이어야 한다.
50% 마크	최소 8g 이상의 통곡물을 함유해야 하고, 곡물 성분의 절반 이상이 통곡물이어야 한다.
기본 인증 마크	최소 8g 이상의 통곡물을 함유하고 있지만, 통곡물보다 정제 곡물이 더 많을 수 있다.

100% 마크가 있는 제품이 가장 좋고, 그다음이 50%, 그다음이 기본 인증 마크 순이다. 물론 아무런 인증도 없는 제품보다는 훨씬 낫다. 하지만 '100% 통곡물'이라 하더라도 안심할 수는 없다. 아이의 장내 미생물을 건강하게 지켜주려면, 그 안에 '애물단지 방해꾼'을 키울 수 있는 성분이 들어 있지 않은지 꼭

확인해야 한다.

그렇다면 통곡물을 제대로 섭취할 수 있는 최고의 방법은 뭘까? 아마란스, 보리, 현미, 메밀, 벌거, 옥수수, 카무트(호라산밀), 기장, 퀴노아, 호밀, 귀리, 스펠트밀, 테프, 트리티케일, 통밀 낟알, 야생쌀처럼 가공되지 않은 '진짜 통곡물'을 선택하는 것이다.

차'를 줄이면 신체, 정신적 건강에 큰 도움이 된다. 가공하지 않은 과일과 채소 섭취를 늘리면 다음과 같은 효과가 나타난다.

- 소화 건강을 개선하고 유익한 장내 미생물의 성장을 촉진한다.[14]
- 인지 기능이 발달하고 학업 성취가 향상된다.[15]
- ADHD 증상이 완화된다.[16]
- 사회적 행동과 정서 조절이 향상된다.[17]
- 우울감이 감소하고 삶의 질이 향상된다.[18]
- 청소년기 불안과 우울이 완화된다.[19]
- 비만, 대사증후군, 당뇨, 심장질환, 암, 기타 만성질환의 위험을 낮춘다.[20]
- 면역, 뇌, 해독 기능을 돕는 영양소를 풍부하게 공급한다.[21]

식이섬유와 파이토뉴트리언트가 풍부한 음식을 다양하게 먹기란 사실 그리 어렵지 않다. 선택할 수 있는 음식이 정말 많기 때문이다. 실제로 식물성 식품에는 2만 5,000가지가 넘는 파이토뉴트리언트가 들어 있고, 전 세계에는 먹을 수 있는 식물이 5만 종을 넘는다![22]

그런데 전 세계 식량 에너지 섭취량의 90%를 차지하는 식물이 몇 종

색깔별 파이토뉴트리언트의 효능

색깔	파이토뉴트리언트 효능
빨강	항염증, 항산화 건강한 면역반응 관절 건강 건강하게 체중을 유지한다. 뇌를 보호한다. 알레르기 반응을 완화한다. 일부 암과 심장질환 위험을 낮출 수 있다. 비뇨기 및 전립선 건강을 지원한다.
주황/노랑	항산화 성장과 발달을 촉진한다. 시력과 눈 건강을 지원한다. 폐 건강을 지원한다. 호르몬 균형을 유지한다. 피부 건강을 지원한다. 혈당을 조절하고 인슐린 민감도를 높인다. 뇌와 인지 기능을 보호한다. 혈액순환과 심장 건강을 개선한다. 생식 건강에 기여한다. 일부 암과 심장질환 위험을 낮출 수 있다.
초록	항염증, 항산화 면역을 보호한다. 뇌 건강을 지원한다. 건강한 노화를 촉진한다. 폐와 간 건강을 지원한다. 혈액순환과 혈관 건강을 강화한다.
파랑/보라	항염증, 항산화 뇌 기능과 인지 건강을 지원한다. 기분 균형을 유지한다. 면역 기능을 강화한다. 건강하게 체중을 유지한다. 뼈와 혈관 건강을 강화한다. 인지 기능을 지원한다. 일부 암과 심장질환 위험을 낮출 수 있다.
갈색/흰색	항염증, 항산화 면역 기능을 지원한다. 뼈와 혈관 건강을 강화한다. 일부 암과 심장질환 위험을 낮출 수 있다.

생물 다양성: 우리에게는 유익하고, 지구에는 필수다

우리는 세계에서 대단히 '과다 섭취하면서도 영양은 부족한' 집단 중 하나다. 물론 밀, 쌀, 옥수수, 사탕수수만으로도 칼로리를 충분히 섭취할 수 있다. 하지만 그렇게 해서는 몸과 뇌 그리고 장내 미생물이 건강하게 살아가는 데 꼭 필요한 영양을 얻을 수 없다.

식이 종 다양성dietary species richness은 한 사람이 1년 동안 섭취하는 음식과 음료에 든 식물과 동물 종의 다양성을 말한다. 약 50만 명을 22년 동안 추적 연구한 결과에 따르면, 식이 종 다양성이 높을수록 암, 심장질환, 호흡기질환, 소화기질환 그리고 모든 원인의 사망 위험이 낮아졌다. 1년에 먹는 음식이 10종 늘어날 때마다 모든 원인의 사망 위험이 최대 17%까지 감소했다.

충격적이게도, 지속 불가능한 생활과 농업 방식으로 전 세계 자연 생태계의 97%가 파괴됐다. 식물과 동물의 생물 다양성이 급격히 줄어들면 지구의 건강이 위협받을 뿐 아니라, 결국 우리 건강도 위태로워진다. 그렇기에 우리는 가능한 모든 방식으로 생물 다양성을 지켜야 한다.

- 지속 가능하고 재생할 수 있는 방식으로 재배, 수확된 식물성/동물성 식품을 선택하기
- 지역에서 생산한 농산물을 섭취하기
- 밀, 쌀, 옥수수, 설탕, 대두, 백색 감자 섭취를 줄이기
- 대체 곡물, 콩류, 과일, 채소를 더 많이 섭취하기
- 다양성을 먼저 생각하기

여러분의 선택이 아이의 장내 미생물을 지켜줄 뿐 아니라 지구의 건강에도 큰 보탬이 될 것이다.

인지 아는가? 단 15종뿐이다! 그중에서도 세계 칼로리 섭취량의 거의 75%를 차지하는 4가지는 뭘까?

- 밀
- 쌀
- 옥수수
- 사탕수수

여기에 대두와 백색 감자도 상위권에 포함된다. 이 안에서 다양한 색을 찾기는 어렵다. 이제 잠시 멈추고, 여러분과 아이가 매일 먹는 식탁을 떠올려보자. 우리 가족이 먹는 음식 중 얼마나 많은 부분이 밀, 쌀, 옥수수, 사탕수수로 만들어진 것일까? 곱씹어볼 문제다.

하지만 반가운 소식도 있다. 우리의 파이토뉴트리언트 섭취를 늘릴 수 있는 선택지는 무궁무진하다! 이렇게 수많은 파이토뉴트리언트가 있는데, 왜 우리 건강상 혜택을 몇 가지로만 국한해야 하는가? 알록달록한 색깔＝더 많은 파이토뉴트리언트. 먹는 색깔이 다양할수록 섭취하는 파이토뉴트리언트의 종류도 많아지고, 그만큼 얻는 이점도 커진다! 게다가 다양한 식물을 먹으면 단지 건강에만 좋은 게 아니다. 환경을 지키고, 세상에도 좋은 영향을 준다!

든든한 챔피언 #3: 놀라운 발효식품

발효식품은 유익한 미생물로 가득해서 한입 먹을 때마다 장에 풍부한

프로바이오틱스를 직접 공급해준다.[25] 발효 과정에서 프로바이오틱스
가 자라며, 음식 속 프리바이오틱스 식이섬유와 파이토뉴트리언트를
분해하고(즉, '발효하고') '포스트바이오틱스postbiotics'라 불리는 유익한
부산물을 만들어낸다. 이 안에는 비타민, 항산화 물질, 항염 성분 그리
고 낙산(부티르산butyric acid, 장 세포의 에너지원이자 장벽을 지키는 핵심 지방
산―옮긴이) 같은 짧은사슬지방산까지 들어 있다.(포스트바이오틱스는 10장
에서 더 자세히 다룰 것이다.) 발효식품이 '든든한 챔피언'으로 불리는 이유
도 바로 여기에 있다. 어떤 면에선 발효식품 속 프로바이오틱스 자체보
다 이 포스트바이오틱스가 더 큰 이점을 줄 수도 있다. 발효식품을 '유
익한 프로바이오틱스 친구'라고 생각하자.

전 세계 거의 모든 문화권에 발효식품이 존재하는 것도 그럴 만한 이
유가 있다! 고대 메소포타미아 사람들조차 발효 요구르트, 발효 채소,
발효 고기, 맥주를 즐겼다고 전해진다. 물론 한 번에 다 먹은 건 아니겠
지만 말이다![26] 독일과 동유럽의 사우어크라우트, 일본의 미소와 낫토,
한국의 김치, 인도의 이들리와 도사, 에티오피아의 인제라, 하와이/폴
리네시아의 포이, 인도네시아의 템페, 중국에서 시작된 것으로 알려진
콤부차 그리고 전 세계 어디서나 먹는 요구르트까지. 발효식품은 그야
말로 세계인의 식탁에 늘 함께해왔다.

사실 장내 미생물을 최적화하는 데는 발효식품이 식이섬유보다 더
강력한 힘을 발휘할 수 있다. 최근 한 연구에 따르면 고식이섬유 식단
이 장내 미생물의 기능을 최적화하도록 돕기는 하지만, 발효식품이 풍
부한 식단이 장내 미생물의 다양성을 더 크게 높이고 장과 전신의 염증
을 줄이는 데 더 효과적이었다.[27] 또한 연구 참여자 중 발효식품을 많이
섭취한 사람일수록 장내 미생물의 다양성이 더 높았다.

발효식품의 영향은 장 건강에만 그치지 않는다. 뇌와 기분, 면역체계, 대사, 호르몬에도 관여한다.(장-뇌 연결고리, 장-면역 연결고리를 떠올려보라!)[28] 한 연구에선 발효식품이 사회 불안을 실제로 완화하는 효과가 나타났고,[29] 또 다른 연구에선 김치가 시험관 안에서 H1N1 인플루엔자바이러스를 타미플루보다 더 강력하게 억제하는 것으로 확인됐다. 발효식품을 주식으로 삼는 나라들에선 코로나19 중증 위험이 상대적으로 낮을 가능성도 관찰됐다.[30]

그러니 아이가 어릴 때부터 발효식품을 만날 수 있도록 해보자. 아기들도 하루에 사우어크라우트 즙 한 숟가락 정도는 마실 수 있다. 내가 한국에서 어린 시절을 보낼 때는 김치가 끼니마다 빠지지 않았다.(매운 맛을 줄이려고 물에 헹구어 먹긴 했다.) 아이나 청소년들이 아직 발효식품을 좋아하지 않는다고 해도(여기서 '아직'이 중요하다), 선택할 수 있는 발효식품이 무척 다양하다. 조금씩 꾸준히 시도해보자.

입맛 길들이기: 아이에게 발효식품 입맛을 들이는 전략

아이에게 이미 좋아하는 음식과 새로운 음식을 함께 내어주면 시간이 지나면서 그 새로운 음식, 심지어 발효식품까지도 즐길 수 있게 도울 수 있다. 이것을 '입맛 길들이기'라고 한다. 입맛 길들이기는 아이에게 좋아하고 긍정적인 경험이 있는 맛과 새로운 음식을 꾸준히 함께 먹도록 하여, 아이가 새로운 음식의 맛에도 긍정적으로 반응하도록 미각을 '조건화'하는 과정이다.[31] 이 방법은 실제로 효과가 있다!

내 가까운 친구 한 명은 아이에게 사우어크라우트를 먹이려 했지만, 번번이 실패했다. 그러다 아이가 케첩을 아주 좋아한다는 사실을 알게 됐다. 그래서 친구는 아이에게 억지로 사우어크라우트를 먹이는 대신,

케첩 병에 사우어크라우트 즙을 아주 조금 넣고는 서서히 그 양을 늘려 갔다. 그러던 어느 날, 딸아이가 엄마를 바라보며 이렇게 말했다. "엄마, 나 이제 사우어크라우트가 조금 좋아진 것 같아."

발효식품, 마음껏 고르기

전 세계에서 즐겨 먹는 발효식품 목록을 살펴보고, 직접 시도해보자. 한 가지 음식을 좋아하게 되려면 40~50번 정도 시도해야 할 수도 있다는 점을 기억하자. 약속한다. 가족 식단에 발효식품을 챙겨 넣는 선택을 결코 후회하지 않을 것이다.

시작하기 좋은 발효식품

- 요거트(아이가 유제품에 민감하다면 아몬드, 코코넛, 캐슈너트 등 비유제품 요거트를 선택하자.)
- 케피르(유제품, 코코넛, 물 등으로 만든 다양한 형태가 가능하다.)
- 콤부차
- 크바스
- 사우어크라우트 및 기타 발효 채소나 과일
- 식초를 사용하지 않은 피클('유산균 발효 피클' 또는 '자연 발효 피클', 발효식품과 단순 절임식품은 다르다. 그 이유는 아래에서 확인할 수 있다.)
- 올리브
- 애플사이다비니거(살아 있는 유익균이 담긴 '마더mother'가 포함된 제품)
- 미소
- 낫토
- 템페

- 김치

- 이들리

- 도사

- 인제라

아이에게 발효식품을 시도하게 만드는 가장 좋은 방법은 뭘까? 바로 집에서 아이들과 함께 직접 발효음식을 만드는 것이다. 생각보다 훨씬 쉽다! 내가 진행한 '건강한 배, 행복한 나' 수업에 참여한 엘리아나처럼, 아이들은 자신이 직접 준비 과정에 참여한 음식이라면 훨씬 더 기꺼이 맛보려 한다. 우리가 집에서 정말 즐겁게 해본 일 중 하나는 아름다운 '마더 스코비SCOBY, Symbiotic colony of bacteria and yeast(세균과 효모의 공생체)'를 길러 작은 스코비들이 태어나도록 돌보고, 그것으로 맛있는 콤부차를 만드는 과정이었다. 두 번째 발효 단계에선 내 아이들, 켄지와 보디가 과일, 채소, 허브 조합을 직접 골라 자신들만의 콤부차를 만들 수 있었다. 블루베리-파인애플, 석류-바질, 딸기-오이는 우리 가족이 특히 좋아한 조합이다. '건강한 배, 행복한 나' 수업의 하이라이트는 직접 만든 콤부차를 들고 마지막에 열었던 '맛 대회'였다. 루카 엄마가 아들이 담근 수박-민트 콤부차를 얼마나 맛있게 마시던지, 깜짝 놀랐다.

발효는 생각보다 훨씬 다양한 재료로 시도할 수 있다. 양배추뿐 아니라 어떤 과일이나 채소든 얇게 썰어 물과 소금으로 만든 소금물에 담가 며칠에서 몇 주간 두면 맛있는 발효식품이 된다. 사우어크라우트나 피클을 넘어 발효 당근, 비트, 그린빈, 사과, 심지어 블루베리까지 가능하다. 필요한 것은 유리병, 소금(또는 프로바이오틱스 캡슐), 정수 그리고 약간의 상상력뿐이다. 우리 아이의 반 친구들은 수업 시간에 함께 만든 발효

발효 vs. 절임: 피클의 두 얼굴 혹은 세 얼굴

피클은 발효식품과 비슷하게 새콤한 맛을 낼 수 있다. 그러나 장내 미생물 관점에서 보면 피클은 프로바이오틱스(또는 포스트바이오틱스)가 전혀 없다는 큰 차이가 있다.

최초의 피클은 발효식품과 마찬가지로 고대 메소포타미아로 거슬러 올라간다. 당시 사람들은 오이를 식초나 레몬즙 같은 산성 액체에 담가 밀폐 용기에 보관했다. 집에서도 쉽게 만들 수 있다. 오이를 유리병에 넣고 향신료를 약간 넣은 다음, 물·식초·소금을 섞은 액체를 잠기도록 붓는다. 그러고 나서 뚜껑을 꼭 닫고 이틀 정도 두면, 짜잔! 피클이 완성된다!

피클의 목적은 모든 미생물(심지어 유익균까지)을 없애 음식을 최대한 오래 보존하는 것이었다. 냉장고가 없던 시절 메소포타미아 사람들에게는 필수였다. 그래서 지금도 마트에서 파는 피클은 대부분 상온 진열대에 두어도 괜찮고, 유통기한도 몇 년씩 길게 잡혀 있다. 사실 제대로만 만들어 밀봉하면 피클은 무기한 보관도 가능하다.

반면 발효는 유익한 미생물을 살려두는 것이 핵심이다. 음식을 소금물에 담그거나 스타터('컬처culture') 미생물을 넣어 프로바이오틱스를 증식시키고, 그 과정에서 음식을 더 영양가 있고 '이로운 프로바이오틱스 식품'으로 바꾼다. 발효식품도 소금과 산 덕분에 오래 보관할 수 있지만, 피클만큼 오래가지는 않는다. 적절히 보관해도 몇 주에서 몇 달간이지, 몇 년은 불가능하다.

그렇다면 피클은 어떨까? 단순히 절임인지, 발효된 것인지에 따라 다르다.

말하자면 절인 피클도 오이로 만들었으니 일정한 영양은 있다. 다만 식초가 들어간 절임 피클은 발효 피클만큼 '장내 미생물의 기적'을 만들지 못한다. 게다가 시중에서 판매하는 피클에는 대량 생산 과정에서 들어가는 바람직하지 않은 성분이 많다. 마트에서 쉽게 볼 수 있는 '브래식 코셔kosher(유대교 율법에 따라 정해진 방식으로 가공, 조리된 음식 — 옮긴이) 딜 홀 피클'을 생각해보자. 라벨에 익살스러운 황새 '조브니'가 그려져 있는 바로 그 피클 말이다.

- 원재료: 오이, 물, 증류 **식초**, (2% 이하) 소금, 염화칼슘, 강황 추출물(색소), **폴리소르베이트**(기름과 물이 잘 섞이도록 돕는 유화제 및 안정제−옮긴이) **80**, **천연 향**

여기선 장내 미생물의 기적을 전혀 찾아볼 수 없다. 여기에는 식초뿐 아니라 '애물단지 방해꾼'을 불러오는 각종 식품 첨가물이 들었다. 5장에서 다룰 '애물단지 방해꾼'은 우리가 피해야 하는 존재다.

반면 발효 피클은 다르다. 마트 냉장 코너에서 찾을 수 있는 소노마브라이너리의 '맨해튼 스타일 홀 코셔 피클'은 이렇다.

- 원재료: 오이, 물, 소금, 마늘, 향신료

여기에는 장내 미생물의 기적이 가득하다!

그러나 5장에서 살펴보겠지만, 진정한 '장 마스터'가 되려면 모든 식품 라벨을 하나도 빠짐없이 꼼꼼히 읽어야 한다. 소노마브라이너리의 '브레드 앤 버터 피클'의 라벨을 보면 원재료가 이렇게 적혀 있다.

- 원재료: 오이, **식초**, 물, 설탕, 소금, 양파, 칠리, 향신료, 강황, 염화칼슘(자연 발생 미네랄)

브래식 코셔 피클보다 낫지만, 장내 미생물의 기적을 만들고 싶다면 최선은 아니다.

장내 미생물의 기적을 위한 피클의 두 얼굴(혹은 세 얼굴) 이야기에서 교훈은 이것이다. 식초로 절인 피클은 내려놓고, 소금으로 만든 피클을 선택하라.

레모네이드를 특히 좋아했다. 상큼하고 달콤한 맛이 일품이었고, 장내 미생물에 얼마나 좋은지 알고 나서는 더욱 신나게 즐겼다.

여러분의 발효 여정을 시작할 수 있도록, 이 장 끝부분에 있는 '장 마스터 레시피'를 참고하길 바란다. 발효 블랙베리 레모네이드, 발효 과일, 발효 채소 레시피가 준비되어 있다.

장 건강 지킴이 무지개

이제 우리는 식이섬유, 파이토뉴트리언트, 발효식품의 다채로운 색채로 채워진 '장 건강 지킴이 무지개Whole Gut Rainbow'를 완성했다. 그 무지개 끝에는 바로 '전인적인 장 건강 회복력'이 기다리고 있다.

장 건강 지킴이 무지개 작전

아마 다른 많은 부모들처럼, 여러분도 '도대체 어떻게 하면 아이 식단에 이렇게 다양한 음식을 채워 넣을 수 있을까?' 하고 고민할 테고, 게다가 이렇게 긴 목록을 보면 막막해지기 마련이다. 마치 파티에 갈 때 바를 새빨간 립스틱 하나를 고르려고 내가 맥MAC 매장에 들어섰던 순간과 비슷한 상황이다. 그곳에는 무려 200가지가 넘는 색상과 7가지 이상의 텍스처가 있었다. 정말 멍해져서 완전히 얼어버린 순간이었다. 결국 나는 '쏘리낫쏘리Sorry Not Sorry'라는 이름의 파우더 키스 리퀴드 립컬러를 하나 집어 들고, 괜히 더 고민하다가 진짜 후회할까봐 서둘러 매장을 나와버렸다.

농담 같지만 실제 있었던 일이다. 이처럼 '장 건강 지킴이 무지개' 식재료를 아이 식단에 적용하자니 너무 거창하게 느껴진다면, 그런 고민을 하는 부모가 결코 여러분 혼자는 아니라는 점을 기억해주면 좋겠다.

색	식품
빨강	**과일**: 구아버, 산딸기, 딸기, 빨간 사과(껍질째), 석류, 수박, 붉은색 서양배 **채소**: 붉은 비트, 빨강 파프리카, 적양파, 라디치오, 무, 적근대, 토마토, 적감자 **허브/향신료**: 칠리/카엔 **발효식품**: 김치, 비트 크바스, 발효 사과, 발효 딸기
주황/노랑	**과일**: 살구, 감, 자몽, 오렌지, 천도복숭아, 멜론, 파파야, 파인애플, 스타프루츠 **채소**: 고구마, 호박, 당근, 노란 비트, 겨울호박, 주황/노랑 파프리카, 주황 콜리플라워, 노란 양파, 노란 감자 **허브/향신료**: 강황 **발효식품**: 발효 레모네이드, 발효 당근
초록	**과일**: 키위, 청사과, 청포도, 허니듀멜론 **채소**: 아티초크, 아보카도, 브로콜리, 로마네스코, 케일, 콜라드그린, 비트잎, 시금치, 양배추, 방울양배추, 호박(노란 호박, 애호박, 주키니호박, 도토리호박), 오크라, 초록 파프리카, 그린빈, 완두콩, 아스파라거스, 물냉이, 셀러리 **콩과 식물**: 풋콩 **허브/향신료**: 파슬리, 바질, 오레가노, 로즈메리, 세이지, 타임, 딜, 마저럼, 페퍼민트, 스피어민트, 겨자씨 **발효식품**: '진짜' 피클(식초 무첨가), 발효 그린빈
파랑/보라	**과일**: 블랙베리, 블루베리, 보이즌베리, 허클베리, 무화과, 자두, 프룬, 건포도, 보라색 포도, 패션프루트 **채소**: 적양배추, 가지, 보라색 파프리카, 보라색 당근, 보라색 콜리플라워, 보라색 브로콜리, 보라색 케일, 보라색 감자 **허브/향신료**: 라벤더 **발효식품**: 적양배추 사우어크라우트, 검은 올리브, 발효 블루베리
흰색/황갈색/갈색	**과일**: 아시아배, 바나나, 배 **채소**: 버섯, 죽순, 파스닙, 순무, 히카마, 콜리플라워, 콜라비, 감자(껍질째), 강낭콩, 양파, 샬롯 **씨앗류**: 호박씨, 치아시드, 해바라기씨, 아마씨, 참깨, 대마씨 **견과류**: 코코넛, 아몬드, 밤, 잣, 피스타치오, 헤이즐넛, 호두, 피칸, 마카다미아, 브라질너트 **콩과 식물**: 렌틸콩, 흰강낭콩, 라이머콩, 팥, 얼룩강낭콩, 검은콩, 병아리콩, 강낭콩 **통곡물**: 통밀, 보리, 겨, 퀴노아, 귀리, 옥수수, 현미, 벌거, 스펠트밀, 테프 **허브/향신료**: 캐모마일, 녹차/홍차, 고수/쿠민, 계피, 정향, 육두구, 아주와인(캐롬시드), 레몬그라스, 스타아니스, 회향씨, 올스파이스, 마늘, 생강 **발효식품**: 사우어크라우트, 생·비여과 애플사이다비니거, 요거트(유제품, 아몬드, 코코넛, 캐슈너트 등), 케피르(유제품, 코코넛, 물), 콤부차, 미소, 템페, 이들리, 도사, 인제라

실제로 하루에 과일과 채소를 5회 이상 섭취하는 비율이 유아와 미취학 아동은 22%, 6~11세 아동은 16%, 12~18세 청소년은 11%에 그친다. 게다가 이 특정 연구에 따르면 아이들이 먹는 채소 중 3분의 1이 감자튀김이나 감자칩 같은 튀긴 감자였고, 과일 중 3분의 1 이상은 주스 형태였다.[32] 식이섬유와 파이토뉴트리언트가 풍부한 이상적인 과일, 채소 섭취라고 보기는 어려운 결과다. 아이에게 적당한 1회 섭취량이 얼마나 되는지 궁금하다면, 아래 그림을 참고하기 바란다. 아이의 손 크기를 기준으로 섭취량을 가늠할 수 있다.

미국에서 2세부터 18세 사이 아동과 청소년을 대상으로 실시한 조사에 따르면, 2003년부터 2010년 사이에 과일 섭취는 67% 증가했다. 그럼에도 여전히 아이들의 60%가 하루 권장량의 과일을 챙기지 못했고, 무려 93%가 채소를 충분히 먹지 못한 것으로 나타났다.[33] 예상대로 청소년의 상황은 더 심각했다. 2017년 전국적으로 실시한 조사에선 청

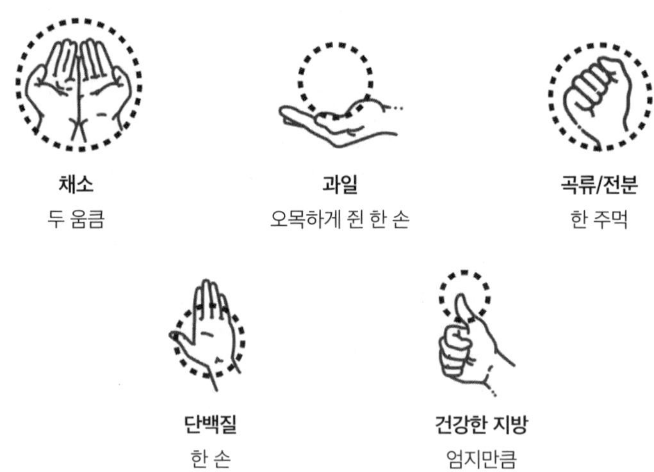

소년들에게 하루나 일주일 동안 과일(100% 과일주스 포함. 이제 내가 어떤 마음으로 이것을 포함시켰는지 이해할 것이다), 그린샐러드, 감자(프렌치프라이, 감자튀김, 감자칩 제외), 당근, 기타 채소를 얼마나 자주 섭취하는지 물었다. 그 결과, 과일 섭취 권장량(과일주스 포함)을 충족한 청소년은 7.1%에 불과했고, 채소 섭취 권장량을 충족한 청소년은 단 2.0%였다.[34] 그러므로 아이가 아직 과일과 채소를 충분히 먹지 않는다고 해도, 여러분만 그런 건 아니다! 어디에서 시작하든, 누구나 과일과 채소 섭취를 한 단계 높일 수 있다. 만약 아이가 온종일 전혀 섭취하지 않는다면? 그냥 시작하면 된다! 출발점은 한입부터다.

이제 아이가 더 많은 식이섬유, 파이토뉴트리언트, 발효식품을 먹게끔 하는 구체적인 방법을 살펴보자. 이미 하고 있는 방식과 아이가 먹는 음식에 '장 마스터'다운 작은 변화를 주어, 어떻게 하면 '장내 미생물을 키우는 3가지 열쇠'를 더 늘릴 수 있을지 생각해보자. 아이가 선호하는 식감을 따르자. 바삭한 음식을 좋아하면 아삭하고 시원한 오이나 오븐에 구운 케일칩으로 시작하면 된다. 부드러운 음식을 즐긴다면 으깬 감자 일부를 으깬 콜리플라워나 파스닙 퓌레로 바꿔보자. 단맛을 찾거든 채소를 구워 자연스러운 단맛을 살려주면 된다.

핵심은 다양성이다. 빼는 것이 아니라 넓히는 것이다. 이제 창의력을 발휘해보자. 아이에게 '3가지 열쇠' 섭취를 높여주고 '장 건강 지킴이 무지개' 작전을 실천할 수 있는 간단한 팁과 아이디어를 소개한다.

- '같은 맛, 색다른 즐거움'을 찾아가며 먹기
- '딱 하나만 더' 추가하기
- '새롭게 섞어보기'

다양성이 중요하다는 건 알겠는데, 어느 정도까지 다양해야 할까? 사실 일주일 동안 우리가 목표로 삼아야 할 '장 건강 지킴이 무지개'의 식재료를 섭취하는 다양성에는 적정 수준이 있다. '미국인 장 프로젝트American Gut Project'에선[35] 1만 명이 넘는 참여자의 대변 샘플을 분석했는데, 일주일에 30가지 이상의 식물성 음식을 먹은 사람은 10가지 이하로 먹은 사람보다 장내 미생물의 다양성이 훨씬 높았다.

'식물성 음식을 30가지나! 우리 아이에겐 절대 불가능해!' 하고 생각할는지 모른다. 하지만 조금만 계획을 세우면 생각만큼 어렵지 않다. 끼니마다 어떻게 하면 더 다양한 식물성 음식으로 채울지 궁리하다 보면, 여러분과 아이가 식물성 음식을 활용해 매 끼니를 더 맛있고 신나게 즐길 수 있다.

이제 '30가지 식물성 식품 섭취 주간 플랜'을 위해 하루 식단에 어떻게 더 식물성 음식을 활용할 수 있는지 예시를 들어보자.

아침: 오트밀 위에 호박씨, 다진 피칸, 얇게 썬 아몬드, 햄프씨드를 올리고 라즈베리(산딸기)와 블루베리를 곁들인 한 그릇 — **7가지 식물성 음식**

점심: 통곡물 빵에 햄과 치즈, 시금치를 넣은 샌드위치, 사과 몇 쪽, 완두콩 꼬투리, 미니 오이 — **5가지 식물성 음식**

저녁: 데리야키 소스에 볶은 주키니호박, 파프리카, 당근, 양파, 두부를 메밀국수 위에 올린 요리 — **6가지 식물성 음식**

간식: 팝콘 — **1가지 식물성 음식**

이렇게만 해도 하루에 **19점**으로 일주일 목표인 30점의 절반을 훌쩍 넘긴다! 그래도 여전히 아이 입맛에는 부담스럽게 느껴진다면, 좀 더 '일상적인 아이 식단'에 '식물성 음식'을 활용하는 방법을 살펴보자.

아침: 메밀 팬케이크 반죽에 오트밀 가루, 호박 가루, 햄프씨드를 넣고, 라즈베리와 블루베리를 올린 뒤 메이플 시럽을 뿌린 한 접시—**6가지 식물성 음식** (122쪽에서 '장 마스터 가루 첨가물'을 직접 만드는 법을 참고한다.)

점심: 통곡물 빵에 땅콩버터와 딸기잼을 바른 샌드위치, 귤 1개, 힙피스 유기농 비건 화이트체더 병아리콩 퍼프—**4가지 식물성 음식**(5장에서 포장식품을 장 마스터 방식으로 바꾸는 법을 배울 것이다.)

저녁: 조비알 유기농 글루텐프리 화이트체더 맥앤치즈와 현미 파스타에 으깬 콜리플라워와 주키니호박을 넣고, 찐 브로콜리를 곁들인 요리—**4가지 식물성 음식** (131쪽 레시피 참고)

간식: 팝콘—**1가지 식물성 음식**

이렇게만 해도 하루에 무려 **15점**—일주일 목표인 30점의 절반을 채울 수 있다. 아이들이 이미 먹고 있는 음식에 '식물성 음식 파워'를 살짝 더하기만 해도 가능한 일이다. 충분히 해낼 수 있다! 필요한 건 약간의 계획, 인내 그리고 창의성뿐이다. 그러니 바로 이어지는 절인 '같은 맛, 색다른 즐거움'을 참고해 다양성을 더해보자. 곧 여러분의 아이도 일주일에 30가지가 넘는 식물성 음식을 맛있게 먹게 될 테다.

'같은 맛, 색다른 즐거움'

'같은 맛, 색다른 즐거움'은 다양성을 늘리는 가장 쉬운 방법일 수 있다. 아이가 이미 먹고 있는 음식이 포장식품이건 손수 만든 가정식이건, 그것과 비슷하되 조금 다르게 바꿔보자. 아주 작은 차이도 다양성을 높이는 데 도움이 된다! 그리고 인내심이 있어야 한다. 효과가 바로 나타나지 않더라도 꾸준히 시도하면 결국 성과가 나온다. 내 아이 보디에게도 구운 고구마튀김이 아이가 좋아하고 익숙한 흰 감자튀김과 '같은 맛, 색다른 즐거움'이 있는 음식이라는 걸 설득하는 데 시간이 좀 걸렸다. 하지만 결국 아이는 음식과 원칙을 받아들였다.

'같은 맛, 색다른 즐거움'이라는 원칙은 같은 음식이라도 색깔을 달리해 적용할 수 있다. 기억하자. 색깔마다 담고 있는 파이토뉴트리언트의 힘은 모두 다르다.

우리 아이가 지금 먹고 있는 음식	같은 맛, 다른 색깔
사과	빨강, 초록, 노랑
포도	보라, 초록
브로콜리	초록, 보라
콜리플라워	주황, 흰색, 보라
당근	주황, 보라, 노랑, 흰색
케일	초록, 보라
파프리카	빨강, 초록, 주황, 노랑, 보라
감자(껍질 색)	갈색, 흰색, 노랑, 빨강, 보라
양배추	초록, 흰색, 보라
토마토	빨강, 노랑, 주황, 보라, 초록
양파	흰색, 빨강, 노랑
호박	노랑, 초록, 주황

한 가지 식품이 이렇게 다양한 색깔을 품고 있는 줄 누가 알았겠는가? 같은 식품이라도 색깔이 다르면 다양성에 도움이 될 수 있다!

'같은 맛, 색다른 즐거움'은 같은 식감을 유지하되 풍미를 달리하는 방식으로도 적용할 수 있다.

우리 아이가 지금 먹고 있는 음식	같은 식감, 다른 맛
프렌치프라이	고구마, 주키니호박, 당근, 가지, 땅콩호박, 그린빈, 유카, 순무, 히카마, 파스닙 등 뿌리채소를 오븐에 구운 간식

테이터톳스tater tots(작고 둥근 모양의 감자튀김 – 옮긴이)	고구마, 뿌리채소, 콜리플라워, 브로콜리, 주키니호박, 당근, 시금치로 만든 야채 톳스
매시트포테이토	콜리플라워 또는 다른 뿌리채소를 곱게 다져서 으깬 요리
치즈퍼프	병아리콩 퍼프, 렌틸콩 퍼프, 고구마 퍼프, 팔레오 퍼프
땅콩버터	다른 견과류 버터나 씨앗 버터
콘 토르티야 칩	렌틸콩 칩, 카사바칩, 토란칩
옥수수·밀가루 토르티야	카사바, 기장, 메밀, 귀리로 만든 토르티야
흰쌀밥	현미, 퀴노아, 기장, 율무, 보리/파로, 콜리플라워 라이스
오트밀	잡곡으로 만든 따뜻한 시리얼, 죽(쌀죽), 그리츠(굵게 빻은 옥수수 – 옮긴이)
밀 파스타	퀴노아 파스타, 렌틸콩 파스타, 채소 면(주키니호박, 당근, 비트)
밀 피자 크러스트	콜리플라워, 브로콜리 또는 밀이 아닌 다른 크러스트

'장 건강 쇼핑 가이드'를 참고하면 맛있는 아이디어로 쉽게 시작할 수 있다. 또한 '같은 맛, 색다른 즐거움'은 같은 음식을 다른 형태로 바꾸는 데도 적용할 수 있다.

다양한 음식의 형태	
생으로 섭취하기	오븐에 굽기
찌기	사골 육수 혹은 물에 삶기
기름, 사골 육수, 물로 볶기	갈거나 으깨서 수프나 스무디로 만들기

아이가 질려서 같은 음식을 잘 먹으려고 하지 않을 때는 조리법이나 형태를 살짝 바꾸기만 해도 대개는 다시 맛있게 즐길 수 있다. 아이가 좋아하는 음식을 새로운 방식으로 아이와 함께 만들어보자. 그러면 같은 음식인데 조금 다른 모습으로 변신했다는 걸 아이가 경험할 수 있다. 이를테면 통곡물 퀴노아를 그냥 물에 끓이는 대신 사골 육수에 넣어 단백질과 영양 밀도를 더해보자. 아이가 파프리카를 좋아한다면, 구워서 달콤하고 고소한 간식으로 바꿀 수 있다. 만약 당근을 좋아한다

면, 생강과 함께 갈아서 따뜻한 수프를 만들어보자. 우리 집 아이들은 '타코 화요일'을 위해 반죽기를 돌려서 치킨을 다지는 걸 더 좋아하는지, 아니면 핸드 블렌더로 방울양배추와 콜리플라워를 갈아서 부드러운 수프를 만드는 걸 더 좋아하는지, 나는 늘 헷갈린다. 하지만 음식과 가족 그리고 함께하는 즐거움, 이보다 더 좋은 것은 없다!

'딱 하나만 더' 하자면

매 끼니와 간식 시간마다 '장내 미생물을 키우는 3가지 열쇠' 중 단 하나라도 더 보태줄 수 있는 기회로 삼아보자. 솔직히 말해, 식이섬유와 파이토뉴트리언트의 하루 권장량을 채우려면 매 끼니와 간식 시간마다 식물성 음식을 더하지 않고는 불가능하다. 그러니 아이가 먹을 때마다 "어떻게 하면 '3가지 열쇠'를 하나라도 더 보탤 수 있을까?" 하고 늘 궁리해야 한다. 사실 아이가 이미 먹고 있는 음식에 식이섬유를 조금만 더해도 충분히 달라질 수 있다. 다음은 그 몇 가지 예시다.

- 아이가 엄마표 치킨텐더를 좋아한다면 흰 빵가루 대신 유기농 통곡물 시리얼을 부수어 묻혀보자. 식이섬유가 1g에서 7g으로 훌쩍 늘어난다.
- 아이 도시락에 샐러드를 담는다면 호박씨 한 숟가락과 석류 알갱이 1/4컵을 얹어보자. 식이섬유가 5g이나 추가된다.
- 저녁에 즐겨 먹는 미네스트로네minestrone soup(이탈리아 야채수프)에는 렌틸콩과 케일을 넣어보자. 한 그릇에 무려 18g의 식이섬유가 추가된다.
- '타코 화요일'에는 칠면조 고기만 갈아서 쓰지 말고, 잘게 다진 채소를 볶아서 함께 넣자.
- 아이가 맥앤치즈를 좋아한다면 주키니호박을 갈아서 살짝 소스에 섞어

보자. 이때 색이 거슬린다면 껍질을 벗겨도 된다. 콜리플라워·고구마 맥앤치즈 레시피(133쪽)도 참고하면 '장내 미생물의 기적'을 만들 수 있다.

- 흰쌀밥에 콜리플라워 라이스를 섞거나, 매시트포테이토에 콜리플라워 퓌레를 곁들여보자.

- 아이가 이미 아침에 오트밀을 먹는다면 직접 만든 주키니호박 사과소스, 말린 과일, 견과류를 오트밀에 올려보자. 마지막에 달걀이나 콜라겐 파우더를 넣으면 단백질까지 보충할 수 있다.

- 아이가 칩과 과카몰레, 살사를 좋아한다면 식이섬유를 보충하기 위해 풋콩 과카몰레 레시피(130쪽)를 시도해보자. 아니면 시판 과카몰레에 잘게 다진 시금치와 브로콜리를 섞고, 당근이나 깍지콩을 곁들여보자. 토르티야 칩 대신 렌틸콩 칩이나 검은콩 칩으로 바꿔도 좋다.

- 살사에는 오이, 수박, 사과를 작은 조각으로 잘라 넣어보자.

- 가족이 피타칩과 후무스를 즐겨 먹는다면 피타칩을 렌틸콩 칩으로 바꾸고 후무스에 콜리플라워나 당근 퓌레를 섞어보자. 콜리플라워 후무스 레시피(129쪽)를 참고하면 쉽고 맛있게 만들 수 있다.

- 저녁에 칠면조 미트볼 파스타를 만들 때는 병아리콩이나 렌틸콩 파스타를 사용하고, 소스에는 콜리플라워와 땅콩호박을 갈아서 넣어보자.

아이가 좋아하는 음식에 허브나 향신료를 '딱 하나만 더' 보태기만 해도 파이토뉴트리언트를 훨씬 풍부하게 채울 수 있다. 허브와 향신료는 장내 미생물의 마법을 일으키는 파이토뉴트리언트로 가득하다. 예를 들어 소금과 후추만 뿌려서 구운 브로콜리를 좋아한다면 쿠민이나 강황을 살짝 더해보자. 시금치, 사과, 망고, 아보카도로 만든 스무디를 좋아한다면 계피 가루를 조금 넣어도 좋다. 맛을 아끼지 말고, 다양한 풍미와 양념을 마음껏 탐색해보자. 허브와 향신료는 '장 건강 지킴이 무지개' 식재료를 섭취할 때 장내 미생물의 가장 든든한 동반자가 될 수 있다.

발효음식을 '딱 하나만 더' 추가하자니 조금 까다롭게 느껴질 수도 있다. 하지만 방법은 의외로 간단하다. 아이가 달걀샐러드나 참치샐러드에 들어가는 잘게 썬 피클을 좋아한다면(이제는 발효 피클을 고르는 게 좋다!), 아삭한 사우어크라우트를 살짝 섞어보자. 페퍼로니 피자를 좋아한다면 다진 올리브를 위에 조금만 올려보자. 단, 피자를 다 구운 뒤에 올려야 유산균이 살아남는다. 아이가 집에서 만든 유기농 통곡물 치킨 텐더를 허니머스터드소스에 찍어 먹는 걸 좋아한다면, 소스에 된장을 아주 소량 넣어볼 만하다.

이처럼 아이가 좋아하는 음식에 '딱 하나만 더' 추가하다 보면 어느새 놀라울 만큼 다양한 '장 건강 지킴이 무지개' 식재료로 확장된다. 다시 말해, 지금 하고 있는 방식에 '장 마스터'다운 작은 변화를 더하는 것, 그 작은 변화가 모여 결국 큰 힘을 발휘할 것이다.

매 끼니와 간식 시간은 모두 기회다. 물론 나도 '장 마스터'다운 간식을 찾는 일이 쉽지만은 않다는 걸 잘 안다. 520쪽 '장 건강 쇼핑 가이드'를 참고하면, '장 마스터'로 가는 여정을 시작하는 데 도움이 될 창의적인 아이디어를 더 많이 만날 수 있다.

때로는 약간 요령이 필요하다. 아니, 조금은 창의적이어야 한다. 아이의 입맛이 확장되어 더 많은 '장 건강 지킴이 무지개' 음식을 아이가 받아들일 때까지는 특히 그렇다. 매 끼니와 간식 시간마다 '딱 하나만 더' 시도한다는 건 주키니호박의 초록 껍질을 벗겨 감자전 반죽에 갈아 넣는다는 뜻일 수도 있다. 혹은 핸드 블렌더로 파스타 소스나 수프에 채소를 갈아 넣는 것도 좋은 방법이다. 집에서 만든 바나나빵 반죽에 콜리플라워 퓌레를 넣는 것도 가능하다. 혹은 다음에 구울 간식에는 달걀을 으깬 아보카도나 바나나 1/4컵으로 대체할 수도 있다.

'새롭게 섞어보기': '장 건강 지킴이 무지개' 스무디 구출 작전

'건강한 배, 행복한 나' 수업에서 매우 즐거웠던 순간 중 하나는 '장 건강 지킴이 무지개 스무디 경연대회'였다. '장 건강 지킴이 무지개' 식재료로 가득한 테이블, 한 대의 블렌더 그리고 들뜬 아이들이 함께 만들어내는 결과는 그야말로 놀라웠다. 각 팀은 자신들만의 '장 건강 지킴이 무지개 스무디'를 만들어 이름을 붙인 다음, 왜 자기네 스무디가 가장 큰 '장내 미생물의 기적'을 불러오는지 친구들 앞에서 발표해야 했다. 멋진 작품이 쏟아져나왔다.

- 망고 민트 마이크로바이옴 서프라이즈
- 블루베리 빈 버디 딜라이트
- 시트러스 오이 병아리콩 셀러브레이션
- 시금치 딸기 해바라기씨 센세이션

아이들의 아이디어는 끊임없이 흘러나왔고, 혀끝은 설렘으로 가득했다. 서로가 작품을 맛보려고 안달이 났는데, 마음에 들지 않아 정중히 퇴비통에 버려야 했는데도 그랬다.

'장 건강 지킴이 무지개 스무디'는 다양한 '장 건강 지킴이 무지개 음식'을 손쉽게 먹을 수 있는 훌륭한 방법이다. 다만 아쉬운 점이 있다. 스무디는 아이들이 과일이나 채소를 온전한 형태 그대로 좋아하게 만드는 데는 큰 도움이 되지 않는다.

아이 음식에 채소를 '숨겨' 넣어야 할까?

정답은 단순하지 않다. 나는 기본적으로 아이 음식에 채소를 몰래 넣고, 없는 것처럼 가장하는 방식을 좋아하지 않는다. 그렇게 하면 아이가 채소를 온전히 경험할 기회를 빼앗게 된다. 눈으로 보고, 손으로 만지고, 냄새를 맡고, 맛을 보고, 씹을 때 나는 소리를 듣는 모든 과정이 사라지는 것이다. 채소를 숨겨 넣으면 아이가 그 채소를 반복 경험하며 익숙해지는 과정을 방해하게 된다. 새로운 음식을 받아들이려면 30번 이상 경험해야 할 수도 있다는 점을 기억하자!

연구에 따르면 같은 채소를 반복해 마주치고, 매일 다양한 채소를 경험하는 것이 영유아가 채소를 좋아하게 만드는 가장 효과적인 방법이라고 한다.[36] 게다가 채소를 숨기면 아이는 채소를 '맛이 없으니까 더 맛있는 것으로 감춰야 하는 음식'으로 인식할 수도 있다. 더 큰 문제는 채소를 숨기면 아이가 여러분이 주는 음식을 신뢰하지 않을 수 있다는 점이다. 만약 아이가 스파게티 소스나 스무디에 살짝 넣은 주키니호박을 눈치챈다면, 그때부터는 음식마다 가장 작은 초록 점 하나까지 찾아내며 거부할지도 모른다.

그렇긴 하지만 아이가 이미 먹고 있는 음식에 채소를 갈아 넣는 방식에도 몇 가지 장점이 있다. 한 연구에선 브로콜리, 콜리플라워, 주키니호박, 토마토, 호박 등을 아이가 좋아하는 음식에 추가했을 때, 미취학 어린이들이 채소를 거의 두 배 가까이 더 많이 먹었다고 보고했다.[37] 이것이 바로 '입맛 길들이기'다.

아이 음식에 채소를 '딱 하나만 더' 보태는 건 단순히 숨기는 것과는 다르다. 처음에는 감춰 넣는 방식이 출발점이 될 수 있다. 하지만 아이가 그 맛을 즐기게 되면, 그때는 어떤 채소를 넣었는지 알려주는 게 좋다. 궁극에는 아이가 '장 건강 지킴이' 식재료 중 '딱 하나만 더'로 어떤 것을 먹을지 스스로 선택하게끔 하는 것이 목표다. 그러니 몰래 숨기지 말고, 창의적으로 접근하자. 설령 숨기는 방식으로 시작했더라도, 결국 아이들은 채소와 친구가 될 것이다.

많은 사람이 스무디에 단맛 나는 과일과 달콤한 요거트, 심지어 아이스크림까지 넣어 사실상 디저트처럼 만들어버린다. 또 여러 가지 재료가 함께 갈리면, 혀는 각 재료가 내는 고유한 맛을 제대로 배울 수 없다. 여러분이 마지막으로 마신 스무디를 떠올려보자. 그 안에 들어 있던 시금치나 햄프씨드의 맛을 정말 구분할 수 있었는가? 아마 바나나, 오렌지, 민트, 계피처럼 향이 강한 재료는 구분했을 것이다. 하지만 그마저도 이미 개별적으로 그 맛을 알고 있었기에 가능했을 테다.

그래서 나는 아이들이 직접 자신만의 '장 건강 지킴이 무지개 스무디'를 만들도록 권한다. 111쪽 '장 건강 지킴이 무지개 스무디 워크시트'를 활용해 아이디어를 떠올리고, 거기에 채소나 콩, 향신료를 몰래 숨겨 넣는 대신 어떤 재료를 넣을지 아이 스스로 고르게 하자. 이렇게 하면 아이가 스무디 속에 들어가는 '온전한 식재료'를 경험하는 좋은 기회가 된다. 스무디에 넣는 식재료와 그 효능에 대해 아이와 대화를 나눠보자. 재료가 한데 섞이기 전에 각각 조금씩 맛보게 해서, 그 고유한 풍미를 구분할 수 있는지 살펴보자. 아이가 아직 온전한 과일이나 채소, 식이섬유가 풍부한 음식을 잘 먹지 않는다면 스무디를 출발점으로 삼는 것도 좋은 방법이다. 무엇보다도 이 과정을 재미있게 만드는 것이 중요하다! 우리 아이들 교실에서 수업한 것처럼 '장 건강 지킴이 무지개 슈퍼푸드 스무디 챌린지'를 열어, 누가 만든 창의적인 레시피가 '장내 미생물 기적상'을 받을지 정해보라.

'장 건강 지킴이 무지개' 작전을 위한 마무리 메시지

전인적인 장 건강 회복력을 키우는 일은 하나의 여정이다. 그 여정은 아이가 어려서부터, 집에서 부모가 접시에 담아주고 입에 넣어주는 음식을 통제할 수 있을 때부터 시작된다. 그리고 아이가 성장해 청소년과 성인이 되어, 스스로 무엇을 먹을지 결정하는 순간까지 평생토록 이어진다. 언젠가 아이들이 부모가 되어 또다시 자신의 아이를 키울 때, 이 장 건강 회복의 여정이 세대를 넘어 이어지길 바란다.

아이에게 '장 건강 지킴이 무지개'를 실제 삶에 적용하는 법을 가르쳐놓으면, 가끔 여정에서 벗어나더라도 다시 회복의 길로 돌아올 수 있다. 그러니 사탕의 유혹, 패스트푸드의 함정, 탄산음료의 기복 속에서도 아이가 스스로 길을 찾을 수 있도록 돕자. 다음에 소개하는 원칙들을 활용해 안내하면 아이가 '자신만의 장 건강 회복 여정'을 걸어갈 수 있다. 이제 '장 건강 지킴이 무지개' 작전을 실천할 멋진 아이디어를 얻었으니, 온 가족이 평생 장 건강 회복력을 지켜갈 수 있도록 돕는 몇 가지 팁을 나누려고 한다.

집에서 더 자주 요리하라. 집밥은 가족의 건강을 위해 할 수 있는 최고의 투자 중 하나다!

실제로, 집밥을 먹는 사람은 과일·채소·식이섬유 섭취가 많을뿐더러 혈중 비타민C 수치가 높고, 체중이 건강하게 유지되고, 체지방률도 정상 범위에 속하는 편이다.[38] 물론 매 끼니를 다 집에서 차릴 필요는 없다. 그래도 최소한 일부는 집에서 직접 요리하는 것을 우선순위로 두자. 누구나 바쁜 일정 때문에 배달음식에 의존할 수밖에 없는 시기가 있기 마련이다. 그러나 주말에 미리 식단을 계획하고 재료를 준비해두면, 퇴근 후에 "오늘 뭐 먹지?" 고민하며 허기진 스트레스를 받지 않고 손쉽게 '장 건강 지킴이 무지개' 식재료를 이용해 집밥을 차릴 수 있다. 예를 들어 파프리카, 주키니호박, 당근을 미리 썰어 냉장고에 보관해두면 식사 준비가 훨씬 간편해진다. 팬트리에는 유기농 통조림 콩, 미리

'장 건강 지킴이 무지개' 스무디 워크시트

1단계: 베이스 고르기

액체 1컵(코코넛워터, 코코넛밀크, 정수, 완두콩 단백질 우유, 아마씨 밀크, 그 외 견과류나 씨앗 우유. 단, 주스는 제외). 마지막에 액체나 얼음을 더 넣어 원하는 농도로 맞추자(우리 가족은 숟가락으로 떠먹을 정도로 진하게 만드는 걸 좋아한다).

2단계: 녹색 채소 넣기(1컵 또는 한 움큼)

시금치, 케일, 콜라드그린 등

3단계: 과일 넣기(1컵)

베리류, 바나나, 복숭아, 망고, 파인애플, 포도, 사과, 배 등

4단계: 채소 넣기(1/2컵)

비트, 땅콩호박, 호박, 당근, 오이, 콜리플라워 등

5단계: 식이섬유 강화하기(1~2큰술)

병아리콩이나 검은콩, 치아시드, 아마씨, 햄프씨드, 호박씨, 해바라기씨, 아몬드, 피칸 등

6단계: 건강한 지방 또는 단백질 넣기(1~2큰술)

코코넛오일, 아보카도, 그릭요거트, 단백질 파우더, 콜라겐 파우더, 뼈 육수 등

7단계: 향신료 또는 허브 살짝 넣기(한 꼬집)

계피, 민트, 강황, 루꼴라, 고수, 생강, 카카오 파우더 등

8단계: 달콤함 조금 더하기

먼저 천일염을 한 꼬집 넣으면 스무디의 단맛이 한층 살아난다. 그다음에는 100% 과일주스(사과, 오렌지, 파인애플, 구아버 등), 대추야자, 생꿀, 코코넛슈가, 유기농 스테비아, 나한과 같은 천연 감미료를 조금 더한다.

이 간단한 '장 건강 지킴이 무지개 스무디 워크시트'는 www.healthykids happykids.com/bookresources 또는 아래 QR 코드에서 다운로드할 수 있다.

'장 건강 지킴이 무지개' 스무디를 만들 때는 넉넉히 해서 일부는 아이스바나 젤리 혹은 목초육 젤라틴으로 만든 젤리곰 간식으로 활용하자. 맛 좋고 영양가도 있어, 아이들이 다른 간식은 잊어버릴 정도다! 승자는 단연코 '장 건강 지킴이 무지개' 슈퍼푸드 스무디다!

장 건강 지킴이 무지개 스무디 아이디어

솔직히, 스무디에 과일을 넣는 건 누구나 할 수 있다. 하지만 채소와 다른 식물성 재료를 아이에게 권하기는 훨씬 더 까다로울 수 있다. 다음은 아이에게 '장내 미생물의 기적'을 일으키는 스무디에 손쉽게 넣을 수 있는 '장 건강 지킴이 무지개' 식재료의 목록이다.

- 아보카도
- 어린잎 시금치, 케일 또는 다른 녹색 잎채소
- 쪄서 얼린 콜리플라워 꽃송이
- 주키니호박
- 쪄서 얼린 고구마 조각
- 구워서 얼린 비트 조각(비트는 구우면 천연의 단맛이 살아나고, 스무

디를 예쁜 진보라색으로 물들인다. 시금치 때문에 스무디가 초록색 진흙처럼 보였다면 비트가 구원해줄 것이다!)

- 쪄서 얼린 당근 조각
- 냉동 셀러리 조각
- 오이
- 냉동 히카마 조각
- 양배추(특히 적양배추는 스무디를 아름다운 보라빛으로 바꾼다!)
- 콩과 식물—맞다, 제대로 읽었다!(소금이나 칠리 향신료로 간하지 않으면 콩은 사실상 거의 무맛이다. 그래서 어떤 슈퍼푸드 스무디에도 은은한 단맛과 부드러운 질감을 더해준다. 특히 한 모금에 담긴 식이섬유의 함량이 어떤 채소보다도 높다. 병아리콩, 검은콩, 흰콩, 흰강낭콩, 강낭콩, 얼룩강낭콩, 풋콩 등 선택지는 무궁무진하다.)

채소, 견과류와 씨앗, 콩과 식물은 소량으로 시작해서 조금씩 양을 늘려가자. '입맛 길들이기'를 기억하는가? 아이의 미각은 시간이 지날수록 채소의 비율이 점점 높아지는 스무디 맛에 익숙해지고, 결국 좋아하게 된다. 그러므로 인내심을 갖고 천천히 시도하자. 아이들은 기어코 그 단계에 도달할 것이다! 이것만큼은 나를 믿어도 된다. 나 역시 '장 건강 지킴이 무지개 스무디'에 실패한 경험이 있다. 시금치, 주키니호박, 고수, 민트에 망고와 파인애플이 충분히 들어가지 않은 끔찍한 초록색 스무디? 맞다. 나도 그건 억지로 삼켜야 했다. 하지만 충분히 연습하다 보면, 여러분과 아이 모두 금세 맛있는 '장 건강 지킴이 무지개 스무디'를 만들 수 있게 될 것이다!

만들어둔 유기농 소스(티카마살라 같은 인도식 소스, 태국 카레 페이스트, 유기농 코코넛밀크, 파스타 소스), 유기농 육수나 뼈 육수를 채워두자. 그러면 언제든 맛있고 영양이 가득한 '장 건강 지킴이 무지개' 요리를 빠르게 만들 수 있다. 우리 가족이 늘 구비해두는 식재료는 520쪽 '장 건강 쇼핑 가이드'에서 확인할 수 있다.

아이들에게 요리를 가르쳐라. 집에서 요리할 때는 아이와 꼭 함께하자! 아이가 주방에서 요리하고 배우는 경험을 하면 놀라운 건강 효과를 가져온다. 과일·채소·식이섬유 섭취가 늘어나고, 새로운 음식을 시도하려는 의지가 높아지고, 스스로 음식을 준비할 수 있다는 자신감까지 생긴다.[39] 집에서 재료를 준비하고 조리에 참여한 아이들은 그렇지 않은 아이들보다 과일과 채소를 더 좋아하는 경향을 보였다.[40] 한 연구에선 부모와 함께 요리한 아이들이 부모가 혼자 요리하는 동안 옆에서 노는 아이들보다 샐러드를 무려 75% 이상 더 먹었다는 결과가 나왔다.[41]

아이에게 요리를 가르치는 과정은 단순히 음식을 만드는 것을 넘어 훨씬 큰 의미를 지닌다. 요리를 배우는 동안, 아이에게 자부심과 자신감을 심어준다. 부모와 함께 요리하는 시간이 더 많은 아이는 식탁에서 보내는 시간도 더 길고, 가족과 함께하는 식사 시간을 더욱 즐겁게 느낀다. 또한 요리를 하는 아이는 건강한 음식을 선택하는 것의 중요성을 배우고, 집과 학교에서 스스로 건강한 음식을 선택하고 먹을 수 있다는 자신감을 더 크게 키운다. 요리에 자신 있는 청소년은 성인이 됐을 때 패스트푸드를 덜 먹고, 가족과 식사하는 빈도가 높으며, 더 자주 요리에 채소를 넣어 준비한다.[42] 아이들은 놀라운 보조 요리사가 될 수 있다. 어떤 나이에서든 배울 수 있는 주방 기술을 과소평가하지 말자. 주방을 자신 있게 다루는 법은 아이가 평생 가져갈 수 있는 기술이며, 시작하기에 너무 이른 나이는 없다!

가족 식사를 우선순위에 두자. 함께 요리하지 못하더라도, 가족이 같이 식사하는 시간을 꾸준히 지키자. 부모가 과일과 채소를 먹는 모습을 본 아이와 청소년은 스스로 과일과 채소를 먹을 가능성이 훨씬 높다.[43] 그러니 부모가 먼저 모범을 보여야 한다. 청소년 902명을 대상으로 실시한 연구에 따르면 부모의 절반은 과일을 권장량만큼 먹지 않았고, 채소는 부모 중 3분의 1 이하만이 권장량을 섭취했다. 가족 식사는 아이와 청소년에게[44] 다음과 같은 수많은 긍정적 영향을 준다고 밝혀졌다.

- 과일과 채소 섭취가 증가한다.
- 비만과 섭식장애 위험이 감소한다.
- 청소년기 심혈관 건강이 개선된다.
- 유아기 언어 발달이 촉진된다.
- 자존감과 회복력이 향상된다.
- 청소년기 학업 성취도가 향상된다.
- 약물 남용 위험이 감소한다.
- 십대 임신 위험이 감소한다.
- 우울증 위험이 감소한다.
- 가족 관계와 유대감이 향상된다.

천천히 해도 된다. 한 연구에 따르면 가족 식사 시간을 단 10분만 더 늘려도 아이의 과일과 채소 섭취량이 대거 증가한 반면, 빵이나 디저트 같은 다른 음식 섭취량은 늘지 않았다.[45] 실제로, 식탁에 단 10분이라도 더 앉아 있는 아이들은 그렇지 않은 아이들보다 과일을 2.3배, 채소는

3.6배 더 많이 먹었다. 그러니 식사 시간을 서두르지 말자. 단 10분만 늘려도 충분하다.

가족 식사의 핵심은 연결에 있다. 이 말은 곧 방해받지 않는 온전한 연결을 위해 휴대폰을 치우고, TV를 끄라는 뜻이다. 식탁에선 가족 모두가 그날 있었던 좋았던 일과 힘들었던 일을 함께 나누자. 그 일로 얻은 교훈, 스스로 지켜낸 가치 혹은 기쁨을 준 순간을 이야기해보라. 그저 그 자리에 함께 있다는 것, 사랑으로 연결된다는 점이 중요하다. 물론 쉽지 않다는 걸 안다. 과외활동과 사회관계 때문에 가족 식사 시간을 꾸준히 지키기가 점점 어려울 수 있다. 하지만 가족이 함께하는 모든 식사가 소중하다. 매일 저녁을 함께하기 어렵다면, 일요일 브런치를 우선순위로 삼거나 일정을 조정해서 가족 식사 시간을 가능한 많이 만들자. 결코 후회하지 않을 것이다.

식사의 즐거움을 다시 발견하라. 아이의 '장 건강 지킴이 무지개 음식'의 가짓수를 늘려갈 때는 반드시 음식을 맛있어 보이게 준비해야 한다. "우리는 먼저 눈으로 먹는다"는 말을 들어본 적이 있을 것이다. 음식을 먹을 때 가장 먼저 작동하는 감각이 바로 시각이다. 그러니 과일과 채소가 정말 맛있어 보이도록 준비하고, 그 과정 자체를 즐겨보자! 우리 집의 '팬케이크 일요일'에는 다양한 과일을 씻고 자르며, 누가 팬케이크 위에다 가장 창의적인 얼굴이나 그림을 꾸밀 수 있는지 겨루며 신나게 보낸다. 견과류나 씨앗 버터를 '풀'로 쓰고, 사과와 배 조각은 머리카락, 블루베리는 눈, 딸기는 코, 바나나는 입으로 활용한다. 이제 감이 올 테다! 집에서 만든 피자에도 똑같이 채소를 이용해 꾸며보라!

재미있는 '실험'도 해보자. 서로 다른 채소 퓌레를 넣어 맥앤치즈를 다섯 가지 형태로 만들고, 아이에게 눈을 가린 채 맛을 보고 평가하게 하는 것이다. 혹은 같은 과일이나 채소를 여러 방식으로 준비해서 가족 투표를 해보자. 사과라면 깍둑 썬 사과, 사과소스, 사과 콩포트, 구운 사과, 사과칩을 비교해볼 수 있다. 콜리플라워도 으깬 것, 라이스, 구운 것, 찐 것, 생것으로 다양하게 시도해보자.

그리고 기억하라. 우리는 눈으로만 먹지 않는다. 첫입을 넣기 전에 이미 마음으로 음식을 맛본다. 음식만큼 좋은 것이든 나쁜 것이든 감정을 불러일으키는 것도 없다. 그러니 식사의 즐거움을 다시 발견하자.

무엇을 먹느냐보다 어떻게 먹느냐가 더 중요할 때가 있다. 우리 사회는 '음식이 곧 약'이라는 원칙을 너무 딱딱한 규칙처럼 여기면서, '즐거움' 또한 약이라는 사실을 잊어버리고 말았다.

식사의 즐거움이란 아이스크림 한 통, 대용량 과자 한 봉지, 스니커두들 쿠키 두 개, 샴페인 한 잔을 한 번에 다 먹어치우는 것을 뜻하지 않는다. 그건 단지 즐거움을 좇는 행위고 '쾌락주의'일 뿐이다. 쾌락은 순간의 즐거움을 안겨주지만, 종종 장기적인 불편함과 건강 문제를 대가로 치르게 한다.

진정한 식사의 즐거움은 무엇을 어떻게 먹느냐에 따라 나와 아이의 장내 미생물, 뇌, 면역체계 그리고 미래 세대의 건강까지 보살핀다는 사실을 아는 데서 나온다. 식사를 하며 즐거움을 되찾는다는 건 곧 온 가족이 장 건강 회복력을 삶의 한 방식으로 만들어간다는 뜻이다. 이 여정은 단거리 경주가 아닌 마라톤임을 꼭 기억하자. 천 리 길도 한 걸음부터고, 장 건강을 회복하는 여정도 단 한입에서 시작된다.

주방에서 바로 실천하며 '장내 미생물의 기적'을 만들 준비가 됐다면, 이어서 우리 가족이 가장 즐겨 찾는 '장 마스터 레시피'를 만나보자. 우리 가족의 건강을 책임지는 장 건강 회복력! 이제 여러분 차례다.

오늘 장내 미생물을 위해 실천할 수 있는 아주 작은 한 걸음을 떠올려보자. 어떻게 하면 '장 건강 지킴이 무지개' 작전을 실행할 수 있을까? 지금 먹고 있는 식사나 간식에서 '장내 미생물을 키우는 3가지 열쇠(식이섬유, 파이토뉴트리언트, 발효식품)' 중 하나를 더 챙기려면 어떻게 해야 할지 생각해보자. 식이섬유, 파이토뉴트리언트, 발효식품 중 오늘은 무엇을 시도해볼 것인가?

- 오늘 아침 오트밀 위에 호박씨를 뿌려볼까?
- 오늘 저녁에 구울 칠면조 버거 반죽에 렌틸콩 퓌레를 섞어볼까?
- 아이들 도시락에 셀러리를 몇 줄기 챙겨 넣어줄까?
- 아이들 오후 간식을 칩과 살사에서 발효 살사로 바꿔볼까?

변화가 크든 작든 상관없다. '5가지 챌린지 워크시트'에 적어두고 스스로를 칭찬하자. 여러분은 이미 '장내 미생물의 기적'을 위한 한 가지는 실천했다. 이제 네 가지만 남았다! (www.healthykidshappykids.com/bookresources 또는 아래 QR 코드에서 워크시트를 다운로드할 수 있다.)

장내 미생물의 기적을 일으키는 장 마스터 레시피

나는 소아과 의사고 두 아이를 키우는 엄마다. 솔직히 말해, 몇 주 후 맛있는 석류-블루베리-민트 콤부차가 될 스코비가 발효하며 새로운 층을 만들어내는 과정을 지켜보노라면 참 보람차다. 하지만 때로는 그저 빠르고 간단한 것을 원하기도 한다. 그래서 내가 즐기는 일이 바로 '레시피 해킹'이다(바이오해킹처럼 들릴 텐데, 주방 버전이다.)

아이들이 좋아할 만한 '장 마스터 음식'을 만들 때, 레시피 해킹은 가장 좋은 방법이다. 물론 나는 모든 아이(그리고 부모)에게 부엌 찬장에 면포로 감싼 요거트를 매달고, 그 밑에 그릇을 두어 천천히 떨어지는 유청을 모으는 즐거움을 경험하게 하고 싶다. 하지만 아이들이 좋아할 만한 맛있고 재미있는 발효음식이나 '장 마스터 음식'을 만드는 방법은 훨씬 더 간단하다. 이를테면 유청 대신 프로바이오틱스 캡슐을 사용하여 과일이나 채소를 발효시키면 된다. 또 일요일에 무지개 채소를 잘게 썰어 한 그릇 준비해두었다가, 월요일에는 '장 마스터 칠리'(131쪽), 수요일에는 '장 마스터 렌틸콩 라자냐'(135쪽), 금요일에는 '태국식 코코넛 채소 무지개 카레'(136쪽)에 활용할 수도 있다. 우리 가족이 가장 좋아하는 방법은 초록·빨강 파프리카, 주황·보라색 당근, 보라색 양파, 초록·노란 주키니호박, 흰색 콜리플라워와 초록색 브로콜리 꽃송이, 거기에 가끔은 설득에 성공했을 때 넣는 갈색 버섯까지 큰 그릇에 담아 어떤 요리에든 바로 활용할 수 있도록 준비하는 것이다.

그리고 기억하자. '장 건강 지킴이 무지개' 식단을 하루아침에 완성할 필요는 없다. 앞에서 언급한 '같은 맛, 색다른 즐거움'을 다시 떠올려보자. 이어지는 '장 마스터 레시피 해킹'은 이미 만들고 있는 음식에 작은 '미생물 기적'을 더해주는 훌륭한 방법이다. 또한 520쪽 '장 건강 쇼핑 가이드'를 참고하면, '장 마스터' 스타일로 더 쉽고 즐겁게 요리하고 식사할 수 있는 팬트리 아이템과 대체 재료를 더 많이 만날 수 있다.

창의력을 자극하기 위해 우리 집에서 자주 돌려가며 만드는 '장 마스터 레시피'를 소개한다. 이 레시피를 참고하면 흥미롭고, 식단에 새롭게 더하거나 기존 방식을 '장 마스터' 스타일로 바꿀 수 있는 아이디어를 얻을 것이다. 주방에서 시도하는 모든 실험이 온 가족의 장 건강을 회복하는 여정에서 한 걸음 더 나아가게 한다는 사실이 중요하다. 우리 가족이 그랬듯, 여러분 가족도 이 레시피를 즐겁게 누리길 바란다!

장 마스터 레시피 해킹

장 마스터 발효음식

발효 블랙베리 레모네이드

발효 과일

발효 채소

발효 조미료

장 마스터 아침 식사

짭짤한 뿌리채소 해시브라운 와플

장 마스터 팬케이크

장 마스터 그래놀라

장 마스터 간식

콜리플라워 후무스

풋콩 과카몰레

장 마스터 메인 요리

장 마스터 칠리

콜리플라워·고구마 맥앤치즈

장 마스터 렌틸콩 라자냐

태국식 코코넛 채소 무지개 카레

장 마스터 디저트

발효 과일 아이스바

발효 과일 셔벗

초콜릿 검은콩 아보카도를 넣은 고소한 푸딩

장 마스터 음료/육수

집에서 만드는 수분 보충 음료

만능 뼈 육수(재료 듬뿍)

장 마스터 레시피 해킹

이건 정식 레시피라기보다는 작은 '레시피 해킹'에 가깝다. 원하는 대로 얼마든지 변형할 수 있고, 매주 색다르게 조합해도 된다. 나는 이것을 '장 건강 지킴이 무지개 안전망'이라고 부른다. 아이가 하루에 과일과 채소를 5~9회 분량 먹지 않거나, 아직 25g의 식이섬유를 챙기지 못할 때 식이섬유와 파이토뉴트리언트를 든든하게 보충해주는 방법이다. 주방에서 만드는 거의 모든 음식에 활용할 수 있다. 스무디, 디저트, 스크램블에그, 오트밀, 팬케이크, 수프, 파스타까지 다 가능하다. 요거트 위에 솔솔 뿌려도 좋고, 발효 과일 셔벗에 넣으면 더욱 특별한 맛을 낼 수 있다. 준비물은 유리병 하나와 약간의 상상력뿐이다.

그 안을 원하는 재료로 채워 넣으면 된다.

- 유기농 아마씨 가루
- 유기농 치아시드 가루
- 유기농 햄프씨드 가루
- 유기농 호박씨 가루
- 유기농 병아리콩 가루
- 유기농 퀴노아 가루
- 유기농 오트밀 가루
- 유기농 견과류·씨앗 가루(어떤 종류든)

이미 곱게 갈아놓은 제품을 사도 되고, 푸드 프로세서나 커피 그라인더로 직접 갈아도 된다. 아이 입맛에 맞는 조합을 자유롭게 만들어보자. 이렇게 견과류·씨앗·콩류를 갈아 만든 재료만으로도 식이섬유가 풍부하다. 여기에 원한다면 다음의 선택 옵션을 더해 파이토뉴트리언트의 힘을 한층 강화할 수도 있다.

- **짭짤한 버전**: 유기농 채소 가루를 추가하자.

'장 마스터' 라벨 기준에 맞는 유기농 채소 파우더를 쓰거나, 원하는 유기농 동결건조 채소를 직접 갈아 넣으면 된다.

- **달콤한 버전**: 유기농 과일 가루를 추가하자.

'장 마스터' 라벨 기준에 맞는 유기농 과일 파우더를 쓰거나, 원하는 유기농 동결건조 과일을 직접 갈아 넣으면 된다.

영양 성분은 사용하는 재료에 따라 달라진다.

장 마스터 발효음식

발효 블랙베리 레모네이드(약 4컵 분량)

재료

유기농 블랙베리 1/2컵(다른 베리류로 대체 가능)

유기농 설탕 1큰술

신선한 레몬주스 120~240ml (유기농 레몬 큰 것으로 2~4개 분량)

프로바이오틱스 캡슐 1개(캡슐당 50억~250억 CFU 함유)

만드는 방법

1. 입구가 넓은 유리병(약 950ml)에 블랙베리와 설탕을 넣는다. 나무 숟가락 뒷면으로 블랙베리를 살살 으깨 즙이 나오게 한다.
2. 레몬주스를 병에 넣는다. 원하는 레모네이드의 신맛에 따라 레몬주스를 120~240ml 정도 사용한다.
3. 작은 그릇이나 컵에 정수한 물 15~30ml를 넣는다. 프로바이오틱스 캡슐을 열어 물에 가루를 넣고 살살 녹인 다음, 빈 캡슐은 버린다.
4. 프로바이오틱스를 녹인 물과 정수한 물 500ml를 병에 넣고 잘 섞는다.
5. 병에 뚜껑을 덮어 찬장이나 팬트리처럼 어두운 곳에 두고 상온에서 2~4일간 발효시킨다. 2일이 지나면 하루에 한 번씩 맛을 보면서 원하는 신맛이 될 때까지 발효시킨다. 원한다면 설탕을 조금 더 넣어도 된다.

6. 발효가 끝나면 레모네이드를 냉장 보관한다. 시원하게 해서 마시면 된다.

* 1컵 기준 영양 성분: 33kcal, 지방 0g, 단백질 0.5g, 탄수화물 9g, 식이섬유 1g

발효 과일(약 3컵 분량)

발효 과일은 정말 간단하게 만들 수 있다. 신선한 과일은 물론 냉동 과일도 가능하다. 아이가 이미 좋아하는 과일로 '장 건강 지킴이 무지개'를 실천할 수 있는 훌륭한 방법이다. '장 마스터 스무디'에 넣어도 좋고, 와플·팬케이크·요거트·오트밀·샐러드 위에 토핑으로 올려도 잘 어울린다. 과일 살사나 발효 과일 잼으로도 활용할 수 있다. 다음 방법을 응용하면 발효 과일로 아이스바나 셔벗을 만들어 시원하면서도 '장내 미생물의 기적'을 불러오는 간식을 즐길 수 있다.

재료

프로바이오틱스 캡슐 1개(캡슐당 50억~250억 CFU 함유)
유기농 생과일 또는 냉동 과일 3컵(블루베리 또는 블랙베리 통과일, 슬라이스 딸기, 깍둑 썰거나 얇게 썬 망고, 슬라이스 복숭아 등)
유기농 설탕 2큰술
고운 천일염 1/4작은술

만드는 방법

1. 작은 그릇이나 컵에 정수한 물 1~2큰술을 넣는다. 프로바이오틱스 캡슐을 열어 가루를 물에 넣고 살살 녹인 다음, 빈 캡슐은 버린다.
2. 준비한 과일에 설탕, 소금, 프로바이오틱스 물을 넣고 가볍게 섞는다.
3. 과일을 유리병(약 950ml)에 옮겨 담는다.
4. 과일이 잠길 만큼 정수한 물을 붓는다. 곰팡이가 생기지 않도록 모든 과일이 물에 잠겨야 한다. 과일이 물에 뜨지 않도록 눌러줄 때는 여러 방법을 활용할 수 있다.
   - 유리로 된 발효 무게추를 올린다.
   - 양배추 잎을 과일 위에 덮고 가장자리를 안쪽으로 밀어 넣는다.
   - 작은 지퍼백에 물을 채워 올린다.
   - 면포에 감싼 유리구슬이나 파이 무게추를 사용한다.
   - 알맞은 크기의 돌을 깨끗이 소독해서 사용한다.
   어떤 방법을 쓰든 반드시 도구를 깨끗이 세척하여 불필요한 세균이 옮겨가지 않도록 주의해야 한다.

5. 깨끗하고 통기성 좋은 천(면 손수건이나 반다나)으로 병을 덮고 고무줄로 고정한다. 이렇게 하면 발효 중 생기는 기포가 빠져나가 넘치지 않는다.

6. 병을 찬장이나 팬트리 같은 어두운 곳에 두고 상온에서 24~36시간 발효시킨다. 액체에 기포가 보이면 발효가 진행되고 있다는 뜻이다. 24시간이 지나면 조금씩 맛을 보면서 원하는 신맛과 단맛의 균형이 맞을 때까지 발효시킨다.

7. 원하는 발효 단계에 도달하면 병에 뚜껑을 덮고 냉장 보관한다.

* 1/2컵 기준 영양 성분: 49cal, 지방 0g, 단백질 1g 미만, 탄수화물 12g, 식이섬유 2.5g
* 영양 성분은 사용하는 과일 종류에 따라 달라질 수 있다.

발효 채소(약 3컵 분량)

재료
유기농 신선 채소 또는 냉동 채소 450g(당근, 오이, 브로콜리, 콜리플라워, 그린빈, 파프리카, 양배추 등)
프로바이오틱스 캡슐 1개(캡슐당 50억~250억 CFU 함유)
고운 천일염 1/2작은술

만드는 방법
1. 채소를 깨끗이 씻어 잘게 자른다. 동그랗거나 막대 모양 혹은 채로 썰어도 된다.

2. 입구가 넓은 유리병(약 950ml)에 정수한 물 1~2큰술을 넣는다. 프로바이오틱스 캡슐을 열어 그 가루와 소금을 물에 넣고 잘 저어 녹인 다음, 빈 캡슐은 버린다.

3. 자른 채소를 병에 채워 넣되, 병 윗부분에 2~3cm 정도 빈 공간을 남긴다.

4. 채소가 충분히 잠길 만큼 정수한 물을 붓는다. 곰팡이가 생기지 않도록 모든 채소가 물에 잠겨야 한다. 채소가 물에 뜨지 않도록 눌러줄 때는 여러 방법을 쓸 수 있다.
   - 유리로 된 발효 무게추를 올린다.
   - 양배추 잎을 덮고 가장자리를 안쪽으로 밀어 넣는다.
   - 작은 지퍼백에 물을 채워 올린다.
   - 면포에 감싼 유리구슬이나 파이 무게추를 사용한다.
   - 알맞은 크기의 돌을 소독하여 사용한다.

어떤 방법을 쓰든 반드시 도구를 깨끗이 세척하여 불필요한 세균이 옮겨가지 않도록 주의해야 한다.

5. 병에 뚜껑을 덮어 찬장이나 팬트리 같은 어두운 곳에 두고 상온에서 3~7일간 발효시킨다. 액체에 기포가 생기면 발효가 진행되고 있다는 뜻이다. 매일 조금씩 맛을 보면서 원하는 신맛이 될 때까지 발효시킨다. 더 강한 신맛을 원하면 며칠 더 두면 된다.

6. 채소가 원하는 발효 단계에 도달하면 병을 냉장 보관한다.

* 1/2컵 기준 영양 성분: 16cal, 지방 0g, 단백질 1g 미만, 탄수화물 4g, 식이섬유 1g
* 영양 성분은 사용하는 채소 종류에 따라 달라질 수 있다.

발효 조미료(약 1컵 분량)

아이가 이미 좋아하는 케첩, 머스터드, 바비큐 소스, 살사 혹은 핫소스보다 더 쉽게 발효시킬 수 있는 건 내 생각에 없다. 여러분이 어떤 조미료를 떠올리건 발효가 가능하다. 필요한 건 단 두가지, 조미료와 프로바이오틱스 캡슐뿐! 그러면 발효 딥소스가 완성된다.

재료
프로바이오틱스 캡슐 1개(캡슐당 50억~250억 CFU 함유)
유기농 조미료 1컵(케첩, 머스터드, 바비큐 소스, 살사 등)

만드는 방법
1. 입구가 넓은 유리병(약 480ml)에 원하는 조미료를 담는다. 프로바이오틱스 캡슐을 열어 가루를 병에 넣고 잘 섞는다.

2. 병에 뚜껑을 덮되, 조미료와 뚜껑 사이에 약 2~3cm 정도 빈 공간을 남긴다. 병을 찬장이나 팬트리 같은 어두운 곳에 두고 상온에서 2~3일간 발효시킨다. 조미료에 작은 기포가 보이면 발효가 진행되고 있다는 뜻이다. 하루에 한 번씩 맛을 보면서 원하는 신맛이 될 때까지 둔다. 더 강한 신맛을 원하면 발효 시간을 조금 더 늘린다.

3. 조미료가 원하는 발효 단계에 도달하면 병을 냉장 보관한다.

* 영양 성분은 사용하는 조미료의 영양 성분과 동일하다.

<h1 align="center">장 마스터 아침 식사</h1>

짭짤한 뿌리채소 해시브라운 와플(4인분)

우리 가족은 이 음식을 정말 좋아해서 보통 두세 배로 넉넉히 만들어둔다. 그러면 일주일 동안 아침 식사로 간편하게 꺼내 먹을 수 있고, 냉동했다가 필요할 때 다시 데울 수도 있다.

재료

유기농 뿌리채소 해시브라운 340g(캐스캐이디언팜 유기농 뿌리채소 해시브라운, 해동한 것)

유기농 방목 달걀 2개(큰 것)

유기농 체더치즈 또는 모차렐라, 잘게 간 것 3/4컵

유기농 혼합 채소 1/2컵 (파프리카, 주키니호박, 양파 등을 깍둑 썬 것)

유기농 마늘 1쪽, 다진 것

유기농 엑스트라버진 올리브유 1큰술

고운 천일염 1/2작은술

흑후추, 간 것 약간

블랙포레스트 햄, 조리한 베이컨, 치킨소시지, 깍둑 썬 것 115g(선택사항)

멕시칸, 이탈리안 혹은 칠리 시즈닝 1작은술(선택사항)

만드는 방법

1. 설명서에 따라 와플 기계를 중불로 예열한다. 쿠킹 스프레이를 가볍게 뿌린다.
2. 큰 볼에 해동한 해시브라운, 달걀, 치즈, 채소, 마늘, 올리브유, 소금, 후추 그리고 선택한 고기와 시즈닝을 넣고 잘 섞는다.
3. 반죽의 1/4(약 1컵 분량)을 와플 기계에 펴서 올린다. 노릇하고 바삭해질 때까지 4~5분간 굽는다.
4. 남은 반죽도 같은 방법으로 구워준다.
5. 구운 와플은 즉시 발효 살사와 풋콩 과카몰레와 함께 낸다. 남은 와플은 실온에서 식힌 다음, 밀폐 용기에 담아 냉장 또는 냉동 보관한다.

* 1개 기준 영양 성분: 197cal, 지방 10.5g, 단백질 9.5g, 탄수화물 15.5g, 식이섬유 2.5g

장 마스터 팬케이크(약 12장 분량)

재료

좋아하는 장 마스터 팬케이크 믹스 1과 1/2컵 (520쪽 '장 건강 쇼핑 가이드' 참조)

유기농 무염 버터, 녹인 것 1큰술

유기농 바닐라 추출물 1작은술

유기농 햄프씨드 3큰술(또는 다른 장 마스터 레시피 해킹 재료)

장 마스터 단백질 파우더 또는 콜라겐 펩타이드 1스쿱(선택사항)

만드는 방법

1. 철판이나 프라이팬을 중불로 달군 다음, 유기농 논스틱 쿠킹 스프레이로 가볍게 코팅한다.
2. 포장지 설명에 따라 팬케이크 믹스를 준비한다. 준비된 반죽에 녹인 버터, 바닐라, 햄프씨드, 단백질 파우더(선택사항)를 넣고 살짝 섞어준다.
3. 팬케이크 하나당 1/4컵 분량의 반죽을 떠서 팬에 올리고, 팬케이크 사이사이에 약 2~3cm 간격을 둔다.
4. 윗면에 기포가 생기고 가장자리가 고정될 때까지 2~3분간 굽는다. 뒤집어 반대쪽도 노릇하게 굽는다. 남은 반죽도 같은 방법으로 조리한다.
5. 완성된 팬케이크는 발효 과일 퓌레, 견과류 버터, 좋아하는 토핑을 곁들여 낸다.

* 2장 기준 영양 성분: 208cal, 지방 6g, 단백질 12g, 탄수화물 28g, 식이섬유 6g
* 영양 성분은 팬케이크 믹스와 단백질 파우더 종류에 따라 달라질 수 있다.

장 마스터 그래놀라(약 8컵 분량)

재료

유기농 올드패션드 롤드오트밀 4컵

유기농 참깨 2큰술

유기농 아마씨 2큰술

유기농 햄프씨드 2큰술

무염 유기농 해바라기씨(껍질 벗긴 것) 1/4컵

무염 유기농 호박씨(껍질 벗긴 것) 1/2컵

무염 유기농 호두, 잘게 다진 것 1/2컵

무염 유기농 피칸, 잘게 다진 것 1/2컵

무염 유기농 아몬드 슬라이스 1/2컵

무가당 유기농 코코넛, 잘게 채 썬 것(슈레드) 1컵(선택사항)

계피, 간 것 1작은술

고운 천일염 1작은술

꿀 또는 메이플 시럽 1/2컵

유기농 코코넛오일 1/2컵

유기농 바닐라 추출물 2작은술

유기농 건과일 1컵(골든 레이즌이나 잘게 썬 살구 등)

만드는 방법

1. 오븐을 165℃로 예열한다. 테두리가 있는 베이킹 시트에 유산지를 깐다.

2. 큰 볼에 마른 재료를 모두 넣고 고르게 섞는다.

3. 작은 소스팬에 꿀(또는 메이플 시럽)과 코코넛오일을 넣고 중불에서 4~5분간 녹인다. 불에서 내린 다음 바닐라 추출물을 넣고 저어준다.

4. 녹인 소스를 마른 재료에 붓고 잘 섞는다.

5. 4의 재료를 준비한 베이킹 시트에 고르게 펼치고, 10~15분간 굽는다. 가장자리가 타지 않도록 한 번 저어주고, 다시 오븐에 넣어 황금빛 갈색이 될 때까지 15분간 더 굽는다.

6. 그래놀라를 실온에서 완전히 식힌 다음, 건과일을 섞는다. 완성된 그래놀라는 밀폐 용기에 담아 실온에 보관한다.

* 1/2컵 기준 영양 성분: 380cal, 지방 25g, 단백질 7g, 탄수화물 35g, 식이섬유 6g

장 마스터 간식

콜리플라워 후무스(약 2와 3/4컵 분량)

재료

유기농 콜리플라워 꽃송이 1컵

유기농 마늘 2쪽

유기농 레몬 큰 것으로 1개, 즙 짠 것

고운 천일염 1/2작은술

타히니 1/3컵

유기농 병아리콩 통조림(약 425g) 1개, 헹구고 물기 뺀 것

유기농 엑스트라버진 올리브유 1큰술

자아타르 시즈닝 1작은술(또는 쿠민 간 것 1/4작은술, 말린 오레가노 1/4작은술, 파프리카 가
    루 1/2작은술)

햄프씨드 2큰술 (또는 장 마스터 레시피 해킹의 다른 재료)

만드는 방법

1. 냄비에 콜리플라워와 물 1/4컵을 넣고 뚜껑을 덮는다. 포크로 찔렀을 때 부드러
   워질 때까지 중불에서 5분간 익힌다. 불에서 내려 물기를 빼고 식힌다.

2. 푸드 프로세서나 블렌더에 콜리플라워, 마늘, 레몬즙, 소금을 넣고 부드럽게 갈아
   준다. 중간에 멈추고 그릇 가장자리와 바닥을 긁어내 섞어준다.

3. 타히니, 병아리콩, 올리브유, 자아타르, 햄프씨드를 넣고 크림처럼 부드러워질 때
   까지 간다. 되직하면 차가운 물을 1큰술씩 넣어가며 원하는 농도로 조절한다.

4. 맛을 보고 필요하면 레몬즙이나 소금으로 간을 맞춘다.

5. 밀폐 용기에 담아 냉장 보관하고, 신선한 채소, 장 마스터 칩, 크래커와 함께 낸다.

* 1/4컵 기준 영양 성분: 105cal, 지방 6g, 단백질 4g, 탄수화물 8.5g, 식이섬유 3g

풋콩 과카몰레(약 3컵 분량)

재료

유기농 작은 적양파 1/2개, 잘게 깍둑 썬 것

유기농 풋콩(껍질 벗긴 것) 1컵

유기농 라임 2개, 즙 짠 것(약 4큰술 또는 1/4컵)

유기농 아보카도 중간 크기 3개, 씨를 제거하고 과육만 사용

유기농 플럼토마토 2개, 씨를 제거하고 깍둑 썬 것

유기농 치아시드 2큰술 (또는 장 마스터 레시피 해킹의 다른 재료)

유기농 신선한 고수, 다진 것 1/2컵

고운 천일염 3/4작은술

흑후추, 간 것 1/4작은술

쿠민, 간 것 1/4작은술(선택사항)

유기농 할라페뇨 또는 세라노고추, 잘게 썬 것(선택사항)

만드는 방법

1. 잘게 썬 양파를 작은 볼에 담아 찬물에 10~15분간 두고 매운맛을 뺀다.
2. 푸드 프로세서나 블렌더에 풋콩과 라임 즙을 넣고 부드럽게 간다. 크림처럼 충분히 부드럽지 않으면 물을 1~2큰술 더 넣는다.
3. 큰 볼에 아보카도를 넣고 포크나 매셔(으깨기)로 으깬다. 곱게 으깨도 되고, 덩어리를 남겨도 된다.
4. 풋콩 퓌레, 물기 뺀 양파, 토마토, 치아시드, 고수, 소금, 흑후추, 쿠민(선택사항), 고추(선택사항)를 넣고 가볍게 섞는다. 맛을 보며 간을 조절한다.
5. 장 마스터 토르티야 칩, 신선한 채소와 함께 내거나, '장 마스터 칠리'(131쪽)에 곁들인다.

* 1/4컵 기준 영양 성분: 113cal, 지방 8.5g, 단백질 3g, 탄수화물 8g, 식이섬유 5g

장 마스터 메인 요리

우리 집 식탁에 자주 오르는 저녁 메뉴다. 상황에 맞게 변형할 수 있고, 냉장고에 있는 채소나 제철 채소로 바꿔도 된다. 냉동 채소를 활용해도 상관없다. 여기에 장 마스터 레시피 해킹의 재료를 두세 큰술 정도 더하면 장내 미생물의 기적을 불어넣는 효과가 더욱 커진다. 모든 레시피가 우연히 글루텐 프리지만, 반드시 그래야 하는 건 아니다. 가족의 건강과 예산에 맞춰 제품을 선택하되, 장 마스터처럼 꼼꼼히 라벨을 확인하는 습관을 들이면 좋다. 일부 레시피에는 유제품이 들어가지만, 원한다면 얼마든지 비유제품 대용으로 바꿀 수 있다. 무엇보다 중요한 건 즐겁게 실험해보기, 그리고 아이들과 함께 요리 과정을 놀이처럼 즐기는 것이다.

장 마스터 칠리

칠리는 우리 집에서 빼놓지 않는 대표 메뉴다. 한 번에 넉넉히 만들어 저녁 식사로 즐기고, 아이들 도시락에도 넣어주고, 남은 분량은 냉동해두었다가 바쁠 때 간편식으로 꺼내 먹는다.

재료

유기농 엑스트라버진 올리브유 2큰술

유기농 적양파 중간 크기 1개, 깍둑 썬 것

유기농 빨강 파프리카 1개, 씨를 제거하고 깍둑 썬 것

유기농 초록 파프리카 1개, 씨를 제거하고 깍둑 썬 것

유기농 채소 2컵(주키니호박, 당근, 콜리플라워, 버섯 등), 잘게 썬 것

유기농 마늘 3쪽, 다진 것

유기농 칠면조 고기 450g, 간 것(선택사항)

고운 천일염 1과 1/2작은술

흑후추, 간 것(기호에 맞게)

칠리 파우더 1큰술

멕시칸 시즈닝 1큰술(또는 칠리 파우더 2큰술)

안초 칠리 파우더 1큰술(선택사항)

유기농 월계수 잎 2장

유기농 강낭콩 통조림 1개(약 425g), 헹구고 물기 뺀 것

유기농 병아리콩 통조림 1개(약 425g), 헹구고 물기 뺀 것

유기농 검은콩 통조림 1개(약 425g), 헹구고 물기 뺀 것

유기농 옥수수 통조림 1개(약 425g)

유기농 토마토 통조림 1개(약 800g), 깍둑 썬 것

유기농 뼈 육수 또는 채소 육수 1/2컵

만드는 방법

1. 큰 냄비에 올리브유를 두르고 중강 불에서 달군다. 양파, 파프리카, 채소를 넣고 5분간 볶아 부드럽게 만든다.
2. 마늘을 넣고 1분간 볶아 향을 낸다.
3. 갈아놓은 칠면조 고기를 사용한다면 손으로 잘게 부수며 8~10분간 볶아 색이 변할 때까지 익힌다.
4. 소금, 후추, 칠리 파우더, 멕시칸 시즈닝, 안초 칠리 파우더(선택사항), 월계수 잎을 넣고 섞는다.
5. 강낭콩, 병아리콩, 검은콩, 옥수수, 토마토, 육수를 넣는다. 국물이 더 필요하면 육수를 추가한다. 불을 줄이고 뚜껑을 덮어 30~60분간 끓인다. 중간중간 저어준다.

6. 맛을 보며 간을 조절한다. 현미밥이나 자스민 밥 위에 올려 다진 양파, 고수, 잘게 썬 할라페뇨, 사워크림이나 캐슈크림과 곁들인다. 또는 'CCCC 나초 나이트(콜리플라워Cauliflower, 병아리콩Chickpea, 칠리Chili, 치즈Cheese)'처럼 칩 위에 치즈와 함께 얹어 나초로 즐겨도 좋다.

* 1컵 기준(칠면조 고기 포함) 영양 성분: 255cal, 지방 4g, 단백질 19g, 탄수화물 34g, 식이섬유 11g

콜리플라워·고구마 맥앤치즈(8인분)

이 레시피는 원하는 채소나 콩을 자유롭게 조합해 만들 수 있다. 콜리플라워, 고구마, 땅콩호박, 주키니호박, 병아리콩, 흰콩 모두 잘 어울린다. 그저 갈아서 치즈 소스에 섞기만 하면 된다. 그러면 장내 미생물의 기적을 맛볼 수 있다! 시판 맥앤치즈 박스에 채소와 콩 퓌레를 더해도 된다. 단, 장 마스터 제품인지 확인해야 한다. 창의적으로 접근해보자. 이 고전적인 맥앤치즈가 '장 마스터' 스타일로 변신하여 어떻게 아이의 장내 미생물을 풍성하게 가꿔줄지 상상하며 즐겨보자.

재료

글루텐 프리 렌틸콩 또는 병아리콩 엘보우 마카로니 1팩(약 340g)

유기농 콜리플라워 꽃송이 1컵

유기농 고구마 중간 크기 1개, 껍질을 벗기고 2.5cm 크기로 자른 것

유기농 흰콩 통조림 1컵, 헹구고 물기 뺀 것

유기농 전유 2컵

유기농 무염 버터 3큰술

유기농 마늘 3쪽, 다진 것

글루텐 프리 밀가루 3큰술

고운 천일염 3/4작은술

흑후추, 간 것 약간(기호에 맞게)

파프리카 가루 1/4작은술

이탈리안 시즈닝 가루 1/2작은술(선택사항)

유기농 치즈, 잘게 간 것 3컵(약 340g, 샤프체더, 그뤼에르, 모차렐라 등)

유기농 신선한 파슬리, 잘게 썬 것

만드는 방법

1. 오븐을 165℃로 예열한다. 23×33cm 베이킹 접시에 올리브유, 버터 혹은 쿠킹 스프레이를 발라 준비한다.

2. 큰 냄비에 소금을 넣고 물을 끓인다. 엘보우 마카로니를 넣고 포장지의 알덴테 조리(푹 익히지 않고 약간 식감이 있는 상태—옮긴이) 시간보다 1분 덜 삶는다. 체에 받쳐 물기를 빼고 찬물에 헹군 다음, 올리브유를 약간 섞어 서로 달라붙지 않게 한다.

3. 냄비에 콜리플라워와 고구마, 물 1/2컵을 넣고 뚜껑을 덮는다. 포크로 찔렀을 때 부드러워질 때까지 중불에서 8~10분간 익힌 다음, 불에서 내린다.

4. 채소의 물기를 빼고 블렌더에 옮긴다. 흰콩과 우유 1/2컵을 넣고 퓌레 상태가 될 때까지 간다.(핸드 블렌더가 있다면 이 과정을 생략하고 7단계로 넘어가 채소와 콩을 소스에 넣고 냄비에서 바로 갈아도 된다.)

5. 파스타를 삶은 냄비에 버터를 넣고 중불에서 녹인다. 마늘을 넣고 향이 날 때까지 1분간 볶는다.

6. 버터 위에 밀가루를 뿌리고 거품기로 저어가며 녹인다. 보글보글 끓기 시작할 때까지 약 2분간 계속 저어준다.

7. 남은 우유 1과 1/2컵을 조금씩 부어가며 덩어리가 생기지 않도록 젓는다. 끓어오르면 불을 중약불로 줄인다.

8. 채소 퓌레, 소금, 후추, 파프리카, 이탈리안 시즈닝(선택사항)을 넣고 5분간 끓이며 소스가 걸쭉하고 크림처럼 부드러워질 때까지 졸인다.

9. 불에서 내린 다음 치즈를 넣고 녹을 때까지 섞는다.

10. 파스타를 치즈 소스에 넣고 고르게 섞는다. 준비한 베이킹 접시에 붓고 뚜껑을 덮지 않은 채 25~30분간, 소스가 보글보글 끓고 윗면이 황금빛 갈색이 될 때까지 굽는다. 마지막 5~10분 동안에는 오븐을 브로일 모드broil mode로 바꿔 치즈 크러스트를 만들 수도 있다. 또한 버터에 볶은 글루텐 프리 빵가루를 올린 다음 브로일 모드로 조리하면 바삭한 토핑이 된다.

11. 식탁에 내놓기 전에 신선한 파슬리를 다져서 뿌린다.

* 1인분당 영양 성분: 438cal, 지방 22g, 단백질 23.5g, 탄수화물 42g, 식이섬유 6g

* 참고: 단백질 함량이 높은 파스타로는 노란완두콩으로 만든 ZENB 엘보우 파스타, 익스플로어퀴진 유기농 병아리콩 푸실리, 비오나뚜라에 유기농 쌀·렌틸콩 엘보우가 있다. 나는 이 레시피를 글루텐 프리로 만들었지만, 가족에게 알맞은 장 마스터

파스타라면 뭐든 사용해도 된다.

* 가장 부드러운 치즈 소스를 원한다면, 블록 치즈를 직접 갈아 쓸 것을 추천한다. 갈아놓은 시판 치즈는 편리하지만, 덩어리가 지지 않도록 하는 응고 방지제가 들어 있어 부드럽게 녹지 않고, 장내 미생물에도 도움이 될지 의문스러울 수 있다. 우리 아들 보디가 집에서 치즈 블록을 갈아 그릴드 치즈와 토마토 수프를 만들게 된 뒤로는 다시 갈아놓은 시판 치즈로 돌아가지 않았다!

* 식물성 버터, 치즈, 우유로 대체하여 유제품 없는 레시피로 만들 수도 있다.

장 마스터 렌틸콩 라자냐(8인분)

재료

엑스트라버진 올리브유 2큰술

유기농 노란 양파 중간 크기 1개, 깍둑 썬 것

유기농 마늘 3쪽, 다진 것

유기농 혼합 채소 4컵(파프리카, 주키니호박, 브로콜리, 버섯 등)

이탈리안 시즈닝 가루 1큰술

고운 천일염 1작은술

유기농 마리나라 소스 1병(약 680g)(장 마스터 브랜드는 쇼핑 목록을 참조할 것)

렌틸콩 라자냐 면 1팩(약 225g)(익스플로어퀴진 유기농 녹색 렌틸콩 라자냐, 치카피Chickapea 유기농 라자냐 등)

유기농 모차렐라, 잘게 간 것 3컵

리코타 속 재료

유기농 저지방 리코타 1통(약 450g)

유기농 로마노, 파르미지아노, 아시아고 치즈, 간 것 1/4컵

유기농 신선한 바질, 잘게 썬 것 1/4컵

유기농 신선한 파슬리, 잘게 썬 것 1/4컵

유기농 마늘 가루 1작은술

만드는 방법

1. 오븐을 190℃로 예열한다.

2. 팬에 올리브유를 두르고 중강불에서 달군다. 양파를 넣고 3~4분간 볶는다. 마늘을 넣고 1분간 더 볶아 향을 낸다.

3. 혼합 채소를 넣고 5~8분간 볶아 부드럽게 만든다.

4. 이탈리안 시즈닝, 소금 1/2작은술 그리고 채소를 코팅할 정도의 마리나라 소스 (약 1/2컵)를 넣고 섞는다. 불을 끄고 라자냐에 쓸 때까지 둔다.

5. 리코타, 갈아놓은 치즈, 바질, 파슬리, 남은 소금 1/2작은술, 마늘 가루를 볼에 넣고 잘 섞는다.

6. 23×33cm 베이킹 접시 바닥에 마리나라 소스를 얇게 펴 바른다. 라자냐 면 3장을 한 층으로 깐다. 굽는 동안 면이 불어나기 때문에 면 사이사이에 공간이 남아도 괜찮다. 그 위에 리코타 속 재료 절반과 모차렐라 1컵, 볶은 채소 절반을 차례로 올린다.

7. 같은 과정을 한 번 더 반복한다. 마지막에 라자냐 면, 마리나라 소스, 남은 모차렐라를 올린다.

8. 베이킹 접시에 포일을 덮고 25분간 굽는다. 포일을 벗긴 다음, 윗면이 보글보글 끓고 황금빛이 될 때까지 약 25분간 더 굽는다. 15분 정도 식힌 뒤에 썰어 낸다.

* 1인분당 영양 성분: 407cal, 지방 20.5g, 단백질 24g, 탄수화물 28g, 식이섬유 4g

태국식 코코넛 채소 무지개 카레(4인분)

재료

유기농 엑스트라버진 올리브유 2큰술

유기농 적색 혹은 노란 양파 중간 크기 1개, 깍둑 썬 것

유기농 마늘 3쪽, 다진 것

유기농 신선한 생강 1큰술, 껍질 벗겨 다진 것

유기농 노란 감자 큰 것 1개, 1/2인치 크기로 깍둑 썬 것

유기농 초록 파프리카 1개, 씨를 제거하고 잘게 썬 것

유기농 혼합 채소 3컵(콜리플라워, 브로콜리, 주키니호박, 당근 등), 잘게 썬 것

유기농 뼈 육수 또는 채소 육수 1컵

유기농 병아리콩 통조림 1개(약 425g)

유기농 레드 또는 그린 카레 페이스트 2~4큰술(더 깊은 맛을 원한다면 추가하기)

유기농 무가당 코코넛밀크 1캔(400ml)

유기농 냉동 완두콩 1컵

소금과 간 흑후추(기호에 맞게)

유기농 라임 1개, 즙으로 짠 것

유기농 신선한 타이바질, 이탈리안 바질 또는 고수, 잘게 썬 것 1/4컵

만드는 방법

1. 깊은 팬에 올리브유를 두르고 중강불에서 달군다. 양파를 넣고 부드러워질 때까지 약 4분간 볶는다.

2. 마늘과 생강을 넣고 향이 올라올 때까지 1분 정도 볶는데, 타지 않도록 주의한다.

3. 감자, 파프리카, 혼합 채소를 넣고 약 5분간 고르게 볶는다.

4. 육수 1/2컵을 붓고 뚜껑을 덮은 다음, 감자와 채소가 포크로 찔렀을 때 부드러워질 때까지 약 5분간 익힌다.

5. 뚜껑을 열고 병아리콩과 카레 페이스트를 넣는다. 순한 맛을 원한다면 2큰술, 더 깊은 맛을 원한다면 3~4큰술을 넣는다. 모든 재료가 카레 페이스트에 잘 배어들도록 골고루 저어준다.

6. 코코넛밀크와 남은 육수 1/2컵을 넣는다. 끓어오르면 불을 중약불로 줄이고 약 15분간 뭉근하게 졸인다. 마지막 5분간 완두콩을 넣고 함께 끓인다.

7. 불을 끄고 소금과 후추로 간을 맞춘 다음, 라임 즙과 신선한 허브를 넣고 잘 섞는다. 현미밥이나 자스민 밥 위에 올려서 내고, 원한다면 라임 조각과 허브를 곁들인다.

* 1인분당 영양 성분: 467cal, 지방 24g, 단백질 13.5g, 탄수화물 49.5g, 식이섬유 11g

* 영양 성분에 밥은 포함되지 않는다.

장 마스터 디저트

발효 과일 아이스바 또는 셔벗

발효 과일을 준비했다면, 언제든지 간단하게 맛있고 상큼하고 장내 미생물의 기적을 불러오는 발효 과일 아이스바와 셔벗을 만들 수 있다! 원하는 발효 과일(또는 채소)을 자유롭게 조합해보자. 복숭아-오렌지-체리, 블루베리-망고-수박, 딸기-구아버-키위…… 끝없이 가능하다.

발효 과일 아이스바(113g 아이스바, 6개 분량)

재료

발효 과일 1컵

꿀 또는 다른 감미료 1큰술

추가할 수 있는 풍미 재료(계피 간 것, 신선한 허브, 감귤류 주스, 바닐라 추출물, 단백질 파우
더 등)

만드는 방법

1. 블렌더에 발효 과일, 꿀, 원하는 풍미 재료를 넣고 액체 상태가 될 때까지 곱게 간
다. 반죽이 되직하면 발효 과일 병에서 나온 과즙이나 코코넛워터를 한 번에 1큰
술씩 넣어가며 반죽을 부을 만한 정도가 될 때까지 농도를 조절한다.
2. 반죽을 아이스바 몰드에 붓고 최소 4시간 이상 또는 하룻밤 얼려 단단히 굳힌다.

* 참고: 아이스바 몰드의 크기와 개수에 따라 기본 레시피를 2~3배로 늘려도 된다.
발효 과일 1컵당 꿀이나 다른 감미료를 1큰술씩 사용하면 된다.
* 1개 기준 영양 성분: 60cal, 지방 0g, 단백질 0.5g, 탄수화물 15g, 식이섬유 2.5g
* 영양 성분은 사용하는 과일과 채소의 종류에 따라 달라질 수 있다.

초콜릿 검은콩 아보카도를 넣은 고소한 푸딩(약 4컵 분량)

이 레시피는 내가 아이의 학교 3~4학년 친구들에게 6주 과정으로 진행한 '건강한
배, 행복한 나' 수업에서 만들었던 것이다. 정말 맛있고, 재미있었다. 특히 푸딩을 똥
모양 이모티콘 접시에 담아 언덕처럼 쌓고, 사탕 두 개를 눈처럼 붙여 장식했을 때
는 아이들이 깔깔거리며 몹시 즐거워했다!

재료

유기농 메두줄 대추야자 4개, 씨를 제거하고 잘게 썬 것

무염 유기농 호박씨 1/2컵(또는 다른 견과류나 씨앗)

잘 익은 유기농 아보카도 중간 크기 2개, 씨를 제거하고 과육만 사용

무가당 더치 코코아 파우더 1/4컵+2큰술

무염 유기농 검은콩 통조림(약 425g) 1개, 헹구고 물기를 뺀 것

무가당 바닐라 식물성 우유 3/4컵(장 마스터 제품)

유기농 생꿀 또는 메이플 시럽 1/4컵

유기농 바닐라 추출물 1작은술

유기농 치아시드 가루 2큰술

고운 천일염 1/2작은술

토핑 아이디어: 유기농 견과류나 씨앗 다진 것, 신선한 과일 또는 건과일, 코코넛 플레이크,
　미니 초콜릿 칩

만드는 방법

1. 대추야자의 씨를 제거하고 잘게 썬다. 작은 볼에 담아 뜨거운 물을 붓고 5분간 불
　리며 부드럽게 만든다.

2. 불린 대추야자의 물기를 빼고 블렌더나 푸드 프로세서에 넣는다. 여기에 호박씨,
　아보카도, 코코아 파우더, 검은콩, 우유, 꿀(또는 시럽), 바닐라, 치아시드, 소금을
　넣고 곱게 갈아 푸딩처럼 부드럽게 만든다. 중간중간 멈춰서 블렌더 벽면이나 볼
　의 가장자리를 긁어 고르게 섞는다. 반죽이 되직하면 우유를 한 번에 1큰술씩 넣
　어가며 원하는 농도로 조절한다.

3. 완성된 푸딩은 바로 토핑을 올려 내거나, 밀폐 용기에 담아 냉장고에 넣어두고 차
　갑게 식힌 다음 차려낸다.

* 1/2컵 기준 영양 성분: 275cal, 지방 14g, 단백질 9g, 탄수화물 35g, 식이섬유 10g

장 마스터(수분 보충) 음료/육수

집에서 만드는 수분 보충 음료(약 4잔 분량)

재료

유기농 코코넛워터 3컵

정수한 물 1컵

유기농 감귤류 신선한 주스 1/4~1/2컵 (오렌지, 레몬, 라임 등 기호에 맞게)

유기농 감미료 1~2큰술 (1세 이상은 생꿀이 가능하다. 그렇지 않으면 메이플 시럽이나 당밀을
　사용해도 된다.)

천일염, 히말라야 소금, 켈틱 소금 중 하나 1/4작은술

만드는 방법

1. 모든 재료를 볼에 넣고 잘 섞는다.
2. 냉장고에 두었다가 시원하게 즐긴다.

* 영양 성분은 사용하는 주스 종류에 따라 달라질 수 있다.
* 참고: 주스는 입맛에 맞게 자유롭게 바꿀 수 있다. 또한 아이스바 몰드에 부어 얼
  려두면, 아이가 아플 때나 햇볕 아래에서 신나게 놀아 수분 보충이 필요할 때 아이
  에게 간편하게 내어줄 수 있다.

만능 뼈 육수(냉장고 털이 만능 뼈 육수)(약 7~8컵 분량)

냉장고에 처박혀 금방 상할 것 같은 채소들을 어떻게 처리해야 할지 고민된 적이 있
을 테다. 셀러리 잎, 양파 껍질, 당근 껍질처럼 대개는 버리는 부분도 이 초간단 뼈
육수에는 모두 활용할 수 있다. 이제 음식 쓰레기란 없다. 집에 있는 채소 자투리는
뭐든 다 써도 된다. 마치 뼈 육수에 부엌 싱크대를 통째로 넣는 셈인데, 결과는 그보
다 훨씬 더 좋다. 정육점에 가서 닭 뼈(등뼈, 목뼈, 뼈만 남은 닭, 심지어 닭발까지!)를 줄
수 있는지 물어보자. 주인들은 대체로 이런 부위를 버리거나 여러분 같은 사람을 위
해 냉동실에 보관해두곤 한다. 집에서 손질한 닭 뼈를 냉동해두었다가 쓰거나, 직접
구운 로스트치킨의 뼈를 활용해도 된다. 뼈 육수는 정말이지 다용도다. 수프 베이스
로도 쓰고, 채소를 볶는다거나 파스타를 삶고 밥을 지을 때 넣어도 좋고, 심지어 스
무디나 아이스바에도 활용할 수 있다!

재료

유기농 닭 뼈 1.8~2.2kg

유기농 채소 4~5컵, 굵게 자른 것(당근, 양파, 셀러리, 리크, 파프리카, 기타 채소 자투리 등을
  껍질째)

유기농 마늘 6쪽, 으깬 것

유기농 월계수 잎 2장

신선한 유기농 타임 6줄기

유기농 이탈리안 파슬리 1단

유기농 애플사이다비니거 2큰술

소금과 후추(기호에 맞게)

만드는 방법

1. 큰 육수 냄비에 닭 뼈를 담고, 채소·마늘·월계수 잎·타임·파슬리도 함께 넣는다.

2. 애플사이다비니거를 넣고, 뼈와 채소가 잠길 만큼 정수한 물을 붓는다. 냄비 위쪽으로 약 5cm 정도 공간을 남긴 채, 그대로 15분간 둔다.

3. 냄비를 중강불에 올려놓고 끓인다. 국물이 끓어오를 때 생기는 갈색 거품('찌꺼기')은 숟가락으로 건어낸다. 이 과정은 생략해도 된다. 해롭지는 않지만, 거품을 제거하면 맛과 색이 더 깔끔해진다.

4. 냄비 뚜껑을 덮고 육수가 절반 정도 줄어들 때까지 8~10시간 뭉근히 끓인다. 원한다면 최대 24시간까지 끓여도 된다. 서두를 필요 없다. 육수가 너무 졸아들면 뼈가 겨우 잠길 정도로 정수한 물을 보충한다.

5. 불을 끄고 큰 채소 조각과 뼈를 건져낸다. 고운 체를 큰 볼이나 냄비 위에 얹어놓고 육수를 부어 나머지 건더기를 걸러낸다.

6. 소금과 후추로 간을 맞춘다.

7. 바로 사용할 때는 표면에 뜬 기름을 숟가락이나 기름 분리기로 건어낸다. 저장하려면 실온에서 식힌 다음 뚜껑을 덮거나 병에 담아 냉장 보관한다. 냉장 후 표면에 굳은 기름은 숟가락으로 제거한다.

* 1컵 기준 영양 성분: 45cal, 지방 1g, 단백질 9g, 탄수화물 1g, 식이섬유 1g 미만

CHAPTER 5

영양 채우기 Part 2
장 건강을 망치는 방해꾼 걷어내기

장내 미생물을 건강하고 행복하게 지켜주는 '장내 미생물을 키우는 3가지 열쇠' 같은 음식이 있듯, 정반대로 아이의 장내 미생물에 원치 않는 영향을 주는 음식도 있다. 아이의 장내 미생물을 잘 돌보려면 무엇을 먹이느냐만큼 무엇을 피해야 하느냐도 중요하다. 특히 아이가 아직 다양한 음식을 먹지 않는다면, 억지로 장내 미생물에 좋은 음식을 추가하는 대신 해로운 '애물단지 방해꾼'을 키우는 음식을 식단에서 제거하는 편이 더 쉽고 긍정적인 변화를 만들어낼 수 있다.

그렇다면 가장 큰 '애물단지 방해꾼'은 뭘까? 답을 찾으려면 시간을 거슬러 올라가야 한다. 1953년 9월 10일, 대부분의 사람에게는 별 의미 없는 순간일 수 있지만, 장내 미생물의 역사에선 분수령이 된 날이다. 이날 스완슨Swanson사가 최초의 'TV 디너'를 출시하면서, 미국인의 식단과 삶의 방식은 영원히 바뀌었다. 스완슨은 바쁘고 지친 현대 직장인 엄마들을 겨냥하여 단 25분 만에 '집밥 같은 저녁'을 차릴 수 있다고 약속했다. 엄마들의 마음을 움직이는 법을 속속들이 잘 알았던 스완슨은 출시 첫해에 1,000만 개 이상을 판매했고, 이듬해에는 2,500만 개 넘게 팔아치웠다.[1]

'TV 디너'는 단순한 제품을 넘어 미국 문화를 상징하는 아이콘이 됐다. 1987년에는 '스완슨 알루미늄 TV 디너 트레이'가 스미소니언 국립미국사박물관에서 기획한 '음식, 미국인의 식탁을 바꾸다Food: Transforming the American Table' 전시에 포함되기도 했다. 그 알루미늄 트레이가 '음식을 바라보는 미국인들의 사고방식'을 바꾼 결정적 사건을 의미했기 때문이다.[2] 시간을 훌쩍 뛰어넘어 2021년으로 가보면 전 세계 냉동식품 산업 규모가 2,560억 달러를 넘어섰으며, 2028년에는 3,850억 달러를 웃돌 것으로 전망된다.[3] 그런데 이 수치는 전 세계 가공식품 시장의 일부에 불과하다. 실제로 전 세계 초가공식품 시장은 그보다 훨씬 커서, 2026년에는 4조 2000억 달러 이상에 이를 것으로 전망된다.[4]

그렇다면 1953년 9월 10일은 인간의 장내 미생물에 나타난 변화와 무슨 관련이 있을까? 인류 역사상 이렇게 짧은 시간 안에 음식을 바라보는 생각과 먹는 방식이 급격히 바뀐 적은 없었다. 1950년대 이후 서구 사회에서 만성적인 건강 문제가 급증한 시기가 냉동식품, 포장식품, 초가공식품 산업이 폭발적으로 성장한 시점과 정확히 맞물린다는 사실은 결코 우연이 아니다. 나는 이것이 상당 부분, 우리가 진정한 음식을 떠나 애물단지 방해꾼이 가득한 초가공식품으로 식단을 바꾸면서 장내 미생물이 급격히 변화했기 때문이라고 생각한다.

그렇다면 '진짜 음식real food'이란 정확히 무얼 말하는 걸까? 눈으로 보면 알아볼 수 있고, 최대한 자연 상태 그대로에 가까운 음식이 진짜 음식이다. 가공된 음식이라도 최소한의 과정을 거쳐야 하고, 첨가되는 재료도 '진짜'여야 한다. 음식의 중독성을 높이거나 유통기한을 늘리기 위해 첨가하는 인공 성분은 없어야 한다. 사과를 예로 들어 가공 단계를 한번 살펴보자.

- 비가공: 사과 한 개
- 최소 가공: 자연의 단맛이 나는 유기농 사과 조각에 계피, 레몬즙, 물, 소금을 약간 넣어 만든 사과소스
- 초가공: 사과를 초고온으로 조리한 다음 설탕(더 나쁘게는 인공감미료), '천연향료', 방부제, 유화제를 잔뜩 섞어 병 속에서 걸쭉해지지 않게끔 만든 사과소스

여기서 분명히 짚고 넘어가야 할 점은 '가공'이라는 말 자체가 나쁘다는 뜻은 아니라는 것이다. 닭고기를 양념에 재어 굽는 것도 가공이다. 집에서 직접 유기농 글루텐 프리 바나나-주키니호박-호두 빵을 구워도 가공이다. 유기농 무가당 코코아 파우더, 코코넛밀크, 계피를 약간 넣고 초콜릿 치아시드 푸딩을 하룻밤 불려 만들어도 가공이다.

눈으로 보면 알 수 있는 '진짜 음식 재료'를 사용하여 되도록 최소한의 단계로만 가공하는 것이 중요하다. 곧 살펴보겠지만, FDA에서 승인한 이런저런 첨가물이 들어가는 초가공식품의 여러 가공 단계는 장내 미생물을 교란시키고, 원래 음식에 담긴 영양소 대부분을 잃어버리게 하는 매우 확실한 방법 중 하나다.

물론 진짜 음식, 비가공 혹은 최소 가공 음식을 먹는다고 해서 반드시 포장식품을 멀리한다거나 현대 생활의 모든 편리함을 포기해야 한다는 뜻은 아니다. 솔직히 말해, 우리는 모두 아침 식사를 준비하면서

아이들 도시락을 싸고, 저녁 식사까지 계획하느라 분주하다. 현실이 그렇다. 나도 가끔은 유기농 팝콘, 김, 병아리콩 스낵 같은 포장 간식을 아이들 도시락에 넣는다. 나는 유기농 렌틸콩 파스타에 채소를 듬뿍 넣고 캐슈 리코타 치즈를 올린 라자냐를 집에서 만드는 걸 좋아한다. 하지만 직접 파스타와 마리나라 소스까지 만드는 건 선을 긋는다. 우리가 하루에 쓸 수 있는 시간은 한정되어 있으니까.(정확히 말하면, 나는 이 레시피를 실제로 만들어본 적이 있다. 유기농 통밀 라자냐 시트, 갈아놓은 유기농 건초 소고기, 볶은 채소, 유기농 전지 리코타 치즈, 유기농 마리나라 소스로 만든 전통 라자냐도 만들어봤다. 하지만 그때도 파스타 시트나 소스를 직접 만들지는 않았다.) 대신 보디와 켄지가 집에서 파스타와 소스를 직접 만들길 좋아해서, 함께하면 좋은 팀이 된다!

사실은 맞다, 통합의학 소아과 의사인 나도 장 마스터 방식으로 그래놀라 바, 토르티야 칩, 냉동 만두, 준비된 까르니따스 타말, 포장 샐러드 키트를 장바구니에 담는다.

바쁜 엄마로서 나는 현대 생활의 편리함을 사랑하거니와(필요하기도 하다)! 피터와 나는 태국을 여행할 때 요리 수업을 들으며, 신선한 레몬그라스, 건고추, 갈랑가, 마늘, 향신료를 절구에 직접 갈아 만들어 입맛을 사로잡는 태국식 레드 커리 페이스트를 배웠다. 지금 떠올려도 군침이 돈다. 다시 만들 거냐고? 물론이다. 실제로도 여러 번 만들었다. 사실, 그렇게 오래 걸리지도 않는다(특히 푸드 프로세서를 쓰면 그렇다!). 하지만 서둘러야 하거나 급할 때는 진짜 재료로 만든 '마이크 오가닉 커리 러브Mike's Organic Curry Love' 레드 커리 페이스트 한 병을 열어 볶은 채소와 두부에 붓고 유기농 코코넛밀크 한 캔을 더하면 끝이다. 15분 만에 진짜 음식, 최소 가공 음식으로 차린 저녁이 완성된다!

이처럼 나는 편리함을 원한다! 지금 이 책을 읽는 여러분도 대부분 그럴 테다. 하지만 이런 편리함에는 대가가 따른다는 점도 알게 될 것이다. 우리는 스스로나 아이가 병드는 불편을 겪지 않고 현대사회의 편리함을 누리고 싶을 따름이다.

초현대적이고 초가공식품이 넘쳐나는 세상에서 건강하게 살아가기 위한 핵심은 일상에서 우리가 실천할 수 있는 '장 마스터'다운 작은 습관을 이해하고, 건강을 증진하는 편리함을 전략적으로 선택하고, 장내 미생물을 직접적으로 해치는 불편한 요소를 없애는 데 있다.

장 마스터다운 작은 변화를 이루려면 현대사회에서 가장 큰 '애물단지 방해꾼'이 무엇인지, 그리고 그것을 어떻게 찾아낼 수 있는지 알아야 한다. 이 애물단지 방해꾼은 대체로 아무런 영양적 가치도 주지 못하면서, 장내 환경을 망가뜨려 장내 불균형을 일으키고 장이 새는 상태를 촉발할 수 있다. 대표적인 애물단지 방해꾼을 꼽자면 다음과 같다.

- FDA 승인 식품 및 색소 첨가물
- 첨가당(그리고 영양가 없는 대체 감미료)
- 글리포세이트(제초제 성분)

장 건강을 무너뜨리는 최고의 애물단지 방해꾼

애물단지 방해꾼	장내 불균형 유발	새는 장 촉발	영양적 가치
FDA 승인 식품 및 색소 첨가물	✓	✓	없음
첨가당	✓	✓	없음
비영양 감미료	✓	✓	없음
글리포세이트	✓	✓	없음

이것을 '진짜 음식,' 즉 비가공 혹은 최소 가공 음식과 비교해보자.

진짜 음식이 장내 불균형을 일으키는가? 아니요.

진짜 음식이 장이 새는 상태를 촉발하는가? 아니요.

진짜 음식에 영양적 가치가 있는가? 예!

하지만 문제는 애물단지 방해꾼이 들어 있지 않은 더 건강한 진짜 음식, 비가공 혹은 최소 가공 포장식품을 고르기가 결코 쉽지 않다는 것이다. 초가공식품이 넘쳐나는 오늘날, 부모와 아이가 함께 건강하게 살아가기 위해 '장 마스터'답게 반드시 습관을 들여야 하는 일 중 하나는 식품 라벨을 꼼꼼히 살펴보는 '장 마스터 라벨 탐정'이 되는 것이다.

이 책을 읽고 있는 여러분이라면 아마도 이미 가족을 위해 시판 식품의 포장에 적힌 라벨을 살펴보고 있을 것이다.

- 유기농—확인
- 통곡물—확인
- 저당—확인
- 인공색소·향료 없음—확인
- 진짜 과일로 만듦—확인
- 글루텐 프리—확인

그렇다면 여기서 중요한 질문 하나. 장내 미생물 애물단지 방해꾼이 눈에 잘 띄지 않게 숨어 있다면 어떨까? 다음 장에선 대표적인 애물단지 방해꾼들이 어떻게 해를 끼치고, 또 어디에 숨어 있는지 짚어본다. 그리고 어떻게 하면 그것을 더 건강하고 장내 미생물 친화적인 형태로 바꿀 수 있는지 보여줄 참이다. 소아과 의사이자 엄마로서 내가 배운 간단한 '장 마스터 교환법'을 소개하고자 한다. 나도 여러분처럼 최선을 다한다고 생각했는데, 진실을 알고 나서 적잖은 충격을 받았다.

한번 장 마스터처럼 식품 라벨을 읽는 습관을 들이면, 다시는 예전으로 돌아갈 수 없다. 내가 말하는 습관이란 여러분(과 아이)이 손에 드는 모든 포장식품의 라벨을 읽는 것이다. 하나도 빠짐없이. 심지어 '건강식'이라고 적힌 제품의 라벨까지도. 이 습관을 들이는 동안, 나도 우리 가족의 '건강한 식단'이 얼마나 더 건강해졌는지 깜짝 놀랐고, 동시에 우리가 아기·아이·청소년의 성장을 위해 믿고 먹이는 음식 속에 FDA와 식품업계가 실제로 무엇을 허용하고 있는지 알게 되면서 분노했다.

진짜 음식, 비가공 혹은 최소 가공 음식으로 '장 마스터'답게 습관을 바꾸면, 자동으로 다음과 같은 효과가 생긴다.

- 영양 밀도가 높아져, 먹는 한입 한입의 가치가 더 커진다.
- 더 많은 식이섬유와 파이토뉴트리언트가 포함되어, 음식 속 '든든한 챔피언'이 늘어난다.
- 아이의 장, 뇌, 면역체계, 후성유전학적 잠재력에 직접적 해를 끼치는 '애물단지 방해꾼'이 줄어든다.

약간의 장 마스터 노하우만 있으면, 초가공식품 세상에서도 여러분(과 아이들)은 충분히 잘 살아갈 수 있다. 포장식품을 완전히 끊을 필요는 없다. 다만 애물단지 방해꾼만 빼면 된다. 곧 여러분과 아이는 포장식품을 집을 때마다 '장 마스터 라벨 탐정'이 되는 법을 배울 것이다. 만약 지금 바로 시작하고 싶고, 오늘 장 보러 갈 때 무엇을 고르면 좋을지 알고 싶다면, 520쪽 '장 건강 쇼핑 가이드'를 참고하기 바란다. 거기에는 내가 직접 추천하는 '장 마스터 교환법'이 담겨 있다.

애물단지 방해꾼 #1: FDA 승인 식품 및 색소 첨가물

가장 달콤한 키스(초콜릿 얘기는 아니다.)

에이든이 내게 찾아온 건 여섯 살 반 무렵이었다. 아이는 감각 문제와 사회적 불안으로 고통을 겪고 있었고, 폭발적인 분노와 행동 문제까지 안고 있었다. 학교에서도, 집에서도, 또 친구들과의 관계에서도 어려움이 많았다. 특히 스스로도 마음 안에서 편안함을 느끼지 못했다.

아이는 다른 사람의 손길도 받아들이지 못했다. 조금이라도 원치 않게 스칠라치면 벌컥 화를 냈다. 강한 냄새에도 예민했고, 블렌더나 청소기가 내는 큰 소음에도 쉽게 겁을 먹었다. 에이든 엄마는 아이가 포옹과 뽀뽀를 견디지 못한다는 사실이 가장 가슴 아팠다. 에이든의 식단은 미국식의 전형인 밀과 유제품 위주였고, '아이용'이라 불리는 포장 간식이 빠지지 않았다.

첫 상담에서 우리는 인공색소와 감각 및 행동 문제 사이의 연관성에 관해 이야기를 나눴다. 그리고 에이든의 식단에서 모든 인공색소, 향료, 방부제를 빼기로 했다. FD&C 황색 6번 색소로 물들인 '치즈맛' 콘 퍼프를 인공 성분이 전혀 들어 있지 않은 유기농 병아리콩 퍼프로 바꿨고, FD&C 황색 40번, 녹색 3번, 청색 2번, 황색 5번, 오렌지 B가 들어간 형광빛 젤리빈은 유기농 당근, 호박, 사과, 블랙커런트, 강황, 비트, 무로 색을 낸 유기농 젤리빈으로 대체했다.

물론 에이든의 식단이 하루아침에 고지방·고당분 중심의 서구식 식단에서 식물성 위주의 식이섬유가 풍부한 장 친화적 식단으로 기적처럼 바뀐 건 아니었다. 앞으로 긴 여정이 남아 있었다. 하지만 2주가 지나고, 에이든 엄마가 눈물을 흘리며 내게 전화하던 순간을 나는 결코 잊지 못한다. 기쁨의 눈물이었다. 에이든이 정말 오랜만에 처음으로 엄마의 키스를 닦아내지 않았고, 심지어 스스로 포옹해달라고 했다고 한다.

가짜 음식을 빼고 진짜 음식을 넣어라

사실, 그렇게 단순할 수 있다. 에이든의 이야기는 결코 특별한 사례가 아니다. 매일 먹던 스낵인 스마트푸드 화이트 체더 팝콘Smartfood White Cheddar Popcorn을 세이프웨이의 O 오가닉 화이트 체더 팝콘Safeway's O Organics White Cheddar Popcorn으로 바꾸고 나서 아토피피부염이 사라진 에바의 이야기도 있다. 아니면 형광빛 게토레이 G-시리즈 퍼폼 02 쿨 블루 스포츠 음료Gatorade G-Series Perform 02 Thirst Quencher in Cool Blue를 비타 코코 코코넛워터 복숭아 앤 망고Vita Coco's Coconut Water Peach & Mango로 바꾼 후에 야구 경기를 마치고 집에 와서 분노 발작을 멈춘 지미의 이야기도 있다.

오늘날 우리가 먹는 음식에는 3,000개가 넘는 FDA 승인 식품 및 색소 첨가물이 들어 있다.[5] 누가 음식의 맛과 색을 더 강화하고 오래가게 만들기 위해 이렇게나 많은 성분이 필요하다고 생각했을까?

그렇다면 '가짜 음식'이란 정확히 무얼 말하는 걸까?

가짜 음식은 현대의 발명품이다. 초가공식품을 더 달고 짜고 맛있고 부드럽게 만들며, 향과 색을 더 강화하고, 중독성을 높이고, 유통기한을 길게 늘리기 위해 '식품 첨가물'이라는 초가공 화학성분이 동원된다. (이를테면 '천연 딸기 향'이 들어 있다고 하지만, 어디에도 유통기한이 표시되지 않은 유니콘 모양 과일 젤리를 떠올려보라. 이것이 바로 가짜 음식이다.)

요즘 아이들은 진짜 음식보다 가짜 음식을 훨씬 많이 먹는다. 실제로 초가공식품은 오늘날 아이와 청소년들이 섭취하는 전체 칼로리 중 약 3분의 2를 차지한다.[6] 초가공식품에는 비가공·최소 가공 식품보다 첨가당과 소금은 물론 인공 향료, 색소, 방부제도 훨씬 많이 들어간다.[7] 결국 현대인의 입맛은 더 달고, 더 짜고, 더 화려한 맛에 길들여진다.

아이와 청소년들이 초가공식품에서 얻는 칼로리 중 거의 90%가 첨가당에서 나온다. 실제로 초가공식품에는 비가공·최소 가공 식품보다 무려 5배나 많은 첨가당이 들어 있다.[8] 게다가 식이섬유와 단백질이 적어 포만감도 덜하다. 그만큼 더 많이 먹게 되고, 더 원하게 된다. 초가공식품은 애초에 중독성을 띠도록 설계됐다.

이 전략은 성공했다. 전 세계 식품 첨가물 시장은 2021년 379억 달러 규모였는데, 2026년에는 555억 달러에 이를 것으로 예상된다.[9] 전 세계적으로 포장식품 수요가 급격히 늘어나는 추세여서, 아동 건강 문제 역시 끊임없이 증가하는 것이다.

정리하자면, 초가공식품이란 여러 산업적 가공 단계를 거치는 동안 원래 그 음식에 없던 FDA 승인 화학성분이 이것저것 추가된 음식을 말한다. 이런 '가공 과정'은 음식의 물리적 구조와 화학 구성을 뿌리째 바꿔 서구인의 입맛에 더 잘 맞고, 오랫동안 보관할 수 있도록 만든다. 결국 아이들 도시락에 무심코 넣는 포장식품은 더 오래 보관할 수 있고, 더 화려하고, 더 달고, 더 짜고, 더 바삭하며, 어린아이의 순진한 미각에 더 매력적이고 맛있게 느껴지도록 만들어진다.

그렇다면 음식의 맛을 더 돋우고, 더 예쁘게 보이도록 만들고, 오래 가게 하는 것이 뭐가 문제일까? 문제는 아주 많다.

산업적 식품 첨가물은 장내 미생물에 직접적 해를 끼치고, 장내 불균형과 장이 새는 상태를 불러오는 것으로 밝혀졌다.[10] 기억하자, 장내 불균형과 새는 장은 2장에서 언급한 '골칫거리 리스트'에 올라 있는 성인과 아동의 거의 모든 만성 건강 문제와 연관이 있다.

이름만 바뀐 식품 첨가물

유화제나 계면활성제는 반드시 주의해야 할 식품 첨가물이다. 유화제는 음식의 표면 장력을 줄여 서로 잘 섞이고 붙도록 한다. 그래서 아이스크림, 케첩, 심지어 껌도 끈적거리며 분리되지 않는다. 이런 계면활성제는 초가공식품 어디에나 들어 있으며, 식품 첨가물 시장에서 가장 빠르게 성장하는 부문이기도 하다.[11] 문제는 이 계면활성제가 소장 내벽의 밀착연접을 파괴해 직접적으로 장을 새게 만든다는 사실이 밝혀졌다는 것이다. 자당 지방산 에스터 같은 계면활성제는 농도가 50mg/L 정도로 낮아도 해로운 영향을 준다.[12] 충격적인 사실은 자당 지방산 단일 에스터를 분유에 최대 120mg/L까지 사용해도 된다고 허용한다는

점이다.[13]

그런데 중요한 건 이런 성분이 포장지에 '유화제'로 표기되지 않는다는 점이다. 대신 성분표에는 이렇게 적힌다.

- 모노·디글리세리드mono-and diglycerides
- 폴리소르베이트 80 polysorbate 80
- 카라기난carrageenan
- 카르복시메틸셀룰로오스나트륨CMC
- 글리세릴 모노스테아레이트glyceryl monostearate
- 잔탄검, 구아검, 아라비아검(아카시아검), 로커스트빈검(캐럽검) 같은 '천연 검류'(참고: 이들 검은 아래 리스트에서 볼 수 있듯 '경우에 따라 다를 수 있는' 성분이다.)

그렇다면 어떤 바닐라 아이스크림을 사야 할까?

브라이어스 홈메이드 바닐라 아이스크림Breyer's Homemade Vanilla Ice Cream
성분: 우유, 크림, 설탕, 옥수수 시럽, 유청, 달걀 노른자, 식물성 검(캐럽빈, 타라, 구아), 모노·디글리세리드, 소금, 천연향료, 아나토(색소)

또는

스트라우스 유기농 바닐라 아이스크림Straus Organic Vanilla Ice Cream
성분: 저온살균 유기농 크림, 유기농 무지방 우유, 유기농 사탕수수당, 유기농 달걀 노른자, 유기농 바닐라 추출물, 유기농 바닐라빈 가루

FDA에는 '미국 식품에 첨가된 모든 것Everything Added to Food in the United States'[14]이라는 데이터베이스가 있는데, 수록된 항목이 3,000개가 넘는다. 전체 목록이 상당히 방대하기 때문에, 가장 문제 되는 성분을 가려내는 팁을 알려주려고 한다.

그리고 과일 '향'에 속지 말자. 다음의 화학물질 목록을 보고, 무슨 맛일지 한번 맞혀보기 바란다.(정답을 미리 보지 말기!)

아밀 아세테이트, 아밀 부티레이트, 아밀 발레레이트, 아네톨, 아니실 포메이트, 벤질 아세테이트, **벤질 이소부티레이트, 부티르산**, 시나밀 이소부티레이트, 시나밀 발레레이트, 코냑 에센셜 오일, 디아세틸, **다이프로필 케톤**, 에틸 아세테이트, 에틸 아밀 케톤, 에틸 부티레이트, 에틸 시나메이트, 에틸 헵타노에이트, 에틸 헵틸레이트, 에틸 락테이트, 에틸 메틸페닐글리시데이트, 에틸 나이트레이트, 에틸 프로피오네이트, 에틸 발레레이트, 헬리오트로핀, 하이드록시페닐-2-부타논(알코올 용액 10%), 알파-이오논, 이소부틸 안트라닐레이트, 이소부틸 부티레이트, 레몬 에센셜 오일, 말톨, **4-메틸아세토페논**, 메틸 안트라닐레이트, 메틸 벤조에이트, 메틸 시나메이트, 메틸 헵틴 카보네이트, 메틸 나프틸 케톤, 메틸 살리실레이트, 민트 에센셜 오일, 네롤리 에센셜 오일, 네롤린, 네릴 이소부티레이트, 오리스 버터, 페네틸알코올, 로즈, 럼 에터, 감마-운데칼락톤, 바닐린 그리고 **용제**

이것이 FDA에서 승인한 '딸기 향'이다! 아이에게 딸기 맛 아이스바를 사줄 때, 실제로 제품에 들어 있는 건 아마 이런 화학물질의 조합일 수 있다. FDA는 특정 성분이 일반적으로 안전하다고 인정되면generally recognized as safe, GRAS, 제조업체에 향료나 색소 첨가물을 만들 때 사용한 세부 성분을 공개하라고 요구하지 않는다. 굵게 표시한 성분 몇 가지를 좀 더 자세히 살펴보자.

- **아밀 아세테이트**: 향료로뿐 아니라 페인트와 광택제 용제로도 쓰인다.
- **벤질 이소부티레이트**: 흔히 향료에 쓰이는 성분인데 세제, 비누, 생활용품에도 들어간다.
- **다이프로필 케톤**: 향료로 쓰이나 기침, 인후통, 두통, 어지럼증, 구토를 유발할 수 있다. 여러 합성수지 용제로도 사용된다.
- **4-메틸아세토페논**: 향료 성분으로 섭취하면 해롭고 눈에 자극을 줄 수 있으며, 담배에 들어가는 600여 가지 첨가물 중 하나다.

과일과 채소의 '향'은 실제가 아닐 수 있다.

인공색소, 합성향료, 방부제, 이런 세상에!

FDA에서 승인한 인공색소(일명 '식용색소')는 특히 아이들을 위해 주목할 필요가 있다. "우리는 눈으로 먼저 맛본다"는 말을 들어본 적이 있는가? 우리 뇌가 음식이 얼마나 맛있는지 인지하는 과정에는 우리의 모든 감각이 관여한다. 맛과 냄새, 질감과 촉감 그리고 눈으로 보는 시각 요소가 모두 음식의 맛과 즐거움을 결정하는 데 중요한 역할을 한다.[15]

그런데 가공식품이 점점 늘어나면서, 아이들의 눈은 자연의 은은하고 아름다운 색채보다 네온 블루, 형광 오렌지, 플라밍고 핑크, 형광 그린 같은 색이 더 '맛있다'고 학습해버렸다. 스키틀즈 한 봉지 안에 든

"무지개를 맛보라taste the rainbow"는 유혹을 어느 아이(혹은 어른)가 거부할 수 있을까? 시장은 이미 대답을 내놓았다. 지난 50년 동안 미국에서 인공색소 섭취량은 4배나 늘었다![16]

FDA에서 승인했다고 하여 이런 색소 첨가물이 아이들의 장, 면역, 뇌 건강에 안전하다는 뜻은 아니다. 사실 과학계는 이미 오래전부터 이 사실을 알고 있었다. 1970년대 샌프란시스코의 알레르기 전문의 벤 파인골드Ben Feingold 박사는 식용색소와 특정한 천연 및 인공 성분이 아이와 성인 모두에게 과잉행동과 행동 문제를 일으킨다는 사실을 밝혀냈다.[17]

2011년, FDA는 인공색소와 행동장애의 연관성을 다룬 여러 연구를 평가했고, 그 결론은 이랬다.

인공색소와 방부제를 포함한 음식 및 식품 성분에 노출되면 ADHD나 다른 문제 행동이 있는 특정 취약 아동에게서 나타나는 과잉행동과 반드시 연관되지는 않더라도 부정적인 행동과는 관련이 있을 수 있으며, 일반 아동 중 일부 취약군에서도 동일한 가능성이 있다.[18]

여러 연구에서[19] 인공색소와 민감한 아동이 보이는 과잉행동, 부주의, 안절부절 같은 신경행동학적 증상 사이에 실제로 연관이 있다고 결론 내렸다. ADHD 아동 10명 중 약 1명은 식용색소와 관련한 증상을 보일 수 있고, ADHD 아동 3명 중 1명은 인공색소를 제거한 식단에 반응을 보일 수 있다. 다시금 강조한다. ADHD 아동 3명 중 1명은 단지 인공색소를 식단에서 빼는 것만으로도 도움을 받을 수 있다. 게다가 인공색소의 해로운 행동학적 영향은 ADHD나 기존 행동장애 아동뿐 아니라 모든 아이에게서 나타날 수 있다.

그렇다면 인공색소는 어떻게 뇌에 영향을 미칠까? 장-뇌 연결고리를 기억하는가? 우리 몸의 '행복 호르몬'인 세로토닌의 최대 90%, '집중·보상 호르몬'인 도파민의 50%는 장내 미생물이 만들어낸다. 인공색소는 직접적으로 장내 불균형을 촉발하여[20] 신경전달물질을 생산하는 유익균의 양을 줄인다. 실제로 어떤 색소 첨가물은 유익균에는 항생제처럼 작용해 죽여버리고, 유해균은 그대로 두는 것으로 밝혀졌다. 아이들의 장내 미생물에는 이중으로 타격인 셈이다.[21]

또한 어떤 초가공식품에도 첨가물이 단독으로 쓰이지 않는다는 점에 주의해야 한다. 초가공식품에는 대부분 여러 가지 첨가물이 함께 들어가는데, 이를 동시에 섭취했을 때 나타날 수 있는 해롭고 잠재적인 시너지를 밝힌 연구는 전혀 없다. 특히 발달 중인 아이들의 뇌와 관련해선 더욱 그렇다.

2014년 닐슨Nielsen에서 실시한 미국 건강·웰빙 조사에 따르면,[22] 미국인의 60% 이상이 식품을 구매할 때 '인공색소와 향료가 없는 것'을 중요한 기준으로 삼는다고 답변했다. 이에 2015년 2월, 네슬레Nestlé는 자사 초콜릿바에 들어가는 모든 인공색소와 합성향료를 천연 성분으로 교체하겠다고 공식 발표한 첫 번째 기업이 됐다. 여기에 제너럴밀스(트릭스, 럭키참스 제조사), 켈로그(후르트루프 제조사), 마즈(스키틀즈, 스타버스트, 엠앤엠즈 제조사)도 잇따라 동참했다. 각 기업은 FDA에서 승인한 인공색소가 건강을 위협하지 않는다고 강조하면서도, 소비자 요구에 따라 이를 쓰지 않겠다고 발표했다.

하지만 아쉽게도 약속을 지킨 기업은 없었다. 유럽에선 이미 10년 넘게 인공색소를 사절해왔는데도 말이다. 해당 기업들은 후속 시장

조사를 실시한 결과, 미국 소비자는 유럽 소비자만큼 인공·색소를 우려하지 않았으며, 오히려 흐릿한 천연색보다 선명하고 화려한 인위적인 색을 더 선호했다고 설명했다. 그러나 이는 2010년부터 유럽연합이 인공색소가 들어간 가공식품에 "아이들의 활동성과 주의력에 부정적 영향을 줄 수 있다"는 경고 라벨을 의무적으로 붙이도록 조치한 일과 무관하지 않을 것이다. 이제 미국 FDA도 시대에 발맞춰 변화해야할 때다.

'천연'이라는 말의 속임수

2015년에 네슬레, 마즈, 제너럴밀스, 켈로그 같은 대형 식품회사들이 사탕, 시리얼, 각종 가공식품에 들어가는 인공 향료와 색소를 모두 천연 성분으로 교체하고, 새 제품 라벨에 '합성향료와 인공색소'라고 표시하겠다고 발표했을 때,[23] 나는 소소하게 기쁨의 춤을 췄다. 올바른 방향으로 내딛은 작은 발걸음이었기 때문이다. 하지만 안타깝게도 약속은 지켜지지 않았다. 그런데 '천연'이라고 해서 항상 더 좋은 걸까?

식품에 "합성향료"나 "인공색소"라고 적혀 있다면 당장 외면해야 한다. 하지만 "천연향료"나 "천연색소"라고 쓰여 있다면 어떨까? 듣기만 해도 좋아 보이지 않는가? **"천연"**인데 어떻게 해로울 수 있겠어? FDA는 '천연향료'를 다음과 같이 정의한다.[24]

향신료, 과일이나 과일주스, 채소나 채소주스, 식용 효모, 허브, 나무껍질, 싹, 뿌리, 잎, 그 외 유사한 식물 재료, 고기, 해산물, 가금류, 달걀, 유제품, 혹은 이들의 발효 산물에서 유래한 향 성분을 포함하는 에센셜 오일, 올레오레진, 에센스, 추출물, 단백질 가수분해물, 증류수 또는 볶기·가열·효소

분해의 산물로 음식에서 영양적 기능이 아닌 향을 내는 기능이 주된 목적인 것.

쉽게 말해, 자연에서 유래한 '천연향료'라 하더라도 초가공식품에 들어가는 시점에는 실험실에서 합성된 향료와 사실상 구별되지 않을 수있다. 안타깝게도 '천연향료'는 종종 장과 뇌 건강을 해칠 수 있는 글루탐산나트륨MSG이나 기타 '천연' 화학물질을 의미하는 암호 같은 말이된다. MSG는 장내 불균형을 일으키는 것으로 알려졌으며, 특히 '천연향료'가 들어간 포장식품을 고지방·고당분 서구식 식단[25]과 함께 먹을때 더욱 해롭다.

'향료flavor'라는 말은 사실상 무엇이든 아우를 수 있다. 게다가 FDA는제조업체가 식품 라벨에 '부수적 첨가물incidental additives'을 표기하게끔규제하지 않는다. 즉, '천연향료'조차도 수백 가지 '부수적' 성분이 들어있을 수 있다. 여기에는 천연 또는 인공 유화제, 용제, 방부제가 포함될수 있으며, 그 각각은 FDA 안전 기준치보다 적은 양일 수 있지만, 함께섭취하면 아직 밝혀지지 않았거나 개별적으로 섭취했을 때보다 더 해로운 시너지를 낼 수 있다. 결국 '합성향료'와 '천연향료'는 사실 그리다르지 않다.

'유기농' 인증을 받은 식품 중 '천연향료'가 들어 있는 제품은 상대적으로 더 나을 수 있다.

유기농 식품에 포함된 천연향료는 합성 용제, 운반체, 인공 방부제를사용하지 않고 만들어야 한다. 하지만 단순히 '유기농 재료로 만들었다'고 표시된 식품과, 제품 전체가 유기농 인증을 받은 것은 다르다. 후자의 경우만 인공 성분과 용제 사용이 엄격히 제한되기 때문에 포장식품에 '천연향료'가 들어 있다면, 안전을 위해 반드시 유기농 인증 마크를 확인해야 한다.

유기농 인증을 받은 식품이 아니라면, 식품 속 '천연향료'를 멀리하는 것이 '장 마스터'다운 선택이다. 그러면 아이의 장내 미생물이 훨씬 더 행복해질 것이다!

단순함이 결국 이긴다

오해하지 않길 바란다. 나는 음식을 오래 두어도 상하지 않게 보존하는 방법 자체에는 동의한다. 고대 이집트 사람들도 소금을 보존제로 사용했다(베이컨을 떠올려보라). 냉장고가 발명되기 전까지, 인류는 음식을 말리고, 소금에 절이고, 피클로 만들고, 발효시키고, 심지어 꿀에 저장하는 등 다양한 방법으로 식재료를 보존해왔다. 그런데 현대사회가 그 선을 훌쩍 넘어서버렸다. 음식은 수십 년 동안 변하지 않고 안정적으로 보존되도록 만들어진 것이 아니다.

수백 년 전 중동에서 살구를 보존하려고 고안해낸 과일레더fruit leather를 떠올려보자. 그 고대 간식을 만드는 데 들어간 재료는 단 두 가지였다. 바로 살구와 설탕.

그렇다면 지금의 초가공 살구 과일레더에는 무엇이 들어갈까? 조레이Joray의 살구 과일 롤 포장 앞면에는 이렇게 적혀 있다. "진짜 말린 과일로 매일 손수 만든 제품" "신선한 과일의 맛과 풍미 가득." 그러나 뒷면 성분표를 보면 기대와는 영 다르다.

건살구, 설탕, 옥수수 시럽 고형분, 강화 밀가루(밀가루, 맥아 보릿가루, 니아신, 철분, 브롬산칼륨, 티아민 모노니트레이트, 리보플래빈, 엽산), 감귤류 섬유,

구연산, 합성향료, 황색 6번, 적색 40번, 아황산

음……, 솔직히 말해서 나는 이 현대식 버전이 본래의 '진짜 음식'과는 거리가 멀다고 생각한다. 초가공 과정을 거친 최종 제품은 영양 밀도가 훨씬 낮아지고, 아이들의 장내 미생물, 뇌, 면역체계, 장기적 건강에 더 해로운 방향으로 바뀐다.

그렇다면 아이가 과일레더를 원할 때 무조건 집에서 직접 만들거나 아예 주지 말아야 할까? 그렇지 않다!(물론, 집에서 과일레더를 만드는 건 일요일 오후에 딱 하기 좋은 쉽고 재미있는 활동이다!) 삶은 '장 마스터'다운 작은 습관이 차곡차곡 쌓이는 과정이라는 사실을 기억하자. 우리 집 아이들도 다른 아이들처럼 과즙이 많고 달콤한 진짜 과일레더 간식을 좋아한다. 그렇다면 직접 만드는 것 다음으로 좋은 대안은 무엇일까? 바로 최소 가공된 과일레더다. 예를 들어 베어스낵스Bear Snacks의 딸기 과일롤은 이런 성분으로 만든다.

사과, 배, 딸기, 흑당근 추출물

이게 전부다.

찌는 듯한 무더운 여름날 얼음처럼 차갑고 상쾌한 간식이 필요하다면 과일 아이스바만 한 것도 없다. 그렇다고 '딸기 맛'이라는 이름의 애물단지 방해꾼을 잔뜩 먹일 필요는 없다. '장 마스터'답게 남은 장 건강 지킴이 무지개 스무디로 집에서 아이스바를 만드는 선택을 하자. 혹은 포장된 과일 아이스바를 고른다면, 클로이Chloe의 딸기 아이스바 같은 제품을 찾아보자. 성분은 단순하다

딸기 퓌레(딸기, 레몬주스), 물, 사탕수수당―이게 전부다.

반대로 '설탕 무첨가' '진짜 과일이나 주스로 만들었다'고 광고하는 아웃샤인Outshine의 딸기 냉동 과일바 같은 제품은 피해야 한다. 성분표에는 이렇게 적혀 있다.

물, 딸기, 소르비톨, 말토덱스트린, 글리세린, 농축 백포도주스(물, 백포도주스 농축액), 폴리덱스트로스, 구연산, 비트즙 색소, 아스코르브산(비타민C), 구아검, 캐럽검, 농축 딸기주스(물, 딸기주스 농축액), 천연향료, 아세설팜칼륨, 수크랄로스, 강황 올레오레진 색소

이제 알겠는가. 라벨을, 반드시, 읽자.

식품 첨가물 제대로 파악하기

FDA의 '미국 식품에 첨가된 모든 것' 데이터베이스에는 3,000개가 넘는 식품 첨가물이 올라와 있다. 그렇다면 대체 어떻게 해야 장내 미생물을 해치는 애물단지 방해꾼 첨가물을 골라낼 수 있을까? 전부 외울 수 있는 방법은 없다. 애초에 외우려고 하지 않는 게 좋다. 대신 제품을 집어 들었을 때 스스로에게 이렇게 질문해보자.

- 성분명을 내가 제대로 발음할 수 있는가?
- 그 성분이 무엇인지 알고 있는가, 아니면 검색을 해봐야 아는가?
- 이 성분이 왜 들어갔는지 알고 있는가?
- 내 아이가 이 성분을 먹어도 괜찮다고 생각하는가?

이 질문 중 하나에라도 "아니오"라고 대답했다면, 그 성분은 아이에게 먹이고 싶지 않은 것일 가능성이 크다. 그럴 땐 그 제품을 내려놓고, 장 마스터답게 선택하면 된다. 성분명을 제대로 발음할 수 없거나 검색해야만 알 수 있다면, 그건 장내 미생물을 해치는 애물단지 방해꾼인 산업적 가공 첨가물일 가능성이 크다.[물론 발음하기 어려운 성분 중 일부는 비타민일 수 있다. 피리독신(비타민B6)이나 리보플래빈(비타민B2)처럼 말이다. 따라서 처음에는 검색이 필요할 수도 있다. 하지만 다시 생각해보자. 정말로 최소 가공된 진짜 음식이라면, 왜 굳이 비타민을 따로 첨가해야 할까?]

그렇다면 구체적으로 어떤 첨가물을 가려내야 할까? 내가 식품 라벨에서 반드시 걸러내야 한다고 꼽는 것의 목록은 다음과 같다. 이들 성분은 장내 미생물, 뇌, 면역계에 해로운 영향을 끼친다고 알려졌다.

- **방부제**: 벤조산나트륨, 아질산나트륨, BHA, BHT, TBHQ, 프로필파라벤, 프로필갈레이트
- **고과당 옥수수 시럽**
- **인공감미료**: 사카린, 아스파탐, 수크랄로스, 아세설팜칼륨(아세설팜-K), 네오탐
- **인공색소**: FD&C 청색 1, 2번, 녹색 3번, 적색 3, 40번, 황색 5, 6번, 오렌지 B, 시트러스레드 2번
- **향료**: 합성향료(출처가 확실치 않다면 '천연향료'도 해당된다.)
- **향미 증진제**: MSG, 이노신산염, 구아닐레이트나트륨
- **유화제/안정제**: 모노·디글리세리드, 카라기난, 폴리소르베이트 80 및 기타 폴리소르베이트, 카르복시메틸셀룰로오스나트륨CMC(셀룰로오스검), 글리세롤 모노스테아레이트 [참고: 천연 검류는 '경우에 따라 다르다.'

잔탄검은 미숙아에게 주의가 필요하지만, 구아검, 아라비아검(아카시아검), 로커스트빈검(캐럽검)은 오히려 장내 미생물에 도움이 될 수도 있다. 확정된 연구 결과는 아니므로 적당히 섭취하는 것이 좋다.][26]

- **알루미늄**: 기술적으로는 식품 첨가물이 아니지만, 베이킹소다, 시판 팬케이크/와플, 머핀, 옥수수빵, 기타 베이킹 믹스에 들어 있는 인산알루미늄나트륨을 반드시 확인해야 한다.

이런 성분을 전부 가려내야 할까? 이상적인 세상에선 '그렇다.' 하지만 현실에선 아이가 친구나 친척과 함께 있을 때 부모가 통제할 수 없는 순간도 있고, 편리함과 접근성이 선택보다 앞설 때도 있다. 기억하자, 진정한 장 건강 회복력은 아이가 가끔 어쩔 수 없이 초가공식품을 먹더라도, 장내 미생물이 다시 회복할 수 있는 힘을 기르는 데 있다.

장 마스터 교환법 실전편

이제 실제 사례를 들어, 슈퍼마켓 과자 코너에서 간식을 고를 때 아이와 함께 식품 첨가물 지식을 어떻게 활용할 수 있는지 보여주겠다.

타키스Takis 얘기를 해보자. 우리 아들의 친구들은 타키스를 좋아한다. 당연히 우리 아들도 먹고 싶어 한다. 하지만 통합의학 소아과 의사이자 엄마인 나는 라벨을 읽어보면 그 안에 숨어 있는 수많은 애물단지 방해꾼이 보이기에, 알면서도 아이에게 그것을 먹게 할 수는 없다. 그렇다면 엄마(그리고 아이)가 할 수 있는 일은 뭘까? 바로 더 나은 장 마스터 교환법을 찾는 것이다!

물론 언제나 완벽한 대안이 있는 건 아니다. 그러나 대개는 부모와 아이가 모두 만족할 만한 교환법이 있다. 타키스도 다행히 대안이 존재한다. 보디와 내가 어떻게 서로 납득할 만한 장 마스터 교환법을 찾았는지 살펴보자. '그리 좋지 않은 것'에서 '좀 더 나은 것' '훨씬 나은 것' 그리고 '최고의 선택'으로 옮겨가는 과정이다.

그리 좋지 않은 선택: 타키스 푸에고 롤드 스파이시 토르티야 칩-핫 칠리 페퍼 라임 맛

성분: 옥수수 가루(라임 처리), 식물성 기름(팜유 및/또는 대두유 및/또는 카놀라유), 시즈닝[소금, 말토덱스트린, 구연산, 설탕, MSG, 가수분해 대두 단백질, 양파 가루, 효모 추출물, 적색 40 레이크, 황색 6 레이크, 천연 및 합성 향료, 탄산수소나트륨, 대두유, 칠리페퍼, 이노시네이트나트륨, 구아닐레이트나트륨, TBHQ(산화방지제)]

나는 이 성분의 절반이 이름조차 낯선 데다, 아는 것만 보아도 상당수는 보디의 배 속에 넣고 싶지 않다. MSG, 적색 40 레이크, 황색 6 레이크, 천연 및 합성 향료, 이노시네이트나트륨, 구아닐레이트나트륨, TBHQ 등 최소한 8가지의 애물단지 방해꾼이 한 봉지에 들어 있다!

결론: 그리 좋지 않음

더 나은 선택: 트레이더 조 칠리앤라임 롤드 콘 토르티야 칩

성분: 스톤 그라운드 옐로 콘, 식물성 기름(고올레산 해바라기유, 고올레산 홍화유, 카놀라유), 칠리앤라임 시즈닝[소금, 효모, 옥수수 전분, 사탕수수당, 구연산, 효모 추출물, 옥수수 말토덱스트린, 아라비아검, 말산, 라임주스 농축액, 양파 가루, 채소즙(색), 파프리카 추출물(색), 강황 추출물(색), 천연향료, 베타카로틴(색), 토코페롤(보존), 올레오레진 캡시컴], 라임 소량

타키스보다 훨씬 깨끗한 제품이며, 인공색소 대신 채소로 색을 냈다.
결론: 더 나음

훨씬 나은 선택: 파퀴 파이어리 칠레 리몬 칩

성분: 옥수수 가루, 압착(익스펠러) 방식의 카놀라유 및/또는 해바라기유, 식초 가루(말토덱스트린, 백식초), 천일염, 쌀가루, 파프리카, 파프리카 추출물, 효모 추출물, 양파 가루, 사탕수수당, 구연산(풍미), 칠리페퍼, 마늘 가루, 칠리페퍼 추출물, 라임주스 가루, 젖산(풍미)

식품 첨가물 중 눈에 띄는 주요 애물단지 방해꾼은 보이지 않는다.
결론: 훨씬 나음

최고의 선택: 시에테 푸에고 그레인 프리 토르티야 칩

성분: 카사바 혼합(카사바 가루, 카사바 전분), 아보카도오일, 코코넛 가루, 레드칠리 파우더, 영양 효모, 코코넛밀크 파우더, 비트 파우더, 천일염, 치아시드, 토마토 파우더, 할라페뇨 파우더, 구연산, 젖산, 마늘 가루, 양파 가루, 하바네로 파우더

우리가 찾은 타키스 대안 중 가장 깔끔한 제품이다. 염증을 유발하는 씨앗 기름이 없고, 인공색소도 없고, 식품 첨가물 중 주요 애물단지 방해꾼도 없다. 결론: 최고임. 게다가 맛도 아주 뛰어나다. 엄마도 행복하고, 아이도 그렇다. 이것이야말로 진정한 원-원 상황이다.

우선 "고도로 정제된"이라는 말은 곧 초가공을 뜻한다. 이제 장 마스터라면 음식과 관련한 초가공은 무조건 멀리해야 한다는 걸 잘 알 것이다. 식물성 및 씨앗 기름은 대부분 고도로 가공된 제품으로, 전통적인 냉압착 방식과는 거리가 멀다. 식물성 기름의 산업화는 1900년대 초에 값싸고, 대량생산이 가능하며, 오래 보관할 수 있는 기름을 찾는 수요가 늘면서 시작됐다. 1911년 6월, 고도로 정제되고 부분적으로 수소가 첨가된 면실유로 만든 크리스코Crisco가 세상에 등장했다. 냄새가 없고, 하얀 빛이 나며, 수년 동안 상온 보관이 가능한 이 제품은 식품 산업의 판도를 싹 바꿔놓았다. 불과 5년 만에 크리스코는 연간 6천만 캔 이상 판매됐는데,[27] 이는 당시 미국의 모든 가정에 3캔씩 돌아갈 만큼의 수량이었다.

1900년대 후반에 근거 없는 '포화지방 공포'가 퍼지면서 '심장에 좋은' 식물성 기름 시장이 폭발적으로 성장했다. 2006년, 프리토레이Frito-Lay는 러플스와 레이즈Ruffles and Lays 감자칩 라인에 해바라기씨유를 사용하겠다고 발표하며, '심장 건강에 좋은 지방'을 써서 '건강과 웰빙에 헌신하는 모습'을 보여주겠다고 강조했다. 현재 전 세계 해바라기씨유 시장은 200억 달러 규모며, 2032년에는 305억 달러 규모로 성장할 것으로 전망된다.[28] 현대인이 설탕을 폭발적으로 소비하는 것과 비슷하게, 평균적으로 한 사람이 1년에 산업용 식물성 기름을 약 31kg이나 섭취한다.

장 마스터라면 "건강한 지방" "트랜스 지방 없음" "포화지방 없음" "심장 건강에 좋은 지방" 같은 라벨 속 문구에 속지 않아야 한다는 것을 이제는 알 테다. 그렇다면 고도로 정제된 식물성 및 씨앗 기름은 얼마나 해로운 걸까?

- 초가공 과정에서 고온 처리, 표백제, 석유 용제, 수소 첨가, 유화제, 탈취제, 가소제 등 여러 가공 단계를 거친다.

- 장내 미생물에 부정적 변화를 일으키고 염증지표를 높인다고 알려졌다.[29]

- 모노·디글리세리드, BHA, BHT, TBHQ 등 애물단지 방해꾼으로 가득하다.

- 대개 유전자 변형 식품에서 유래하여 농약에 오염됐을 가능성이 크다.

- 오메가-6 지방산 함량이 높다. 본래 나쁜 건 아니지만, 현대인의 식단은 오메가-3에 비해 오메가-6 함량이 지나치게 많아 균형을 잃었다. 이 불균형은 천식, 자가면역, 우울, 불안, 알츠하이머, 심장질환, 당뇨 등 여러 만성 질환과 관련이 있다.

가려내야 하는 기름

다음과 같이 고도로 정제된 식물성 및 씨앗 기름은 피해야 한다.

- 카놀라유

- 옥수수기름

- 대두유

- 홍화유

- 해바라기유

- 면실유

- 포도씨유

- '식물성 기름' 표시 제품

- 땅콩기름

- 마가린

- 쇼트닝

선택해야 하는 기름

전통적인 냉압착 또는 압착 방식으로 만든 정제되지 않은 유기농 기름을 선택하자. 화학물질을 첨가하거나 고열을 가하지 않아 원재료에 들어 있는 비타민, 미네랄, 항산화제가 그대로 보존된다. 냉압착 기름은 원재료의 풍미, 향, 영양이 더 잘 살아 있다. 압착 방식은 기름을 짜내기 위해 압착기를 사용하지만 반드시 냉압착 방식인 건 아니며, 공정 과정에서 열을 직접 가하진 않지만 압착 중에 발생하는 압력 때문에 온도가 60~100도까지 오를 수 있다. 따라서 '냉압착'으로 표시되려면 50℃ 이하에서 생산된 정제되지 않은 기름이어야 한다.[30]

'버진virgin'이라는 표시는 원재료를 가공하지 않고 자연 그대로 압착했다는 뜻이다. 올리브와 아보카도에는 매우 건강한 지방, 특히 유익한 오메가-9 지방산인 올레산이 풍부하다. 올레산은 자가면역질환, 염증성 질환, 암, 심장질환, 피부질환에 유익한 효과를 줄 수 있다.[31]

건강한 식물성 및 씨앗 기름을 고를 때는 다음과 같은 표시를 확인하자.

- 유기농
- 비정제
- 엑스트라버진 또는 버진
- 냉압착
- 압착

'장 마스터'다운 선택은 다음과 같다.

- 엑스트라버진 또는 버진, 냉압착 또는 압착 방식의 유기농 올리브유
- 엑스트라버진 또는 버진, 냉압착 또는 압착 방식의 유기농 코코넛오일
- 엑스트라버진 또는 버진, 냉압착 또는 압착 방식의 유기농 아보카도오일
- 엑스트라버진 또는 버진, 냉압착 또는 압착 방식의 유기농 견과류 및 씨앗 기름('고올레산' 표시 가능)

애물단지 방해꾼 #2: 달콤한 속임수

설탕은 어디에나 있다. 여기서 말하는 설탕은 가공식품에 들어가는 '첨가당'을 뜻한다. 미국에서 설탕은 가공식품에 가장 많이 들어가는 성분

이다. 케이크, 쿠키, 사탕 같은 '단 음식'뿐 아니라, 케첩과 파스타 소스부터 수프, 샐러드드레싱, 통곡물 빵, 심지어 단백질과 프로바이오틱스가 들어 있다고 해서 아이에게 먹인 유기농 바닐라 그릭요거트에도 설탕이 숨어 있다.(나도 장 마스터가 되기 전에는 그랬다.) 이렇듯 가공식품에는 대부분 설탕이 들어간다. 그런데 이런 요거트 한 컵에 들어 있는 첨가당이 탄산음료 한 캔보다 더 많을 수도 있다!

미국인은 설탕을 정말 많이 먹는다. 진정으로 진짜 많이! 초가공식품이 발명되지 않았던 200년 전에는 평균적인 미국인이 1년에 설탕 2파운드(약 908g), 하루로 치면 고작 1/2작은술 정도를 먹었다.[32] 오늘날에는 평균적인 미국 성인이 1년에 약 57파운드(약 25kg)의 설탕을 먹는다. 하루에 17작은술 분량이다. 그런데 아이들은 상황이 더 심하다! 평균적인 미국 아동이 1년에 65파운드(29kg) 이상, 하루로 치면 19작은술이 넘는 설탕을 먹는다![33]

그렇다면 이런 설탕은 어디서 우리 아이들의 식단으로 숨어 들어오는 걸까? 첨가당의 약 50%는 '설탕 첨가 음료sugar-sweetened beverages, SSB'에서 온다. 실제로 미국 성인 3명 중 2명은 하루에 최소 한 잔의 설탕 첨가 음료를 마신다는 보고가 있다.[34] 여기에 최근 급증한 버블티와 무지갯빛 유니콘 블렌디드 커피 음료까지 더해지면서 상황은 더욱 악화하고 있다.

액체 설탕은 엄청 쉽고, 빠르게 넘어간다. 하지만 포만감을 주지 못해 자꾸만 더 원하게 만든다. 여러분이나 여러분의 십대 아이들이 약 340g짜리 부드럽고 달콤한 블렌디드 모카커피 음료나 약 340g짜리 탄산음료 한 캔을 얼마나 빨리 마실 수 있는지 떠올려보자. 이 음료 안에는 설탕이 약 35g, 거의 9작은술이나 들어 있다. 백설탕 9작은술을 숟가락으로 퍼서 한 번에 먹으려면 훨씬 더 오랜 시간이 걸릴 것이다.

첨가당의 또 다른 30%는 달콤한 간식과 디저트에서 온다. 나머지 20%는 음료나 간식이 아니라 원래는 설탕이 필요 없는 음식, 이를테면 이미 달콤한 토마토로 만든 스파게티 소스 같은 '짭짤한' 음식에 숨어 있다.

그렇다면 첨가당은 아이에게 얼마나 나쁠까? 대답은 명확하다. 아주 심각하다.

- **설탕은 아이의 장내 미생물을 해친다.** 아이의 장내 미생물이 얼마나 중요한지 기억하는가? 몸, 뇌, 면역계, 호르몬, 심지어 유전자까지 연결되어 있다. 고당·고지방 서구식 식단은 장의 면역세포를 손상시켜 장 염증과 장내 불균형 위험을 높이는 것으로 밝혀졌다.[35] 또 청소년기 쥐에게 설탕 첨가 음료를 매일 먹였더니 성체가 됐을 때 뇌의 변화로 학습, 기억, 인지 기능이 떨어졌는데, 이 영향은 장내 불균형 정도와 직접적인 상관관계가 있었다.[36] 설탕은 장 속 효모를 직접 먹여 살려, 효모 불균형을 일으킬 수 있다. 이런 현상은 내가 진료 현장에서 아기, 어린이, 청소년을 만나며 흔하디 흔하게 마주치는 문제다. 효모 불균형은 11장에서 다시 다룰 것이다.

- **설탕은 아이의 뇌를 해친다.** 장 건강과 장내 미생물의 균형은 곧 뇌에도 영향을 미친다. 고당·고지방 서구식 식단은 장내 불균형과 장이 새는 상태를 직접적으로 일으킬 뿐 아니라, 장에서 신경전달물질이 생성되는 과정을 바꿔 뇌 기능에도 영향을 준다.[37] 세로토닌, 도파민, 아세틸콜린 같은 신경전달물질이 불균형해지면 아이의 뇌는 불안, 우울, ADHD, 기분 장애에 더욱 취약해진다. 실제로 설탕을 많이 먹는 청소년은 성인이 됐을

때 과잉행동, 인지 기능 저하, 비만 위험이 더 크다는 연구 결과도 있다.[38]

• **설탕은 아이의 면역체계를 억제한다.** 아이가 자주 아프다면 첨가당을 줄이는 것이 면역을 지키는 가장 중요한 방법이다. 단순당(포도당, 정제당, 과당)을 먹은 지 30분 만에 백혈구의 일종인 대식세포가 침입한 바이러스와 세균을 '잡아먹는' 능력이 무려 50%나 떨어진다! 게다가 그 영향이 최소 5시간 동안 지속된다![39] 그러니 케이크, 사탕, 탄산음료가 넘쳐나던 생일 파티 다음 날 아이가 목이 아프거나 콧물이 흐르고 열이 나는 게 결코 우연이 아니다. 혈당을 정상 범위로 유지하면 면역 활동이 개선된다는 연구 결과가 있으며, 반대로 혈당 조절에 실패하면 거의 모든 감염에서 나쁜 결과를 불러오는 큰 위험 요인으로 꼽힌다.[40] 따라서 아이의 면역력을 지켜주고 싶거나 아이의 컨디션이 좋지 않을 때는 달콤한 간식 대신 더 달콤한 포옹과 애정으로 위로해주자!

• **스트레스? 설탕은 상황을 더 악화시킨다.** 아이도 스트레스를 받고, 부모도 스트레스를 받는다. 그렇다면 설탕은 이와 무슨 관련이 있을까? 나는 아이들의 모든 정신건강 문제를 설탕 탓으로만 돌리지 않는다. 하지만 설탕이 몸과 뇌의 스트레스 반응에 중요한 역할을 한다는 건 분명하다.[41] 스트레스 상황에서 뇌는 설탕을 갈망한다. 설탕을 섭취하면 시상하부-뇌하수체-부신HPA 축과 코르티솔 스트레스 반응이 둔화되어 잠시 불안이 줄어든다.[42] 그러나 이 효과는 오래가지 않고, 결국 더 많은 설탕을 섭취해야만 안도감을 느끼게 된다.

그러나 안타깝게도 설탕은 뇌가 스트레스를 효과적으로 다루도록 돕지 못한다. 오히려 스트레스를 안기는 상황이 있기 전에 설탕을 섭취하면 역효과가 날 수 있다. 실제로 포도주스 약 177ml만 마셔도 코르티솔 스트레스 반응이 의미 있게 증가하고, HPA 축의 심리적 스트레스 반응성이 더 높아진다는 연구 결과가 있다.[43] 즉, 스트레스를 안기는 상황이 일어나기 전에 주스를 마시면 그 상황에서 훨씬 더 큰 스트레스를 느끼는 것이다. 설탕을 섭취하면 장기적으로 불안, 우울, 기분장애 등 다양한 정신건강 문제의 위험을 높인다는 연구 결과가 여럿 있다.[44]

- **행동 문제? 설탕이 원인일 수 있다.** "혈당 롤러코스터"라는 말을 들어봤는가? 아이가 문제 행동, 짜증, 분노, 공격성을 보인다면 그 배경에 설탕이 있을 수 있다.

앞으로 설명할 상황은 아이가 있는 부모라면 아마 한 번쯤 경험해봤을 것이다. 바로 최악의 Hangry(배고픔hungry + 분노angry) 상태다. 아이가 점점 무너져내리기 시작하니, 주스 팩 하나와 곰돌이 모양 그레이엄 크래커를 건네준다. 그러면 아이는 금세 행복해지고, 들떠서 뛰고, 까불며, 거의 조증처럼 과하게 흥분한다. 급격히 오른 혈당이 잠시 아이를 되살린 것이다. 이때 아이의 췌장이 즉시 작동하여 혈당을 정상으로 돌리기 위해 인슐린을 대량으로 분비한다. 하지만 인슐린이 때로는 지나치게 작동해 설탕을 너무 많이 흡수하면, 아이의 혈당치가 오히려 뚝 떨어져버린다. 그래서 한두 시간 뒤에 아이는 울고불고 칭얼대며 난장판을 만들거나, 분노와 짜증으로 대폭발하는 괴물로 다시 변한다. 그러면 부모는 아이에게 지금 당장 무언가를 먹여야 한다는 걸 안다. 이런 상황에서 어떻게 할까? 부모는 유기농 과일 및 채소 퓌레 주스 팩을 집어주고, 아이는 또다시 설탕을 급속 충전하여 행복(그리고 과흥분)을 되찾는다. 이렇게 혈당 롤러코스터가 돌고 돈다.

아침부터 이런 식이라면 어떨까? 사과주스 약 230ml(설탕 22g 함유)와 시판 블루베리 머핀 하나(설탕 39g 함유).(곧 살펴보겠지만, 아이들은 설탕을 하루에 25g 이상 먹어서는 안 된다.) 이 조합에 함유된 설탕은 무려 15와

1/4작은술 분량이다. 아이들은 이렇게 하루를 혈당 롤러코스터의 꼭대기에서 시작한다. 오전 수업 시간 내내 부산스럽게 꼼지락거리다가, 점심 무렵에는 혈당이 곤두박질치며 집중력이 떨어지고, 감정이 폭발하고, 충동적 행동에 짜증을 겪는다. 그러다 점심 시간에 크래커, 사과소스, 딸기 그릭요거트 튜브를 먹고 다시 롤러코스터 꼭대기로 올라간다. 그다음 번 저혈당에 아이가 빠질 즈음, 부모가 차 안에서 준비해온 과일 롤업 간식을 건넨다. 어떤 상황인지 그림이 그려질 것이다.

- **설탕과 아동기의 만성 건강 문제** 설탕과 관련해 단 하나만 기억해야 한다면 바로 이것이다. 설탕을 과잉 섭취하여 생기는 신체, 심리, 신경학적, 면역학적 영향은 오늘날 아동기의 만성 건강 문제를 일으키는 가장 큰 원인이다.

설탕은 어디에 숨어 있을까?

가공식품에 설탕이 얼마나 들어 있는지 어떻게 알 수 있을까? 답은 결코 단순하지 않다. 다른 애물단지 방해꾼들처럼, 설탕도 눈에 잘 띄지 않게 숨어 있을 수 있다.

제조업체들은 '설탕'이라는 단어를 직접 쓰지 않고도 교묘하게 설탕을 집어넣는다. 그래서 주의를 기울이지 않으면, 여러분이 사려는 식품의 주요 성분이 사실은 다양한 이름으로 변장한 설탕이라는 사실을 전혀 모르는 채 지나갈 수 있다. 실제로 첨가당은 시판 식품 4개 중 최소 3개에 들어 있으며,[45] 성분표에서 쉽게 알아보기 어렵도록 의도적으로 표기된다.

포장식품에서 볼 수 있는 설탕의 암호명 같은 이름은 다음 페이지의 표처럼 무려 61가지나 된다.[46]

한국어	영어	한국어	영어
아가베 시럽(선인장 시럽)	agave nectar	골든슈거	golden sugar
바베이도스 슈거(사탕수수 원당)	barbados sugar	골든시럽	golden syrup
보리 맥아	barley malt	포도당(포도 유래)	grape sugar
보리 맥아 시럽	barley malt syrup	고과당 옥수수 시럽	HFCS(high-fructose corn syrup)
비트슈거(사탕무 설탕)	beet sugar	꿀	honey
갈색 설탕	brown sugar	가루 설탕(슈거 파우더)	icing sugar
버터 시럽	buttered syrup	전화당	invert sugar
사탕수수 주스	cane juice	맥아 시럽	malt syrup
사탕수수 결정	cane juice crystals	말토덱스트린	maltodextrin
사탕수수 설탕	cane sugar	말톨	maltol
캐러멜	caramel	맥아당	maltose
캐럽 시럽	carob syrup	만노스	mannose
입자가 고운 백설탕	castor sugar	메이플 시럽	maple syrup
코코넛 팜 슈거	coconut palm sugar	당밀	molasses
코코넛 슈거	coconut sugar	머스코바도 슈거(비정제 흑설탕)	muscovado
제과용 정제 설탕	confectioners' sugar	팜 슈거	palm sugar
옥수수 감미료	corn sweetener	파노차(멕시코 전통 원당)	panocha
옥수수 시럽	corn syrup	슈거 파우더/분말 설탕	powdered sugar
옥수수 시럽 고형분	corn syrup solids	원당	raw sugar
대추야자 설탕	date sugar	정제 시럽	refiner's syrup
건조 사탕수수 주스	dehydrated cane juice	쌀 시럽	rice syrup
데메라라 슈거(황설탕 일종)	demerara sugar	사카로스(자당)	saccharose
덱스트린	dextrin	사탕수수 시럽	sorghum syrup
덱스트로스(포도당)	dextrose	수크로오스(자당)	sucrose
사탕주스 원당	evaporated cane juice	백설탕	sugar(granulated)
가루 갈색 설탕	free-flowing brown sugars	사탕수수	sweet sorghum
과당	fructose	시럽	syrup
과일주스	fruit juice	당밀(영국식 흑당 시럽)	treacle
농축 과일주스	fruit juice concentrate	중백당	turbinado sugar
포도당	glucose	황설탕	yellow sugar
포도당 고형분	glucose solids		

그런데 왜 '과일주스'와 '과일주스 농축액'이 이 목록에 들었을까? 설탕보다 더 건강한 식품 아니던가? 안타깝게도 주스는 과일에서 식이섬유를 제거한 채 설탕만 남긴 것과 다름없다. 설탕이 몸에 미치는 영향을 줄여주는 식이섬유가 빠져 있으므로, 이것 역시 첨가당에 해당한다.

고무적인 소식은 2020년 1월 1일부터 FDA에서 소비자가 가공식품 속 첨가당 양을 확인할 수 있도록 제품 영양성분표에 1회 제공량당 첨가당의 그램 수를 표시하도록 의무화했다는 점이다.[47]

하지만 예상대로 가공식품 업계는 이미 편법을 찾아냈다. 바로 '과일 퓌레'를 이용하는 것이다. 과일 퓌레를 가공식품에 넣으면 단맛과 당의 총함량은 증가하지만, 법적으로 표시해야 하는 '첨가당' 수치는 늘어나지 않는다. 과일 퓌레는 FDA에서 정의하는 첨가당에 포함되지 않기 때문에, 식품 제조업체는 이를 첨가당 총량에 표시하지 않아도 된다.[48] 덕분에 가공식품 업체가 소비자에게 실제 섭취하는 첨가당의 양을 알리지 않고도 음식을 더 달고, 더 매력적이고, 더 중독적으로 만들 수 있는 길이 열린 셈이다.

다시 과일레더 얘기로 돌아가보자. 베티크로커Betty Crocker의 '프루트 롤업'은 상자 앞면에 유니콘, 무지개, 스폰지밥 그림을 붙이고 사탕 코너에 진열된다. 딸기 센세이션, 트로피컬 타이다이, 블루 라즈베리 같은 화려한 맛으로 아이들의 입맛을 유혹한다. 상자 앞면에는 "합성향료 없음" "과일 맛" "다른 천연향료로 맛을 냄"이라고 그럴듯하게 적혀 있다. 그러나 장 마스터 라벨 탐정이라면 곧바로 상자를 뒤집어 성분표를 확인할 테고, 그 결과는 달갑지 않을 것이다.

성분: 옥수수 시럽, 설탕, 배 퓌레, 말토덱스트린, 팜유 및/또는 팜핵유

2% 이하 함량: 구연산, 구연산나트륨, 모노글리세리드, 과일 펙틴, 사과산, 비타민C(아스코르브산), 천연향료, 색소(적색 40번, 황색 5 & 6번, 청색 1번)

그렇다면 이 과일레더의 처음 네 가지 주요 성분은 뭘까?

성분은 함량이 많은 순서대로 표기된다.

#1 설탕(옥수수 시럽)

#2 설탕(설탕)

#3 설탕(배 퓌레)

#4 또 설탕(말토덱스트린)

라벨에는 첨가당 6g이라고 표기되어 있지만, 실제로는 더 많은 것이다. 왜냐하면 세 번째 주요 성분인 배 퓌레는 영양성분표에 첨가당으로 표기할 필요가 없기 때문이다. 게다가 설탕 흡수가 미치는 영향을 줄여주는 식이섬유는 0g이다.

이제 앞서 언급한 베어스낵스의 최소 가공 과일레더와 비교해보자. 성분은 단순하다. 사과, 배, 딸기, 흑당근 추출물. 이게 전부다. 첨가당은 0g이고, 식이섬유는 2g 들었다.

첨가당이 지나치게 많으면 유아의 발달 중인 신체와 뇌에 해롭기 때문에, WHO는 시판 이유식에서 모든 첨가당(과일주스 농축액 포함)을 금지하자고 촉구했다.[49] 그리고 퓌레가 들어간 이유식은 전체 중량 중 과일 퓌레가 5%를 넘지 않아야 한다고 권고한다. 특히 짭짤한 음식은 칼로리의 15% 이상이 설탕에서 나와선 안 된다고도 강조한다. WHO의 이 권고는 유아식 제품의 약 3분의 1에 설탕, 농축 과일주스, 기타 첨가당이 들어 있었고, 그중 최대 57%의 제품이 칼로리의 30% 이상을 당에서 얻고 있었다는 조사 결과를 따른 것이다. WHO는 초가공식품 제조업체의 기만적 마케팅을 막기 위해 과일 음료와 주스, 가당 우유 및 대체 우유, 사탕, 달콤한 간식이 생후 3세 이하 영유아에게 적절한 식품으로 광고되어선 안 된다고 권고했다. 또한 생후 6개월 미만 영아는 모유 수유만 권장되므로, 이 나이대에 적합하다고 광고해서도 안 된다고 밝혔다. 이제 미국 FDA도 시대 흐름에 답할 때가 됐다.

첨가당, 얼마나 들어 있으면 너무 많은 걸까?

먼저 분명히 하자. 첨가당은 섭취해봐야 영양학적 이득이 전혀 없다. 건강한 식단을 위해 아이에게 필요한 첨가당의 양은? **제로(0)다.**

여기서 내가 말하는 건 첨가당이지, 잘 익은 딸기나 햇볕에 달게 맛이 든 포도 같은 과일에 자연적으로 들어 있는 당이 아니다.

그렇다고 아이에게 첨가당이 '필요하지 않다'는 말이 곧 아이가 첨가당을 '절대로 먹어서는 안 된다'는 뜻은 아니다. 200년 전에도 사람들은 음식에 설탕을 넣었다. 다만 그때는 하루에 고작 1/2작은술 정도였다. 오늘날 우리 아이들은 하루 19작은술 이상을 먹는다! 솔직히 말해, 첨가당은 이미 미국 식단에 깊숙이 자리 잡고 있어 아이들에게 "절대 안 돼!"라고 이르는 건 현실적이지 않다. 그렇게 하면 오히려 역효과가 나서 아이들이 몰래 설탕을 먹으며 죄책감을 느끼고, 음식과 건강한 관계를 맺지 못하게 된다.

만약 아이가 첨가당 없이도 즐겁게 식단을 유지할 수 있다면 어떨까? 당연히 괜찮다. 첨가당에 최소 필요량은 없지만, 상한선은 분명 존재한다. 미국심장협회American Heart Association, AHA는 첨가당 상한선을 이렇게 권고한다.(참고: 설탕 4g은 1작은술 또는 각설탕 1개에 해당한다.)

- 성인 남성: 하루 36g 이하(9작은술)
- 성인 여성: 하루 25g 이하(6작은술)
- 2~18세 아동 및 청소년: 연령과 칼로리 필요량에 따라 하루 12~25g 이하(3~6작은술)
- 2세 미만 유아: 첨가당 전혀 없음

아마 이렇게 생각할지도 모르겠다. '우리 아이가 하루에 설탕을 6작은술 이상 먹을 리가 없어.' 하지만 장 마스터 라벨 탐정이 되어 실제로 확인해보면 충격을 받을 것이다. 마치 하루에 실제로 얼마나 스크린을 보는지 맞혀보는 것과 같다. 아이들에게(그리고 부모에게도) 하루에 스크린을 얼마나 보는지 물어보면 보통 1시간, 2시간, 많아야 2.5시간이라고 대답한다. 그러나 실제 휴대폰의 스크린타임 사용 기록을 확인하면, 하루 7시간 이상인 걸 알고 모두 입이 떡 벌어진다!

더 건강한 스크린타임 목표를 세울 때와 마찬가지로, 첨가당 섭취를 줄이고 싶다면 지금 어디에서 출발하는지 아는 일부터 시작해야 한다. 하루 첨가당 점검표를 작성하면 좋은 첫걸음이 된다.

- 왼쪽 칸에는 아이가 보통 하루에 먹는 음식과 그 양을 적는다.
- 오른쪽 칸에는 아이가 먹은 음식에 각각 들어 있는 첨가당(g)을 기록한다. 어떤 음식은 첨가당이 0g일 수도 있는데, 그것도 반드시 적는다. 포장식품은 라벨을 보고 1회 제공량당 첨가당이 몇 g인지 확인한 다음, 실

제 먹은 양만큼 곱해 적는다. 예를 들어 식빵 1장에 첨가당 2g이 들어 있고 아이가 2장을 먹었다면, 2g×2장=총 4g이다.

- 맨 아래에는 아이가 하루 동안 섭취한 첨가당의 총량(g)을 합산한다.
- 원한다면, 첨가당 총량(g)을 4로 나누어 백설탕의 작은술 개수로 환산할 수도 있다.
- 이 점검표에는 100% 과일주스도 포함한다. 라벨에 "첨가당 0g"이라고 표기되어 있더라도 영양성분표에 적힌 당류의 총량(g)을 반드시 기록해야 한다.

이 점검표는 www.healthykidshappykids.com/bookresources 또는 아래 QR 코드에서 다운로드할 수 있다.

혹시 점검표를 작성하다가 충격을 받더라도, 여러분만 그런 건 아니다. 다음은 내가 장 마스터처럼 모든 식품 라벨을 꼼꼼히 읽기 전에 우리 아이들이 따랐던 평범한 하루 식단에서 나온 '하루 첨가당 점검표' 예시다. 설탕이 아이들의 장내 미생물과 뇌에 어떤 해악을 끼칠 수 있는지 잘 알고 있는 통합의학 소아과 의사인 나조차도 그랬다. 유기농 통곡물 제품을 사고 과일과 채소를 충분히 챙겨주면서, 그것이 좋은 선택이라고 믿었다. 하지만 그런 '좋은' 선택이 실제로 우리를 어디로 데려갔는지 직접 확인해보길 바란다.

나 나름으로 건강한 선택이라고 생각하며 음식을 골랐는데도, 결국 첨가당은 차곡차곡 쌓여갔다. 아이들이(그리고 나 역시) 하루 종일 비교

아침	첨가당(g)
점심	첨가당(g)
저녁	첨가당(g)
간식/디저트	
하루 섭취한 첨가당 총량(g):	
하루 섭취한 첨가당 총량(작은술): (작은술 1개≈4g)	

켄지와 보디의 하루 첨가당 점검표(장 마스터 이전 버전)

아침	첨가당(g)
바닐라 믹스드 베리 그릭요거트 (약 150g)	14
유기농 귀리와 허니 그래놀라 ⅔컵	14
100% 유기농 오렌지주스(약 120ml)	11
점심	**첨가당(g)**
햄앤치즈 샌드위치:	
유기농 22 그레인 앤 시드 브레드 2장	8
유기농 블랙 포레스트 언큐어드 햄 4조각	2
유기농 콜비 치즈 1조각	0
어린잎 시금치	0
작은 사과 1개	0
미니 당근과 깍지콩	0
저녁	**첨가당(g)**
데리야키 치킨 채소 볶음:	
유기농 닭가슴살	0
유기농 혼합 채소	0
유기농 저염 데리야키소스 1큰술	6
현미밥	0
샐러드:	
유기농 혼합 샐러드 채소와 잘게 썬 채소	0
유기농 아시아식 참깨 드레싱 1큰술	2
간식/디저트	**첨가당(g)**
포장된 유기농 클래식 체더 팝콘 3컵	0
작은 아이스크림 선데:	
바닐라 젤라토 1스쿱	18
유기농 초콜릿 시럽 ½큰술	6
잘게 다진 피칸	0
하루 섭취한 첨가당의 총량(g):	**81**
하루 섭취한 첨가당의 총량(작은술): (작은술 1개≈4g)	**20.25**

켄지와 보디의 하루 첨가당 점검표(장 마스터 버전)

아침	첨가당(g)
유기농 건초 사육 소에서 나온 플레인 그릭요거트(약 150g)	0
신선한 딸기, 라즈베리, 블랙베리, 블루베리	0
꿀로 단맛을 낸 아몬드 피칸 그래놀라 ¼컵(약 30g)	3
신선한 귤 조각	0
점심	**첨가당(g)**
햄앤치즈 샌드위치:	
유기농 발아 잡곡빵 2장	2
유기농 블랙 포레스트 언큐어드 햄 4조각	2
유기농 콜비 치즈 1조각	0
어린잎 시금치	0
작은 사과 1개	0
미니 당근과 깍지콩	0
저녁	**첨가당(g)**
데리야키 치킨 채소 볶음:	
유기농 닭가슴살	0
유기농 혼합 채소	0
유기농 데리야키소스 1큰술(대두 없음)	2
현미밥	0
샐러드:	
유기농 혼합 샐러드 채소와 잘게 썬 채소	0
집에서 만든 드레싱 (유기농 올리브유, 참기름, 간장, 현미식초, 참깨)	0
간식/디저트	**첨가당(g)**
유기농 클래식 체더 팝콘 3컵	0
'바나나 스플릿':	
바나나 ½개(반으로 가른 것)	0
메이플 시럽 ½큰술	6
잘게 다진 피칸	0
하루 섭취한 첨가당의 총량(g):	**15**
하루 섭취한 첨가당의 총량(작은술): (작은술 1개≈4g)	**3.75**

적 건강하게 먹고 있으니, '하루의 마무리로 달콤한 간식 하나쯤은 괜찮겠지'라고 생각하곤 했다. 하지만 부모가 잘못한 것이 없어도, 아이가 섭취하는 첨가당은 생각보다 훨씬 빠르게 늘어날 수 있다는 사실을 알 수 있다. 특히 '장 마스터'처럼 영양성분표를 꼼꼼하게 읽는 습관이 없다면 놓치기 쉬운 사실이다.

그럼 이제 '장 마스터'식으로 몇 가지 간단한 변화를 준 뒤에 우리 가족의 하루 식단이 어떻게 달라졌는지 함께 살펴보자.

첨가당을 줄이는 데 가장 큰 효과를 준 변화를 짚어보자. 과일 퓌레가 들어간 시판 바닐라 요거트 대신, 신선한 과일을 곁들인 무가당 그릭요거트를 선택했다. 첨가당이 적으면서도 맛있는 새로운 그래놀라를 찾았다. 통곡물 빵도 의도적으로 첨가당이 적은 제품을 고르기로 했다. 첨가당이 덜 들어가되 풍미가 좋은 데리야키소스를 찾아냈다. 그리고 집에서 설탕을 전혀 넣지 않고 만든 샐러드드레싱은 놀라울 만큼 쉽고 맛있어서, 왜 진작 자주 하지 않았을까 싶을 정도였다.

이런 변화는 출발점을 알고 '장 마스터'처럼 사고한다면 누구나 쉽게 시작할 수 있는 일이다.

그렇다면 설탕 대체제는 어떨까?

설탕이 아닌 비영양성 고강도 감미료는 자연에서 유래했다고 해도 꼭 더 좋은 선택은 아니다. '비영양성'이라 불리는 이유는 영양적 가치가 전혀 없기 때문이고, '고강도 감미료'라고 하는 까닭은 아주 소량으로도 강렬한 단맛을 내면서 일반 설탕처럼 칼로리를 제공하지 않기 때문이다.

미국 FDA는 6가지 인공 고강도 감미료를 식품 첨가물로 승인했다.[52]

- 사카린saccharin

- 아스파탐aspartame

- 아세설팜칼륨Ace-K, acesulfame potassium

- 수크랄로스sucralose

- 네오탐neotame

- 어드반탐advantame

또한 식물이나 과일에서 유래한 세 가지 고강도 감미료는 GRASgenerally recognized as safe(일반적으로 안전하다고 인정)로 분류되어 건강보조제 형태로 판매되고 있다.

- 스테비아stevia

- 몽크프루트monk fruit(나한과)

- 서아프리카 카템페 열매에서 추출한 타우마틴thaumatin

그렇다면 이 감미료들은 설탕에 비해 얼마나 강한 단맛을 낼까? 백설탕과 비교한 상대적 단맛의 강도를 살펴보자.[53]

인공 고강도 감미료

- 사카린: 설탕의 300배

- 아스파탐: 설탕의 200배

- 아세설팜칼륨: 설탕의 200배

- 수크랄로스: 설탕의 600배

- 네오탐: 설탕의 7,000~1만 3,000배

- 어드반탐: 설탕의 2만 배

자연 유래 고강도 감미료

- 스테비아: 설탕의 200~300배

- 몽크프루트: 설탕의 250~400배

- 타우마틴: 설탕의 2,000~3,000배

FDA에서 식품 첨가물로 승인한 순서대로 이 고강도 감미료들을 나열했다. 눈에 띄는 점이 있는가? 최근에 승인될수록 단맛의 강도가 훨씬 강해졌다. 따라서 우리 혀가 점점 더 강한 단맛을 갈망하고, 음식 본연의 자연스러운 단맛을 점점 잊게 되는 건 놀라운 일이 아니다.

고강도 감미료는 이름처럼 강렬하다. 혀의 단맛을 느끼는 수용체를 과도하게 자극해 점점 더 강한 단맛을 선호하도록 길들인다. 이렇게 혀가 강한 단맛에 익숙해지면 과일이나 채소처럼 단맛이 은은한 자연식품은 맛없게 느껴져서, 아이들은 충분히 달지 않다는 이유로 점점 멀리하게 된다.

고강도 감미료는 정제 설탕만큼, 심지어 코카인만큼 중독성이 강하다. 실제로 한 연구에선 코카인이 주는 쾌감을 강렬한 단맛이 능가한다는 결과가 나왔고, 이미 코카인에 중독된 쥐들이 코카인 대신 사카린을 선택하기도 했다.[54]

그렇다면 칼로리 없이 단맛만 얻기 위해 고강도 감미료를 사용하는 경우는 어떨까? 흥미롭게도 저칼로리 감미료라고 해서 섭취하는 칼로리의 총량이 줄어드는 건 아니다. 오히려 그 반대일 때가 많아, 충분히 만족감을 얻지 못하고 더 많은 칼로리를 섭취하는 결과가 될 수 있다.

설탕 대체제가 비만과 당뇨의 위험을 낮춘다는 근거는 없다. 오히려 인공 비영양성 감미료를 사용하면 비만, 당뇨, 대사증후군, 심장질환, 고혈압, 암과 같은 만성적 건강 문제의 위험을 높일 수 있다.[55]

특히 사카린과 수크랄로스 같은 인공감미료는 장내 미생물의 균형을 깨뜨려,[56] 장-뇌 축과 장-면역계 연결에도 부정적 영향을 줄 수 있다. 아세설팜칼륨은 쥐 실험에서 전두엽 기능에 영향을 주어 기억력과 인지 기능을 떨어뜨리는 것으로 보고됐다.[57]

그렇다면 인공감미료가 아니라, 식물에서 유래한 스테비아나 몽크프루트 같은 천연감미료는 어떨까? 안타깝게도 스테비아 역시 사카린처럼 장내 미생물을 교란할 수 있고, 설탕과 마찬가지로 뇌의 도파민 보상 경로를 흐트러뜨려 단맛 중독성을 남겨놓을 수 있다는 연구 결과가 있다.[58]

몽크프루트는 어떨까? 현재까지는 건강 전반이나 장내 미생물에 미치는 영향을 장기간 추적한 연구가 없다. 이는 부작용이 없다는 뜻이 아니라, 아직 충분히 연구되지 않았다는 얘기다. 다만 긍정적인 결과도 있다. 한 연구에서 2형 당뇨병을 앓는 쥐에게 몽크프루트 추출물이 들어간 요거트를 먹였더니 혈당 조절이 개선되고, 장내 미생물의 균형과 단쇄지방산 수치가 좋아졌으며, 간과 신장의 손상이 완화됐다. 또한 인슐린을 만드는 췌장 베타세포(당뇨에 매우 중요한 세포)의 소실 속도도 늦춰졌다.[59] 아직 더 많은 연구가 필요하지만, 몽크프루트는 다른 설탕 대체제보다 상대적으로 더 건강한 감미료로 자리 잡을 가능성이 있다.

다만 스테비아와 몽크프루트가 설탕보다 200~400배 더 달다는 점이 가장 중요하다. 인공적이지는 않지만, 분명히 고강도 감미료다. 자당처럼 칼로리를 추가하거나 혈당을 올리지는 않지만, 강한 단맛은 결국 우리 미각을 길들여 점점 더 자극적인 단맛만 찾고, 자연스럽고 은은한 단맛을 내는 음식은 점점 맛이 없다고 느끼게 만든다.

현재로선 몽크프루트와 스테비아가 인공감미료보다 '더 안전한' 대체제로 보인다. 하지만 부모로서 우리의 목표는 아이들에게 강렬한 단맛이 아닌 진짜 자연식품에 담긴 다양한 풍미와 은은한 단맛을 경험하게 하는 것이다.

그렇다면 자일리톨xylitol, 에리트리톨erythritol, 소르비톨sorbitol, 만니톨mannitol, 이소말트isomalt, 락티톨lactitol, 말티톨maltitol 같은 당알코올은 어떨까? 먼저, 이것들은 마가리타 같은 술에 들어 있는 알코올과는 전혀 다른 물질이다. 고강도 감미료도 아니며, 실제로는 일반 설탕의 30~100% 정도의 단맛을 낸다. 일반 설탕에 비해 혈당에 미치는 영향이 적어, 당뇨식품이나 키토식품에 '제로 칼로리' 대체 감미료로 흔히 쓰인다. 또한 프리바이오틱스로 작용하여 장내 미생물에 도움을 줄 수도 있다.[60] 사실 자일리톨은 구강과 장내 미생물에 이롭고, 충치와 중이염 위험을 줄여, 치약, 껌, 심지어 내가 즐겨 쓰는 클리어사의 천연 식염수 비강 스프레이에도 사용된다. 다만 당알코올은 흔히 복부팽만, 가스, 설사 같은 위장장애를 일으킨다. 무엇보다도 큰 문제는 당알코올이 아이들 건강에 미치는 장기적 영향이 아직 밝혀지지 않았다는 점이다.

그렇다면 아이에게 달콤한 간식을 주고 싶을 때, 우리가 '장 마스터' 답게 할 수 있는 최선의 선택은 뭘까? 정답은 '진짜 설탕을 섭취하되, 양을 적당히'하는 것이다. 빵이나 간식을 만들 때는 아래 재료를 선택하고, 앞서 제시한 대로 연령별 첨가당 하루 상한선을 지켜야 한다.

첨가당이 어디에나 숨어 있는 요즘, 이미 아이의 미각이 단맛을 더 원하도록 길들여졌다면 설탕을 줄이는 건 정말 쉽지 않다. 사실 설탕 줄이기는 어른이나 아이나 가장 어려운 일이다. 직접 시도해본 적이 있다면 설탕이 얼마나 강한 중독성을 띠는지 잘 알 것이다. 하지만 중요한 사실이 있다. 연구에 따르면 설탕을 적게 먹을수록 설탕을 덜 원하게 된다.[50]

게다가 미각이 이런 변화를 알아차리는 데는 약 한 달이면 충분하다. 단 한 달 만에, 고당 식단을 먹은 사람과 달리 저당 식단을 먹은 사람들은 똑같은 푸딩을 약 40% 더 달게 느꼈다.

이런 미각의 변화는 고염·고지방 식단에서 저염·저지방 식단으로 바꿀 때도 똑같이 일어난다.[51]

첨가당의 최소화는 평생 이어가야 할 습관이고, 언젠가는 아이가 스스로 선택해야 하는 일이다. 당장 내일이나 다음 달까지 완벽히 해내야 한다고 걱정할 필요는 없다. 그저 시작하기만 하면 된다. 그러면 아이와 부모가 모두 첨가당 없이도 진짜 음식의 맛을 사랑하게 될 것이다.

시작하는 데 도움이 될 만한 방법을 몇 가지 소개하면 이렇다.

- **아이에게 알려주고 스스로 선택하는 힘을 길러주기** 설탕이 피부, 뇌, 운동, 공부에 어떤 영향을 주는지를 놓고 아이가 가장 관심 있고 동기를 얻을 만한 주제를 선택해 이야기하자.

- **식품 라벨을 함께 읽기** 아이가 첨가당이 끼치는 부정적 영향을 이해하게 되면, 오히려 부모보다 더 꼼꼼한 '첨가당 탐정'이 될 수 있다.

- **하루 첨가당 점검표를 함께 작성하기** 설탕이 어디에서 오는지 직접 확인하면, 아이는 스스로 창의적인 '장 마스터'가 되어 더 건강하고 맛있는 선택을 하게 된다.

- **천천히 시도하기** 하루아침에 바꿀 필요는 없다. 아이가 좋아하는 달콤한 튜브 요거트에 무가당 그릭요거트를 아주 조금 섞어주고, 점차 그 비율을 늘려가는 식으로 시작해보자.

- **디저트로, 가공되지 않은 진짜 과일 먹기**

- **'액체 설탕'을 멀리하기** 아이가 섭취하는 첨가당의 가장 큰 원천은 달콤한 음료와 주스다. 대신 정수한 물이나 탄산수 혹은 민트 잎·오이·베리·감귤류를 넣은 물을 준비해두면 맛있고 상쾌한 대안이 된다.

- **균형을 맞추기** 설탕 범벅인 간식은 피하기 어렵고, 또 즐거움의 일부이기도 하다. 명절 쿠키, 생일 케이크, 할로윈 사탕처럼 말이다. 만약 아이가 이런 달콤한 음식을 먹게 된다면, 그만큼 아이에게 다른 날엔 건강한 음식을 선택하게 해서 균형을 맞추자. 토요일에 생일 파티가 있어 분명 설탕 범벅인 음식을 먹을 예정이라면, 그 주에는 미리 저당의 진짜 음식을 챙겨주자. 아이가 첨가당이 무려 80g이나 들어 있는 블렌디드 자바칩 음료(맞다. 실제로 그렇게 많은 설탕이 들어 있는 메뉴가 있다!)를 정말로 마시고 싶어 한다면, 그 후 며칠 동안은 무가당 옵션만 고르게 하자.(아이들 대부분은 하루에 첨가당을 25g 이상 섭취하지 말아야 한다는 점을 꼭 기억하자.)

- **생각을 전환하기** 무엇보다 중요한 점은 아이와 부모가 모두 '설탕 범벅으로 애물단지 방해꾼이 잔뜩 들어 있는 가공된 간식을 친구들은 먹는데 우리는 못 먹어서 손해 본다'고 생각하지 않는 것이다. 아이들이 '장 마스터'처럼 먹었을 때 머리와 몸이 얼마나 더 좋아지는지를 직접 배우고 느끼면, 어떤 음식을 선택해야 할지가 훨씬 분명해진다.

- 으깬 과일—사과 퓌레, 대추, 무화과, 바나나
- 코코넛 팜 슈거(코코넛 슈거와 동일)
- 꿀
- 메이플 시럽
- 당밀
- 사탕수수 설탕

그리고 다음과 같은 설탕 대체제는 아이에게 끼치는 장기적 영향이 충분히 밝혀질 때까지, 꼭 필요한 때만 적당히 사용하는 것이 좋다.

- 몽크프루트
- 스테비아
- 당알코올

장내 미생물 애물단지 방해꾼 #3: 글리포세이트

1990년대 후반에 뉴욕대학교 의대에 다니던 시절, 나는 유니언스퀘어 Union Square에서 처음으로 농산물 직거래 장터(파머스 마켓farmers' market)를 마주쳤다. 그때까지 직거래 장터라는 말조차 들어본 적이 없었다. 이리저리 둘러보다가 유기농 브로콜리 두 송이를 사서 저녁으로 먹어보기로 했다. 유기농이라……, 사실 그때는 유기농이 정확히 무슨 뜻인지, 왜 굳이 그걸 사야 하는지도 잘 몰랐지만, 그냥 한번 시도해보기로 했다.

집에 와서 브로콜리를 쪄서 한입 씹고는 바로 뱉어버렸다. 맛은……,

진짜 브로콜리였다. 특유의 쌉싸래함과 톡 쏘는 유황 향이 가득한 진짜 브로콜리 본연의 맛이었다. 유기농 브로콜리에는 비유기농 브로콜리보다 장내 미생물이 좋아하는 글루코시놀레이트glucosinolate가 훨씬 풍부하다.[61] 이 성분은 브로콜리의 독특하고 맛있는 풍미를 내며, 항염·항히스타민·항암 효과는 물론 심장질환 예방, 호르몬 균형에도 도움을 주는 강력한 천연 영양소다.[62] 그제야 '브로콜리가 원래 이런 맛이구나!' 하고 깨달았다. 글리포세이트 같은 제초제와 농약을 뿌린 비유기농 브로콜리는 글루코시놀레이트가 많이 줄어 영양도 부족하고 톡 쏘는 향도 약하기 때문에, 우리에게 흔히 '브로콜리는 이런 맛'이라고 착각하게 만든 밋밋한 채소가 되어버린다.

초가공식품이 넘쳐나는 세상에서 피해야 할 '애물단지 방해꾼'이라면 정말 끝도 없이 나열할 수 있다. 하지만 여기서는 아이의 장내 미생물과 뇌 건강에 특히 심각한 영향을 주는 또 하나의 방해꾼, 바로 글리포세이트를 짚어보려 한다.

글리포세이트는 1974년부터 미국에서 가장 많이 사용된 제초제 1위인 라운드업Roundup에 들어 있는 성분이다. 2020년 1월, 미국 환경보호청Environmental Protection Agency, EPA은 글리포세이트에 관한 중간 결론을 발표했다.[63]

- 현재 사용되는 수준에선 인간 건강에 우려할 만한 위험이 없다.
- 태아기나 출생 후에 노출된 아이들이 글리포세이트에 더 민감하다는 증거는 없다.
- 글리포세이트가 인간에게 암을 일으킨다는 증거는 없다.

　(하지만 2015년 세계보건기구 산하 국제암연구소International Agency for

Research on Cancer, IARC는 글리포세이트를 2Z군, 즉 '인간에게 발암 가능성이 있음'으로 분류했다.)[64]

- 글리포세이트가 내분비 교란 물질이라는 증거는 없다.

그렇다면 왜 글리포세이트는 이렇게 나쁜 평판을 얻게 됐을까? 글리포세이트가 우리 몸에서 어떤 작용을 하는지 실제 연구에서 자세히 살펴본 뒤, 직접 판단해보자.

글리포세이트는 장내 미생물을 파괴한다

오늘날 흔히 쓰이는 제초제인 글리포세이트는 사실 2010년 몬산토Monsanto에서 항생제로도 특허를 등록한 물질이다. 수많은 세균과 곰팡이를 죽일 수 있는 성분이며, 전 세계적으로 걷잡을 수 없이 커지는 추세인 항생제 내성과 다제 내성균 문제의 한 축으로도 지목되고 있다.[65] 무엇보다 걱정스러운 점은 이런 글리포세이트가 묻은 음식을 아이들이 먹게 될 때 장내 미생물에 미치는 영향이다. 항생제로 인해 장내 균형이 깨지면, 아직 발달 중인 아이들의 장-뇌, 장-면역, 장-호르몬 연결고리에 치명적인 영향을 줄 수 있다.

글리포세이트가 더 무서운 점은 그 선택성이다. 이 물질은 교묘하게도 아이들의 건강을 지켜주는 유익균, 즉 유산균 락토바실러스Lactobacilli와 비피도박테리아Bifidobacteria는 잔인하게 죽이면서, 해로운 클로스트리듐Clostridia과 살모넬라균Salmonella은 오히려 그대로 내버려둔다.[66] 다시 말해, 글리포세이트가 많이 남아 있는 음식을 먹게 되면 장 속 좋은 균을 스스로 없애고 장내 불균형을 유발하는 지름길이다. 앞서 살펴봤다시피, 장내 불균형은 여러 만성질환의 뿌리가 될 수 있고, 특히 어린 시기에 발생하면 장, 뇌, 면역계, 호르몬 건강에 평생 지울 수 없는 흔적을 남길 수 있다.

글리포세이트는 단순히 장내 불균형만 유발하는 것이 아니다. 소장의 벽을 이루는 '밀착연접'을 손상시켜 원래 단단히 붙어 있어야 할 세포 사이 연결을 헐겁게 만들어버린다. 그 결과, 직접적으로 장이 샐 수 있다.[67] 이미 살펴보았듯, 새는 장은 아이들의 만성적인 건강 문제를 일으키는 중요한 원인이다. 여기서 더 충격적인 사실은 밀착연접이 장에만 있는 것이 아니라는 점이다. 상기도, 신장 그리고 뇌를 지키는 혈액-뇌 장벽에도 존재한다. 실제로 연구에 따르면, 글리포세이트가 장 장벽을 손상시키는 것과 똑같은 방식으로 혈액-뇌 장벽에도 손상을 줄 수 있다고 한다.[68]

글리포세이트는 뇌를 해친다

글리포세이트는 식물과 미생물에 존재하는 시킴산 경로shikimate pathway라는 대사경로의 효소를 억제한다.[69] 흥미롭게도 이 경로는 인간 세포에는 존재하지 않는다. 그렇다면 왜 우리에게 문제가 되는 걸까? 바로 우리 장에 사는 100조 개 미생물 때문이다. 이 미생물들이 시킴산 경로를 거쳐 세로토닌, 도파민, 노르에피네프린 같은 신경전달물질을 만들어낸다. 다시 말해, 우리의 장내 세균은 우리 뇌가 행복하고 차분하게 집중력을 유지할 수 있도록 돕는 화학물질의 주된 생산자다. 일부 연구에선 임신 중 혹은 영아기에 글리포세이트에 노출되면 ADHD, 자폐, 아동 및 청소년기의 행동 문제 및 정서 문제 위험이 높아질 수 있다는 결과를 보고했다.[70]

글리포세이트는 영양 밀도를 낮춘다

지난 수십 년 동안 우리가 먹은 음식의 영양 밀도가 낮아지는 추세였다는 이야기를 들어본 적이 있을 것이다. 이 말은 지금 우리가 먹는 음식이 100년 전 똑같은 음식을 먹었을 때보다 훨씬 적은 영양을 제공한다는 뜻이다. 단순히 음식을 더 많이 가공하고 포장했기 때문만은 아니다. 안타깝게도 집에서 직접 조리한 자연식품조차 이제는 영양 밀도가 떨어진다. 그 이유는 이렇다.

기억해야 할 것은 글리포세이트가 제초제에 그치지 않고 항균제 역할까지 한다는 점이다. 글리포세이트가 묻은 음식을 먹으면 장 속에서 우리를 지켜주는 유익한 세균과 곰팡이가 죽는다. 아울러 우리가 식탁에 올리기 훨씬 전에 이미 글리포세이트가 살포된 토양에선 유익한 세균과 곰팡이가 파괴된다. 건강한 토양은 미네랄과 영양분을 방출하여 주변 식물이 자랄 수 있도록 도와주는 살아 있는 생태계와 같다. 그런데 글리포세이트가 살포되면 토양 속 미생물이 파괴되어 토양이 황폐해지고, 식물이 흡수할 수 있는 필수영양소가 고갈된다. 이런 토양에서 자란 채소와 곡물이 결국 영양 밀도가 낮아진 상태로 우리 식탁에 오르고, 우리 배 속으로 들어오게 된다.[71]

장 마스터답게 글리포세이트를 적게 만나기

안타깝게도 음식에서 글리포세이트를 완전히 씻어낼 수는 없다. 글리포세이트는 단순히 식물 겉면에만 묻어 있는 것이 아니라 뿌리를 거쳐 식물 내부로 스며들기 때문이다. 그렇다고 손 놓고 있어야 하는 건 아니다. 가족에게 글리포세이트를 적게 노출시킬 방법이 있다. 누구나 아는 방법도 있고, 의외로 잘 알려지지 않은 방법도 있다. 지금 당장 '장 마스터'답게 실천할 수 있는 선택지를 소개한다!

유기농 음식물/제품을 선택하기

자, 가장 기본적인 방법은 바로 유기농을 고르는 것이다. USDA 유기농 인증을 받은 식품은 글리포세이트 같은 제초제를 의도적으로 사용할 수 없다. 물론 글리포세이트를 보편적으로 사용한 탓에 이미 토양과 수질이 오염되어, 유기농 식품조차 글리포세이트에 얼마간 영향을 받을 수 있다. 그렇긴 해도 USDA 유기농 인증 마크가 붙은 식품을 고르는 것이 가족에게 글리포세이트를 적게 노출시키는 가장 확실한 방법이다. 일부 식품에는 디톡스프로젝트 Detox Project(식품 속 농약과 특히 글리포세이트 잔류 여부를 검증하는 독립적인 국제 인증 기관—옮긴이)에서 발급하는 "글리포세이트 잔류 없음" 인증 라벨이 붙어 있을 수 있지만, 아직 널리 사용되지는 않는다.

포장식품을 살 때는 단순히 'Organic'이라는 단어 하나만 보고 안심해선 안 된다. '장 마스터'처럼 꼼꼼히 라벨을 살펴야 한다. 유기농 라벨은 이렇게 4가지 단계로 나뉜다.[72]

- 100% 유기농
- 유기농
- 유기농 원료로 만든 제품
- 특정 유기농 원료만 포함된 제품

가장 이상적인 선택은 '100% 유기농'이지만, 최소한 '유기농' 혹은 '유기농 원료로 만든 제품'을 고르는 것이 좋다. 그러면 적어도 GMO

유기농 종류	의미
100% 유기농	포장지에 USDA 유기농 인증 마크를 붙일 수 있는 제품이다. 모든 성분이 예외 없이 100% 유기농 인증을 받은 원료여야만 한다.
유기농	포장지에 USDA 유기농 인증 마크를 사용할 수 있는 제품이다. 다만 전체 성분의 최소 95% 이상이 유기농 인증 원료여야 하고, 나머지 5%의 비유기농 성분은 반드시 비非GMO 원료여야 한다. 또한 농산물이 아닌 모든 성분은 유기농 농업과 가공 과정에서 허용된 국가 승인 성분 목록에 포함된 것이어야 한다.
유기농 원료로 만든 제품	전체 성분의 70~95%가 유기농 원료여야 한다. USDA 유기농 인증 마크를 사용할 수는 없지만, 포장지에 "유기농 ○○로 만든 제품"이라는 문구를 표기할 수 있다. 또한 유기농 성분 또는 성분군을 3가지까지 기재할 수 있다. 이렇게 특정 성분을 유기농으로 표시하려면, 그 성분에서 파생된 다른 모든 원료 역시 유기농이어야 한다. 예를 들어 "유기농 옥수수로 만든 제품"이라고 표시했다면, 옥수수 전분 등 옥수수를 기반으로 한 모든 원료 역시 유기농이어야 한다. 그리고 이 범주에 속하는 제품에 들어가는 비유기농 성분은 모두 비GMO여야 한다.
특정 유기농 원료만 포함된 제품	전체 성분 중 유기농 인증 원료가 70% 미만인 제품이다. 원재료 표기에서 특정 성분이 유기농임을 밝힐 수는 있지만, 포장 전면에 '유기농'이라는 단어를 쓸 수 없고 USDA 유기농 인증 마크도 사용할 수 없다.

성분이 들어가지 않은 식품을 먹을 수 있고, 가족이 받는 글리포세이트 부담을 줄이는 데도 큰 도움이 된다. 예전보다 경제적인 면에서 유기농 식품을 구하기 수월해졌지만, 여전히 사회·경제적 여건에 따라 유기농 식품의 접근성과 가격에는 큰 격차가 있다. 안타까운 현실이지만, 우리 가족이 유기농을 선택해서 소비하면 시장이 바뀌고, 농부와 식품 제조 업체들이 유기농 재배 방식으로 돌아설 수밖에 없도록 만드는 경제적 유인이 생기는 것이다. 만약 장을 볼 때 비용이 큰 고민이라면, 최소한 환경워킹그룹Environmental Working Group, EWG에서 발표하는 최신 더티 더즌Dirty Dozen 목록을 확인하자. 여기에는 농약 사용량이 특히 많아 반드시 유기농으로 사야 하는 품목 12가지가 포함되어 있다. 반대로 클린 피프틴Clean Fifteen 목록에는 농약 사용이 적어 비교적 안전하게 비

유기농 재배로 구입해도 괜찮은 식품 15가지가 정리되어 있다.[73] 이 두 목록은 여기서 확인할 수 있다.

Dirty Dozen 목록: https://www.ewg.org/foodnews/dirty-dozen.php
Clean Fifteen 목록: https://www.ewg.org/foodnews/clean-fifteen.php

비GMO 식품을 선택하기

GMO genetically modified organisms(유전자 변형 작물)는 스스로 살충제를 만들어내거나, 글리포세이트 같은 농약·제초제를 맞아도 죽지 않도록 유전자가 조작된 식물이다. 다시 말해, 재배 과정에서 농약이 많이 뿌려지기 때문에 농약 성분이 그대로 남아 있을 가능성이 큰 작물이다. 게다가 일부는 스스로 살충 성분을 만들어내는데, 이 또한 우리 몸에 해로울 수 있다.

USDA 유기농 인증을 받은 제품은 법적으로 GMO 성분을 포함할 수 없다. 하지만 유기농 인증 과정에서 별도의 GMO 검사를 의무적으로 받지는 않는다. 반면 Non-GMO 프로젝트 인증 마크가 붙은 제품은 독립 기관에서 유전자 변형 성분이 없다고 공식적으로 검증을 받은 것이다. 다만 그렇다고 해서 '농약을 전혀 사용하지 않았다'는 뜻은 아니다. 따라서 가족의 건강을 위해 유기농인 동시에 비GMO 인증을 받은 식품을 고르는 것이 가장 좋은 선택이다. 만약 어떤 식품이 GMO인지 확신하기 어렵다면, 아래 식품군(그리고 그것들로 만든 가공식품)은 유기농이 아니면 GMO일 가능성이 매우 높다는 점을 꼭 기억하자.[74]

- 옥수수(옥수수기름, 옥수수 시럽, 옥수수 전분)

- 대두(대두유, 대두 레시틴, 식품 유화제)

- 카놀라(카놀라유, 마가린)

- 면화(면실유)

- 사탕무(백설탕 제조에 쓰이는 원료. 참고로, 샐러드나 스무디에 넣으면 맛있고 영양이 풍부한 붉은색 비트와는 전혀 다른 작물이다.)

- 여름호박(주키니호박, 노란 크룩넥 호박)

- 감자

- 파파야(레인보우 파파야 품종)

- 알팔파(주로 가축 사료용)

- 사과(갈변을 막기 위해 유전자가 조작된 아틱 품종 등)

- 육류와 유제품(엄밀히 말해 고기나 우유 자체가 유전자 변형은 아니지만, 소와 같은 가축이 먹는 사료의 95% 이상이 GMO 작물이다. 우리가 그 동물이 어떤 환경에서 무엇을 먹고 자랐는지 확실히 알지 못한다면, 스테이크를 먹거나 우유를 마실 때 간접적으로 GMO를 섭취할 가능성이 크다. 물론 이것이 최종 식품에서 반드시 문제를 일으킨다고 단정할 수는 없지만, 중요한 참고 사실로 알아둘 필요가 있다.)

섭취하기 전에 과일과 채소를 깨끗이 세척하기

앞서 말했듯, 씻는다고 해서 음식 속 깊이 스며든 글리포세이트를 완전히 없앨 수는 없다. 그러나 표면에 남은 글리포세이트는 줄일 수 있어 전체 섭취를 크게 낮출 수 있다. 그렇다면 비싼 전용 세척제가 꼭 필요할까? 아마도 그렇지 않을 것이다. 한 연구에 따르면, 과일과 채소를 흐르는 물에 60초간 헹구는 것(담가두는 것이 아님)이 시중 세척제나 주방세제보다 농약 잔류를 훨씬 효과적으로 줄여준다고 한다.[75] 게다가 일부 세척제에는 오히려 바람직하지 않은 성분이 들어 있어, 해로운 화학물질을 없애려다 되려 음식에 문질러 넣는 결과를 만들 수도 있다. 상업용 세척제 대신 더 나은 방법을 집에서 손쉽게 마련할 수 있다. 베이킹소다 1작은술을 물 2컵에 섞은 가정용 세척액이 효과적이다.[76] 하지만 '장 마스터'다운 가장 간단한 방법은 흐르는 물에 과일과 채소를 씻으면서 알파벳송을 두 번 부르는 것이다. 이 정도면 대략 60초 동안 헹군 셈이 된다. 또 하나 좋은 방법은 야채 전용 브러시를 사용해 표면에 남은 농약을 부드럽게 문질러내는 것이다.

그렇다면 그냥 껍질을 벗기면 되지 않을까? 바나나, 오렌지, 멜론처럼 껍질을 먹지 않는 과일은 당연히 벗기면 된다. 하지만 이런 과일도 껍질을 벗기기 전에 반드시 씻어야 한다. 껍질에 묻은 농약이 손을 거쳐 과육을 오염시킬 수 있기 때문이다. 반면 사과처럼 껍질에 유익한 파이토뉴트리언트, 특히 퀘르세틴quercetin이 풍부한 과일은 껍질을 벗기면 오히려 좋은 성분이 사라진다. 따라서 가능하면 깨끗이 씻어 통째로 먹는 것이 가장 좋다.

유기농이든 아니든 과일과 채소를 섭취하기

조금 진부하게 들릴 수 있지만, 과일과 채소는 반드시 먹어야 한다. 일부 부모는 유기농이 아니면 차라리 먹지 않는 게 낫지 않느냐고 묻기도 하는데, 대답은 단호하게 "아니다!"이다. 유기농이 최선이지만, 유기농이 아니더라도 과일과 채소를 먹을 때 얻는 이점은 아예 먹지 않는 것보다 훨씬 크다. 위에서 설명한 대로 깨끗이 씻으면 된다. 그리고 되도록 다양한 색깔의 채소와 과일로 '장 건강 지킴이 무지개'를 채워 넣

자. 그러면 아이의 장내 미생물을 건강하게 지켜주고, 환경호르몬을 해독하는 데 필요한 비타민, 미네랄, 항산화 물질, 파이토뉴트리언트, 식이섬유를 고루 섭취할 수 있다.

발효식품을 섭취하기

흥미로운 연구 결과가 있다. 동물 실험에서 사우어크라우트 주스[77]를 먹였더니 소변으로 배출되는 글리포세이트가 늘어나고 장 건강이 개선됐다고 한다. 사우어크라우트나 사과식초 같은 발효식품에는 아세토박터Acetobacter라는 균이 들었는데, 이 유익균은 글리포세이트를 완전히 대사해서 비활성화할 수 있는 몇 안 되는 미생물 중 하나다. 그러니까 몸이 글리포세이트를 흡수하기도 전에 섭취한 글리포세이트를 제거해줄 수 있다는 뜻이다. 만약 가족의 식단에 아직 발효식품이 없다면 어떤 발효식품들이 있는지 다시 떠올려보고, 가족과 함께 시작해보자. 그리고 여러 번 시도하고 또 시도하자!

장 마스터 식품 라벨 탐정 되기

아이들과 함께 장을 보러 가기가 두려운 부모는 나뿐일까? 솔직히 말해보자. "엄마, 이거 사도 돼?"—"안 돼!" 끝없이 이어지는 공방전. 아이의 작은 손이 형형색색의 설탕 범벅인 인공 간식을 집어 드는 순간마다 반복되는 그 진땀 나는 실랑이. 나 역시 고백하자면, 한동안은 켄지와 보디를 마트에 데려가지 않기로 했다. 아이들이 나와 함께 '장 마스터 식품 라벨 탐정'이 되는 법을 배우기 전까지는 말이다.

영양의 평등이 곧 건강의 평등

아이의 건강한 미래를 혁신적으로 만들어가려면 가장 먼저 식품의 평등, 더 구체적으론 영양의 평등에서 출발해야 한다. 내가 간절히 바라는 건 언젠가 모든 아이가 장내 미생물을 건강하게 돌보고 각자의 잠재력을 온전히 꽃피울 수 있도록 도와주는 건강하고, 영양가 있고, 문화적으로도 의미 있는 음식을 부담 없는 비용으로 공평하게 누리는 세상이다.

하지만 현실은 냉정하다. 미국에선 아이 8명 중 1명이 충분히 먹지 못하고, 미국인 성인 6명 중 1명이 건강한 음식을 먹기엔 너무 비싸거나 구하기 어렵다고 말한다. 우리가 가야 할 길이 아직 멀다는 점을 보여주는 대목이다.

아이가 있는 미국 가정 중 5분의 1 이상이 식량 불안정food insecurity(기후변화, 분쟁, 경제적 충격 등 복합적인 요인 탓에 식품을 구하는 일이 제한적이거나 불확실한 상태−옮긴이)에 놓여 있다. 특히 저소득 지역이나 유색인종 커뮤니티에선 그 비율이 훨씬 더 심각하다. 영아와 아동은 이런 식량 및 영양 불안정의 장기적이고 해로운 영향을 가장 크게 받는다.[78] 굶주리는 아이들은 그렇지 않은 아이들에 비해 건강 상태가 나쁠 가능성이 두 배 높고, 신체·정신·사회정서·인지·학업적 어려움을 겪을 위험도 훨씬 크다.

많고 많은 아이와 가족들이 신선한 과일, 채소, 영양식품을 파는 마트가 없는 '식품 사막food desert'에 살고 있다. 동시에 건강한 식품점 대신 초가공식품과 정크푸드로 가득한 편의점과 패스트푸드 체인점만 즐비한 '식품의 늪food swamp' 속에 있기도 하다.

이 문제를 해결하려면 인식, 접근성, 경제성 그리고 책임성이 필요하다. 바로 지금이 변화를 만들어야 할 때다. 그리고 이 책을 읽고 있는 여러분은 이미 모든 이에게 식품과 영양의 평등을 보장하자는 움직임에 동참하는 셈이다.

인식

아는 것이 힘이다. 실제로 여러 가지 포장식품을 보여주었을 때, 10명 중 1명도 안 되는 사람만이 건강한 선택지를 제대로 고른다. 하지만 이제 부모와 아이가 '장 마스터'처럼 식품 라벨을 읽는 법을 알게 됐으니, 우리는 이미 그 소수인 9% 안에 속하는 셈이다. 이 지식을 널리 전파하기 위해 이 책을 친구, 가족, 선생님, 학교, 지역 도서관, 아이와 가족을 돕는 단체에 선물해보자. 그러면 더 많은 아이와 어른들이 장 마스터답게 식품을 선택할 수 있는 지식을 갖추게 될 것이다. 그렇게 많은 아이와 어른들이 지갑으로 투표하듯 현명한 소비를 선택할 때마다, 모두가 함께 누릴 수 있는 건강하고 영양 가득한 장 마스터 음식을 찾는 시장의 수요는 점점 커지게 된다.

접근성, 경제성 그리고 책임성

우리 각자의 노력을 넘어 이제는 지역사회와 공중보건 그리고 정책 차원에서 함께 행동해야 한다. 작은 지원 하나가 모여 큰 변화를 만든다. 개개인부터 지역사회, 나아가 공중보건 전반에 이르기까지 접근성, 경제성, 책임성을 높일 수 있는 방법은 다음과 같다:

- 소비로 선택하자. 건강한 영양 평등을 지지하는 식품 산업과 마케팅을 선택하다 보면 변화를 이끌 수 있다.
- 로컬 마켓과 농산물 직판매장을 이용하자.
- 학교나 지역 단체에 아이와 가족들을 위한 영양 교육 자료를 제공하자.
- 지역사회와 학교 텃밭을 지지하자.
- 교육청의 영양 프로그램과 협력해서 학교 아침 식사와 점심 식사에 건강한 장 마스터식 메뉴가 제공될 수 있도록 의견을 전달하자. 이제는 '통곡물'이라는 이름을 붙였다고 해서 프로스트 플레이크Frosted Flakes가 아침 메뉴로 등장하거나, 피자와 케첩의 토마토소스가 아이들의 채소 섭취로 계산되는 현실을 받아들일 수 없다.
- 지역에 있는 모든 가족의 식량과 영양 안정성을 위해 힘쓰는 지역 및 전국 비영리단체에 자원봉사를 가거나 기부하자.

- 주와 연방 차원의 선출직 정치인에게 연락하거나 편지를 보내, 아이들의 건강과 웰빙을 최우선으로 삼는 건강한 식품 정책과 규제를 요구하자. 영유아 식품에 중금속과 독성물질이 포함되어선 안 된다. 또한 장내 미생물을 교란하는 애물단지 방해꾼이 들어간 모든 식품에는 아이들의 발달 중인 뇌, 몸, 면역체계, 미래 건강을 해칠 수 있다는 경고 라벨을 붙여야 한다. 식품산업과 정부는 아이들의 장내 미생물을 보호하고 아이들이 건강하게 성장할 수 있도록 지속 가능하며 재생적인 농업 및 식품 가공 방식을 지원해야 한다.

이 긴 장 마스터의 여정을 나와 함께 걸어준 여러분께 깊은 감사를 전한다.

오늘날 초가공식품과 설탕 범벅의 가짜 음식이 넘쳐나는 세상에서, 부모와 아이가 '장 마스터'답게 함께 실천할 수 있는 가장 강력한 선택지는 바로 식품 라벨을 '장 마스터'처럼 제대로 읽는 것이다. 사실 이 작은 습관 하나가 아이의 전인적인 건강 회복 탄력성을 평생 결정짓는 마지막 한 톨의 쌀알이 될 수 있다.

이제 우리는 '장내 미생물 애물단지 방해꾼'을 구별할 수 있게 됐다. 따라서 여러분은 이미 '장 마스터 식품 라벨 탐정'으로 가는 길에 들어선 셈이다.

장 마스터처럼 식품 라벨을 읽는 법은 아이에게 가르쳐줄 수 있는 가장 소중한 삶의 기술이다. 아이들이 이 기술을 익히면, 현대시대의 초가공식품이 제공하는 편리함을 누리며 맛있게 먹고 즐기는 가운데 장내 미생물의 적인 애물단지 방해꾼들이 끼치는 불편을 피할 수 있다. 설령 그것이 포장식품일지라도 말이다.

자, 이제 우리도 '장 마스터 식품 라벨 탐정'이 되는 법을 배워보자!

장 마스터 식품 라벨 탐정 되는 법

1단계: 포장 뒷면을 보기

포장 앞면은 여러분이 그 제품을 보고 사고 싶어지도록 만드는 것이 유일한 목적이다. 아이들에게 특히 효과적이다. 아이들이 마트에서 손을 뻗어 집는 제품을 떠올려보라. 알록달록한 무지개와 유니콘, 반짝이는 만화 속 별 혹은 흘러내리는 초콜릿 사진이 그려진 포장일 테다. 어른이라고 별반 다르지 않다. "진짜 과일로 만들었습니다""100% 리얼 치즈 사용""합성 첨가물 없음""자연 유래 색소와 향""통곡물 사용""식이섬유 풍부""단백질 가득""글루텐 프리" 같은 문구에 혹해본 경험이 누구나 있을 것이다.

최근 한 연구 결과를 보면 포장에 웃는 얼굴이 그려져 있을 때 부모가 그 음식을 아이에게 사줄 확률이 높다고 한다. 왜일까? 웃는 얼굴이 부모에게 아이와 함께하는 즐거운 순간과 그 음식을 먹으며 행복해할 아이의 모습을 떠올리게 하기 때문이다. 그 음식이 건강에 좋든 나쁘든 상관없이 말이다![79] 하지만 이제 여러분은 포장 속 '양의 탈을 쓴 늑대'를 간파할 수 있는 지식을 갖췄다.

포장 앞면 라벨이 우리 눈길을 사로잡긴 하지만, 진짜 주목해야 할 부분은 아니다. 그곳에선 '장내 미생물 애물단지 방해꾼'이 들어 있는지 도통 드러나지 않는다. 따라서 포장을 뒤집어 진짜 정보가 있는 곳을 들여다보아야 한다.

2단계: 1회 제공량과 용기 안에 몇 회분이 들었는지 확인하기

영양성분표는 1회 제공량당 각 영양소가 얼마나 들었는지를 보여

Skout Organic Strawberry Jam
Kids Snack Bar

Kellogg's Nutri-Grain Soft Baked
Strawberry Breakfast Bar

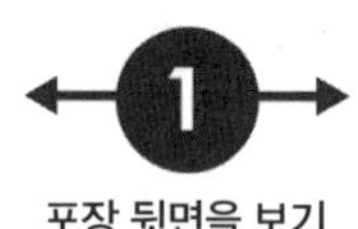

포장 뒷면을 보기

1회 제공량과
용기 안에 몇 회분이
들었는지 확인하기

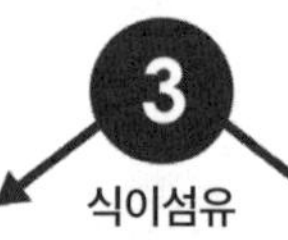

식이섬유
함량 확인하기

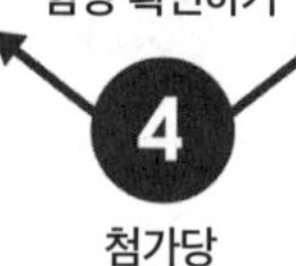

첨가당
확인하기

영양성분표
읽기

Nutrition Facts (Skout Organic Strawberry Jam Kids Snack Bar)

1 serving per container
Serving size — 1 bar (24g)

Amount per serving
Calories 90

	% Daily Value*
Total Fat 2g	3%
Saturated Fat 1.5g	8%
Trans Fat 0g	
Cholesterol 0mg	0%
Sodium 10mg	0%
Total Carbohydrate 16g	6%
Dietary Fiber 2g	7%
Total Sugars 10g	
Includes 0g Added Sugars	0%
Protein 2g	4%
Vitamin D 0mcg	0%
Calcium 20mg	2%
Iron 0.7mg	4%
Potassium 150mg	4%

* The % Daily Value (DV) tells you how much a nutrient in a serving of food contributes to a daily diet. 2,000 calories a day is used for general nutrition advice.

Ingredients: Organic Dates, Organic Strawberries, Organic Coconut Milk Powder, Organic Sunflower Seed Protein Powder, Organic Cocoa Butter, Organic Strawberry Essence, Organic Lemon Juice Concentrate. Contains: Coconut.

Nutrition Facts (Kellogg's Nutri-Grain Soft Baked Strawberry Breakfast Bar)

1 servings per container
Serving size — 1 bar (37g)

Amount per serving
Calories 130

	% Daily Value*
Total Fat 3.5g	4%
Saturated Fat 0.5g	3%
Trans Fat 0g	
Cholesterol 0mg	0%
Sodium 140mg	6%
Total Carbohydrate 25g	9%
Dietary Fiber 1g	5%
Total Sugars 12g	
Includes 12g Added Sugars	24%
Protein 2g	

Vitamin D 0%	Calcium 130mg 10%
Iron 1.8mg 10%	Potassium 80mg 0%
Vitamin A 10%	Thiamin 10%
Riboflavin 10%	Niacin 10%
Vitamin B6 10%	Zinc 10%

* The % Daily Value (DV) tells you how much a nutrient in a serving of food contributes to a daily diet. 2,000 calories a day is used for general nutrition advice.

Ingredients: Crust: Whole Grain Oats, Enriched Flour (Wheat Flour, Niacin, Reduced Iron, Vitamin B1 [Thiamin Mononitrate], Vitamin B2 [Riboflavin], Folic Acid), Soybean Oil, Whole Wheat Flour, Sugar, Dextrose, Fructose, Calcium Carbonate, Vegetable Glycerin, Invert Sugar, Salt, Whey, Soluble Corn Fiber, Wheat Bran, Cellulose, Natural Flavors, Potassium Bicarbonate, Mono-And Diglycerides, Soy Lecithin, Wheat Gluten, Niacinamide, Vitamin A Palmitate, Carrageenan, Zinc Oxide, Reduced Iron, Guar Gum, Vitamin B6 (Pyridoxine Hydrochloride), Vitamin B1 (Thiamin Hydrochloride), Vitamin B2 (Riboflavin), Filling: Invert Sugar, Corn Syrup, Strawberry Puree Concentrate, Vegetable Glycerin, Sugar, Modified Food Starch, Vegetable Juice For Color, Sodium Citrate, Sodium Alginate, Citric Acid, Natural Flavors, Dicalcium Phosphate, Methylcellulose, Malic Acid. Contains wheat, milk and soy ingredients.

준다. 그래서 여러분이나 아이가 몇 회분을 먹거나 마실지를 계산하고, 라벨에 표시된 영양소의 양을 그 숫자만큼 곱해야 한다. 예를 들어 470ml짜리 팜원더풀Pom Wonderful 100% 석류주스 한 병에는 235ml씩 2회분이 들어 있다. 그 2회분 각각에 함유된 당류의 총량은 34g이다.

그러니 대부분의 사람들처럼 시원하게 한 번에 한 병을 다 마신다면, 단숨에 2회분을 섭취하여 68g의 당을 먹게 되는 것이다.

주의: '1회 제공량'은 '1회 섭취량'과 다르다. 1회 제공량은 평균적인 사람이 먹어야 한다고 권장하는 수치가 아니다. 포장식품이나 음료에 표기된 1회 제공량은 단순히 '평균적인 사람이 한 번에 보통 먹거나 마시는 양'을 기준으로 할 뿐이다. 그리고 서구식 식단에선 그 양이 대체로 지나치게 많다. 실제로 미국 FDA가 식품 라벨에 표기하도록 규정한 '일반적으로 소비되는 기준 섭취량Reference Amounts Customarily Consumed, RACC'은 2018년에 개정됐는데, 사람들이 한 번에 먹고 마시는 양의 변화를 반영한 결과다.[80] 그런데 그 변화가 꼭 좋은 방향인 건 아니었다. 예를 들어 탄산음료의 RACC 1회 제공량은 235ml에서 355ml로 늘어났다. 아이스크림의 RACC 1회 제공량은 1/2컵(약 120ml)에서 2/3컵(약 160ml)으로 늘어났다.[81] 그렇다고 이제 아이가 디저트로 아이스크림을 2/3컵씩 먹어야 한다는 뜻은 아니다. 단지 요즘 사람들이 대부분 1/2컵 대신 2/3컵을 먹는다는 사실을 반영했을 따름이다. '장 마스터'로서 여러분은 사람들 대부분이 보이는 여느 방식이 반드시 '장내 미생물의 기적'을 만드는 길이 아님을 잘 알고 있을 것이다.

3단계: 식이섬유 함량 확인하기

포장식품의 영양성분표를 보면 1회 제공량에 식이섬유가 몇 그램 들었는지 손쉽게 확인할 수 있다. 그러나 단순히 '몇 그램 들었는가'만 중요한 건 아니다. 미국 기준으로 1회 제공량에 식이섬유가 최소 2.5g(하루 권장량의 10%) 이상 들었으면 포장에 "식이섬유의 좋은 공급원good source of fiber"이라고 표기할 수 있고, 식이섬유가 5g 이상(하루 권장량의 20%) 들었으면 "고식이섬유high fiber"라는 문구를 넣을 수 있다.[82] 그러나 이야기는 여기서 끝나지 않는다. 탄수화물 대 식이섬유 비율이 훨씬 더 중요한 기준이 될 수 있다. 한 연구에 따르면[83] USDA의 '통곡물' 인증을 받은 식품 중에도 탄수화물 대 식이섬유 비율이 10:1 이하인 제품이 가장 건강했다. 여기에는 식이섬유 함량이 높고, 첨가당, 나트륨, 트랜스지방은 적었다. 반대로 탄수화물 대 식이섬유 비율이 10을 넘는 식품을 자주 섭취하면 2형 당뇨병, 대사증후군, 심장질환의 위험이 커진다는 연구 결과도 있다.[84]

실제 식품 라벨에서 이것이 무얼 의미하는지 살펴보자. 우리가 어릴 적 흔히 먹던 흰색 원더브레드Wonder Bread 포장을 떠올려보자. 혹시 원더브레드 한 장을 꾸욱 눌러 작은 공처럼 뭉친 다음 한입에 삼키곤 하던 기억이 있는가? 원더브레드 한 장에는 탄수화물 29g과 식이섬유 3g이 들었다. 탄수화물 대 식이섬유 비율이 29÷3 =9.67. 숫자가 10에 가까워 안심할 수 없다. 반면 요즘 쉽게 구할 수 있는 데이브킬러브레드Dave's Killer Bread의 오가닉 21 홀 그레인 앤 시드Organic 21 Whole Grains and Seeds 빵을 보자. 탄수화물 22g에 식이섬유 5g으로, 탄수화물 대 식이섬유 비율이 4.4에 불과하다. 훨씬 더 현명한 선택이다!

4단계: 첨가당 확인하기

첨가당은 적을수록 좋다. 아이가 그날 이미 얼마나 첨가당을 먹었는지 살펴보고, 하루 총섭취량을 25g 이하로 제한해야 한다. 이제 '장 마스터'인 여러분은 영양성분표에 표시된 첨가당의 양이 반드시 제품의 실제 첨가당 총량을 의미하지 않는다는 사실을 안다. 예를 들어 성분표에 과일 퓌레가 포함되어 있을 수 있다. 과일 퓌레는 라벨에서 첨가당으로 표기되지 않지만, 실제로는 많은 당을 추가한다는 점을 기억하자.(참고: 앞서 제시한 석류주스 예시에서 라벨에는 당 34g, 첨가당 0g이라고 표기되어 있다. 하지만 '장 마스터'라면 100% 과일주스에서 오는 당도 첨가당으로 계산해야 한다는 점을 이제는 알 테다.)

5단계: 영양성분표를 읽고 교묘하게 숨어 있는 '장내 미생물 애물단지 방해꾼'을 찾아내기

- 성분은 최대한 적을수록 좋다. 성분표가 길수록 '장내 미생물 애물단지 방해꾼'이 많을 가능성이 크다.
- 성분은 함량이 많은 순서대로 표기된다. 상위 세 가지 성분은 아이가 안심하고 먹을 수 있는 재료여야 한다.
- 성분표에 '인공'이라는 단어가 보이면 그 즉시 선반 위에 올려두자.
- 발음조차 어렵거나 검색해야만 알 수 있는 성분이라면 구매를 다시 고려하자. 특히 반드시 피해야 하는 최악의 성분 목록은 162쪽을 참고하기 바란다.
- "천연향료"라고 적혀 있어도, 유기농이거나 출처가 불분명하다면 주의해야 한다.
- 설탕과 그 다양한 이름을 찾아보기 바란다(175쪽 참고). 고과당 옥수수 시럽High-fructose corn syrup, HFCS은 무조건 외면해야 하고, 여러 형태의

설탕이 반복해 등장한다면 그 즉시 선반 위에 다시 올려놓아야 한다. 인공감미료(사카린, 아스파탐, 아세설팜칼륨, 수크랄로스, 네오탐, 어드반탐)는 반드시 사절해야 한다. 스테비아는 '조건부', 몽크프루트와 자일리톨은 적당히 섭취하면 괜찮다.

- 가능하면 유기농을 선택하자. USDA 유기농 인증 마크가 있거나, 최소한 "유기농 원료로 만든 제품"이라는 문구가 있어야 한다. 유기농을 고를 수 없다면, EWG의 더티 더즌 목록에 있는 비유기농 식품은 걸러내야 한다.

- 고도로 정제된 염증 유발성 식물성 기름과 씨앗 기름은 멀리해야 한다(정제=초가공). 카놀라유, 옥수수기름, 대두유, 해바라기유, 홍화유, 면실유, 포도씨유, 땅콩기름, '식물성' 기름, 마가린, 쇼트닝 등이다. 엑스트라 버진이나 버진 올리브유, 냉압착 또는 압착 방식으로 짜낸 유기농 오일(고올레산 제품도 가능), 아보카도오일, 코코넛오일, 그리고 각종 견과류 기름과 씨앗 기름을 선택하자(167쪽을 참고할 것).

이제 여러분은 포장식품이라도 '장 마스터'처럼 현명하게 선택하는 방법을 알게 됐다!

아이의 장내 미생물을 살리는 음식으로 무엇을 더 넣을지 고민된 다면, 이번에는 무엇을 빼낼 수 있을지 생각해보자. 평소 먹는 포 장식품을 하나씩 살펴보고, FDA가 승인했더라도 식품 첨가물이 나 색소, 과도한 첨가당, 인공감미료, 글리포세이트 같은 '장내 미 생물 애물단지 방해꾼'을 줄일 수 있는 대안을 찾아보자.

아침마다 먹던 고당분 바닐라 그릭요거트 대신, 블루베리와 꿀 을 살짝 올린 무가당 코코넛 요거트를 선택할 수 있겠는가?

적색 염색 40번 색소가 들어간 타키스 과자 대신, 강황과 파프 리카로 색을 낸 트레이더조 제품으로 바꿀 수 있겠는가?

첨가당은 13g인데 식이섬유는 1g밖에 없는 마츠 사과소스 컵 대신, 유기농 사과 한 개를 아이 도시락에 넣을 수 있겠는가?

이런 선택을 '5가지 챌린지 워크시트'에 기록해보자. 기억하자, 장에 무엇을 넣느냐만큼 무엇을 빼내느냐도 중요하다. 장 마스터 다운 작은 실천이 쌓여 아이의 건강에 큰 변화를 만들어낸다!

(아직 다운로드 전이라면 www.healthykidshappykids.com/bookre sources 또는 아래 QR 코드에서 워크시트를 받을 수 있다.)

CHAPTER 6

호흡하기
장 회복력의 열쇠, 미주신경 깨우기

매일 장내 미생물을 건강하게 최적화하기 위해 우리가 실천할 수 있는 5가지 중 하나는 '장 건강 지킴이 무지개' 음식을 골고루 챙겨 먹고 '장내 미생물 애물단지 방해꾼'을 멀리하는 것이다. 하지만 장내 미생물의 든든한 챔피언은 우리가 먹는 음식에만 있지 않다.

이제 음식에서 한 걸음 더 나아가, 장내 미생물의 기적을 일으킬 수 있는 4가지 일상적 방법을 살펴보자. 그 여정의 시작은 우리를 전인적인 장 건강 회복력으로 이끌어줄 호흡이다.

스트레스와 장내 미생물

"나 진짜 스트레스 받아!" 이 말은 환자, 부모, 친구, 가족에게서 가장 흔히 듣는 불평이다. 여러분도 이 말을 마지막으로 한 적이 언제인지 떠올려보자. 어제? 오늘? 아니면 방금 전이었나?

아이들을 위해 건강의 '정상' 기준을 새롭게 정립해야 하듯, 스트레스의 '정상' 개념도 다시 정의할 필요가 있다. 스트레스가 모두 나쁜 건 아니다. 스트레스 이론의 창시자인 한스 셀리에Hans Selye는 이미 1936년에 스트레스를 이렇게 정의했다. "변화를 요구하는 모든 상황에 몸이 보이는 비특이적 반응." 즉, 스트레스란 변화에 대한 생리적 반응일 뿐, 그 자체로 좋거나 나쁘다고 규정할 수 없는 것이다.

하지만 언제부턴가 스트레스는 현대사회에서 내뱉으면 안 될 '금기어'가 되어버렸다. 그리고 우리는 '스트레스를 받는 것 자체에 스트레스를 받는' 세상에 살게 됐다. 그렇다면 스트레스는 왜 장내 미생물과 연결될까? 항생제가 '급성' 장내 미생물 애물단지 방해꾼 1위라면, 지속적인 심리적 스트레스는 '만성' 장내 미생물 애물단지 방해꾼 1위다.

심리적 스트레스는 장내 미생물에 직접적인 부정적 영향을 준다.[1] 스트레스는 장 속 유익균을 줄이고, 유해균은 늘린다.

- 생애 초기 경험 스트레스Early Life Stress, ELS, 즉 아동기 부정적 생애 경험 Adverse Childhood Experiences, ACEs은 18세 이전에 겪는 외상적 사건으로, 성인기에 나타나는 거의 모든 만성질환의 위험을 높이는 것으로 알려졌다.[2] 동물 연구에선 어미와 분리된 어린 원숭이에게서 유익한 장내 세균이 현저히 줄어드는 변화가 관찰됐는데, 이런 변화는 성인기까지 지속됐다.[3] 또한 높은 수준의 ACEs를 경험한 성인 여성들은 현재의 신체·정신적 건강 상태와 관계없이 장내 미생물 구성이 그렇지 않은 여성들과 뚜렷하게 달랐다.[4]
- 시험 기간에 많은 스트레스를 받은 학생들은 평소보다 유익균이 크게

줄었고, 비정상적으로 세균이 늘어났다.[5] 흠……, 아이가 숙제를 할라치면 갑자기 "배가 아파요" 하는 데는 정말 이유가 있을지도 모른다!

- 심지어 '스트레스를 받는다고 느끼기'만 해도 장내 미생물은 변한다. 객관적으로 스트레스를 받을 이유가 없어도 주관적으로 스트레스가 많다고 느끼는 아이와 어른들은 그렇지 않은 사람들보다 유익균이 적고 해로운 세균이 더 많은 상태로 장내 미생물이 불균형했다.[6]

스트레스와 장-뇌 연결고리

이제 다시 한번 장-뇌 연결고리와 놀라운 미주신경을 복습해보자. 미주신경은 장내 미생물과 뇌를 이어주는 양방향 정보 고속도로다.

이 고속도로에서 오가는 정보의 80~90%는 장에서 뇌로 향한다는 사실을 기억하자. 즉, 건강하고 행복한 장＝건강하고 행복한 뇌다. 그런데 스트레스를 받으면 교감신경계가 활성화되어 몸은 '투쟁-도피 반응' 상태로 들어간다. 그러다 스트레스가 풀리면 부교감신경계가 작동하여 미주신경이 우리를 '휴식-소화-치유' 상태로 되돌린다. 미주신경이 바로 장과 뇌의 기적이 일어나는 지점이다.

우리가 투쟁-도피 상태에 있으면, 교감신경계는 심장을 향해 빠르고 일정한 박동을 유지하라고 신호를 보낸다. 그 결과, 필요한 부위로 혈액이 공급되면서 몸은 다가올 상황에 대비하게 된다. 반대로 휴식-소화-치유 상태에선 미주신경이 심장을 향해 차분하고 느리게 뛰라고 신호를 보낸다. 이때 그 속도는 호흡의 리듬에 따라 달라지는데 숨을 들이쉴 때는 빨라지고, 내쉴 때는 느려진다.

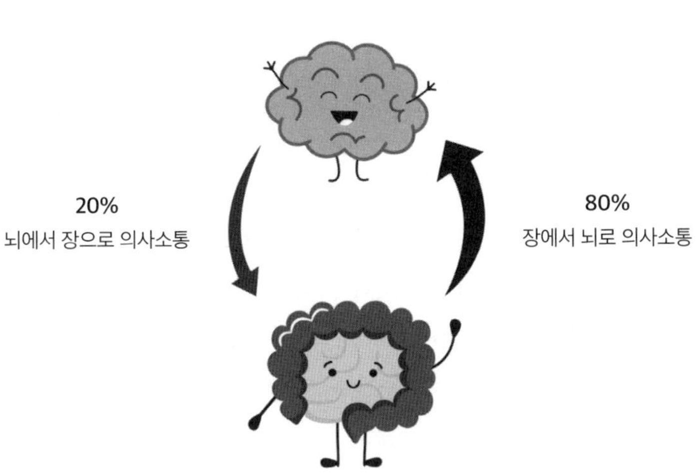

평온하고 균형 잡힌 건강 상태에선 심박이 호흡에 따라 부드럽게 변한다. 이를 심박변이도Heart Rate Variability, HRV 라고 한다. 미주신경이 얼마나 건강하고 잘 작동하는지 보여주는 최고의 지표 중 하나다.

심박변이도는 미주신경의 기능을 읽어주는 생체지표일 뿐 아니라, 신체 전반의 건강과 질병 상태를 나타내는 매우 뛰어난 지표 중 하나이기도 하다. 심박변이도가 낮으면 전신 염증이 높을 가능성이 크며, 이는 건강 악화를 알려주는 경고등일 수 있다. 실제로도 당뇨, 심장질환, 비만, 자가면역질환, 불안, 우울, 신경정신질환 등 거의 모든 만성적인 건강 문제와 연결되어 있다.[7]

반대로 심박변이도가 최적화되어 있다는 건 신체, 정신적 회복력이 뛰어나다는 뜻이다. 게다가 최적의 심박변이도, 행복감, 긍정적 감정은 식단과 상관없이 장내 미생물의 건강한 구성과 서로 긴밀하게 연결되어 있다![8]

요즘 심박변이도를 측정하거나 개선하려는 바이오해킹 기법과 웨어러블 기기가 넘쳐나는데, 그렇다면 심박변이도를 높이는 가장 확실한 방법은 뭘까? 균형 잡히고 회복력 있는 장내 미생물 환경을 갖추는 것이다! 복잡한 해킹은 필요 없다. 장내 미생물의 다양성이 높고, 프로바이오틱스를 꾸준히 섭취하면[9] 미주신경의 기능이 향상되고 심박변이도가 개선된다는 사실이 밝혀졌다. 미주신경은 양방향 고속도로임을 기억하자. 회복력 있는 장내 미생물은 강한 미주신경을 떠받치고, 이는 다시 장내 미생물을 지탱한다.

심박변이도 확인하기

지금 잠시 시간을 내어 직접 확인해보자.

- 편안히 앉아 호흡을 천천히 가다듬고, 깊게 들이쉰 뒤 천천히 내쉰다.
- 목 옆이나 손목 안쪽(엄지손가락 쪽)에서 맥박을 짚는다.
- 숨을 깊게 들이쉴 때 심장이 조금 더 빠르게 뛰는 것을 느껴보자.
- 숨을 천천히 내쉴 때 심장이 서서히 느려지는 것을 관찰해보자.

이처럼 들숨과 날숨에 따라 달라지는 심박의 변화, 즉 심박변이도는 정상이며, 미주신경과 부교감신경계가 최적으로 작동하고 있다는 신호다. 그러다 스트레스를 받으면 교감신경계가 활성화되어 들숨과 날숨 사이의 심박 변이가 거의 사라진다. 심장은 몸이 '싸울 것인지 도망칠 것인지'를 결정하듯 빠르고 일정한 속도로 뛰기 시작한다. 그러나 평온한 상태에선 부교감신경계가 작동하고, 들숨과 날숨 사이의 심박 변이가 커지며, 몸과 마음이 더 차분하고 안정된 리듬을 되찾는다.

회복력 있는 장내 미생물은 강한 미주신경을 떠받치고, 강한 미주신경은 다시 장내 미생물을 지탱한다.

스트레스를 새롭게 정의하기

사실 스트레스는 우리에게 도움이 될 수도 있다. 아니, 도움이 된다. 스트레스는 우리 몸이 환경에 적응하고, 스스로를 보호하도록 돕는다. 회복력의 진정한 의미를 떠올려보자. 회복력이란 모든 타격을 피하는 것이 아니라, 타격을 받아도 빠르고 완전하게 회복하여 다음번 타격에 더 강하게 맞설 수 있는 힘을 기르는 능력이다.

우리가 아이를 뽁뽁이 포장지로 싸서 모든 신체적 스트레스나 감염으로부터 완벽히 보호하지 않듯, 모든 심리적 스트레스로부터 아이를 철저히 차단해버리는 것도 바람직하지 않다. 아이에게 평생을 지탱할 회복력을 기르게 하는 것이 목표라면 말이다. 적당하고 관리할 만한 수준의 심리적 스트레스를 건강하게 극복했을 때, 아이는 오히려 성장하고 다음과 같은 이점을 얻는다.[10]

- 성공하려는 동기가 증가한다.
- 수행 능력과 생산성이 향상된다.
- 인지 기능과 뇌 기능이 강화된다.
- 기억력과 학습 능력이 개선된다.
- 자신감이 자란다.
- 감염에 대한 면역력이 커진다.

• 심리·생리적 회복력이 올라간다.

스트레스가 너무 적어도 우리는 지루해지고, 동기를 잃고, 자만하고, 무감각해진다. 그러다 보면 '뭐, 그러거나 말거나'라는 태도가 자리 잡는다. 삶이 지극히 평탄하면 더 노력할 이유를 찾지 못하고, 장애물을 넘는 법, 다시 일어서는 법을 배우지 못한다. 그럴 필요조차 없으니까 말이다.

스트레스가 지나치게 많아도 우리는 압도당하고, 불안과 공황에 빠지고, 탈진하거나 번아웃 상태로 무너질 수 있다. 그러나 스트레스가

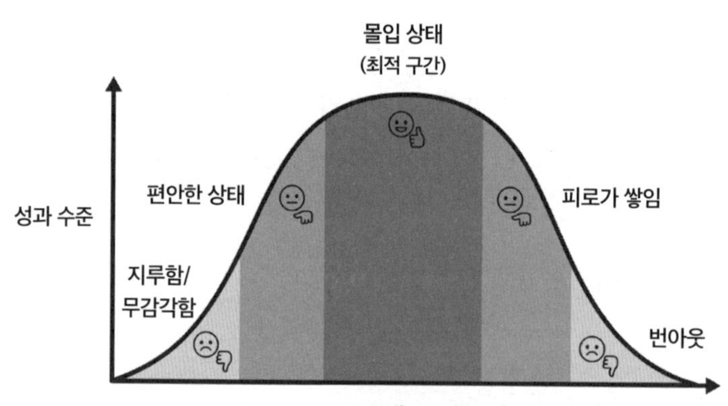

스트레스가 너무 적을 때	스트레스가 낮을 때	스트레스가 적당할 때(최적 상태)	스트레스가 과도할 때	디스트레스 (해로운 스트레스)
지루함	편안함	창의적	압도됨	완전히 지침
무기력함	이완됨	집중	피곤함	탈진
무감각함	느긋함	몰입	불안함	공황
산만함	생산적	의욕적	분노	붕괴
불만족스러움	영감이 부족함	열정적	예민	무너짐

적당한 수준일 때, 우리는 최상의 성과를 낼 수 있는 상태에 도달한다. 게다가 정신·신체·심리적으로도 가장 뛰어난 능력을 발휘할 수 있다. 이 순간 흔히 말하는 '몰입 상태'에 들어가, 우리는 '해야 할 일'을 척척 해내게 된다! 스트레스가 과도하게 적거나 많으면 '디스트레스distress(해로운 스트레스)'가 된다. 딱 적당한 스트레스는 '유스트레스eustress(유익한 스트레스)'로 작용한다. 마치 골디락스와 죽Goldilocks and her porridge(골디락스와 세 그릇의 죽은 동화 《골디락스와 곰 세 마리》 속 이야기로, 너무 뜨겁지도 차갑지도 않고 '딱 알맞은' 죽을 고르는 장면에서 비롯된 표현이다—옮긴이) 이야기처럼 말이다.

그러나 현대사회에서 원래는 일시적이고 관리할 만한 수준이어야 할 스트레스가 지속적이고 통제 불가능한 스트레스로 바뀌었다. 우리는 마치 비유 속 '날카로운 이빨을 지닌 호랑이'에게 밤낮으로 쫓기는 듯한 느낌을 받으며 살아간다. 다만 오늘날 우리를 쫓는 것은 그 호랑이가 아닌 학교 과제와 친구 관계의 갈등, 숙제, 기타 연주 연습, 수영팀, 연극 동아리, 가족 간 갈등 그리고 소셜미디어 같은 일상의 폭풍이다. 우리의 신경계는 교감신경이 과도하게 활성화된 상태에 익숙해져 있고, 미주신경을 활용하여 부교감신경 상태로 전환하는 연습은 턱없이 부족하다.

아동과 청소년에게 지속적으로 높은 수준의 사회심리적 스트레스, 부정적인 감정, 낮은 심박변이도는 장내 미생물의 다양성을 현저히 떨어뜨린다.[11] 스트레스가 만성화되면, 그때부터 지속적인 장내 불균형과 새는 장 증상이 나타나기 시작한다. 이런 증상이 계속되면 만성 염증과 지속적인 건강 문제가 몸을 지배하게 된다.

그렇다면 장내 미생물을 건강하고 행복하게 유지하기 위해 우리는 이 끝없는 스트레스와 어떻게 맞서야 할까? 해답은 애정을 담아 우리의 미주신경을 돌보는 것이다. 그 시작이 바로 '호흡'이다.

호흡: 미주신경의 회복력과 장내 미생물의 기적으로 가는 열쇠

아이들에게 미주신경의 힘을 다루는 방법을 가르치는 일에는 아이의 삶 전체와 장내 미생물의 균형을 완전히 바꿔놓을 수 있는 잠재력이 있다. 마음챙김은 심박변이도를 높이고 미주신경의 회복력을 강화하는 효과적인 방법 중 하나며, 그 출발점은 바로 '호흡'이다. 곧 이어질 실습에서도 처음 두 가지가 모두 '호흡'과 관련되는 이유가 여기에 있다. 올바른 호흡법을 배워두면 그 효과가 생각보다 훨씬 강력하다. 실제로 '호흡 조절이 인생을 바꿀 수 있는 이유How Breath-Control Can Change Your Life'라는 제목의 연구 논문이 있을 정도다. 마음챙김 호흡은 심박변이도와 미주신경 기능을 향상시키고, 이완과 집중력을 높이고, 긍정적 감정을 키워준다. 또한 불안·우울·분노를 줄이고, 숙면에도 도움을 준다는 연구 결과가 있다.[12]

우리는 매일 호흡한다. 그러니 제대로 호흡하는 법을 당연히 배워야 하지 않을까? '제대로 된 호흡'이란 잠시 멈추어 숨을 들이쉬고 내쉬면서 마음과 몸의 감각을 일깨워 미주신경을 활성화하는 과정이다. 이런 단순한 행동이 결국 장내 미생물의 기적을 만들어낸다.

만약 아이가 편식이 심해 '장 건강 지킴이 무지개 식단'을 실천하기 어렵다면, 놀라운 소식이 있다. 심박변이도와 미주신경 기능을 최적화하면 식단과 상관없이 아이의 장내 미생물을 개선할 수 있다.[13] 물론 '애물단지 방해꾼'을 마음껏 먹으면서 호흡만으로 모든 걸 해결할 수 있다는 뜻은 아니다. 하지만 지금 당장 식단을 바꾸기 어렵다면, 호흡부터 시작할 수 있다. 그 변화는 분명 효과가 있을 테고, 생각보다 훨씬 큰 결과를 만들어낼지도 모른다!

사람마다 마음챙김을 다르게 이해하긴 하지만, 정작 마음챙김이 무엇을 의미하는지 정확히 아는 사람은 많지 않다. 아이에게 마음챙김을 설명하려고 하면 아이가 멍한 표정으로 쳐다보거나, 심하면 못마땅하다는듯 눈을 흘길지도 모른다. 하지만 마음챙김이 장 속 미생물을 건강하고 행복하게 만들어줄 뿐 아니라, 자신에게도 많은 이점을 가져다준다는 사실을 알게 되면 이야기는 달라진다. 그때부터 마음챙김은 '시간이 날 때나 하는 신비한 일'이 아닌 '일부러 시간을 내서라도 하고 싶은 활동'이 된다.

그렇다면 마음챙김이란 정확히 뭘까? 마음챙김이란 잠시 멈추고, 주의를 기울이며, 지금 이 순간 자신이 무엇을 경험하고 있는지를 의식적으로 알아차리는 단순한 행동이다. 자신 안팎에서 일어나는 일을 호기심과 열린 마음과 수용의 태도로 바라보는 과정, 이것이 진짜 마음챙김이다. 우리는 과연 얼마나 자주 멈춰 서서 지금 이 순간 내 안과 주변에서 일어나는 감정과 생각과 행동을 아무런 판단도 하지 않고 솔직하게 바라볼까?

하버드대학교 연구에 따르면,[14] 우리는 하루의 50% 정도를 지금 하고 있는 일과 무관한 생각을 하며 시간을 보낸다고 한다. 마음이 이리저리 떠돌면서, 어젯밤에 아이나 배우자와 다툰 일이며 오늘 안에 끝내야 할 일처럼 지금 이 순간 일어나지 않는 일을 계속 생각하는 것은 스스로에게도 아이에게도 아무런 도움이 되지 않는다. '그랬어야 하는데, 할 수도 있었는데, 했더라면 좋았을 텐데' 같은 생각에 사로잡히면 결국 불행과 불만족으로 이어진다.

연구자들은 이렇게 말했다. "정신이 딴 데로 새는 현상은 거의 모든 활동에서 나타난다…… 마음이 떠돌 때 사람의 행복도가 떨어진다…… 우리가 현재에서 얼마나 자주 벗어나고 어디로 향해 가는지가 실제로 우리가 무엇을 하고 있는가보다 행복을 더 정확히 예측한다." 떠도는 마음은 불행한 마음이다. 부모로서 우리가 할 수 있는 가장 중요한 일은 그렇게 떠돌고 불행한 마음을 '지금 이 순간에 머무는 평온한 마음'으로 바꾸는 방법을 아이에게 가르치는 것이다.(우리 중 많은 사람도 스스로를 위해 배워야 한다.)

아이와 여러분이 마음챙김 하면 떠올리는 오해부터 바로잡자. 어떤 부모는 이렇게 생각할지도 모른다. '도대체 어떻게 하면 아이가 마음챙김을 실천하도록 만들지?' '우리 아이는 수업 시간에도 5분을 못 앉아 있는데, 눈 감고 가부좌를 틀고 어떻게 15분이나 앉아 있겠어?'

그렇지 않다. 마음챙김은 '능동적인 활동'이다. 멍하니 앉아 마음을 비우는 것만을 의미하지 않는다. 마음챙김이란 지금 이 순간 내 안팎에서 일어나는 일을 의식적으로 인식하고, 내가 무엇을 생각하고 느끼는지, 그리고 내가 다른 사람과 어떤 영향을 주고받는지를 알아차리는 것이다. 즉, 뭐든 지금 하고 있는 일에 온전히 존재하는 상태를 말한다. 더 좋은 점은 마음챙김을 언제 어디서나 실천할 수 있다는 것이다. 등 굣길에 걸으면서, 숙제하다가 잠깐 쉴 때, 친구를 기다리는 중에도 가능하다.

- **마음챙김은 결코 오랜 시간이 필요하지 않다.** 단 몇 초, 몇 분이면 충분하다. 억지로 하거나 숙제처럼 느끼게 해선 안 된다. 솔직히 말해, 1~2분 이상 집중하기 어려운 아이도 있다. 그러나 함께 마음챙김을 연습하다 보면, 아이가 단지 그 순간뿐 아니라 학교에서, 운동할 때, 다른 활동 중에도 훨씬 오래 집중하는 모습을 보게 될 것이다.
- **마음챙김에는 '정답'도 '틀린 방법'도 없다.** 마음챙김은 연습을 거듭하며 익히는 활동이다. 연습 중에 마음이 딴 곳으로 새도 괜찮다! 그저 '아, 내 마음이 지금 떠돌고 있구나' 하고 알아차리면 된다. 그렇게 알아차리는 것 자체가 마음챙김이다. 마음이 이리저리 떠도는 것은 인간의 본성이다. 멈춰 서서 마음을 고요히 하려면 연습이 필요하다. 디지털 기기로 가득한 세상에서 우리 아이들의(그리고 우리의) 뇌는 끊임없는 자극에 길들여져 있다. 이제는 '무언가를 하는 상태'보다 '존재하는 상태'에서 편안함을 느낄 수 있도록, 뇌를 다시 훈련해야 한다.

심박변이도를 개선해주는 마음챙김 연습법은 다양하며, 아이의 일상 속에서도 쉽게 실천할 수 있다. 우리 가족이 즐겨 하는 방법을 몇 가지 소개하겠다. 복식호흡이 가장 쉬운 출발점이지만, 다음에 소개하는 여러 가지 미주신경 자극법도 함께 시도해보자.

복식호흡

사각호흡

멈추고, 보고, 듣기

사랑 나누기

얼굴에 웃음 짓기

이 중 하나를 선택하거나 모두 시도해보면서 여러분과 아이에게 잘 맞는 방법을 찾아보자. 아이들에게 마음을 가라앉히고 몸을 안정시키고 싶을 때는 언제 어디서나 잠깐 마음챙김 시간을 마련할 수 있다는 사실을 알려주자. 아이들이 마음챙김을 실천할 때마다 미주신경이 애정 어린 돌봄을 받고 심박변이도가 최적화되는 셈이다! 그리고 그 순간 아이의 몸속에서 장내 미생물의 기적이 일어나고 있다는 사실이 무엇보다 중요하다! 더 구체적인 도움을 원한다면, 557쪽 '미주신경 회복 루틴'을 참고하자. 아이와 가족이 함께 사용할 수 있는 마음챙김 및 명상 관련 책과 앱, 프로그램, 미주신경 훈련 도구가 안내되어 있다.

복식호흡

복식호흡은 미주신경을 활성화하고 심박변이도를 안정적으로 조절하는 효과적인 방법 중 하나다.[15] '횡격막 호흡diaphragmatic breathing'이라고도 하는데, 횡격막은 폐 아래에서 가슴과 복부를 나누는 주요 호흡근이다. 숨을 들이쉴 때 횡격막이 아래로 내려가고 배가 부드럽게 부풀면서, 폐가 공기로 가득 찰 수 있는 넓은 공간을 확보한다. 숨을 내쉴 때는 횡격막이 위로 올라가면서 폐 속 공기를 밀어내고, 배는 다시 평평해진다.

아기는 태어날 때부터 본능적으로 복식호흡을 한다. 하지만 성장하면서 우리는 배를 집어넣고 어깨를 들썩이며 숨을 쉬기 시작했다. 그 과정에서 부교감신경계를 활성화하는 이 단순하고 자연스러운 방법을 잊고 살아간다. 지금 잠시, 자신의 호흡을 느껴보자. 숨을 들이쉴 때 어깨가 오르내리며 얕은 호흡을 하는가, 아니면 어깨는 고정된 채 배와 폐가 넓게 확장되며 깊은 숨을 들이쉬는가?

다음은 여러분과 아이가 함께 복식호흡을 배우는 데 도움이 되는 간단한 지침이다. 함께 연습해보자. 하루를 시작하기에도, 잠들기 전 포근히 누워 하루를 마무리하기에도 좋은 방법이다.

- 편안하게 앉거나 눕는다.
- 한 손을 가슴 위에 올린다.
- 다른 손은 배 위에 올린다.
- 배 속에 풍선이 있다고 상상하고, 천천히 숨을 들이쉴 때는 풍선을 부풀렸다가 천천히 내쉬면서 그 풍선의 공기를 완전히 빼낸다고 생각한다.
- 코로 천천히 숨을 들이쉬며 배 속의 풍선을 채운다. 이때 배 위의 손이 올라가고, 가슴 위의 손은 움직이지 않는 것을 느껴보자. 들숨이 끝나면 잠시 숨을 멈춘다.
- 입으로 천천히 숨을 내쉬며 풍선 안 공기를 완전히 비운다. 배 위의 손이 천천히 내려가는 것을 느끼고, 가슴 위의 손은 그대로 유지한다.
- 이 과정을 하고 싶은 만큼 반복한다.

사각호흡

사각호흡은 '박스 호흡Box Breathing' 혹은 '네모 호흡Four-Square Breathing'이라고도 한다. 미 해군 특수부대 네이비실Navy SEALs 요원들이 수행 능력과 집중력을 높이기 위해 사용하는 호흡법이며, 동시에 강력한 스트레스 완화법으로도 널리 알려졌다. 멋지지 않은가? 아이에게는 이 호흡법이 세계에서 가장 강하고 집중력 높은 사람들, 즉 최고 엘리트가 활용하는 방법이라고 알려주면 좋다. 복식호흡이나 다른 의도적인 호흡법과 마찬가지로, 사각호흡도 몸의 이완 반응을 이끌어내고 미주신경을 자극해 스트레스를 낮춘다.

사각호흡을 간단히 연습하는 방법은 다음과 같다.

- **먼저 머릿속에 하나의 '네모'를 떠올린다.**
- **나만의 가이드를 골라보자.** 그리고 네모의 왼쪽 아래 모서리에 멋진 생명체 하나를 상상한다. 그 생명체가 네모의 왼쪽 변을 따라 위로 올라가고, 위쪽을 따라 오른쪽으로 이동한 다음, 오른쪽 변을 따라 아래로 내려와서, 마지막으로 아래쪽을 지나 다시 시작점으로 돌아오는 모습을 그려본다. 그 생명체는 네모를 빙글빙글 도는 귀여운 물고기, 빠르게 날갯짓하는 벌새, 윙윙거리는 벌, 깡충거리는 유니콘, 쿵쿵거리며 지나가는 공룡일 수도 있다.
- **들이쉬기:** 네모의 한쪽 변을 따라 가이드가 위로 올라갈 때, 코로 천천히 숨을 들이쉬며 마음속으로 '하나, 둘, 셋, 넷'을 센다.
- **숨 멈추기:** 가이드가 네모의 윗변을 따라 오른쪽으로 이동하는 동안 숨을 잠시 멈추고 '하나, 둘, 셋, 넷'을 센다.
- **숨 내쉬기:** 가이드가 네모의 오른쪽 변을 따라 아래로 내려올 때, 입으로 천천히 숨을 내쉬며 '하나, 둘, 셋, 넷'을 센다.
- **숨 멈추기:** 가이드가 네모의 아랫변을 따라 왼쪽으로 움직이며 출발점으로 돌아오는 동안, 다시 숨을 잠시 멈추고 '하나, 둘, 셋, 넷'을 센다.
- **이 과정을 여러 번 반복한다.**

멈추고, 보고, 듣기

내가 엄청 좋아하는 마음챙김 연습 중 하나는 '오감 명상'이다. 나는 이것을 '멈추고, 보고, 듣기'라고 부른다. 이미 도로를 안전하고 주의 깊게 건너는 법을 배운 아이들에겐 익숙한 표현이다.

'멈추고, 보고, 듣기'는 아이가 무엇을 하고 있든 언제 어디서나 실천할 수 있다. 아이와 함께 아름다운 순간을 충분히 느끼고 싶거나 등굣길에 나란히 걸을 때, 다음 날 시험을 앞두고 불안해하거나 "심심해"라며 투덜거릴 때, 아니면 언니를 괴롭히려고 몸을 들썩일 때처럼 아이가 다시 집중하고, 연결되고, 현재로 돌아오길 바라는 상황에서 활용하기 좋은 방법이다.

시작하기 전에 아이에게 '멈추고, 보고, 듣기'가 무엇인지 간단히 설명해주자. 처음 몇 번은 부모가 함께 단계를 따라가며 이끄는 것이 좋다. 시간이 지나면 아이는 필요하고 원할 때마다 스스로 마음을 가라앉히고, 자신만의 마음챙김 시간을 마련할 수 있게 될 것이다. 이 연습은 언제 어디서나 가능하다는 점을 기억하자.

켄지와 내가 등굣길에 '멈추고, 보고, 듣기'를 함께하던 경험을 나누고자 한다. 켄지가 민들레 씨앗을 불어 소원을 빌려고 걸음을 멈췄다. 아이가 숨을 깊이 들이쉬기 전에 나는 이렇게 말했다.

멈추기 자신에게 잠깐 멈출 수 있는 시간을 허락하고, 지금 하는 일을 잠시 멈추자. 그렇게 조용히 가만히 있는다. 깊게 숨을 들이쉬고 천천히 내쉬면서, 자신의 호흡이 어떻게 흐르는지 느껴본다.

보기 '보기'란 5가지 감각, 즉 눈으로 보는 것, 귀로 듣는 소리, 몸이 느끼는 감촉, 코로 맡는 냄새, 입안에서 감지하는 맛을 동원해 지금 주변에서 일어나는 일을 있는 그대로 느끼는 것이다. 하지만 우리는 하루의 대부분을 시각에 의존하며 살아가기에, 눈을 감고 다른 감각에 집중하는 편이 더 쉽다.

아이에게 가만히 눈을 감고 다음 질문을 하나씩 느껴보게끔 하자.

- **무슨 소리가 들리니?** 바람에 흔들리는 나뭇잎 소리, 나무 위 새들의 지저귐, 머리 위로 지나가는 비행기 소리가 들리니? 이전에는 몰랐던 아주 조용한 소리까지 찾아보자.
- **어떤 냄새가 나니?** 옆집 잔디밭에서 갓 깎은 풀 냄새가 나니? 네가 들고 있는 민들레에선 어떤 향이 나? 씨앗과 줄기의 냄새가 다르니? 주변에는 또 어떤 냄새가 있니?
- **무엇이 느껴지니?** 뺨에 닿는 햇살의 따스함, 피부를 스치는 바람의 시원함, 목 뒤를 간질이는 옷 태그의 느낌이 느껴지니? 가슴속에서 심장이 두근거리는 게 느껴져? 손에 쥔 민들레는 감촉이 어때? 까슬까슬해, 거칠어, 부드러워, 매끄럽니? 그 밖에도 무엇이 네 몸 안팎에서 느껴져?
- **어떤 맛이 나니?** 방금 사용한 치약 맛이 남아 있니, 아니면 아침에 먹은 음식 맛이 남아 있니?(민들레를 핥아보라고는 하지 않을게!)
- **무엇이 보이니?** 이제 천천히 눈을 떠보자. 지금껏 보지 못하던 것이 보이니? 나뭇가지 위 작은 새둥지, 발밑에서 다이아몬드처럼 반짝이는 보도블록의 빛, 손에 든 민들레의 색과 모양은 어떠니? 지금 네 맑은 눈에는 무엇이 보이니?

듣기 이제 잠시 멈추고, 지금 이 순간 몸과 마음이 전하는 이야기를 진심으로 들어보자. 어떤 감정이 올라오니? 지금 이 순간에 머무는 게 쉽니, 아니면 어렵니? 마음은 어디로 흘러가고 있니? 판단하지 말고, 열린 마음으로 들어보자.

이제 다시 하던 일로 돌아가자. 머리는 맑게, 마음은 열고 따뜻하게.

사랑 나누기

'사랑 나누기'는 우리가 사랑하고 아끼는 사람들에게 감사한 마음과 따뜻한 에너지를 보내는 연습이다. 의식적으로 이런 마음을 실천할 때, '자애'는 미주신경을 활성화하는 강력한 방법 중 하나가 된다.

'자애 명상'을 꾸준히 실천한 대학생들은[16] 심박변이도가 높아지고, 타인과의 연결감을 더 깊게 느끼며, 기쁨·흥미·평온·희망 같은 긍정적 감정이 풍부해져 안정된 생리적 상태를 유지했다는 연구 결과도 있다.

자애 명상은 감사한 마음을 전하고 싶은 사람을 떠올리며, 다음 네 문장을 마음속으로 되새기는 것으로 시작한다.

- 당신이 안전하길 바란다.
- 당신이 행복하길 바란다.
- 당신이 건강하길 바란다.
- 당신의 삶이 평온하길 바란다.

지금 잠시 시간을 내어 자애 명상을 실천해보자. 자신에게 그리고 주변의 모든 이에게 사랑의 마음을 보내자. 분명 여러분도 그리고 여러분의 미주신경도 그 시간을 후회하지 않을 것이다.

먼저 자신에게. 잠시 멈춰 서서 자신에게 감사하자. 여러분 안에 있는 모든 아름다움과 놀라운 힘에 고마움을 느껴보자. 우리가 듣는 가장 가혹한 말은 사실 우리 자신에게서 나올 때가 많다. 눈을 감고, 호흡을 천천히 가다듬는다. 자신이 가장 건강하고 행복한 모습으로 존재하고 있다고 상상해본다. 지금까지 자신을 돌보고, 장내 미생물과 몸과 뇌가 건강하고 행복할 수 있도록 애써온 스스로에게 진심으로 감사하자. 그리고 자신에게 자애의 마음을 보내며 이렇게 말해보자. "나는 안전하길 바란다. 나는 행복하길 바란다. 나는 건강하길 바란다. 나는 평온하게 살길 바란다."

가족과 친구를 떠올리자. 그들에게 감사하고 사랑하는 마음을 느껴본다. 도움이 필요하거나 마음속에 떠오르는 가족과 친구들에게 자애의 마음을 전하며 조용히 속삭인다. "당신이 안전하길, 행복하길, 건강하길, 평온하게 살길 바란다."

이웃과 선생님 그리고 지역사회를 떠올리자. 우리의 삶을 건강하고 행복하게 가꿔주는 그들의 노고에 감사하며, 자애의 마음을 전하자.

마지막으로 세상을 떠올리자. 세상 모든 이가 건강하고, 행복하고, 평온한 마음으로 사랑 속에 연결되어 살아가길 바라는 마음으로 자애를 보낸다.

얼굴에 웃음 짓기

우리의 뇌가 본래 부정적인 생각에 더 민감하도록 설계됐다는 사실을 알고 있는가? 미국 국립과학재단National Science Foundation, NSF에 따르면, 우리가 하루에 떠올리는 생각 중 약 80%는 부정적인 내용이라고 한다.[17] 뇌는 긍정적인 일보다 부정적인 일을 훨씬 더 쉽게 기억하고 오래 붙잡는다. 《행복 뇌 접속Hardwiring Happiness》의 저자 릭 핸슨 박사는

"우리의 뇌는 나쁜 일에는 벨크로(찍찍이 테이프—옮긴이)처럼 달라붙고, 좋은 일에는 테플론(코팅 팬에 사용하는 코팅 재료—옮긴이)처럼 미끄러진다"고 표현했다.

이 말이 사실임을 우리는 모두 안다. 아무리 완벽하게 흘러가던 하루도 단 한 가지 일이 어그러지는 순간, 모든 것이 망가진 듯한 '최악의 하루!'가 되어버린다. 단 한 번의 부정적인 사건이 그 이전의 모든 긍정적인 순간을 지워버리는 것이다. 우리는 잘 풀리지 않던 일에 집착하고, 자신이 저지른 모든 실수를 곱씹으며 스스로를 탓하고, 백 번을 말해도 고쳐지지 않는 아이나 배우자의 행동에 짜증을 내곤 한다. 그러나 정작 잘된 일, 우리가 멋지게 해낸 일, 아이나 배우자가 여러분의 기대에 부응한 모든 순간에는 좀처럼 마음이 머물지 않는다.

그 스트레스를 어떻게 인식하느냐에 따라, 스트레스가 몸과 마음에 미치는 영향이 달라진다. 스트레스를 '받는다고 느끼기'만 해도 장내 미생물에 해로울 수 있다는 점을 기억하자.

그런 만큼 아이에게 '긍정 편향'을 가르칠 수 있다면 얼마나 멋질까? 좋은 일이 생겼을 때 그 순간에 온전히 머물며 마음챙김을 실천하자. 그 긍정적 감정 안에 5초, 10초, 30초 혹은 1분 동안 머물러보자. 그때의 좋은 점을 떠올리고, 그 순간 몸과 마음이 어떻게 느껴지는지 관찰하자. 그러면 우리의 뇌는 좋은 일에 벨크로처럼 달라붙고, 나쁜 일에는 테플론처럼 미끄러지도록 훈련된다. 부정적인 것은 흘려보내고, 긍정적인 것은 마음속에 단단히 붙잡자.

여전히 부정적인 생각에서 벗어나기 어려워하는 아이들이 있다면, '얼굴에 웃음 짓기'를 가르쳐보자.

"될 때까지 흉내 내라"는 말을 들어본 적이 있을 테다. 과학적인 근거가 있는 말이다. 웃기만 해도 부정적이거나 화가 나거나 슬프거나 짜증 나거나 좌절된 감정을 계속 유지하기가 거의 불가능하다는 사실을 알고 있는가? 물론 여기서 말하는 '웃음'은 단순한 미소가 아니다. 진짜 행복할 때 짓는 웃음, 즉 '뒤센 미소Duchenne smile'다. 가짜 웃음은 멀리서도 알아볼 수 있다. 카메라 앞에서 아이에게 "웃어봐!" 했을 때 나오는 표정, 바로 우리가 농담 삼아 '변비 미소'라고 부르는 그 웃음 말이다.

그렇다면 진짜 행복한 웃음, 즉 '뒤센 미소'란 정확히 무얼 말하는 걸까? 바라보는 사람도 함께 웃게 만드는 바로 그 미소다. 눈가에 주름이 잡히고, 입꼬리가 위로 올라가는 그 웃음이다. 진짜 미소는 행복과 동기를 이끄는 호르몬인 세로토닌과 도파민의 분비를 촉진한다. 그러면 뇌는 당신이 행복하다고 인식하고, 스트레스가 덜하다고 판단한다.

연구자들은[18] 세 그룹의 학생들에게 똑같이 어렵고 지루한 과제를 내주었다. 한 그룹에는 계속 웃으라고 하고, 또 한 그룹에는 젓가락을 치아 사이에 물고 '뒤센 미소'의 근육 움직임을 재현하게 했으며, 마지막 그룹에는 아무 표정도 짓지 말라고 요청했다. 그 결과, 웃음을 지은 그룹은 같은 과제였는데도 과제가 덜 어렵고 더 즐겁다고 느꼈다. 흥미롭게도, 실제로 웃으라고 요청 받지 않은 '젓가락 그룹' 또한 웃지 않은 그룹보다 스트레스를 덜 받으며 과제를 수행했다.

진짜 미소는 뇌가 스트레스를 '이겨낼 수 있는 것'으로 인식하게끔 돕는다. 스트레스를 받고 불안해한다고 해서 일이 더 수월해지거나 즐거워지는 건 아니다. 그렇다면 웃으면서 해보는 게 훨씬 낫지 않겠는가!

기분이 내키지 않더라도 '얼굴에 웃음을 짓는' 방법은 이렇다.

- **긍정적인 일을 떠올리기** 오늘, 어제 혹은 아무 날이든 좋다. 잠시 시간을

내어 그날 있었던 좋은 일을 떠올려보자. 크든 작든 상관없다. 아무리 힘든 하루였더라도 기억 속에는 늘 긍정적인 순간이 한 가지씩은 있다. 친구가 여러분의 새로운 머리 스타일을 보고 예쁘다고 말해줬을 수도 있고, 동생이 자발적으로 핫초코 한 모금을 나눠줬을 수도 있다. 아니면 처음으로 직접 만든 시나몬 쿠키(스니커두들)가 놀랍게도 아주 맛있었을 수도 있다!

- **그 순간에 머무르기** 이제 그 긍정적인 순간 안에 있고 싶은 만큼 머물러보자. 그때의 경험을 오감으로 다시 떠올려보자. 무엇을 보았는지, 어떤 소리를 들었는지, 어떤 냄새와 맛이 났는지, 몸으로 어떤 감각을 느꼈는지 세밀하게 기억해본다.

- **웃기** 이제 진짜 행복한 미소를 지으며 웃어보자. 눈가에 잔주름이 잡히고 입꼬리가 위로 올라가게 한다. 진짜 웃음이 잘 나오지 않는다면 '될 때까지 흉내 내기!' 젓가락이나 펜을 치아 사이에 물고 웃는 근육을 만들어보자. 최대한 오랫동안 웃고, 들숨 때 조금 더 깊이 미소 짓고, 날숨 때 그 긍정적인 감각이 온몸으로 퍼져나갈 수 있도록 느껴본다.

이제 여러분과 아이가 매일 실천할 수 있는 쉽고 간단한 마음챙김 방법을 익혔으니, 오늘은 어떤 방법으로 실천할지 정해보자. 오늘은 무엇을 해볼까?

- 복식호흡
- 사각호흡
- 멈추고, 보고, 듣기
- 사랑 나누기
- 얼굴에 웃음 짓기

챌린지를 진행하는 동안, 하루에 하나씩 마음챙김 연습을 선택한다. 매일 다르게 연습해도 좋고, 같은 방법을 반복해도 괜찮다. 선택한 내용을 '5가지 챌린지 워크시트'에 적어둔다. 마음챙김에는 '정답'이 없다는 점을 기억하자. 지금 이 순간에 온전히 존재하고 있다면, 이미 장내 미생물의 기적을 만들어가고 있는 것이다! (아직 워크시트를 다운로드하지 않았다면 www.healthykidshappykids. com/bookresources 또는 아래 QR 코드를 이용하기 바란다.)

CHAPTER 7

수분, 움직임, 수면
회복력을 완성하는 마지막 퍼즐

여러분은 이제 훌륭한 장 마스터로 가는 길 위에 섰다! 이미 '장 건강 지킴이 무지개'로 아이의 미생물을 풍성하게 채우고, '애물단지 방해꾼'을 멀리하는 법을 배웠다. 음식 말고도, 호흡으로 아이의 미주신경 회복력을 키우는 방법도 익혔다. 마지막으로 소개하지만, 앞선 내용과 마찬가지로 중요한 부분이다. 방법만 알면 아이가 매일 하는 평범한 행동 중에도 장내 미생물의 놀라운 변화를 만들어낼 수 있다. 여기에 해당하는 3가지를 더 살펴보자.

수분 섭취로 장내 미생물의 기적 만들기

물은 생명이다. 우리 몸의 최대 75%가 물로 이루어져 있으며, 나이가 어릴수록 그 비율은 더 높다. 물은 어쩌면 가장 중요하면서도 가장 쉽게 간과되는 영양소다. 11장에서 아동에게 흔한 영양 결핍을 다룰 생각인데, 사실 그중에도 '물 부족'이 가장 흔한 결핍일 수 있다.[1]

실제로 아이와 어른 대부분이 물을 충분히 마시지 않는다.[2] 식이섬유 부족이나 무지개 식단 결핍을 알아차리고 보완해야 하듯, 수분 섭취 부족도 주의 깊게 살펴야 한다. 한 연구에 따르면, 아이들의 절반 이상이 수분을 충분히 섭취하지 못하고 있었다.[3] 또 다른 연구에선[4] 성인의 약 80%가 물을 충분히 마시지 않으며, 10명 중 1명은 아예 물을 마시지 않는 것으로 나타났다.

물을 적게 마시는 사람은 대개 과일과 채소도 적게 먹는다. 과일이나 채소를 하루에 4.5인분 이상 먹는 사람에 비해 하루에 1인분 이하만 먹는 사람은 하루 물 섭취량이 4컵 미만일 가능성이 세 배나 높았다. 물을 적게 마시는 사람은 과일과 채소를 적게 먹을뿐더러 패스트푸드를 자주 먹고, 주스를 많이 마시고, 가족과 함께 식사하는 횟수가 적고, "내가 먹는 음식은 건강에 별 영향을 미치지 않는다"는 말에 동의할 가능성도 높았다. 하지만 장 마스터로서 우리는 이보다 훨씬 깊이 알고 있다.

물이 주는 이점은 헤아릴 수 없을 정도로 많다. 물은 장과 뇌와 피부를 포함해 우리 몸속 모든 기관이 제 기능을 수행하는 데 꼭 필요하다. 물을 많이 마시는 사람은 적게 마시는 사람과 장내 미생물의 구성이 다르고, 해로운 세균의 비율이 낮다는 연구 결과도 있다.[5] 그리고 무엇보다 중요한 점이 있는데, 수분이 충분해야 '좋은 변'을 본다! 부모라면 아이의 배변 상태에 유난히 관심이 많다. 아이가 태어나는 순간부터 우리는 아이의 배변을 관찰하기 시작한다. 언제 봤는지, 모양과 냄새는 어떤지, 너무 잦은지 혹은 너무 드문지까지 세심하게 살핀다. 소아과 의사이자 엄마로서, 나도 배변에 두 배로 관심이 많다. 나는 언제나 '완벽한 변'을 찾는 임무를 수행 중이다!

사실 아이가 기저귀를 떼고, 스스로 화장실에 가서 닦는 것까지 혼자 해내기 시작하면 우리는 그 자유가 반가워 작은 축하의 춤을 추게 된다. 하지만 그 순간 아이의 장내 미생물 상태를 알려주는 아주 중요한 단서를 놓치기 쉽다. 바로 아이가 얼마나 자주, 어떤 모양의 변을 보는지에 관한 정보다.

지속적인 설사도 문제지만, 아이(그리고 어른)에게는 지속적인 변비가 훨씬 더 흔하다. 아이 셋 중 한 명은 변비를 경험한다.[6] 지속적인 변비는 내가 진료하며 정말 자주 마주치는 고민 중 하나다. 그렇다고 미라랙스MiraLAX(미국에서 의사 처방 없이 약국 등에서 직접 구입할 수 있는 대변완화제로 일반의약품이다―옮긴이)가 최선의 해결책은 아니다. 미라랙스는 아동이 장기간 사용해도 안전한지를 밝힌 연구가 아직 없고, 성인의 일시적 변비를 2주 미만으로 단기간 완화하는 용도로만 승인된 약품이다. 또한 신경정신학적 부작용에 관한 보고가 있었으나 아직 충분히 조사되지 않았다. 지속적인 변비에 접근하는 통합 소아의학의 방법은 4부에서 자세히 다루겠다.

변비는 말 그대로 큰 골칫거리인 데다 장내 미생물에도 결코 우호적이지 않다. 변비는 아이와 어른 모두에게서 장내 미생물의 풍부함, 다양성 그리고 기능 변화와 관련이 있다.[7] 장내 불균형이 먼저인지, 변비가 먼저인지는 분명하지 않지만, 둘이 밀접하게 얽혀 있으며 변비가 여러 가지 장 문제를 유발할 수 있다는 점은 확실하다.

다발경화증을 앓는 쥐 모델에게 변비를 유도한 연구에 따르면, 변비는 직접적으로 장내 불균형, 장 염증, 새는 장 그리고 뇌 누수를 일으켰

완벽한 똥이란 뭘까?

"백 마디 말보다 한 장의 그림이 낫다"는 말이 있다. 똥 이야기에는 이 말이 딱 들어맞는다!

브리스톨 대변 척도

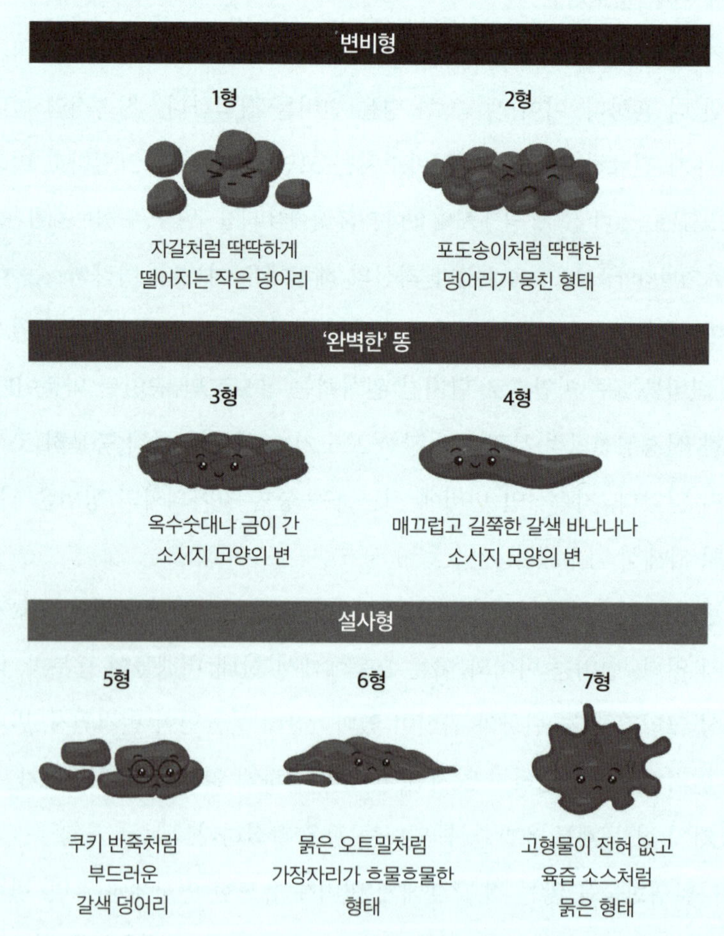

브리스톨 대변 척도는 대변을 7가지 유형으로 나눈다. 대변이 자갈처럼 작고 단단하게 흩어져 있거나(1형), 포도송이처럼 뭉쳐 있다면(2형) 변비 상태다. 이제 장 건강 지킴이 무지개 식품과 수분을 섭취해서 장을 도와야 한다!

대변이 쿠키 반죽 같은 갈색 덩어리거나(5형), 묽은 오트밀 같은 갈색 반죽이거나(6형), 갈색 육즙 같은 액체 상태(7형)라면 이는 설사다. 이럴 때 어떻게 해야 하는지는 4부를 참고하자.

반대로 대변이 긴 갈색 바나나처럼 생겼다면(3형), 축하한다! 여러분은 완벽한 똥의 주인공이다! 아, 옥수숫대 같은 형태(4형)도 괜찮다. 건강한 대변이다.

- **그럼 얼마나 자주 대변을 봐야 할까?** 대변이 3형이나 4형처럼 건강한 모양이고, 무리 없이 잘 나오며, 닦을 때 지나치게 묻지 않는다면 주 3회에서 하루 3회까지는 모두 '정상 범위'에 해당한다. 그렇다고 '정상'이 반드시 '이상적'이라는 뜻은 아니다. 가장 이상적인 기준은 하루에 한 번, 혹은 이틀에 한 번 규칙적으로 대변을 보는 것이다.

- **색깔도 중요할까?** 정상적인 대변은 대부분 갈색이지만, 먹은 음식에 따라 색깔이 달라질 수 있다. 예를 들어 비트를 먹고 나면 대변이 놀랄 만큼 붉게 변해 피로 착각할 수도 있다. 녹색 잎채소를 많이 먹으면 초록빛 대변이 나올 수 있고, 생일 파티 다음 날 네온블루색 대변이 나왔다면 케이크의 파란색 크림이 그대로 지나간 것일 가능성이 높다. 하지만 붉거나 검은색 대변은 위장관 출혈 때문일 수 있고, 노란색이나 흰색 대변은 간이나 담낭에 문제가 있다는 신호일 수 있다. 대변 색깔이 잠시 바뀌었다면 대개는 별문제가 아니지만, 아이의 대변 변색이 며칠 이상 지속된다면 반드시 의사와 상담해야 한다.

핵심 요약: 이상적인 대변은 갈색이고, 부드럽되 형태를 유지하며, 쑥 나오고 닦기 쉽다. 하루에 한 번, 늦어도 이틀에 한 번씩 이런 대변을 보는 것이 목표다.

고, 그 결과 변비가 없는 쥐보다 다발경화증 증상이 심하고 면역 조절이 더 불안정해졌다. 더욱 흥미로운 점은 변비가 있는 쥐의 대변을 분변 미생물 이식fecal microbiota transplant, FMT을 거쳐 정상 쥐에게 옮겼더니, 정상 쥐도 변비가 있는 쥐와 동일한 병리적, 염증성 변화를 보였다는 사실이다![8]

건강한 배변을 위해 식이섬유와 '장 건강 지킴이 무지개' 식품이 중요한 만큼, 물도 중요하다. 물을 적게 마시면 변비가 더 잦고, 물을 충분히 마시면 변비가 줄어든다. 상관관계는 매우 뚜렷하다. 물을 잘 마시는 사람이 배변도 훨씬 수월하다! 그러니 충분히 물을 마시자. 그것이 장내 미생물의 기적을 만드는 첫걸음이다!

우리 아이는 하루에 물을 얼마나 마셔야 할까?

몸과 뇌 그리고 장이 활기차고 건강하게 작동하는 데 매일 필요한 물의 양은 아이의 체중, 활동량, 그날의 기온 등 여러 요인에 따라 달라진다. 일반적인 기준으로는 다음과 같은 간단한 공식으로 아이가 하루에 마셔야 할 물의 최소량을 계산할 수 있다.

- 아이(또는 본인)의 체중을 킬로그램(kg) 단위로 적는다.
- 그 숫자에 33ml(정확히는 32.6ml)를 곱한다.
- 그 결과가 하루에 마셔야 할 최소 수분량(밀리리터)이다.

즉, 체중 1kg당 약 33ml의 물을 마시면 된다. 아이의 체중이 22.7kg이라면 하루에 마셔야 할 물은 약 740ml다. 34kg이라면 하루에 약 1.1ℓ가 필요하다. 이런 식으로 쉽게 계산할 수 있다.

다만 이 양은 '하루 최소 섭취량'이라는 점을 꼭 기억해야 한다. 아이가 운동장에서 뛰어다니며 땀을 많이 흘렸거나, 더운 날 교실 에어컨이 고장 나서 더위를 많이 탔다면, 땀으로 잃은 수분을 보충하기 위해 평소보다 더 많이 마셔야 한다.

우리 아이는 무엇을 마셔야 할까?

먼저 아이가 마시지 말아야 할 것부터 짚고 넘어가자. 설탕이 들어간 음료는 안 된다. 즉, 과일주스, 탄산음료, 첨가당 혹은 비영양성 감미료가 들어간 음료는 모두 아이의 대표적인 애물단지 방해꾼이므로, 일상적인 수분 보충용으로 마셔선 안 된다. 또한 "무가당 음료"라고 표기되어 있더라도 수크랄로스나 인공색소 같은 장내 미생물 애물단지 방해꾼 성분이 들었다면, 그런 고강도 인공감미료 음료 역시 아이의 수분 보충용에서 제외해야 한다.

그렇다면 아이에게 좋은 음료는 뭘까? 단연코 물이다. 하지만 아이가 물맛을 싫어한다면, 설탕이 들어 있지 않으면서 충분히 수분을 보충해줄 만한 대안을 다양하게 선택할 수 있다. 아이가 장내 미생물의 기적을 만들 수 있도록, 스스로 마시고 싶은 음료를 골라보게 하자. 선택지는 다음과 같다.

- **과일이나 허브를 우린 물** 밤새 물에 베리류, 감귤, 파인애플, 키위, 오이, 민트 등을 넣고 우려보자. 아이에게 다음 날 마시고 싶은 '특별한 물약'을 골라서 직접 만들어보게 하자.
- **탄산수** 요즘 우리 가족이 즐겨 마시는 건 유기농 라임 진저와 유기농 딸기 히비스커스 맛이다!

주스가 아이의 과일과 채소 섭취를 늘리는 좋은 방법처럼 보일 수 있지만, 다시 생각해봐야 한다.(참고: 집에서 직접 만든 '장 건강 지킴이 무지개' 스무디는 시중에서 판매되는 과일주스, 채소주스나 파우치 제품과는 전혀 다르다.) 식품 제조업체가 과일을 짜내거나 갈아서 주스나 퓌레로 만드는 공정을 거치는 사이, 통과일을 먹을 때 얻을 수 있는 거의 모든 유익한 식이섬유가 제거된다. 과일의 식이섬유는 그 안에 들어 있는 당이 우리 몸에 미치는 영향을 완화해주기 때문에 '든든한 챔피언' 중에도 대단히 중요한 존재 중 하나다. 결국 공정 이후 남는 것은 '액상 설탕'일 뿐이다. 그래서 5장에서 다룬 첨가당 음료와 다르지 않다. 또한 마시면 씹어 먹을 때보다 훨씬 더 많은 칼로리와 당을 손쉽게 섭취하게 된다. 예를 들어 240ml짜리 오렌지주스를 만들려면 오렌지 약 4개가 필요하다. 아이는 대부분 한 번에 오렌지 4개를 먹지 않지만, 오렌지 4개로 만든 주스 한 잔에는 약 24g(6작은술)의 당이 들었고, 식이섬유는 1g도 채 되지 않는다. 반면 아이가 간식으로 오렌지 1개를 먹는다면 약 9g(2작은술 반)의 당과 3g의 식이섬유를 함께 섭취하게 되어, 혈당에 미치는 영향이 오렌지주스보다 훨씬 적다.

2008년부터 2013년까지, 2세에서 18세 사이의 어린이와 청소년들은 전체 과일 섭취량의 절반가량을 주스로 섭취하고 있었다![9] 그 이후 이 비율은 다소 줄었지만, 더 건강한 대체 음료로 바뀌어서 줄어든 건 아니다. 최근 몇 년 사이 '유니콘 블렌디드 커피'나 각종 버블티 같은 당 음료가 다양하게 등장하면서, 이제는 어린이와 청소년(그리고 어른)까지도 이런 음료를 즐겨 마시고 있다.

미국소아과학회American Academy of Pediatrics, AAP에선 어린이와 청소년의 주스 섭취에 관한 지침을 이렇게 제시한다.

- 1세 미만: 과일주스 섭취 금지
- 1~3세: 하루 최대 120ml
- 4~6세: 하루 최대 120~180ml

- 7~18세: 하루 최대 240ml

과일주스는 건강상 아무런 이점이 없고, 오히려 해로운 점이 많다. 실제로 과일주스를 자주 마시면 추후 여러 가지 암 발생 위험을 높이는 현상과 관련이 있는 반면, 통과일과 채소가 풍성한 식단을 섭취하면 암, 당뇨, 심장질환, 알츠하이머병 같은 퇴행성 질환과 다른 만성질환의 위험을 낮춘다.[10]

통합 소아의학 관점에서 볼 때 유아, 어린이, 청소년이 하루에 마셔도 되는 과일주스의 양은 얼마나 될까? 마음 아프지만, 정답은 '한 방울도 안 된다'이다.

- **코코넛워터** 수분 보충에 도움이 되는 전해질이 풍부하지만, 첨가당이 들어간 맛으로 가공된 제품은 피하자.

- **허브티** 따뜻하게 마셔도 좋고, 시원하게 아이스티로 즐겨도 좋다.

- **뼈 육수** 단순한 수분 보충을 넘어 몸을 회복시키는 치유 효능이 있다.

- **수프** 수프의 국물도 훌륭한 수분 공급원이다.

- **아이스케이크** 무더운 여름날 시원한 것이 간절할 때는 우린 물이나 허브티를 얼려 맛있고 청량한 홈메이드 아이스바로 만들어보자.

- **장 건강 지킴이 무지개 스무디** 아이가 이 스무디를 마신다면 이것도 하루 수분 섭취량에 포함된다.

- **장 마스터가 인정한 수분 보충 음료** 아이가 친구들처럼 인기 있는 전해질 음료를 꼭 마시고 싶어 한다면, 장 마스터답게 현명한 선택을 하자. 큐어 하이드레이팅 일렉트로라이트 믹스CURE Hydrating Electrolyte Mix나 얼티머 리플레니셔 일렉트로라이트 파우더Ultima Replenisher Hydration Electrolyte Powder처럼 애물단지 방해꾼이 없는 제품을 고르면 된다. 520쪽 '장 건강 쇼핑 가이드'에 추천할 만한 음료를 정리해놓았다.

아이에게 충분히 물을 마시게 하는 방법

아이가 물을 잘 마시지 않아 잔소리를 하게 되는가? 매일 아이에게 "물 좀 마셔!"라고 말하는 자신이 답답할 때가 있는가? 아이와 부모가 모두 하루에 필요한 수분을 충분히 섭취하도록 도와주는 방법이 있다.

1. 아침에 일어나자마자 수분을 보충한다! 눈을 뜨면 가장 먼저 큰 컵으로 물을 한 잔 마신다. 아침에 처음 마시는 물 한 잔은 뇌와 몸을 깨우는 가장 간단하고 효과적인 방법이다.

2. 재미있는 물병을 사용한다. 아이들이 스스로 준비한 음식을 더 잘 먹는 것처럼, 직접 골라서 좋아하는 물병을 사용하면 물을 훨씬 잘 마시게 된다. 물병에 귀여운 스티커를 붙이거나 그림을 그려, 자신만의 '물 마시기 동기 부여 아이템'으로 꾸밀 수 있게끔 해보자.

3. 물병을 계산한다. 하루에 물병을 몇 번 채워 마셔야 하는지를 미리 계산해본다. 예를 들어 아이에게 하루 최소 1.1ℓ의 물이 필요하고, 사용하는 물병이 355ml라면 하루에 물병을 3번 채워 마셔야 목표를 달성할 수 있다는 것을 아이가 알게 된다.

4. 물병을 바로 채워둔다. 물병을 비울 때마다 즉시 채워두자. 언제든 편리하게 마실 수 있도록 준비하는 것이 핵심이다.

5. 빨대를 사용한다. 빨대를 이용하면 훨씬 더 쉽고 빠르게 물을 마실 수 있다. 재사용할 수 있는 실리콘이나 스테인리스 빨대를 선택하자.(플라스틱은 피하는 것이 좋다.)

6. 물 마시는 시간을 정해두자. 아침에 일어났을 때, 아침 식사를 하면서, 점심 식사 전후, 하교 후, 저녁 식사 전후처럼 하루의 특정 시간대를 정해놓고 그때마다 일정량의 물을 마시도록 습관을 들인다.

이제 '장내 미생물의 기적'을 위해 무엇을 얼마나 마셔야 하는지 알게 됐다. 2부에서 사용한 '5가지 챌린지 워크시트'를 꺼내자. 그리고 아이가 하루에 마셔야 할 물의 양을 계산해본다.[하루 최소 권장 수분량은 체중 0.45kg당 15ml임을 기억하자(체중 1kg당 33ml).] 그 양을 워크시트에 적고, 그만큼 또는 그 이상 마시겠다는 목표를 세워보자. 아이가 스스로 장내 미생물이 만족할 만큼 물을 언제 어떻게 마실지 머릿속으로 그려보게 하자.(아직 워크시트를 다운로드하지 않았다면 www.healthykidshappykids.com/bookresources 또는 아래 QR 코드를 이용하기 바란다.)

'장내 미생물의 기적'을 위한 움직임

규칙적인 운동은 이점이 하도 많아서, 그중 어느 하나가 가장 중요하다고 꼽기 어렵다.

- 운동은 기분을 전환하고 불안과 우울을 완화한다.[11] 일부 연구에선 운동

이 정신과 특정 약물만큼 혹은 더 효과적일 수 있다는 결과도 나왔다.[12]

- 운동은 집중력과 주의력을 높인다. 충동성과 과잉행동을 줄이고, 문제 행동을 개선하며, 인지 조절 기능을 강화한다.[13] 실제로 운동은 ADHD의 대표적인 비약물 치료법 중 하나로 알려졌다.[14]
- 운동은 비만, 당뇨, 심장질환, 암 등 다양한 만성질환의 위험을 낮춘다.
- 운동은 기억력, 에너지 수준, 뼈 건강, 피부 건강, 수면의 질 등 건강 전반을 향상시킨다.
- 아울러 잊지 말아야 할 점이 있는데, 운동은 장내 미생물에도 이롭다!

장내 미생물과 미주신경이 서로 영향을 주고받는 양방향 관계이듯, 운동과 장 사이에도 쌍방향 연결이 존재한다. 운동은 장내 미생물의 구성에 변화를 줄 수 있고, 장내 미생물도 우리의 운동 수행 능력에 영향을 줄 수 있다. 건강한 장내 미생물 환경은 식단과 상관없이 더 높은 체력 및 운동 수행 능력과 관련이 있다.[15] 운동은 좋은 미생물의 비율을 높이고 나쁜 미생물을 줄여 장내 환경의 건강을 개선한다.[16]

마음챙김이 장내 미생물에 긍정적 영향을 주듯, 운동 또한 식단과 상관없이 장내 미생물의 건강에 직접적 도움을 준다.[17] 운동은 장내 미생물의 구성을 긍정적으로 바꿔 낙산 같은 유익한 단쇄지방산을 늘릴 뿐 아니라, 장의 염증을 줄이고 밀착연접을 강화해 새는 장을 개선한다.[18] 특히 좋은 점은 어릴 때부터 시작하면 효과가 훨씬 크다는 것이다.

어린 시절에 시작한 운동은 성인일 때보다 장내 미생물의 다양성에 더 큰 변화를 주고, 근육량 증가, 뇌 발달을 비롯한 이후의 건강 전반에도 긍정적 영향을 미친다는 연구 결과가 있다.[19] 하지만 꾸준히 움직여야 한다. 한 연구에선 유산소 운동(이 경우엔 빠르게 걷기)이 좋은 장내 미

생물의 수를 늘렸지만, 운동을 중단하자 그 효과가 대부분 사라졌다고 보고했다.[20]

아이에게 어떤 운동이 좋을까?

심리적 스트레스와 마찬가지로, 운동도 '적당한 지점'이 있다.

지나치면 좋지 않다. 너무 격한 운동은 오히려 독이 될 수 있다. 단기간에는 오히려 장이 새는 상태를 악화시켜, 비정상적인 장내 세균이 생성한 내독소가 운동 중에 혈류로 들어가게 만들 수 있다.(2장에서 다룬 '대사성 내독소혈증'을 기억하는가?) 하지만 장기적으로 보면 이야기가 달라진다. 강도 높은 운동을 규칙적으로 하면 장내 미생물의 다양성이 높아지고, 장이 새는 경향이 줄어들며, 전인적이 장 건강 회복력이 강화된다.

부족해도 안 된다. 장내 미생물에 긍정적인 변화를 만들어주려면 일정 시간 이상 꾸준한 움직임이 필요하다.

적당함이 가장 중요하다. 물론 '적당한 운동량'은 아이마다 다를 수 있다. 그러니 아이가 좋아하는 방식으로 몸을 움직이게 하자. 줄넘기를 좋아하든, 자전거 타기를 선호하든, 신나게 춤 추는 걸 즐기든, 어떤 방식으로든 아이가 스스로 선택하게 하자.

아이들은 매일 최소 60분간 중간 강도부터 높은 강도의 신체활동을 해야 한다.[21] 그렇다. 60분이다. 하지만 60분 내내 해야 한다는 뜻은 아니다. 등굣길에 10분 걷고, 쉬는 시간에 농구를 10분 하고, 방과 후에

태권도 수업을 30분 진행하고, 트램펄린을 10분 뛰었다면 그것으로 하루 60분 운동을 한 셈이다.

그렇다면 '중간 강도부터 높은 강도'란 뭘까? 아이가 '조금 힘들다'고 느낄 정도면 된다. 공원 산책처럼 느긋한 수준이 아니라 심장이 뛰고, 땀이 나고, 숨이 약간 가빠질 정도여야 한다. 운동 중에는 평소처럼 대화하기 어려울 정도의 강도가 적당하다.

만약 '운동'이라는 단어만 들어도 숨고 싶다면, 굳이 그걸 '운동'이라 부르지 않아도 된다. 솔직히 말해, 나는 '운동' 하면 형광분홍색 헤드밴드에 초록색 레그워머를 맞춰 신고, 첫 스텝 에어로빅 수업에서 미끄러지지 않으려고 애쓰던 기억이 떠오른다. 열심히 해봤지만 실패했다. 이 이야기는 나중에 다시 하기로 하자.

사실 운동은 대부분의 사람, 특히 아이들에겐 재미없는 단어로 들린다. 그러니 아이가 좋아하는 일을 가족이나 친구와 함께하게끔 하자. 그래야 진짜 '즐거운 움직임'이다. 함께 움직이고, 즐겁게 움직이고, '장내 미생물의 기적'을 위해 움직이자. 여기에 가족이 함께 실천할 수 있는 움직임 아이디어를 소개한다.

- **하이킹을 떠나자!** 아침에 등교할 때는 바빠서 걷기 어렵다면, 저녁 식사 후 동네를 빠른 걸음으로 산책하자. 주말에는 근처 오솔길로 조금 더 긴 산책을 나가보자.

- **바퀴를 구르자!** 자전거, 킥보드, 롤러블레이드, 스케이트보드 등 좋아하는 바퀴 달린 운동을 즐겨보자(자동차나 호버보드는 제외!).

- **게임처럼 경쟁하자!** 누가 가장 오래 줄넘기를 하는지, 누가 가장 멋지게 춤을 추는지, 누가 가장 빨리 달리는지 혹은 술래잡기에서 누가 가장 오

래 버티는지 겨뤄보자.

- **공놀이를 하자!** 가족과 함께 농구, 축구, 풋볼을 하거나 야구공이나 프리
  스비(공은 아니지만 비슷하다)를 던지고 받는 캐치볼 놀이를 즐기자. 스파
  이크볼이나 피클볼, 테니스 라켓을 꺼내 함께 신나게 놀아보자.

- **점프! 점프! 점프!** 줄넘기를 하거나 안전망이 있는 트램펄린에서 뛰고,
  제자리 뛰기 운동을 하거나 그냥 신나게 뛰어보자!

- **움직이며 청소하자!** 움직이면서 집도 정리하면 일석이조다. 청소기를 밀
  거나 잔디를 깎고, 모퉁이를 돌 때마다 버피를 10회 하자. 세차할 때는 라
  디오를 틀고 스펀지를 던지며 '핫 포테이토' 놀이(아이들이 원 모양으로 둘러

5가지 챌린지

움직이기

오늘은 어떤 방식으로 몸을 움직여볼까?

오늘은 어떤 식으로 몸을 움직이고 싶은지 함께 아이디어를 나눠
보자. 그리고 그 선택은 아이에게 맡기자!

　이제 '5가지 챌린지 워크시트'에 그 내용을 적고, '장내 미생물
의 기적'을 위해 몸을 움직이자! (아직 워크시트를 다운로드하지 않
았다면 www.healthykidshappykids.com/bookresources 또는 아래 QR
코드를 이용하기 바란다.)

앉은 다음 음악이 흐르는 동안 계속 공이나 물건을 던지며 주고받다가, 음악이
멈췄을 때 물건을 손에 들고 있는 사람이 벌칙을 받는 놀이 — 옮긴이)를 해보자!

어떤 방식이든 상관없다. '평생 즐길 수 있는 움직임'을 만드는 것이
중요하다.

그러면 장내 미생물도 분명 고마워할 것이다!

'장내 미생물의 기적'을 위한 수면

크게 한 번 웃고 푹 자기,

이 두 가지가 모든 병을 낫게 하는 최고의 처방이다.

– 아일랜드 속담

여러분의 아이(혹은 여러분 자신)는 마지막으로 언제 크게 웃고, 깊이
잠들었는가? 웃음은 비교적 쉽게 얻을 수 있지만, 숙면은 그리 간단하
지 않다. 전체 아동과 청소년 중 약 40%가 수면장애를 겪는다.[22] 잠이
부족하거나 깊이 잠들지 못하는 아이는 행동 문제, 사회정서 발달, 가
족 및 또래 관계, 학업 성취도, 체중 관리 등에서 더 많은 어려움을 겪
는다.[23] 이런 아이가 성인이 되면 비만, 고혈압, 심장질환, 장질환, 특정
암 같은 다양한 만성적 건강 문제를 겪을 가능성이 높아진다.[24]

수면장애는 장내 불균형과 관련이 있는데, 그렇다면 무엇이 먼저일
까? 수면장애일까, 아니면 장내 불균형일까? 아직은 명확하지 않다. 오
랫동안 연구자들은 장내 불균형이 수면 문제의 주요 원인이라고 여겨

왔다. 우리의 장내 미생물이 신경전달물질의 대부분을 생산하기 때문이다. 여기에는 숙면에 필수인 세로토닌과 멜라토닌도 포함된다. 아이들은 장내 유익균이 많고 다양할수록 수면 시간이 길어지고, 숙면의 질이 좋아지며, 밤중에 깨는 횟수가 줄어드는 것으로 나타났다.[25] 어느 부모가 이런 결과를 바라지 않겠는가? 또한 일부 연구에선 프로바이오틱스와 프리바이오틱스를 섭취하면 수면의 질이 향상되고, 폐쇄성 수면 무호흡증으로 인한 부정적 영향을 완화하는 데 도움이 된다는 결과도 보고됐다.[26] 반대로 항생제를 복용하여 장내 유익균이 줄어들면 세로토닌 수치가 낮아져 수면 주기가 흐트러질 수 있다.[27]

하지만 최근 여러 연구에 따르면 오히려 수면이 장내 미생물의 발달과 그 후 불균형에 더 큰 영향을 미친다고 한다. 한 연구에선 생후 6개월 시기에 형성된 수면 패턴으로 이후 장내 미생물의 다양성을 예측할 수 있으며,[28] 영아기 수면-장-뇌 연결이 이후 행동 및 발달의 결과, 특히 대근육 운동 능력과 사회성 발달에 영향을 미친다는 사실을 발견했다.

장내 미생물은 우리의 일상 리듬에 맞춰 자신의 생체리듬을 동기화한다. 우리가 일정한 생활 리듬을 유지하고 질 좋은 잠을 충분히 잘 때, 장내 미생물의 하루 리듬 또한 최적의 상태를 유지한다. 그 결과, 미생물들은 온종일 우리를 건강하고 행복하게 만들어주는 모든 일을 원활히 수행하게 된다. 그러다 우리의 수면 리듬이 흐트러지면, 장내 미생물의 '수면'도 불안정해진다.[29] '잠 못 이루는 장내 미생물'을 원하는 이는 아무도 없다!

수면-각성 주기가 잠시만 바뀌어도 장내 미생물은 영향을 받는다. 아이와 청소년이 학교 과제, 게임, 친구와의 대화 혹은 SNS 때문에 늦게 잠드는 일이 얼마나 자주 있는가! 아니면 제시간에 잠들었지만, 학교나 운동 연습 때문에 일찍 일어나야 할 때도 있다. 이처럼 늦은 취침, 이른 기상, 시차, 교대근무 등은 모두 생체리듬을 흐트러뜨리고, 장내 미생물의 구성과 기능, 생체리듬에도 직접적인 악영향을 준다.[30]

한 연구에선 수면 문제가 없던 젊은 남성들이 단 이틀간 수면 부족 상태에 놓였더니 유익한 장내 미생물이 급격히 줄고, 비만 및 2형 당뇨병과 관련한 해로운 세균이 증가한 것으로 나타났다. 실제로 그 짧은 기간에 피험자들의 인슐린 감수성이 크게 떨어졌는데, 이는 혈당 조절 기능이 이미 당뇨와 유사한 패턴으로 변화하고 있다는 의미였다.[31] 이렇게 장내 미생물에 부정적 변화가 나타나는 데는 단 이틀이면 충분하지만, 이를 회복하려면 질 좋은 수면이 최소 일주일은 필요하다.[32]

잠은 몸에도, 장내 미생물에도 최고의 선물이다!

그렇다면 '조각난 수면'은 어떨까? 조각난 수면이란 밤새 여러 번 깨서 숙면을 취하지 못하는 불안정한 잠을 말한다. 이런 밤중 각성은 폐쇄성 수면무호흡증 같은 수면장애 때문일 수도 있다. 하지만 밤에 벌어지는 평범한 일, 이를테면 화장실에 가거나, 이불을 다시 덮거나, 몸을 뒤척이려고 얼핏 깼다가 잠이 확 달아나는 경우일 수도 있다. 또는 옆방에서 아이가 울어 확인하러 가거나, 침대 머리맡에 둔 휴대폰이 눈에 띄어 들고 문자를 확인하거나, '이왕 깼으니' 하는 마음으로 SNS를 잠시 훑다 보면 흥미로운 내용에 빠져들어 다시 잠들기 어려워질 때도 많다. 침실에 있는 휴대폰은 단지 잠드는 데 방해가 될 뿐 아니라 멜라토닌 생성을 가로막는 블루라이트 때문이건, 잠들기 직전에 본 유튜브 영상으로 뇌가 과도하게 자극받기 때문이건 밤중에 깨어 휴대폰을 들여다보게 만들 가능성까지 높인다.

사실, 건강한 수면 습관 중 하나는 휴대폰(과 다른 전자기기)을 침실 밖에 두는 것이다! 가족 모두가 충전하는 공간은 거실에 마련하고, 잠자리에 들 때는 휴대폰을 눈에 보이지 않고 손이 닿지 않는 곳에 두자. 이 부분은 우리 가족이 중요하게 지키는 규칙 중 하나다.

끊임없이 반복되는 '조각난 수면'은 현대사회에서 흔하디 흔한 수면 문제일지도 모른다. 한 연구에서 4주간 조각난 수면 상태가 지속된 쥐들은 실제로 음식 섭취량이 늘고, 장내 미생물의 구성에도 변화가 생겨 내장지방(즉, 복부 지방)이 증가하고, 전신 염증과 인슐린 저항성이 높아졌다고 보고했다. 즉, 수면 부족으로 생기는 장내 불균형만으로도 비만과 당뇨로 향할 수 있다는 뜻이다! 다행히도 수면의 질이 회복되자 이런 변화를 다시 되돌릴 수 있었다.[33]

조각난 수면은 새는 장 증상을 일으킬 수도 있고, 폐쇄성 수면무호흡증이 있는 아이라면 대사성 내독소혈증과 염증 증가와도 관련이 있는 것으로 나타났다.[34] 결론은 단 하나다. '장내 미생물의 기적'을 위해 푹 자라!

얼마만큼 자야 '충분히 잔 것'일까?

나이에 따라 다르다. 다음은 미국수면의학회American Academy of Sleep Medicine, AASM에서 제시한 연령별 권장 수면 시간이다.[35]

연령별 권장 수면 시간

연령	하루 권장 수면 시간
신생아(0~3개월)	하루 14~17시간(미국수면재단 기준), 미국수면의학회는 별도의 권장 기준이 없음

영아(4~12개월)	하루 24시간 기준 12~16시간(낮잠 포함)
유아(1~2세)	하루 24시간 기준 11~14시간(낮잠 포함)
취학 전 아동(3~5세)	하루 24 시간 기준 10~13시간(낮잠 포함)
학령기 아동(6~12세)	하루 24 시간 기준 9~12시간
청소년기(13~18세)	하루 24시간 기준 8-10시간
성인(18~60세)	하룻밤 기준 7시간 이상

여기서 말하는 수면 시간은 단순히 '침대에 누워 있는 시간'이 아닌 '실제로 잠든 시간'을 의미한다. 청소년이 침대에 10시간 이상 누워 있더라도 그중 3시간을 SNS를 보는 데 썼다면, 수면 시간에서 그만큼 제외한다!

많은 사람이 보이는 가장 큰 문제는 수면을 '우선순위'로 두지 않는다는 것이다. 잠자기 전 루틴을 조금 더 일찍 시작하고, 그렇게 습관을 들이는 것이 중요하다. 새로운 습관을 만드는 데 평균 약 2개월이 걸린다는 점을 기억하자. 그러니 아직 좋은 수면 습관을 들이지 못했다면, 지금이라도 늦지 않았다!

아이가 잠드는 데 어려움을 겪거나 자주 깬다면 4부에서 소개하는 통합 소아의학 방식의 팁을 참고하기 바란다. 그 전에 지금 당장 실천할 수 있는 수면 성공 팁부터 살펴보자.

- **거꾸로 계산하기** 아이가 일어나야 하는 시간을 기준으로 시계를 거꾸로 돌려, 권장 수면 시간을 확보할 수 있는 취침 시간을 계산한다.

- **잠자리 루틴을 생각보다 일찍 시작하기** 아이가 저녁 7시 30분까지 잠들어야 한다면 그 전에 잠자리 루틴을 마치는 데 시간이 얼마나 걸리는지를 고려해야 한다. 목욕, 대화, 포옹의 시간을 충분히 확보하고 싶다면 15분, 30분, 아니면 한 시간이 필요할 수도 있다. 현실적으로 생각하고, 필요하겠다 싶은 시간보다 더 일찍 잠자리 루틴을 시작하자. 수면 개입에 관한 여러 연구에 따르면, 취침 시간을 앞당기는 것이 아이에게 잠을 더 오래 자게 하는 가장 효과적인 방법이었다.[36] 그 결과, 어린아이는 최대 47분, 청소년은 최대 72분까지 더 오래 잘 수 있었고, 놀랍게도 다음 날 기분과 행동도

훨씬 좋아졌다!

- **엡섬솔트로 목욕하기** 잠자리 루틴에 목욕이 포함된다면, 욕조에 엡섬솔트를 반 컵(약 120㎖) 넣어보자. 따뜻한 물에 녹은 엡섬솔트는 아이의 몸과 뇌가 편안히 이완될 수 있도록 도와준다.(엡섬솔트는 영국 엡섬 지역 온천수에서 처음 발견된 황산마그네슘으로, 따뜻한 물에 풀어 목욕하면 근육을 이완하고 긴장을 누그러뜨리는 데 도움을 준다고 알려졌다. ―옮긴이)

- **잠자기 최소 1시간 전에는 모든 스크린을 끄기** 이유는 명확하다. 블루라이트가 멜라토닌 생성을 방해하고, 영상과 소리가 뇌를 자극하고, 무의식적으로 스크롤을 내리다 보면 어느새 몇 시간이 훌쩍 지나가버리기 때문이다. 어린아이나 청소년들이 숙제 때문에 스크린을 사용해야 할 때는 '야간 모드' 기능을 꼭 켜도록 하자.

- **휴대전화는 침실 밖으로!** 이제 충분히 강조됐을까?

- **침대는 오직 수면을 위한 공간임을 기억하기** 침대에 누우면 책을 읽거나, 음악을 듣거나, 유튜브를 보거나, 친구에게 메시지를 보내는 시간이 아니라는 것을 몸과 뇌가 자동으로 인식하도록 훈련하자. 침대는 '쉬고 잠드는 공간'이라는 신호가 되어야 한다.

전날 얼마나 잤느냐에 따라 다음 날 하루가 어떻게 달라지는지를 아이가 직접 기록하게 하자. 이런 과정을 거치며 아이는 스스로가 수면이 적게 필요한 편인지, 아니면 더 많이 필요한 편인지를 깨닫고, 자신의 몸과 뇌의 리듬을 존중하는 법을 배운다. 때로는 형이나 누나가 동생보다 더 많은 잠이 필요할 수 있고, 반대로 동생이 형이나 누나와 함께 있고 싶어 늦게까지 깨어 있으려 할 수도 있다. 아이에게 우리 모두는 각기 다른 존재고, 그만큼 필요한 수면 시간도 다르다는 점을 알려주자. 난초는 일주일에 한 번만 물을 주면 되지만, 장미는 이틀에 한 번 물을 주어야 한다. 둘 다 아름답지만, 잘 자라기 위해 필요한 조건은 다르다.

여러분과 아이의 몸과 뇌가 완전히 회복하기에 이상적인 수면 시간을 계산해보자. 단순히 '최소 권장 시간'에만 의존하지 말자.

이제 '5가지 챌린지 워크시트'를 꺼내놓고, 여러분과 아이가 얼마나 회복력 있는 숙면을 취해야 하는지 그 시간을 적어보자. 그리고 '장내 미생물의 기적'을 만들어내는 숙면을 어떻게 실천할지 계획을 세워보자.(아직 워크시트를 다운로드하지 않았다면 www.healthykidshappykids.com/bookresources 또는 아래 QR 코드를 이용하기 바란다.)

해냈다! 이제 여러분과 아이는 '장내 미생물의 기적'을 만들어내는 5가지 핵심 요소를 모두 이해했다. 매일 반복되는 5가지 일을 이제는 '장 마스터'의 방식으로 실천할 수 있다!

www.healthykidshappykids.com/bookresources 또는 아래 QR 코드에서 다운로드한 '5가지 챌린지 워크시트'를 꺼내자. 그리고 이제 장 마스터로 거듭나는 실천 단계를 함께 복습해보자.

영양 채우기 1단계: 오늘은 어떤 '든든한 챔피언'을 섭취할 수 있을까?

'장 건강 지킴이 무지개'를 위한 3가지 열쇠로 장내 미생물을 풍성하게 채워보자.

- 식이섬유
- 파이토뉴트리언트
- 발효식품

오늘은 어떤 '든든한 챔피언'을 섭취할지 적어보자.

영양 채우기 2단계: 어떤 '애물단지 방해꾼'을 줄일 수 있을까?

장내 미생물을 풍요롭게 가꿔줄 음식을 바로 떠올리기 어렵다면, 오늘은 어떤 '방해꾼'을 피할지부터 생각해보자. 식품 라벨을 꼼꼼히 살피는 '장 마스터 탐정'이 되어 오늘은 어떤 건강한 선택지를 실천할지 적어보자.

- 장내 미생물에 해로운 인공 첨가물과 색소를 피한다.
- 첨가당을 줄이고 인공감미료는 없앤다.
- 유기농 식품을 선택한다.

호흡: 오늘은 어떤 마음챙김의 순간을 마련할까?

6장에서 배운 마음챙김 연습을 떠올리며, 오늘은 어떤 방법으로 미주신경을 활성화할지 적어보자.

- 복식호흡

- 사각호흡

- 멈추고, 보고, 듣기

- 사랑 나누기

- 얼굴에 웃음 짓기

(혹은 자신만의 마음챙김 방식을 선택해도 좋다!)

수분: 오늘은 얼마나 많은 물을 마실까?

하루에 마셔야 할 최소 수분량을 계산해보자.(하루 필요량은 체중 0.45kg당 15ml다.) 그 양을 적어두고, 오늘은 그 이상 마시겠다는 목표를 세우자.

움직임: 오늘은 어떤 방식으로 몸을 움직일까?

몸을 움직이는 다양한 방법을 떠올려보자. 그리고 오늘 '장내 미생물의 기적'을 만들어줄 움직임을 기록해보자.

수면: 오늘은 얼마나 푹 잘까?

몸과 뇌, 장내 미생물이 회복하기에 이상적인 수면 시간을 계산해보자. 최소 권장 수면 시간보다 많을 수도 있다. 그 시간을 적고, 오늘 밤 '장내 미생물의 기적'을 만드는 숙면 계획을 세워보자.

장 마스터가 된 걸 축하한다!

이제 매일 즐겁게 '장내 미생물의 기적'을 실천하자!

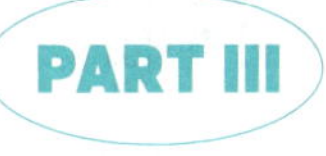

튼튼한 아이도
아플 때가 있다

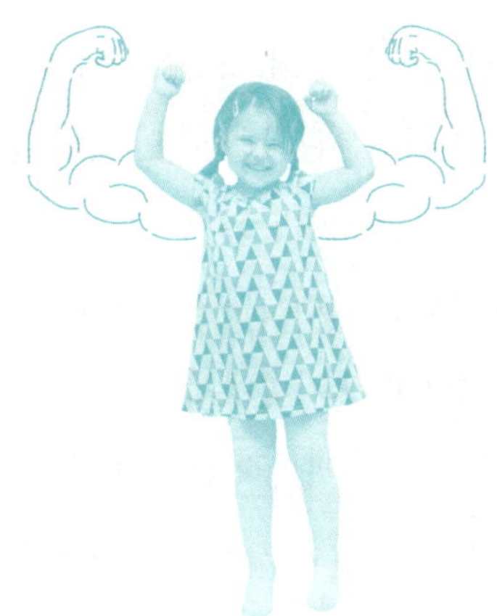

회복력resilience: 질병, 역경, 큰 변화 등에 빠르게 적응하거나 회복하는 능력

부모: 송 박사님, 우리 아이가 또 아팠어요!

나: 잘 됐네요! 이번 일로 아이의 면역체계가 더 강해질 거예요!

물론 실제로 부모에게 이렇게 말하지는 않는다. 적어도 이런 어조로는 아니다. 하지만 사실이다. 그것이 바로 '면역 회복력'의 본질이다. '전인적 회복력'이란 결코 아프지 않거나, 다치지 않거나, 스트레스를 받지 않는다는 뜻이 아니다. 아이의 진정한 전인적 회복력이란 심리적이든, 신체적이든, 면역과 관련된 것이든, 뭐든 충격을 받아도 빠르고 완전하게 회복하고, 나아가 다음번 도전을 대비해 이전보다 더 강해지는 능력을 말한다. 솔직히, 인생에는 언제나 '다음번 충격'이 찾아오기 때문이다.

면역체계는 '얼마나 약한가'보다 '얼마나 잘 회복하는가'에서 더 큰 차이를 보인다. 따라서 아이를 아프지 않게 하려고 '면역 버블' 속에 가두는 대신, 아이의 면역체계를 더 회복력 있게 만드는 방법을 배우는 것이 진정한 건강의 열쇠다.

이것이 통합 소아의학의 접근 방식으로 아이의 회복을 돕는 이유이기도 하다. 1부와 2부에서 여러분은 '전인적인 장 건강 회복력'을 세우는 방법을 배웠다. 아이가 앞으로 어떤 길을 가든 평생에 걸쳐 뇌, 면역 그리고 후성유전학적 회복력을 지탱하는 근본 토대가 될 것이다.

3부에선 내가 진료실에서 환자 가족에게 직접 가르치는 통합 소아의학 케어키트를 소개하려고 한다. 과학적 근거에 따른 방법인데, 배워두면 여러분도 아이가 아플 때 침착하고 자신감 있게 대처할 수 있을 것이다. 아이가 더 빠르게 회복하도록 돕는 방법은 물론, 더 회복력 있는 아이로 성장하도록 이끄는 방법도 배우게 될 것이다. 그리고 곧 이 아이들의 엄마처럼 여러분도 이렇게 말하게 될 것이다.

최근에 우리 세 살배기 아이의 귀에 염증이 생겼지만, 예전처럼 당황해서 의사에게 달려가 항생제를 처방받지 않았어요. (그건 의사들이 해줄 수 있는 유일한 일이었고, 나도 늘 그렇게 했지만) 대신 Dr. Song이 추천해준 자연요법과 동종요법을 사용했더니, 아이가 항생제 없이도 훨씬 좋아졌어요!

또 다른 엄마의 이야기다.

우리 아들은 생후 18개월 때 선생님을 처음 만났어요. 그때 아이는 온몸에 가려운 아토피가 퍼져 있었고, 자주 토하고, 천식이 있는 데다, 감기와 독감에 걸릴 때마다 끊임없이 항생제를 복용했죠. 알레르기가 심하고 병치레가 잦아서 고생했는데, Dr. Song과 함께 치료 과정을 거치면서 건강이 확 달라졌어요. 이제 아이는 키 크고 활발한 11살 소년이 됐고, 아토피는 수 년째 재발하지 않는 데다, 천식도 잘 관리되고 있답니다. 지난 10년 동안 항생제를 사용한 건 아마 단 한 번뿐이었을 거예요!

곧 여러분 손에 익숙해질 통합 소아의학 케어키트를 활용해 아이가 아플 때, 심지어 한밤중이라도 불필요하게 병원에 가거나 장내 미생물의 균형을 깨뜨리는 약을 쓰지 않고도 아이를 도울 수 있을 것이다.

아울러 튼튼한 아이도 아플 수 있고, 그 순간에 아이를 도울 수 있는 여러분 자신의 힘을 믿을 수 있게 된다는 점을 곧 알게 될 것이다.

CHAPTER 8

아이가 아플 때 큰 그림을 보는 통합 소아의학 접근법

통합 소아의학integrative pediatrics은 기존 소아의학과 자연의학이 지닌 장점을 통합하여, 아이에게 가장 효과적이고 아이의 특성을 고려한 치료 방식을 제시한다. 그렇다고 어느 한쪽을 선택하자는 이야기가 아니다. "목욕물 버리다 아기까지 버린다"는 말처럼, 기존 의학을 부정하거나 버리자는 뜻이 결코 아니다. 나는 스탠퍼드대학교, 뉴욕대학교, 캘리포니아대학교 샌프란시스코캠퍼스에서 소아과 전문의로 훈련을 받으며, 긴급한 의학적 처치나 전문의 진료가 필요한 상황과 그렇지 않은 상황을 구분하고, 항생제, 해열제, 스테로이드 같은 약물이 언제 필요한지를 배웠다. 9장에선 아이가 아플 때 언제 의사에게 연락하고 진료를 받아야 하는지를 구체적으로 다룰 것이다.

하지만 통합 소아의학은 기존 의학이 드러내는 한계와 그 부작용, 특히 아이의 장내 미생물에 미치는 부정적 영향을 깊이 인식한다. 그중에도 항생제는 아이의 장내 미생물 균형을 강력하게 무너뜨리는 1순위

요인이다. 11장에서 살펴보겠지만, 항생제를 복용한 후에 나타나는 장
내 미생물 교란은 오늘날 급증하는 어린이 만성질환의 핵심 원인 중 하
나일 수 있다. 그러나 다행히도 다음과 같은 통합소아의학의 접근법으
로 그 영향을 최소화할 수 있다.

- 항생제가 꼭 필요한 상황과 그렇지 않은 상황을 구분한다.
- 항생제나 장내 미생물을 교란하는 다른 약물을 복용한 후에 전인적인
  장 건강 회복력을 되돌리는 방법을 안다.
- 불필요하게 장내 미생물을 교란하는 약물 사용을 회피하면서, 아이가 아
  플 때 더 빠르게 회복하도록 돕는 통합 소아의학 케어키트를 활용할 수
  있다.

이미 아이가 아플 때 영양 보충제, 허브, 동종요법, 에센셜 오일, 침
치료 같은 자연요법을 활용하는 부모도 있을 것이다. 이런 분들은 이제
본격적으로 통합의학의 접근법을 실천할 준비가 된 사람들이다. 또한
이런 방법에 관심은 있지만, 구체적인 안내 없이 시도하기엔 불안했을
부모도 있을 것이다. 그래서 소아과 의사에게 직접 배운다는 사실이 기
대될 테다. 반면 아직 반신반의하거나, 배우자가 회의적인 태도를 보이
는 부모도 있을 것이다. 이런 분들은 좀 더 통합의학의 길로 나아가기
전에 충분한 정보와 근거를 알고 싶기 마련이다. 3부와 4부에선 내가
20년 넘게 임상에서 쌓은 경험, 내 아이들과 수많은 환아에게 실제로
효과가 있었던 치료법, 연구 근거를 바탕으로 정립한 근거 중심의 통합
소아의학 접근법을 함께 배울 것이다. 나는 이 방법이 여러분 아이에게
도 분명 도움이 될 거라고 확신한다.

아이들이 겪는 감염은 대부분 바이러스가 일으킨다. 그리고 기존 의학에서 아이가 아플 때 권장하는 치료는 대부분 '대증요법'이다. 즉, 집에서 쉬고, 수분을 충분히 섭취하고, 열이 나면 해열제(이를테면 타이레놀)를 복용하는 식이다. 기존 소아과 진료에선 아이의 상태가 악화되는지를 지켜보는 것 말고는 실제로 할 수 있는 일이 많지 않다. 그러다 증상이 심해지면 대개는 다시 병원에 가서 항생제를 처방 받는다.

그 대표적인 사례가 귀에 발생하는 감염증인 중이염이다. 중이염은 바이러스, 세균 혹은 그 두 가지가 함께 작용해서 생길 수 있다. 그런데 중이염의 약 80%는[1] 세균이 원인이더라도, 항생제를 사용하지 않고도 2~3일 안에 자연히 호전된다. 그래서 미국소아과학회는 2013년 개정된 〈급성중이염 진단 및 치료the Diagnosis and Management of Acute Otitis Media〉에서 합병증이 없는 중이염은 '관찰 후 치료'를 권장한다.[2] 2~3일간 아이의 상태를 지켜보고 호전되지 않으면 그때 항생제를 처방하라는 얘기다. 흥미로운 점은 미국소아과학회에서 처음으로 '관찰 후 치료' 지침을 발표한 지 20년이 지났는데도 여전히 전체 중이염 중 약 80%를 관찰 없이 곧바로 항생제로 치료한다는 사실이다.

하기야 부모 처지에서 보면 이 '기다리고 지켜보는 시간'이야말로 가장 어려운 순간이다. 그동안 아이가 여전히 통증을 느끼고 있기 때문이다. 그렇다고 아이가 아파하는 모습을 마냥 지켜만 보고 있어야 할까? 그렇지 않다! 곧 여러분은 항생제 대신 과학적 근거에 따른 통합 소아의학의 도구를 활용해 아이의 회복을 빠르게 돕는 방법을 배우게 될 것이다. 그러면 '관찰 후 치료'의 끝은 항생제가 아니라, 건강하고 행복하게 학교로 돌아가는 하이파이브의 순간이 될 것이다.

부모의 절반 이상이 중이염을 치료하는 유일한 방법이 항생제라고 믿는다.[3] 하지만 중이염을 일으키는 가장 흔한 바이러스와 세균을 억제하는 데 놀라울 만큼 효과가 좋은 자연 유래 약제들이 있다. 펠라고니움 시도이데스*Pelargonium sidoides*가 대표적이다. 이 식물은 감기를 일으키는 리노바이러스rhinovirus와 아데노바이러스adenovirus, 인플루엔자바이러스, 호흡기세포융합바이러스respiratory syncytial virus, RSV, 인간 코로나바이러스human coronavirus, 파라인플루엔자바이러스parainfluenza virus, 그리고 손발입병의 원인인 콕사키바이러스coxsackie virus 등 다양한 호흡기 바이러스에 맞서 항바이러스 효과가 있는 것으로 밝혀졌다. 또한 황색포도상구균*Staphylococcus aureus*, 폐렴구균*Streptococcus pneumoniae*, '연쇄상구균 인두염strep throat'의 원인균인 화농성연쇄상구균*Streptococcus pyogenes*, 대장균*Escherichia coli*, 클레브시엘라균*Klebsiella pneumoniae*, 프로테우스 미라빌리스*Proteus mirabilis*, 녹농균*Pseudomonas aeruginosa*, 인플루엔자균*Haemophilus influenzae* 등 여러 세균에도 중등도의 항균 작용을 보이는 것으로 확인됐다.[4]

게다가 놀랍게도 펠라고니움 시도이데스는 아주 손쉽게 구할 수 있다! 전문가에게 V Clear(인터그레이티브세러퓨틱스Integrative Therapeutics사 제품) 형태로 구매할 수 있고, 일반 약국에서도 움카 콜드케어 시럽Umcka ColdCare Syrup으로 구입할 수 있다. 사용법과 구입처는 525쪽 '영양제와 허브요법 선택법'에서 확인할 수 있다.

마늘, 금잔화(카렌듈라calendula), 세인트존스워트St. John's wort, 뮤레인꽃(우단담배풀) 추출물이 들어 있는 허브 성분 유래 점이액(귀에 넣는 물약—옮긴이)은 탁월한 항균 및 항염 작용을 하여, 의사에게 처방 받는 마취성 점이액과 비슷한 수준으로 통증을 완화할 수 있다.[5] 개인 맞춤 동종요법 약제는 일반 진통제보다 빠르게 귀 통증을 완화하여, 결과적으로 항생제 사용의 필요성을 크게 줄여준다.[6] 그리고 9장에서 다루겠지만, 아세트아미노펜(타이레놀)이나 이부프로펜(애드빌, 모트린) 같은 해열진통제와 달리, 이런 자연요법은 장내 미생물의 균형을 해치는 '애물단지 방해꾼'의 부작용 없이 회복을 돕는다. 실제로 급성중이염이 있는 아이들을 대상으로 무작위 위약 대조 연구를 진행한 결과, 일반적 치료(진통제와 항염증제)를 받은 아이의 97.5%가 결국 항생제를 추가로 복용한 반면, 동종요법 치료를 받은 아이들은 단 한 명도 그렇지 않았다.

아이들이 건강을 회복하고, 유지하며, 전인적인 장 건강 회복력을 기를 수 있도록 돕는 통합 소아의학의 가능성이 참으로 기대된다. 이제 여러분의 아이를 위한 통합 소아의학 케어키트가 어떤 모습일지 함께 살펴볼 시간이다.

여러분의 통합 소아의학 케어키트

내가 부모들에게 가르치는 통합 소아의학 치료 도구에는 영양 보충제, 허브요법, 동종요법 약제, 지압점acupressure points, 그리고 에센셜 오일이 포함된다. 내가 진료실에서 아이들을 돌볼 때는 물론 내 아이가 아플 때도 직접 사용하는 도구들이다. 이제 이 도구들이 여러분의 아이가 아플 때 사용할 수 있는 통합 소아의학 케어키트의 일부가 될 것이다.

영양 보충제와 허브 약제

영양 보충제와 허브 약제는 아이를 위한 통합 치료 계획에서 중요한 역할을 한다. 아무리 균형 잡힌 식단을 유지하더라도, 아이가 아프면 특정 영양소의 요구량이 높아지기 때문에 음식만으로는 충분하지 않을 때가 있다. 따라서 영양 보충제나 허브 약제를 사용할 때는 반드시 신뢰할 만한 브랜드의 제품을 선택해야 한다. 제품 라벨에 적힌 성분이 실제로 포함되어 있는지, 불순물이나 오염물, 중금속, 기타 독성물질이 섞여 있지 않은지 꼼꼼히 확인해야 한다.

또한 구매 경로도 중요하다. 반드시 신뢰할 만한 공식 유통 채널에서 구입해야 하는데, 아마존 같은 대형 온라인 유통업체는 보충제나 허브 약제를 적절한 조건에서 보관하지 않을 수도 있다. 나도 제품 일부가 손상되거나, 유통기한이 의심스럽게 지워져 있거나, 용기가 훼손된 보충제를 배송받은 적이 있다.

내가 환자들에게 실제로 사용하고, 또 추천하는 영양 보충제 및 허브 약제의 목록, 권장 복용량, 신뢰할 만한 브랜드 정보는 525쪽 '영양제와 허브요법 선택법'에서 확인할 수 있다. 보충제 시장은 빠르게 변화하므로, 최신 브랜드와 추천 제품, 안전한 구매처 정보를 확인하려면 www.store.healthykidshappykids.com에서 최신 목록을 확인하길 권한다.

'자연 추출물'이 항상 '안전'을 보장하진 않는다

허브는 '자연에서 온 약'이다. 사실 오늘날 우리가 사용하는 많은 의약품이 자연에 존재하는 식물에서 유래했다. 항생제 페니실린은 곰팡이 페니실륨*Penicillium*에서, 아스피린은 흰버드나무 껍질에서 추출됐다. 하지만 처방약과 마찬가지로, 자연 유래 약물도 잘못된 용량으로 사용하면 부작용이나 독성을 일으킬 수 있다.

켄지와 보디가 처음으로 알약 삼키는 법을 배운 날, 나는 아마 기저귀를 뗀 날보다 더 기뻐했을 것이다! 농담이 아니라, 정말 기념할 만한 순간이었다. 그날 이후로는 아이들이 가끔은 기꺼이 먹기도 했지만, 대체로는 구역질하거나 억지로 삼켜야 했던 비타민 혼합물을 일일이 섞어 만들 필요가 사라졌다.

소아과 의사이자 엄마로서 내가 직접 겪으며 깨달은 요령, 그러니까 아이들에게 거부감 없이 보충제를 잘 먹게끔 하는 방법을 소개한다.

하지 말아야 할 것

- "맛있다" 혹은 "맛없다"는 말을 먼저 하지 않는다. 부모의 평가를 미리 말하지 않는다. 그냥 조용히 보충제를 건네고, 아이가 스스로 판단하도록 두자.
- 무슨 일을 하는지 속이지 않는다.
- 아이가 좋아하는 음식이나 음료에 보충제를 섞지 않는다. 한번 섞었는데 그 맛이 이상하다고 느끼면, 아이가 그 음식을 다시는 먹거나 마시지 않을 수 있다. 특히 입이 까다로운 아이일수록 스트레스가 커질 수 있다.

해야 할 것

- **단호한 톤을 꾸준하게 유지하기** 특히 회복을 위해 꼭 필요한 보충제라면 더욱 중요하다.
- **칭찬과 긍정적 피드백을 활용하기**
- **빛깔과 향이 진한 주스를 이용하기** 석류나 블루베리처럼 맛이 진하고 새콤한 주스는 보충제의 맛과 색을 가리는 데 훌륭하다.
- **냉동 포도주스 농축액을 사용하기** 아주 소량으로도 충분하다. 보충제 가루를 농축액에 약간 섞어 숟가락으로 떠먹이면 된다.
- **땅콩버터나 다른 견과 버터와 씨앗 버터에 섞기**
- **쓴맛이 강하다면 짭조름한 음식에 섞기** 사과 퓌레처럼 단 음식보다는 마

늘이 들어간 으깬 감자처럼 짭짤한 음식에 섞어야 쓴맛이 훨씬 잘 가려진다.

- **스무디에 섞기** 스무디 약간에 보충제를 섞은 다음 한 번에 마시게 하고, 보충제가 없는 나머지 맛있는 스무디는 편하게 마시게 하자.
- **뚜껑이 있는 용기를 사용하기** 빛깔이나 냄새를 가릴 수 있다. 맛은 혀로만 느끼는 것이 아니라는 점을 기억하자!
- **주사기(시럽용 스포이드)를 사용하기** 혀 앞부분은 미각이 집중된 부위이므로, 보충제를 혀 앞이 아닌 어금니 뒤쪽 잇몸과 뺨 사이로 천천히 넣으면 맛을 덜 느낀다.
- **알약 삼키는 법을 가르치기** 아이는 생각보다 어린 나이에도 약을 삼킬 수 있다. 내가 본 가장 어린 아이는 3.5세였다! '알약 삼키기 컵'은 끝이 넓은 스파우트 형태로 되어 있어 캡슐이 입 안에서 굴러다니지 않도록 도와준다. 아이가 한 모금 마시면, 물과 함께 캡슐이 입 안으로 들어가 알약이 굴러다니는 느낌 없이 한 번에 삼킬 수 있다. 처음엔 아주 작은 알갱이(스프링클)로 시작해서 냉동 블루베리 → 냉동 완두콩 → 캡슐 순으로 크기를 점차 늘려가며 아이에게 연습시켜보자. 탄산수를 좋아하는 아이라면 일반 물 대신 탄산수로 시도해도 좋다. 거품이 알약의 질감을 감추어 삼키기가 훨씬 수월하다.
- **창의적으로 시도하기** 목초육 젤라틴으로 보충제 젤리나 구미를 만들거나, '장 건강 지킴이 무지개' 스무디로 아이스바를 얼려보자. 유기농 초콜릿을 녹였다가 식기 시작할 때 보충제를 섞으면, '보충제 초콜릿칩'도 만들 수 있다.

내가 제시하는 복용량은 내 아이들과 진료실을 찾은 아이들에게 안전하고 효과적으로 사용해온 일반적인 기준이다. 그러나 확신이 서지 않는다면, 반드시 아이의 현재 상태에 맞게 소아과 의사와 상담하길 바란다. 아이가 특정 성분에 알레르기가 있는지도 반드시 확인해야 한다.

또한 아이가 다른 약을 복용 중이라면, 의사나 약사에게 약물 간 상호작용 가능성을 꼭 문의해야 한다.

동종요법 Homeopathic Medicine

점심 시간 직전, 한 환자의 진료를 마무리하던 중이었다. 그때 대기실에서 한 소년이 울부짖는 소리가 들려왔다. 급히 나가 보니 일곱 살 잭이 오른쪽 귀를 붙잡고 울고 있었다. 나는 보통 예약 없이 오는 환자를 받지 않는다. 하지만 학교에서 '아이를 데려가달라'는 전화를 받은 잭 엄마는 달리 방법이 없어 곧장 내 진료실로 달려온 터였다. 마지막 환자 진료가 10분쯤 남아 있었지만, 잭을 대기실에서 그 고통 속에 내버려둘 수는 없었다. 그래서 서랍을 열어 작은 파란색 튜브 하나를 꺼냈다. 동종요법 약제 벨라도나 30C Belladonna 30C가 들어 있는 튜브였다. 나는 잭에게 알약 다섯 알을 주며, 조금만 기다리면 곧 진료를 마치고 오겠다고 했다. 다시 진료실로 들어와 환자에게 집중하려 애쓰는데, 몇 분 지나지 않아 울음소리가 완전히 멎었다. 정말 '뚝' 멈췄다.

잭을 데리러 나가 보니, 잭은 두 손을 무릎 위에 올린 채 차분히 앉아 있었다. 귀를 들여다보니 고막이 빨갛게 부어올라 있었다. 솔직히, 여태 통증으로 울고 있지 않다는 사실에 깜짝 놀랐다. 내가 "아직도 아프니?"라고 물으니, 잭이 "네, 조금 아픈데 아까처럼 심하진 않아요"라고 대답했다. 그래서 나는 벨라도나 30C, 마늘 점이액, 펠라고니움 시도이데스가 함유된 허브 시럽을 처방해 집으로 돌려보냈다. 이후로 잭은 통증을 또다시 느끼지 않았다. 3일 뒤에 잭이 내원해 귀 상태를 확인했더니, 중이염이 싹 사라져서 항생제가 전혀 필요하지 않았다.

나는 영유아와 어린이를 치료할 때 동종요법 약제를 가장 먼저 사용한다. 그만큼 안전하고 순하면서도 효과적이기 때문이다. 게다가 맛도 좋아서 아이들이 잘 먹는다! 일부 사람은 '동종요법'이라는 단어를 모든 자연요법이나 대체요법의 통칭으로 잘못 사용하는데, 사실 동종요법은 200년 전 독일 의사인 자무엘 하네만Samuel Hahnemann이 창시한 독립적인 의학체계로, 다음의 원리에 기반을 둔다.

"비슷한 것이 비슷한 것을 치유한다."

건강한 사람에게 특정 증상을 일으키는 물질은 동종요법 형태로 희석해 사용하면 그와 유사한 증상을 치료하는 데 도움이 될 수 있다. 가장 이해하기 쉬운 예가 '양파'다. 매운 양파를 썰면 어떤 일이 벌어질까? 눈에 눈물이 고이면서 따끔거리고, 목이 간질간질하고, 재채기가 몇 번 나오고, 코가 가려우면서 콧물이 줄줄 흐른다. 감기나 알레르기 발작이 시작될 때 나타나는 증상과 놀랍도록 비슷한 현상이다. 그래서 감기나 알레르기 증상이 있을 때 양파(학명은 *Allium cepa*)는 동종요법 형태로 훌륭한 치료제가 된다.

또 다른 익숙한 예로는 '커피'가 있다. 혹시 커피를 너무 많이 마시거나 잠들기 직전에 입에 대본 적이 있는가? 몸이 들뜨고, 말이 빨라지고, 가만히 있질 못하고, 마음이 조급해지고, 생각이 끊임없이 이어지며, 몸과 마음이 진정되지 않아 잠들기 힘들어진다. 이런 증상을 완화하는 동종요법 약제가 바로 커피에서 유래한 코페아 크루다*Coffea cruda*다. 몸과 마음이 진정되지 않아 생기는 불면증이나 ADHD 같은 증상에 효과적이다.

초고희석

동종요법 약제를 만들기 위해서는 원래의 물질을 일정한 규칙에 따라 아주 정밀하게 희석하여 그 효과를 강화한다. 스프라우츠Sprouts나 아마존, 바이타코스트Vitacost, 월마트닷컴Walmart.com에서 세계적으로 가장 신뢰받는 동종요법 제약사인 보이롱Boiron의 파란색 튜브형 제품을 구입하면, 라벨에 약제 이름(대개 라틴어로 표기)과 함께 숫자와 'C'가 적혀 있다. 여기서 'C'는 로마 숫자 100을 의미하고, 'C' 앞의 숫자는 그 물질이 1:100 비율로 몇 번 희석됐는지를 나타낸다.

내가 가장 자주 사용하는 희석 단계는 9C와 30C로, 각각 원래 물질이 10^{18}배와 10^{60}배 희석된 것을 의미한다. 정말 상상할 수 없을 만큼 많이 희석되어 미세한 수준이다! 특히 12C 이상 희석되면(수학에 밝은 사람이라면 알겠지만, 이는 아보가드로 상수인 6.023×10^{23}을 넘어서는 단계다), 원래 물질의 분자를 검출할 수 없다. 그래서 동종요법 약제는 신뢰할 만한 제조사에서 정확한 방법으로 만들면 사실상 독성이 거의 없다.

아마 이렇게 희석된 약이 어떻게 플라시보(위약) 이상의 효과를 낼 수 있을까 궁금할 것이다.

실제로 동종요법 약제의 효과를 입증한 연구들이 다수의 과학저널에 게재됐다. 소아과 의사로서 나는 특히 아이들에게 적용된 연구에 주목한다. 그 연구들에 따르면 동종요법 약제는 소아설사, 장염, 독감, 상기도 감염, 중이염, 알레르기비염, ADHD, 소아아토피 등에 효과가 있는 것으로 보고됐다. 게다가 기존 약물보다 효과가 빠르게 나타나고 부작용이 적다는 결과도 나왔다.[7] 나도 환자와 아이들에게 동종요법 약제가 안전하고, 효과적이며, 빠르게 작용하는 장면을 여러 번 확인했다. 앞서 소개한 잭의 중이염 사례와 지금 소개할 다른 환자 해리의 두

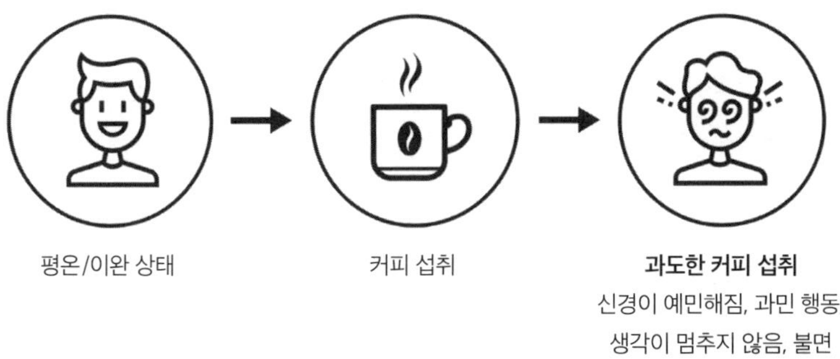

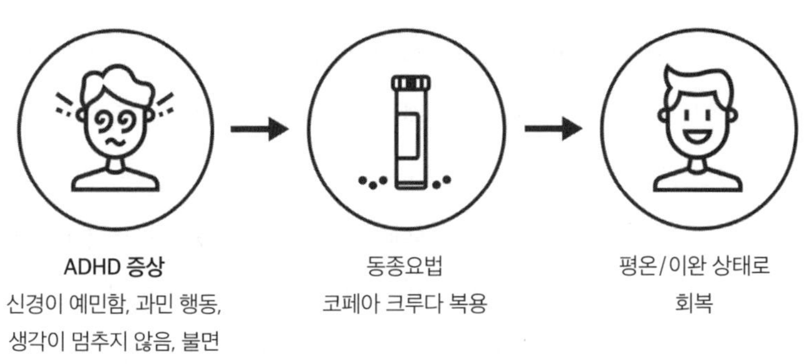

드러기 사례가 있다. 해리가 건강검진을 마치고 돌아가던 중, 해리 엄마가 갑자기 접수대에서 나를 불렀다. 해리의 얼굴에 얼룩덜룩하고 가려운 분홍빛 발진이 생긴 것이다. 두드러기였다. 내가 보는 앞에서 발진은 목과 가슴과 배 쪽으로 빠르게 번지기 시작했다. 우선 호흡에 이상이 없는지 확인했는데, 다행히 숨 쉬는 데는 문제가 없었다. 나는 곁에 있던 동종요법 약제 아피스 멜리피카Apis mellifica 튜브를 꺼냈다. 그걸 해리 엄마에게 건네며 해리에게 알약 5알을 먹이고, 5분 후 한 번 더 복용하게 했다. 그리고 혹시 모를 상황을 대비해 소아용 베나드릴Benadryl(항히스타민제)을 가지러 진료실 뒤편으로 갔다. 그런데 돌아와 보니, 해리의 두드러기가 이미 가라앉기 시작했다. 결국 베나드릴은 전혀 필요하지 않게 됐다. 나는 해리에게 아피스 멜리피카를 계속 복용하되, 다시 악화될 경우를 대비해 베나드릴을 비상용으로만 보관하라고 안내했다.

개인 맞춤형 의학

동종요법은 '모두에게 똑같이 적용하는 치료법'이 아니다. 이 접근 방식에서 중요한 건 병의 이름이 아니라 그 병을 어떻게 경험하고 있는가다. 즉, 각자의 고유한 증상과 반응이 핵심이다. 예를 들어 집 안에 감기가 돌 때 아이들의 반응을 떠올려보자. 딸아이는 감기를 옮아와 맑은 콧물이 흐르고, 재채기를 자주 하고, 목이 따갑다고 말한다. 그런데 다음 날, 아들도 같은 감기 바이러스에 감염됐지만, 증상은 전혀 다르다. 코에서 진하고 누런 크림빛 점액이 흘러나오고, 평소 활발하고 독립적인 성격의 아이가 갑자기 울며 칭얼대고, 매달리고, 엄마 품에만 폭 안겨 있으려 한다. 같은 감기 바이러스지만, 완전히 다른 방식으로 반응하는 것이다.

기존 의학은 이럴 때 두 아이 모두에게 같은 치료를 적용한다. 열이 있으면 해열제(타이레놀 같은)를 주고, 충분히 휴식을 취하게 하는 '대중요법'이다. 반면 동종요법은 개인별로 맞추어 접근한다. 딸아이의 증상은 동종요법 약제인 알리움 세파, 즉 앞서 언급한 '양파 요법'의 증상과 정확히 일치하고, 아들아이의 증상은 풀사틸라Pulsatilla와 완벽하게 들어맞는다.(이 약은 4부에서 자세히 다룰 것이다.) 이처럼 증상에 꼭 맞는 약제를 선택하면 놀라울 만큼 빠르고 부드러운 회복이 가능하다. 중이염을 앓았던 잭이나 두드러기가 있었던 해리처럼 말이다.

4부에선 아이가 아플 때 증상에 꼭 맞는 동종요법 약제(혹은 약제의 조합)를 어떻게 선택해야 하는지, 그 구체적인 방법을 다룰 것이다. 또한 539쪽 '동종요법 실전 가이드'에서도 주요 약제 목록과 그 적응증을 참고할 수 있다.

동종요법 약제를 복용하는 방법

동종요법 약제를 복용하는 방법은 나이나 체격에 상관없이 아이든 어른이든 동일하다.

- **복용량**: 한 번에 알약 5알을 복용하는데, 혀 밑에서 천천히 녹인다.
- **복용 시점**: 식사나 물 이외의 음료와는 최소 10~15분 간격을 두고 복용한다. 복용 전에는 치약을 포함해 박하(페퍼민트) 성분이 들어간 음식이나 음료는 피한다.
- **복용 빈도**: 증상의 급성 정도에 따라 달라진다. 일반적으로 증상이 급할수록 더 자주 복용할 수 있다. 예를 들어 두드러기가 가렵고 빠르게 퍼진다면 동종요법 약제인 아피스 멜리피카를 10~15분마다 복용한다. 발목을 가볍게 접질러 통증이 있다면 동종요법 약제인 아르니카Arnica를 하루 2~3회 복용하면 충분하다.
- **복용 기간**: 아이의 증상이 호전되기 시작하면 복용 간격을 점차 늘리고, 증상이 뚜렷하게 좋아지면 복용을 중단한다. 동종요법 약제는 항생제처럼 7~10일간 꾸준히 복용해야 하는 약이 아니다. 가려운 두드러기일 경우, 증상이 좋아지기 시작하면 아피스 멜리피카를 하루 3~4회로 줄였다가 다시 하루 2회로 줄이고, 발진이 거의 사라지면 복용을 멈춘다.

1. 어떤 희석 농도를 선택해야 할까? 나는 9C 또는 30C 농도를 권장한다. 하지만 농도보다 아이의 증상에 꼭 맞는 약제를 고르는 것이 중요하다. 특정 농도가 중요할 때는 명확히 안내할 것이다.

2. 내 아이의 증상이 약통(파란색 튜브)에 적힌 내용과 다르다면 어떻게 할까? 걱정하지 않아도 된다! 동종요법 약제는 다양한 상황에서 사용할 수 있다. 제품 라벨에는 대표적인 효능 중 일부만 적혀 있을 뿐이다. 예를 들어 눅스보미카Nux vomica라는 동종요법 약제의 라벨을 보면 '숙취 완화'에 사용된다고 적혀 있기도 한다. 그래서 내가 아이에게 숙취 약을 먹이라고 권한다면, 의아할 수도 있다. 하지만 눅스보미카는 속이 불편할 때, 메스꺼움이나 구토, 속쓰림은 물론 짜증이 나거나 피로하고 머리가 멍해지는 등 마치 숙취가 있는 것처럼 느껴질 때도 효과가 있다. 이런 점을 알고 나면, 아이가 장염으로 배탈이 나거나 멀미로 힘들어할 때 이 약을 권하는 이유를 충분히 이해할 것이다.

3. 우리 아이는 늘 뭔가를 먹고 있는데, 동종요법 약제를 꼭 공복에 먹여야 할까? 일반적으로는 식사를 하거나 물 이외의 음료를 마시거나 양치질한 후에 10분 이상 간격을 두고 복용하는 것이 좋다. 하지만 방금 음식을 먹었다고 해서 너무 걱정하지는 말자. 그대로 먹여도 약은 충분히 효과가 있다. 다만 복용 직전에 박하(페퍼민트) 성분이 들어간 음식이나 치약은 피해야 한다. 박하는 혀 밑의 혈관을 수축시켜 약의 흡수를 방해할 수 있기 때문이다.

4. 아이가 알약을 혀 밑에 두지 않고 씹어 먹는데, 괜찮을까? 물론 괜찮다! 내 아이들도 알약을 혀 밑에 넣고 녹이지 않는다. 대부분 바로 씹어서 삼키지만, 그래도 효과는 똑같다! 사실 나도 처음엔 녹이려 하지만, 몇 초 안에 씹어버릴 때가 많다. 이건 마치 오래된 사탕 광고 속 부엉이와 같다(내 나이를 드러내는 얘기지만). 꼬마가 부엉이에게 묻는다. "투시팝Tootsie Pop 가운데까

지 핥는 데 몇 번이 걸릴까요?"(겉은 단단한 캔디로 코팅되어 있고, 속에는 초콜릿 맛의 말랑한 캐러멜 캔디가 들어 있는 미국의 막대사탕인 투시팝 광고에 나오는 1970년대 광고 카피 – 옮긴이) "이 알약을 녹이려면 몇 번 핥아야 할까?" 아마 그 답은 세상 누구도 모를 것이다.

5. 아기에게 동종요법 알약을 어떻게 먹여야 할까? 영아는 알약 10알을 물 30ml에 녹인 다음, 한 번 복용할 때마다 1작은술(약 5ml)씩 먹인다. 숟가락 뒷면으로 알약을 살짝 눌러주면 더 빨리 녹는다. 그렇지 않으면 한 시간 뒤에도 반짝이는 알약이 물 위에 둥둥 떠 있을 것이다. 이렇게 만든 혼합액은 하루 동안만 사용 가능하다. 복용할 때는 깨끗한 숟가락이나 주사기를 사용하고, 하루가 지나면 새로 만들어야 한다. 일부 복합 동종요법 약제는 아기들이 복용하기 쉽도록 액상 형태로도 판매한다.

6. 동종요법 약제를 에센셜 오일, 허브, 보충제와 함께 써도 될까? 항생제 같은 약과도 괜찮을까? 모두 괜찮다. 동종요법 약제는 초고희석 상태로 사용하기 때문에, 다른 자연요법 약제나 의약품과 상호작용을 일으키지 않는다. 다만 한 가지 주의할 점은 약을 서늘하고 어두운 곳(주방 서랍 같은)에 보관해야 한다는 것이다. 나는 여러 개의 파란색 튜브를 보관하기 위해 립스틱 정리대를 사용하고, 여행 중에는 립스틱 휴대용 케이스에 알파벳 순으로 정리해둔다. 한밤중에 아이가 아플 때 100개의 파란색 튜브 속에서 필요한 약 하나를 찾느라 허둥대는 것만큼 답답한 일은 없기 때문이다!

7. 아이에게 알약을 줄 때 손으로 만져도 될까? 괜찮다. 다만 알약 표면에 약물이 코팅되어 있으므로 너무 오래 만지지 않도록 한다. 약 성분이 손 대신 아이의 몸에 들어가야 하기 때문이다.

8. 파란색 튜브는 어떻게 열까? 많은 부모가 파란색 튜브에서 알약을 꺼내는 방법을 몰라 당황해하곤 한다. 칼로 뚜껑을 뜯어내는 부모도 있는데, 절대 그렇게 하지 말자. 훨씬 간단한 방법이 있다. 보이롱 공식 웹사이트에서 영상을 볼 수도 있고, 다음의 단계를 따라 해도 된다.

1단계: 종이로 된 안전 밀봉 스티커를 제거한다.

2단계: 튜브를 거꾸로 뒤집어서 뚜껑을 비튼다. 그러면 알약 하나가 '딸깍' 소리와 함께 뚜껑 안으로 떨어진다.

3단계: 원하는 개수(보통 5알)가 뚜껑 안에 들어올 때까지 계속 돌린다.

4단계: 튜브를 뒤집은 상태에서 조심스럽게 뚜껑을 분리한다.

5단계: 뚜껑 속 알약을 손으로 만지지 말고, 바로 아이 입속으로 흘려 넣는다.

침 치료와 지압

다섯 살 아이 와이엇은 감기나 알레르기 발작이 올 때처럼 쌕쌕거리는 숨소리를 내고 있었다. 엄마는 즉시 알부테롤 흡입기[기관지를 확장해 호흡 곤란, 기침, 쌕쌕거림(천명) 같은 천식 및 만성폐쇄성폐질환COPD 증상을 완화하는 대표적인 흡입형 약물—옮긴이]를 사용해야 한다는 걸 알고 있었고, 때로는 스테로이드도 필요했다. 하지만 이번에는 감기가 아니었다. 체조 연습을 하다가 손에 묻은 체조용 분필 가루가 얼굴로 튀자 갑작스럽게 천식 발작이 시작된 것이다. 흡입기를 챙기지 못한 엄마는 급히 내 진료실로 달려왔다.

나는 와이엇을 앉히고 청진기를 댔다. 폐 전체에서 쌕쌕거리는 소리가 들렸고, 산소포화도는 94~95% 정도였다(정상 수치는 97~100%). 나는 분무기(네뷸라이저, 약물을 미세한 안개 형태로 폐에 전달하는 의료 장치—옮긴이)와 알부테롤 용액을 가지러 약제실로 가는 길에, 와이엇의 등에 있는 정천이라는 침혈에 작은 침 두 개를 꽂았다. '정천定喘'은 문자 그대로 '천식을 멈추는 점'을 뜻한다. 약 5분 후에 장비를 준비해서 돌아왔을 때 와이엇의 산소포화도는 97~98%로 상승했고, 아이는 차분하게 숨을 쉬며 훨씬 편안해 보였다. 쌕쌕거림도 거의 사라졌다.

(쌕쌕거림이 있을 때 나는 자연요법으로 증상의 강도와 빈도를 줄이지만, 아이의 주치의가 지시한 대로 알부테롤이나 스테로이드 흡입기를 반드시 병행해야 한다.)

침 치료는 아이가 아플 때 거의 모든 상황에서 도움이 될 수 있는 놀라운 수단이다. 와이엇에게는 침 치료가 천식 발작을 빠르게 진정시키는 데 큰 도움이 됐다. 나는 여전히 와이엇 엄마에게 필요하면 4~6시간마다 알부테롤 흡입기를 사용하라고 권했다. 하지만 이번에는 그럴 필요가 없었다.

침 치료는 전통중의학Traditional Chinese Medicine, TCM의 한 형태로, 매우 가는 침을 사용해 '경락meridians'이라 불리는 에너지 통로 위 특정 혈점을 자극하는 방법이다. 침은 이 경락을 따라 움직이는 기氣(에너지)의 흐름을 조절하고 균형을 잡는다. 경락은 우리 몸 전체를 잇는 도로망과도 같다. 전통중의학 관점에서 볼 때 이 도로 위 교통의 흐름이 원활하지 않으면 문제가 발생한다. 즉, 흐름이 너무 빠르거나 너무 느리거나 막히면 병이 생긴다. 특정 침점을 자극하는 일은 마치 교통 정리원을 불러 막힌 도로를 뚫는 것과 같다. 그러면 에너지 흐름이 다시 원활해지고, 몸의 기능이 제자리를 찾는다.

아마 이렇게 생각할지도 모른다. '침 치료요? 우리 아이한테 바늘을요? 절대 안 되죠!' 물론 '바늘'이라는 단어만 들어도 아이나 부모가 모두 움찔하기 마련이지만, 아이를 위한 침 치료는 우리가 흔히 상상하는 일반적인 성인용 침술과는 다르다.

첫째, 아이에게 사용하는 침은 머리카락보다도 가늘다. 그 침으로 매듭을 지을 수도 있을 만큼 얇다. 나는 진료실에서 세이린사의 일본산 '무통침'을 사용한다. 둘째, 시술 시간이 매우 짧다. 정말로 짧다! 어른처럼 침을 꽂고 20~30분 동안 마사지 침대에 누워 잔잔한 음악을 듣는 방식이 아니다. 아이에게는 침을 꽂아두지 않고 살짝 넣었다가 바로 뺀다. 세 살배기 아이에게 침 치료를 하는 데 걸리는 시간은 아이가 'ABC송'을 한두 번 부를 정도면 충분하다. 아이에게 침 치료를 할 때, 나는 바닥에 함께 앉아 놀며 아이가 스스로 먼저 내미는 손이든, 발이든, 배든, 어디에든 침을 놓는다. 그동안 부모는 옆에서 동화책을 읽어주거나, 우리와 함께 웃으며 장난스럽고 재미있는 노래를 부른다. 웃음 또한 침 치료처럼 미주신경을 자극해 기능을 향상시키므로, 한 번의 시술로 두 배의 효과를 얻는 셈이다!

물론 모든 부모가 침술사에게 갈 수 있는 건 아니다. 또 굳이 바늘을 사용하고 싶지 않을 수도 있다. 하지만 지압을 활용해 집에서도 비슷한 효과를 얻을 수 있다. 지압은 침 대신 손가락으로 침혈을 자극하는 방법이다. 아이를 품에 안고 부드럽게 쓰다듬는 그 따뜻한 손길이 치료로 이어지는 참으로 놀라운 방법이다. 여기에 에센셜 오일을 해당 부위에 부드럽게 마사지하듯 바르면 치유 효과가 한층 커진다.

4부에선 증상별로 도움이 되는 구체적인 지압점을 살펴볼 것이다. 자주 사용하는 지압점과 그 위치를 찾는 방법은 554쪽 '지압법 바로 쓰기'에서 자세히 확인할 수 있다.

아이에게 지압하는 방법

- 손가락이나 엄지의 넓은 지문 부분으로 지압점에 단단하지만 부드러운 압력을 1~5분 정도 가한다. 일정하게 아래쪽으로 눌러주거나, 손가락을 지압점 위에 고정한 채 작고 느린 원을 그리듯 마사지한다.
- 압력을 가하는 동안 그 지점을 바라보며 마음을 집중하고, 천천히 깊게

숨을 들이쉬고 내쉴 때마다 '치유의 에너지'를 그곳에 불어넣는다고 생각한다. 아이가 원한다면 함께 천천히 깊이 호흡하도록 유도한다.

에센셜 오일(아로마테라피)

아로마테라피는 꽃, 허브, 나무 등 식물에서 추출한 에센셜 오일을 치료 목적으로 활용하는 요법이다. 지난 10년 동안 아로마테라피 시장은 급격히 성장했고, 앞으로도 그 규모가 꾸준히 커질 것으로 전망된다. 전 세계 아로마테라피 시장은 2022년 약 59억 달러(한화 약 8조 원) 규모였고, 2032년에는 약 129억 달러(한화 약 17조 원)에 이를 것으로 전망된다.[8] 그 이유는 분명하다. 에센셜 오일은 사용하기 쉽고, 향기가 좋으며(대부분 그렇다), 많은 부모의 눈에 비교적 무해해 보이기 때문이다. 요즘은 시중에 나오는 거의 모든 아기용 제품에도 에센셜 오일이 함유되어 있으니, '이게 뭐 그리 위험하겠어?' 하고 생각하기 쉽다.

그러나 가정용 에센셜 오일 시장은 사실상 규제나 기준이 제대로 마련되어 있지 않은 사각지대며, 특히 어린이를 대상으로 에센셜 오일의 효능과 안전성을 밝힌 연구는 매우 제한적이다. 일부 연구에선 긍정적인 결과가 나오고 있지만, 효과적이고 안전하게 사용하려면 고려해야 할 점이 분명히 존재한다.

어린이를 대상으로 한 에센셜 오일 연구

(디퓨저) 라벤더 오일로 개선된 사례:

- 불안감, 특히 치과 진료 전의 불안감을 누그러뜨린다.[9]
- 치과 치료, 수술, 의료 시술과 관련한 통증을 완화한다.[10]
- 수술 후 불안 및 불편감을 줄인다.[11]

(피부에 도포) 티트리 오일 Tea Tree Oil**로 개선된 사례:**

- 외이도염(일명 '수영자 귀')을 완화한다.[12]

- 경증부터 중등도의 여드름을 완화한다.[13]

- 사마귀 질환(어린이에게 매우 흔한 무사마귀 형태) 치료에는 단독으로 쓰거나,[14] 호주산 레몬머틀과 함께 사용할 때 모두 효과적이다.[15]

- 머릿니를 퇴치한다.[16] 실제로 티트리, 라벤더, 유칼립투스 오일을 혼합하여 아이의 머리에 바르면 머릿니 제거율이 거의 100%에 달했다. 반면 기존 치료제인 피레트린pyrethrin과 피페로닐부톡시드piperonyl butoxide는 제거율이 25~36%에 불과했고, 신경독성neurotoxicity 같은 부작용이 훨씬 많았다.

(디퓨저) 스위트 오렌지 오일 Sweet Orange Oil**로 개선된 사례:**

- 치과 진료 전 불안감을 누그러뜨리고, 시술 후 통증을 완화한다.[17]

(디퓨져) 바닐라 에센셜 오일 Vanilla Essential Oil**로 개선된 사례:**

- 미숙아의 무호흡 증상을 완화한다. 이때 실제로 혈중 산소포화도와 심박수가 개선됐으며,[18] 표준 치료의 효과가 없던 사례에서도 부작용 없이 호전됐다.[19]

성인 대상의 연구뿐 아니라, 동물실험과 실험실 연구에서도 에센셜 오일의 잠재적 효과가 다양하게 보고되고 있다. 여기에는 메스꺼움 완화, 불안 및 피로 감소, 수면장애 개선, 통증 및 염증 완화, 피부질환 개선, 상기도 증상 완화 그리고 바이러스·세균·진균(곰팡이)에 대한 항균 작용 등이 포함된다.[20]

통합 소아의학 접근법으로 불안을 진정시키기

일곱 살 아이 놀런은 화들짝 놀라고 말았다. 그날 오후에 피를 뽑아야 한다는 말을 듣고는 단호하게 외쳤다. "안 돼요오오오!" 하고 울고불고 소리치며 진료실 구석에 있는 놀이 테이블 아래로 숨어버렸다.

나는 라벤더와 캐모마일 로만 에센셜 오일을 디퓨저에 피워 방안에 퍼뜨리고, 차분한 목소리로 천천히 놀런을 달래며, 아이가 스스로 테이블 밑에서 나오도록 유도했다. 놀런에게 오일 향을 천천히 들이마시도록 이끌면서 말했다. "따뜻한 햇살의 부드러운 빛이 몸속으로 스며드는 장면을 상상해보자. 이제 천천히 숨을 내쉬며 두려움과 걱정을 밖으로 내보내보자." 그런 다음 나는 공황과 불안을 완화하는 데 도움이 되는 동종요법 약제 아코니툼 나펠루스Aconitum napellus 30C를 꺼내 놀런에게 건넸다. 놀런은 엄마 무릎 위에서 안긴 채, 알약 5개를 입안에 넣고 천천히 녹이기로 했다. 나는 놀런 엄마의 엄지손가락에 라벤더 오일과 캐모마일 오일을 한 방울씩 떨어뜨린 다음, 하트7Heart 7 또는 신문이라 불리는 지압점을 누르게끔 했다. 신문은 손목 안쪽 새끼손가락 방향에 있는 지압점으로, 여기를 누르면 몸과 마음을 진정시키는 데 가장 효과적이다. 엄마와 놀런은 함께 천천히 숨을 들이쉬고 내쉬었다.

놀런이 진정되자, 나는 이번 피검사가 왜 필요한지 설명하고, 팔꿈치 안쪽에 '마법 크림'을 발라 바늘이 찌르는 느낌을 전혀 모르게 할 거라고 말해주었다. 피를 뽑기 전에 불안이 느껴질 때는

15~30분 간격으로 똑같은 동종요법 알약을 다시 먹어도 된다고도 알려주었다. 또, 엄마가 라벤더와 캐모마일 오일을 지압점 신문에 바르며 함께 천천히 호흡하면 도움이 될 거라고 했다. 놀런은 그렇게 해보기로 했다. 그리고 여전히 약간 긴장했지만, 무사히 잘 해냈다. 놀런은 이제 비슷한 불안이 찾아올 때마다 스스로 마음을 가라앉히는 방법을 알게 됐다.

부모가 에센셜 오일을 사용하기 전에 반드시 알아야 할 6가지

앞서 언급했듯이 올바르게 사용한다면 에센셜 오일은 아이에게도 비교적 안전하게 적용할 수 있지만, 부모라면 사용 전에 반드시 알아야 할 주의사항이 6가지가 있다.

1. 아이에게 에센셜 오일을 절대 먹이지 말아야 한다.

일부 연구에선 페퍼민트 오일 캡슐이 과민대장증후군 아동에게 도움이 될 수 있다고 보고했지만,[21] 일반적으로 에센셜 오일은 아이에게 흡입하거나 피부에 바르는 용도로만 사용해야 한다. 그러니까 절대 먹여선 안 된다. 그 이유는 이렇다.

에센셜 오일로 인한 중독이나 사망 사례는 대부분 '우연히 섭취한' 후에 발생했다. 2020년 미국독극물통제센터협회American Association of Poison Control Centers, AAPCC에 보고된 에센셜 오일 섭취 사고는 2만 4,000건을 웃돌았는데,[22] 이는 2016년 약 2만 건보다 증가한 수치며, 그중 65~70%가 6세 미만 어린이에게 발생한 사고였다.

특히 다음과 같은 오일을 섭취한 아이들에게서 발작과 신경독성이 보고됐다. 윈터그린wintergreen(노루발풀), 유칼립투스, 회향fennel, 히솝hyssop, 페니로열pennyroyal, 로즈메리rosemary, 세이지sage, 사빈savin, 쑥국화(탄지tansy), 티트리, 투야thuja, 터펜타인turpentine, 쑥wormwood 등이다.[23] 어린이 관련 사고는 거의 모두 섭취 후에 발생했다.

특히 일부 오일은 아이가 좋아하는 간식과 똑같은 맛있는 향이 나기 때문에(해마다 겨울이면 아이들이 손꼽아 기다리는 빨간색과 흰색 줄무늬 사탕 지팡이인 캔디 케인을 떠올려보자), 겉으로는 아무런 위험이 없어 보이는 5ml 용량의 윈터그린 오일 병을 기울여 입에 털어 넣고 전부 삼켜버리는 상황이 얼마나 쉽게 일어날 수 있을지 상상해볼 수 있다. 5ml는 단 1작은술 분량이지만, 2세 아이에게는 생명을 위협할 정도로 독성 반응을 일으킬 수 있다.

에센셜 오일을 마시는 건 곧 설명할 디퓨저를 사용한 흡입 방식이나 피부에 도포하는 방식처럼 안전한 용법과는 전혀 다르다. 심지어 평소 요리에 사용하는 회향, 로즈메리, 세이지 같은 허브도 에센셜 오일 형태로 섭취하면 독성을 띨 수 있다. 허브 자체를 먹는 것과 그 허브에서

동종요법 vs. 허브티 vs. 에센셜 오일
(사용된 유효 성분의 양)

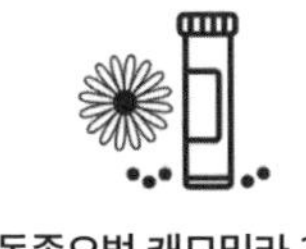

동종요법 캐모밀라 30C
(초고희석된 캐모마일)

캐모마일 차
(캐모마일 1큰술 사용)

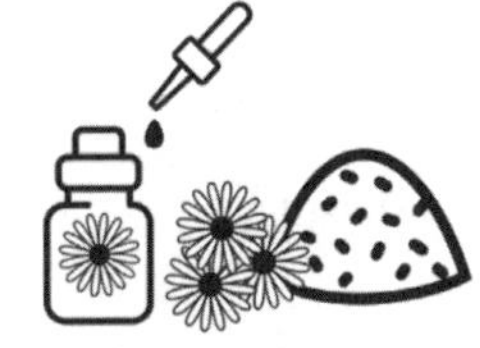

캐모마일 에센셜 오일
(캐모마일 약 3,500큰술, 약 7kg 사용!)

오일을 추출해 섭취하는 것은 전혀 다르다. 에센셜 오일이 훨씬 더 고 농축된 형태이기 때문에 그렇다. 예를 들어 캐모마일 에센셜 오일 1방 울을 만들려면 캐모마일 티백 약 35개 분량의 원료가 필요하고, 로즈메 리 에센셜 오일 1작은술을 만들려면 생로즈메리가 약 1컵 분량 필요하 다! 아이들이 생로즈메리 1컵을 실수로 먹을 일은 없지만, 농축된 로즈 메리 오일 1작은술을 삼킬 가능성은 충분하다.

에센셜 오일이 고농축된 형태의 물질이라면, 동종요법 약제는 그와 반대로 극도로 희석된 형태의 물질이다.

2. 아이에게 사용할 때는 반드시 에센셜 오일을 희석해야 한다.

디퓨저를 사용해 흡입하든 피부에 바르든, 에센셜 오일을 아이에 게 사용할 때는 반드시 희석해야 한다. 아이의 피부는 어른보다 얇고, 물질을 더 빠르게 흡수하며, 자극에도 훨씬 민감하기 때문이다. 특히 아이가 어릴수록 에센셜 오일의 농도는 더 옅어야 한다. 에센셜 오일 은 여러 가지 캐리어 오일carrier oil(에센셜 오일을 희석할 때 사용하는 식물 성 오일. 에센셜 오일은 농도가 매우 진하기 때문에 피부에 직접 바르면 자극이 나 알레르기 반응을 일으킬 수 있다—옮긴이)로 섞어 사용한다. 내가 특히 선호하는 오일은 아보카도오일, 호호바오일, 코코넛오일 그리고 분별 코코넛오일fractionated coconut oil이다.(분별 코코넛오일은 일반 코코넛오일과 달리 상온에서도 액체 상태를 유지한다.) 세계적인 에센셜 오일 안전 전문 가인 로버트 티서런드Robert Tisserand는 희석 비율을 연령별로 이렇게 권장한다.[24]

연령별	권장 희석 비율
0~3개월	0.1~0.2%
3~24개월	0.25~0.5%
2~6세	1~2%
6~15세	1.5~3%
15세 이상	2.5~5%

에센셜 오일을 희석하고, 아이와 함께 좋아하는 향을 조합해보는 시간은 정말 즐거운 활동이 될 수 있다. 나도 에센셜 오일을 처음 사용했을 때는 '희석한다'는 게 정확히 무슨 뜻인지 몰라 막막했다. 그래서 처음엔 오일을 사용하자니 오히려 부담스럽게 느껴졌다. 하지만 처음 한 번만 직접 희석해보면 얼마나 간단한 일인지 깨닫게 되고, 그다음부터는 주저하지 않게 될 것이다. 다음은 원하는 농도로 맞추기 위한 에센셜 오일과 캐리어 오일의 희석 비율 가이드라인이다.

에센셜 오일 희석 비율표

희석 비율	캐리어 오일 5ml (1작은술)당 에센셜 오일 방울 수	캐리어 오일 10ml (2작은술)당 에센셜 오일 방울 수	캐리어 오일 30ml (약 28g)당 에센셜 오일 방울 수
0.25%			1~2 방울
0.50%		1 방울	3 방울
1%	1 방울	2 방울	6 방울
2%	2 방울	4 방울	12 방울
3%	3 방울	6 방울	18 방울
5%	5 방울	10 방울	30 방울

에센셜 오일 롤러볼rollerball은 아이가 아플 때 사용할 만한 에센셜 오일 블렌드를 손쉽게 만들고 휴대할 수 있는 아주 편리한 방법이다. 아이가 이 롤러볼을 가지고 다니며 필요할 때마다 목이나 손목 안쪽

에 바르면 아로마테라피 효과를 얻을 수 있다. 대부분의 롤러볼 용기에는 10ml(약 2작은술)의 캐리어 오일을 담을 수 있다. 롤러볼 뚜껑을 열고 분별 코코넛오일 10ml를 넣은 다음, 원하는 에센셜 오일을 정해진 비율만큼 섞고 뚜껑을 닫으면 된다. 단, 혼합하는 에센셜 오일의 모든 방울 수가 아이의 연령에 맞는 희석 비율을 초과하지 않도록 주의해야 한다. 6세 아동이라면 희석 비율이 최대 3%, 즉 10ml 롤러볼에 에센셜 오일 6방울을 쓸 수 있다. 따라서 유치원 첫 등원일을 앞두고 긴장한 6세 아이에게는 라벤더 2방울, 캐모마일 2방울, 와일드 오렌지 1방울, 베티베르 1방울을 섞어 사용할 수 있다. 시험 기간에 집중력과 평정을 유지하고 싶은 십대 자녀에게는 5% 농도의 블렌드를 만들어줄 수 있다. 이를테면 라벤더 3방울, 로즈메리 2방울, 페퍼민트 2방울, 자몽 2방울, 베티베르 1방울, 이렇게 총 10방울을 10ml 롤러볼에 넣고 섞는다.

아이의 연령과 증상별로 추천하는 주요 에센셜 오일은 548쪽 '에센셜 오일 활용법'에서 확인할 수 있다. 연령에 맞게 적절히 희석하기만 한다면 아이와 함께 향을 맡으며 자유롭게 블렌딩해도 좋다.

3. 멘톨이 함유된 에센셜 오일은 어린아이, 특히 영유아의 코나 얼굴에 사용해선 안 된다.

1980년에 발표된 한 연구 때문에 이런 경고가 나왔다.[25] 해당 연구에 따르면, 멘톨 성분이 포함된 점액을 미숙아의 코 안팎에 떨어뜨렸더니 일시적인 무호흡(숨 멈춤)이나 호흡 저하가 나타났다고 한다. 따라서 미숙아에게는 절대 이런 시도를 해선 안 된다. 안전을 위해 영아나 어린 아이에게도 코나 얼굴 주변에 멘톨 오일을 바르지 않는 것이 좋다.

4. 아이에게 페퍼민트 오일과 유칼립투스 오일을 사용하기에 '안전한 나이'는 명확히 밝혀지지 않았다.

아이에게 페퍼민트 오일과 유칼립투스 오일을 언제부터 안전하게 사용할 수 있는지에 관한 정확한 기준은 없다. 다만 과학적 근거가 충분하지 않긴 하나, 일부 자료에서 유칼립투스 오일은 10세 이후에, 페퍼민트 오일은 6세 이후에 사용하라고 권장하기도 한다.

앞서 언급했듯 페퍼민트 오일의 멘톨 성분이 미숙아의 호흡을 낮출 수 있으므로, 미숙아의 코 밑에는 절대 페퍼민트 오일을 사용해선 안 된다.

유칼립투스 오일에는 멘톨이 없지만, 대신 함유된 유칼립톨eucalyptol 성분을 대량 섭취하면 경련을 일으킬 수 있다. 따라서 유칼립투스 오일을 마시면 절대 안 된다.

그렇다고 아이에게 페퍼민트 오일과 유칼립투스 오일을 아예 쓰지 않자니, 그건 또 아쉬운 일이다. 내 아들 보디는 두 살 무렵에 멀미를 하기 시작했는데, 그때부터 나는 아이의 손목 안쪽 내관 혈 지점에 페퍼민트 오일을 발라주었다. 지금은 비행기를 탈 때마다 아이가 그 오일 없이는 출발하지 않으려고 한다! 또한 유칼립투스 오일은 코막힘, 가래 그리고 다양한 형태의 기침(쌕쌕거리는 기침, 젖은기침, 크루프성 마른기침)을 완화하는 데 효과가 뛰어나다.

로버트 티서런드는 페퍼민트 오일과 유칼립투스 오일도 어린아이에게 안전하게 사용할 수 있다고 말한다. 단, 반드시 디퓨저를 사용하여 퍼뜨리거나 피부에 바르는 용도로만 사용해야 하고, 절대 섭취해선 안 된다고 강조한다.[26] 그는 다소 엄격하게 정한 기준일 수도 있다고 전제하며, 다음과 같은 사용 가이드[27]를 제시했다.

에센셜 오일	3세 미만	3~6세 어린이
페퍼민트 오일	되도록 사용해선 안 된다.	디퓨저를 이용하거나 피부에 바를 때 최대 0.5% 희석 농도로 사용할 수 있다.
유칼립투스 오일	디퓨저를 이용하거나 피부에 바를 때 최대 0.5% 희석 농도로 사용할 수 있다.	디퓨저를 이용하거나 피부에 바를 때 최대 1.0% 희석 농도로 사용할 수 있다.

부모로서 여러분은 현재 우리가 가진 정보를 토대로 아이에게 가장 적합하다고 생각되는 결정을 신중히 내려야 한다. 나는 환자와 내 아이들에게 페퍼민트 오일은 생후 2세부터, 유칼립투스 오일은 생후 6개월부터 디퓨저 방식이나 피부 도포용으로 사용해왔다. 다만 항상 희석해서 사용했고, 절대 섭취하지 않았다.

5. 페퍼민트 오일과 세이지 오일은 모유 수유량을 줄일 수 있다.

페퍼민트 오일과 세이지 오일 모두 모유 분비를 감소시키는 작용을 하기 때문에, 모유 수유 중인 엄마라면 이 두 오일을 아이에게 사용하지 않는 것이 좋다.

6. 적정량을 사용하면, 오일과 티트리 오일은 유방 조기 발달을 일으키지 않는다.

많은 부모가 라벤더 오일이나 티트리 오일이 아이(남아와 여아 모두)에게 유방 조기 발달을 유발할 수 있는지 걱정한다. 실제로 이 오일들을 사용하고 나서 사춘기 이전에 유방이 발달한 사례 보고가 있었다.[28] 연구자들은 라벤더 오일과 티트리 오일에서 모두 내분비 교란을 일으킬 수 있는 화합물을 확인했다.[29] 다만 해당 사례의 아이들은 향수, 샴푸,

비누, 로션 등 라벤더 오일이나 티트리 오일이 들어간 제품을 하루에도 여러 차례 반복해 사용하고 있었다. 한 여자아이는 출생 직후부터 라벤더 오일 비누로 목욕을 해왔는데, 생후 1세 무렵에 유방 발달이 나타났다.[30] 다행히도 라벤더 오일이나 티트리 오일이 든 제품의 사용을 중단하자 남아와 여아 모두에게 나타났던 유방 발달이 정상으로 회복됐다.

반면 2022년에 발표된 최신 연구에선 라벤더 오일이나 티트리 오일 제품을 정기적으로 사용하는 아이들과 그렇지 않은 아이들을 비교했다.[31] 그 결과, 두 그룹 사이에서 유방 조기 발달이나 다른 호르몬 이상이 발생한 비율의 차이가 없었다고 보고했다.

즉, 지나친 사용은 조기 발달에 영향을 줄 수 있지만, 가끔씩 적정량을 사용하면 문제가 되지 않는다고 본다. 현대사회에선 '많을수록 좋다'는 인식 탓에 라벤더 같은 에센셜 오일이 거의 모든 유아용과 아동용 제품에 들어간다. 그러나 '장 건강 지킴이 무지개' 식단처럼, 다양성이 아이의 전인적 회복력을 높이는 열쇠다. 하루도 빠짐없이 똑같은 오일을 반복 사용하는 것은 바람직하지 않다.

아이에게 에센셜 오일을 사용하는 방법

디퓨저 사용(확산 방식): 에센셜 오일은 소량으로도 충분하다. 디퓨저에 오일 몇 방울만 떨어뜨리고 한 번에 20~30분 정도만 작동시킨다.

피부 도포 방식: 앞서 설명했듯이 에센셜 오일은 반드시 희석해서 사용해야 한다. 아이의 피부는 어른보다 민감하기 때문에 희석한 오일도 아이에겐 자극이 될 수 있으므로, 반드시 먼저 패치 테스트를 해야 한다. 그러니까 희석한 오일을 소량 바르고 하룻밤 두었다가 피부 반응이 없는지 확인

해야 한다. 피부에 바르는 방법은 다음과 같다.

- 지압점에 바르기
- 발바닥에 마사지하듯 문지르기
- 롤러볼 용기에 담아 지압점이나 원하는 부위에 바르기(특히 초등학생 이상이라면 가방에 넣고 다니며 필요할 때마다 바를 수 있어 좋다.)
- 전신 마사지용으로 사용하기
- 목욕 시 사용하기: 아이의 취침 루틴에 에센셜 오일을 챙겨 넣고 싶다면, 아이를 목욕시키는 동안 욕실에 디퓨저를 켜두는 것이 가장 안전하다. 목욕 시 수증기로 향이 더 강해지기 때문에, 박하 향이나 자극적인 오일은 목욕물에 넣지 않는 것이 좋다. 그럴 때는 에센셜 오일 대신 허브 자체를 우린 물, 즉 허브 목욕이 더 순하고 안전하다. 예를 들어 아이가 젖은기침이나 가래 섞인 기침을 할 때는 말린 타임을 티볼에 넣어 욕조에 담그면, 잠자기 전에 폐를 편안하게 진정시킬 수 있다. 또는 긴장을 풀고 숙면을 돕기 위해 캐모마일 티백을 몇 개 욕조에 넣어도 좋다. 이런 허브는 에센셜 오일보다 농도가 훨씬 낮기 때문에 독성 우려가 거의 없다. 만약 에센셜 오일을 욕조에 넣고 싶으면 1~2방울이면 충분하다. 다만 오일은 물과 섞이지 않기 때문에 선호하는 오일 1~2방울을 액상 캐스틸 비누liquid Castile soap 30ml와 섞어서, 욕조에 물을 받을 때 함께 붓는 것이 가장 효과적이다.

아이에게 에센셜 오일을 사용할 때의 기본 지침

- **생후 3개월 미만인 영아에겐 에센셜 오일을 사용하지 않는다.** 어린이에게 사용할 수 있는 에센셜 오일과 시작해도 좋다고 권장하는 연령은 548쪽

‘에센셜 오일 활용법’을 참고하기 바란다.

- **에센셜 오일을 절대 먹여선 안 된다.** 이제 충분히 강조했을 것이다! 만약 아이가 에센셜 오일을 삼켰다면, 즉시 소아과 의사나 지역 독극물 관리센터에 연락해 지시를 따른다.

- **에센셜 오일을 약처럼 다룬다.** 모든 오일은 아이의 손이 닿지 않는 곳에 보관해야 하며, 특히 캠퍼camphor(장뇌), 윈터그린, 메틸 살리실레이트, 페퍼민트, 유칼립투스 오일이 함유된 제품은 더욱 주의가 필요하다.

- **아이의 피부에 바를 때는 반드시 희석한다.** 희석 비율은 287쪽 ‘에센셜 오일 희석 비율표’나 548쪽 활용법을 참고하자.

- **여러 가지 오일을 섞을 때는 모든 방울 수를 기준으로 희석 비율을 계산한다.** 아이의 용도나 향 선호도에 맞춰 자유롭게 블렌딩해도 좋지만, 희석 비율은 오일 방울 수의 합계를 기준으로 계산해야 한다.

- **에센셜 오일은 아이의 얼굴이나 코 주변에 사용하지 않는다.** 특히 영아의 코, 입, 눈 주변에는 절대 바르지 않는다.

- **에센셜 오일은 적당히 사용한다.** 많을수록 좋은 건 아니다. 아로마테라피도 치료의 한 형태이므로, 필요할 때만 사용하는 것이 가장 효과적이고 부작용도 적다. 아이의 스킨케어, 목욕, 세탁용품 등에 에센셜 오일이 과도하게 들어 있지 않은지 확인하자.

- **광과민 반응을 일으킬 수 있는 오일에 주의한다.** 일부 오일은 피부에 바르고 나서 햇볕을 쬐면 피부가 잠시 검게 변하거나 자극을 받을 수 있다. 햇볕을 쬐기 18~24시간 전과 후에는 이런 오일을 삼가야 한다. 광과민 오일로는 모든 시트러스 계열(레몬, 레몬버베나, 자몽, 라임, 오렌지, 귤, 베르가모트, 네롤리)과 고수씨coriander, 쿠민, 딜dill, 생강 등이 있다.

- **신뢰할 만한 제조사의 유기농, 천연, 순수한 에센셜 오일만 사용하고,**

치료 효과가 검증된 브랜드를 선택해야 한다. 추천 브랜드 목록은 548쪽 '에센셜 오일 활용법'에서 확인할 수 있다.

통합 소아의학 케어키트를 사용하기 전에

이제 여러분은 통합 소아의학 케어키트에 담긴 여러 치료 도구를 어떻게 사용하는지, 그 기본 원칙을 익혔다. 다음은 아이에게 가장 필요할 때 그 도구들을 실제로 어떻게 활용하는지 배울 차례다. 4부에서 통합 소아의학 도구상자를 활용해 아이들이 흔히 겪는 건강 문제를 어떻게 해결해나갈지 살펴볼 것이다. 그러다 보면 언제고 필요할 때마다 여러분 곁에 통합의학 소아과 전문의가 함께하는 듯한 확신과 안도감을 느낄 수 있을 것이다.

하지만 그 전에, 아이에게 어떤 질병이 있건 알아두어야 할 기본 원칙, 즉 해야 할 일과 절대 하지 말아야 할 일이 있다.

CHAPTER 9

아이가 아플 때 반드시 해야 할 일과 하지 말아야 할 일

아이에게 어떤 질병이 있건 이 기본 원칙을 지키면 회복의 길로 한 걸음씩 나아갈 수 있다. 그리고 무엇을 해야 하는지만큼 무엇을 하지 말아야 하는지도 똑같이 중요하다는 점을 기억해야 한다.

아이가 아플 때 해야 할 일

1. 아이를 푹 쉬게 해주기
2. 회복을 돕는 수분 섭취에 집중하기
3. 의사와 상의해야 하는 시점을 미리 알아두기

1. 아이를 푹 쉬게 해주기

감염이 생기면 우리 몸과 뇌는 본능적으로 '질병 행동'이라는 반응을 보인다.[1] 감염에 맞서기 위해 면역반응이 활성화되면, 다양한 염증물질이 연쇄적으로 분비된다. 이들 물질은 병원체와 싸울뿐더러, '이제 쉬어야 한다'는 신호를 보내 몸의 속도를 늦추고 면역체계가 제 기능을 다할 수 있도록 돕는다. 이렇게 질병 행동이 작동하면 피로감, 졸음, 우울, 불안이 몰려오고, 혼자 있고 싶거나 식욕이 떨어져 물조차 마시기 싫어진다. 또한 통증에 민감해지고, 혼란스러운 상태에 빠지기도 한다.

아이에게 아세트아미노펜이나 이부프로펜을 먹였더니 금세 평소처럼 생기가 돌면서 아이가 뛰어노는 모습을 보면, 부모로서 잠시 안도감을 느낄 테다. 하지만 아이가 아플 때는 몸속 모든 에너지를 이미 감염과 싸우는 데 쓰고 있다. 그런 상황에서 그 귀한 에너지를 벽을 타거나 트램펄린 위를 뛰어 오르는 데 쓰게 하고 싶지는 않을 것이다.

아플 때만큼은 TV나 태블릿 같은 스크린타임을 잠시 허락하고, 아이가 푹 쉴 수 있도록 해주자. 집 안에서 충분히 쉬게 하고, 일상의 속도를 잠시 늦추자. 숨을 고르고, 아이의 면역계가 스스로 제 역할을 다할 수 있도록 기다려주면 된다.

2. 회복을 돕는 수분 섭취에 집중하기

"감기에는 먹이고, 열에는 굶겨라"라는 말이 정말 맞을까, 아니면 반대일까? 사실 아플 때는 아이가 먹는 것도 마시는 것도 싫어할 수 있다. 그렇다면 부모로서 가장 신경 써야 할 부분은 뭘까? 바로 치유를 돕는 수분 보충이다!

열은 대부분의 질병과 함께 찾아온다. 아이에게 열이 나면 몸은 체온을 낮추기 위해 땀을 흘리고, 평소보다 호흡이 빨라진다. 그런데 이 과정에서 수분이 빠르게 손실된다. 땀과 호흡으로 잃은 수분을 아이의 몸에 제때 보충해주지 않으면 탈수될 위험에 놓이고, 탈수는 오히려 열을 더 악화시켜 불쾌한 악순환을 만든다.

아이가 며칠간 잘 먹지 않아도 걱정할 필요 없다. 몸이 회복되면 식욕은 자연스럽게 돌아온다. 대신, 먹고 싶어 할 때는 '장내 미생물의 애물단지 방해꾼'이 들어 있는 음식은 삼가야 한다. 아무것도 먹지 않으니까, 아이에게 민트초코 아이스크림 한 컵이라도 먹이려는 유혹을 참아야 한다. 설탕은 백혈구(특히 대식세포)의 감염 방어 능력을 최대 50%나 떨어뜨린다는 사실을 기억하자.[2] 즉, 달콤한 간식은 아이의 회복을 돕기는커녕 방해할 수 있다. 아이가 아플 때는 영양이 풍부하고 수분 보충에 도움이 되는 특히 다음과 같은 음료에 집중하자.

- 뼈 육수
- 허브티
- 전해질을 함유한 음료

뼈 육수

소파에 누워 '이러다 나을 수 있을까?' 싶을 만큼 아팠을 때, 따뜻하고 맛있는 치킨 수프를 정성껏 끓여주시던 할머니의 마음은 정말 옳았다. 믿기 어렵겠지만, 치킨 수프가 감기와 독감에 어떤 효과가 있는지를 연구한 논문이 실제로 존재한다!

- 감기나 독감에 걸렸을 때 따뜻한 음료를 마시면 찬 음료보다 세균이 섞인 콧물을 훨씬 빠르게 배출할 수 있다. 실제로 뜨거운 치킨 수프를 마실 때 '콧물 배출 속도'가 가장 빠르다는 연구 결과도 있다.[3] (맞다, 정말 연구

자들이 이걸 연구했다!)

- 치킨 수프에는 감기와 독감 증상을 일으키는 염증을 줄이는 유익한 성분이 들어 있다. 많이 마실수록 항염 효과가 커지고, 특히 집에서 직접 끓인 수프가 시판 수프보다 훨씬 효과적이었다.[4]
- 뜨거운 음료는 콧물, 기침, 재채기, 인후통, 오한, 피로감 등 감기와 독감 증상을 빠르고 꾸준히 완화하는 효과가 있다. 같은 음료라도 온도가 미지근하면 콧물 증상에만 부분적으로 도움이 될 뿐이었다.[5]

뼈 육수는 치킨 수프만을 만들기 위한 재료가 아니다. 우리 가족은 뼈 육수를 다양한 방법으로 즐긴다.

- 수프나 스튜에는 어디든 기본 육수로 사용한다.
- 차처럼 따뜻하게 마신다(나는 여기에 소금 한 꼬집과 후추를 살짝 넣는다).
- 밥(이를테면 콜리플라워 라이스), 파스타, 통곡물 등을 조리할 때 물 대신 사용한다.
- 채소를 찌거나 볶을 때 사용한다.
- '장 건강 지킴이 무지개' 스무디의 베이스로 활용한다.
- 수제 아이스바(팝시클)에 약간씩 섞어 넣는다.
- 고기 찜을 할 때 조리용으로 사용한다.
- 물이 필요한 요리라면 뭐든 뼈 육수로 대체해도 좋다. 활용법은 무궁무진하다.

요즘은 시중에서도 훌륭한 유기농 뼈 육수 제품을 손쉽게 구할 수 있다. 추천 브랜드는 520쪽 '장 건강 쇼핑 가이드'에서 확인할 수 있다. 하지만 직접 만들어보는 것이 가장 좋다. 주방 가득 퍼지는 음식 냄새를 맡다 보면, 어느새 할머니가 끓여주시던 따뜻한 치킨 수프의 기억과 그때 그 포근한 기운이 떠오를 것이다.

만약 뼈 육수를 한 번도 만들어본 적이 없다면, 겁낼 필요 없다. 생각보다 훨씬 간단하다. 나도 집에서 뼈 육수를 만들기까지 몇 년을 망설였다. 무척 복잡해 보였기 때문이다. 하지만 첫 번째 육수를 만들고 나서는 '왜 진작 안 했을까!' 하는 생각이 들었다. 이제 우리 집에서 닭을 굽거나 명절에 칠면조나 스파이럴햄을 먹을 때마다 그 뼈들이 어디로 가는지, 다들 짐작할 테다. 초간단 레시피는 140쪽 '만능 뼈 육수(냉장고 털이 스타일)'를 참고하기 바란다.

허브티

허브티는 치유와 수분 보충을 동시에 할 수 있는 맛있는 방법이다. 보통 이유식을 시작하는 생후 6개월 무렵부터 아기도 허브티를 조금씩 마실 수 있다. 꿀은 그 자체로 치유 효과가 있기 때문에, 아이가 좋아한다면 허브티에 꿀을 약간 넣어도 좋다. 단, 생후 1세 미만의 아기에게는 절대 꿀을 주면 안 된다. 대신 메이플 시럽을 사용하자.

허브는 대부분 마당이나 창가에서도 쉽게 키울 수 있다. 아이와 함께 키워보면 자그마한 좋은 프로젝트가 되고, 신선한 허브를 갓 따서 먹거나 요리에 넣거나 차로 끓여 마실 수도 있다. 아이가 아직 따뜻한 차를 좋아하지 않는다면, 조금 더 창의적으로 즐겨보자. 허브티는 다음과 같이 다양하게 활용할 수 있다.

- 따뜻하게 혹은 아이스티로 시원하게 즐긴다.

- '장 건강 지킴이 무지개' 스무디나 과일주스에 살짝 섞는다.

- 스무디나 주스와 함께 얼려 영양 가득한 아이스바로 만든다.

- 목초육 젤라틴과 섞어 허브 젤리나 곰젤리 간식을 만든다.

- 따뜻한 허브 목욕물로 활용한다.

심지어 허브티로 가글을 하면 감기와 독감 예방에도 도움이 된다![6]

허브티를 끓이는 방법은 아주 간단하다. 신선한 허브나 말린 허브를 모두 사용할 수 있는데, 가능하면 유기농 허브가 좋다. 일반적으로 허브티를 포함한 모든 레시피에서 말린 허브와 생허브의 비율은 1:3이다. 즉, 레시피에 말린 허브 1작은술(약 5ml)을 넣으라고 되어 있다면, 생허브 3작은술(또는 1큰술, 약 15ml)로 대체하면 된다. 여러 가지 허브를 다 같이 섞어도 괜찮다. 보통 물 1컵(약 240ml)당 말린 허브 1~3작은술(5~15ml) 또는 잘게 썬 생허브 1~3큰술(15~45ml) 정도가 적당한데, 개인 취향에 따라 양을 조절해도 된다. 단, 타임이나 페퍼민트처럼 향이 강한 허브는 소량만 사용해도 충분하다.

맛있고 영양 가득한 허브티 만드는 법

1. 차에 사용할 허브를 선택한다. 한 가지도 좋고, 여러 가지를 섞어도 된다.

2. 찻주전자나 냄비에 물을 끓인다.(팁: 주전자나 냄비의 용량을 미리 알아두면 허브의 양을 정확히 조절할 수 있다. 한 번에 한 주전자 끓여놓고 온종일 따뜻하게 데워 마셔도 좋다.)

3. 물이 끓으면 불을 끄고, 준비한 허브(말린 또는 생 허브)를 넣는다.(팁: 허브를 넣기 전에 손으로 살짝 비벼 부수면 에센셜 오일이 더 잘 우러나 깊은 향이 난다.)

다음은 내가 자주 끓여 마시는 허브들이다. 아이의 증상이나 용도, 입맛에 따라 여러 가지 허브를 자유롭게 섞어도 좋다. 우리 아이들은 특히 페퍼민트 차를 좋아한다. 페퍼민트는 타임처럼 향이 강한 허브의 맛을 부드럽게 덮어주기 때문에, 가래가 많거나 기침이 날 때 내가 자주 활용하는 방법이기도 하다.

단, 허브티를 만들 때는 사용하는 허브가 아이에게 알레르기를 일으키지 않는지, 혹은 복용 중인 약물과 상호작용이 없는지 반드시 확인해야 한다. 또한 임신 중이거나 수유 중이라면 일부 허브는 금기이거나 주의가 필요할 수 있으므로, 마시기 전에 반드시 의사와 상의해야 한다. 예를 들어 내가 즐겨 쓰는 허브인 페퍼민트와 타임은 모유량을 줄일 수 있는 반면, 호로파fenugreek나 회향은 오히려 모유 분비를 늘리는 효과가 있다. 그렇긴 해도 허브티에 들어가는 허브의 양은 팅크처(식물이나 동물 성분을 에탄올 등 용매에 녹여 만든 추출액−옮긴이), 캡슐, 에센셜 오일 등에 비해 훨씬 적기 때문에, 부작용이나 반응 가능성이 매우 낮다. 그래도 걱정된다면, 전문의와 상담하는 것이 가장 안전하다.

감염과 염증을 완화하는 허브[7]

- 강황
- 타임
- 회향
- 레몬밤Lemon Balm
- 생강
- 페퍼민트
- 캐모마일
- 마시멜로 뿌리Marshmallow Root

열을 내리는 데 도움이 되는 허브

- 페퍼민트 - 아이가 열로 땀을 많이 흘릴 때
- 레몬밤
- 딱총나무 꽃(엘더플라워Elderflower)
- 계피 스틱 - 아이가 오한이 있어 이불을 덮고 싶어 할 때
- 캐모마일

목의 통증을 완화하는 허브

- 페퍼민트
- 마시멜로 뿌리
- 세이지
- 호로파

- 미끈느릅나무 껍질 (슬리퍼리 엘름Slippery Elm)
- 로즈메리

속을 편안하게 하는 허브

- 캐모마일
- 생강
- 미끈느릅나무 껍질
- 회향씨

- 페퍼민트
- 레몬버베나
- 마시멜로 뿌리

기침과 코막힘을 완화하는 허브

- 페퍼민트
- 로즈메리
- 마시멜로 뿌리

- 타임
- 쐐기풀Nettle
- 호로파

마음을 편안하게 가라앉히고 집중력을 높이는 허브

- 캐모마일
- 레몬밤
- 로즈메리

- 라벤더
- 페퍼민트

4. 뚜껑을 덮고 3~5분간 우린다.

5. 허브를 걸러내고, 기호에 따라 꿀을 약간 넣는다.(단, 생후 12개월 미만의 아기에게는 꿀을 사용하지 않는다.)

6. 따뜻하게 즐긴다!

전해질을 함유한 음료

아이가 열이 나거나 구토와 설사를 하거나 땀을 많이 흘릴 때는 단순히 수분만 빠져나가는 것이 아니다. 나트륨과 칼륨과 염소 같은 중요한 전해질(미네랄)도 함께 손실된다. 따라서 당과 미네랄을 적당히 함유한 전해질 음료는 아이의 몸에 수분이 가장 필요할 때 몸의 수분을 유지해주는 훌륭한 방법이 될 수 있다.

코코넛워터는 아이가 아프거나 땀을 많이 흘렸을 때, 잃어버린 수분과 미네랄을 체액 속에 자연스럽게 보충해주는 훌륭한 수분 공급원이다. 코코넛워터에는 천연 당분이 소량 들어 있어 아플 때 에너지를 보충해주는데, 그 양이 많지 않아 장내 미생물의 애물단지 방해꾼이 될 정도는 아니다. 또한 비타민C, 칼륨, 망간처럼 수분 보충을 돕는 영양소가 풍부하고, 나트륨, 칼슘, 마그네슘, 철, 아연도 소량 들어 있다.

코코넛워터는 일반 마트나 약국 냉장 진열대에 줄지어 있는 대부분의 시판 스포츠음료나 전해질 음료보다 수분을 보충하기에 훨씬 좋은 선택지다. 한 연구에선 코코넛워터가 시중의 전해질 스포츠음료와 동등하거나 그 이상으로 수분을 잘 보충해준다고 보고했다.[8] 또 다른 연구에선 코코넛워터가 일반 물보다 운동 후 지구력과 체내 수분 유지 능력을 더 높여준다는 결과도 나왔다.[9]

무엇보다 코코넛워터에는 아이들이 축구 경기 후에 수분을 보충하려고 자주 돌려 마시던 인기 있는 여러 스포츠음료처럼 땀에 젖은 몸을 형광 노란색이나 선명한 파란색으로 반짝이게 만드는듯 보이는 인공 감미료나 합성색소 같은 '장내 미생물의 애물단지 방해꾼'이 들어 있지 않다. 실제로 인기 있는 전해질 음료, 스포츠음료, 에너지음료 중 상당수, 심지어 어린이용으로 판매되는 제품에도 장 건강을 해치는 애물단지 방해꾼이 들어 있다. 따라서 수분 보충 음료를 고를 때는 '장 마스터'처럼 꼼꼼히 라벨을 읽는 것이 특히 중요하다.

"의약품 수준의 수분 보충제"라며 "약사와 소아과 의사가 가장 추천하는 브랜드 1위"라고 광고하는 피디얼라잇Pedialyte 역시 안타깝게도 애물단지 방해꾼으로부터 완전히 자유롭진 않다. 제품 라벨 앞면만 보면 꽤 그럴듯하다. "면역 지원"과 "프리액티브 프리바이오틱스"로 아이의 장을 돕고, 동시에 수분을 보충해주는 '고급 케어'를 제공한다고 적혀 있다. 하지만 이제 장 마스터식 식품 라벨 탐정법을 익힌 여러분이라면, 제품을 뒤집어 성분표를 확인해야 한다는 사실을 잘 알 것이다.

성분: 정제수, 덱스트로스(포도당), 갈락토올리고당, 0.5% 미만 함량으로 소금, 구연산칼륨, 천연 및 합성 향료, 염화마그네슘, 구연산나트륨, 아세설팜칼륨, 수크랄로스, 글루콘산아연, 적색 40호, 셀렌산나트륨

성분표를 자세히 들여다보면 천연 및 합성 향료, 아세설팜칼륨, 수크랄로스, 적색 40호 같은 애물단지 방해꾼 성분이 눈에 띈다. 아이가 장 바이러스나 위장염으로 고생할 때는 이런 애물단지 방해꾼의 훼방을 받지 않고 장과 면역계가 스스로 빠르고 완전하게 회복할 수 있도록 도와주어야 한다.

다행히 전해질 음료 코너를 탐정이 수사하듯 꼼꼼히 살펴보면, 장 마스터답게 더 나은 선택을 할 수 있다. 피디얼라잇의 유기농 전해질 솔루션Organic Electrolyte Solution처럼 말이다.

성분: 정제수, 유기농 사과주스 농축액, 2% 미만 함량으로 유기농 덱스트

로스, 유기농 구연산, 유기농 향료, 구연산칼륨, 소금, 구연산나트륨, 유기농 스테비아 잎 추출물, 글루콘산아연

그렇다면 요즘 새로 출시되어 최고로 인기 있다는 수분 보충 음료를 꼭 마셔보고 싶어 안달이 난 큰아이들은 어떻게 해야 할까? 예전 게토레이Gatorade는 다행히 벗어났을지 몰라도, 아이들의 눈과 입맛을 끌도록 교묘하게 마케팅된 프라임Prime이나 다른 음료들로 관심이 옮겨갔을 수도 있다. 프라임의 '아이스팝Ice Pop' 맛 제품은 빨강·하양·파랑의 라벨 디자인이 과거의 유명한 '밤팝Bomb Pop'(미국에서 여름철에 특히 인기가 많은 아이스바 브랜드로, 빨강·하양·파랑 세 가지 색이 층층이 쌓인 로켓 모양의 얼음과자—옮긴이) 아이스크림을 그대로 닮았다. 심지어 맛까지 비슷하다고 한다. 하지만 성분표를 보면 그다지 나을 게 없다.

성분: 정제수, 구연산, 코코넛워터 농축액, 인산이칼륨, 구연산삼마그네슘, 천연향료, 수크랄로스, L-아이소류신, L-류신, L-발린, 비타민E(토코페릴아세테이트), 아카시아검, 아세설팜칼륨, 비타민A(레티닐팔미테이트), 아연아스파르테이트, 비타민B6(피리독신염산염), 비타민B12(사이아노코발라민)

물론 밤팝처럼 고과당 옥수수 시럽, 청색 1호, 적색 40호가 들어 있지는 않다. 하지만 대신 설탕을 빼고 수크랄로스와 아세설팜칼륨 같은 인공감미료로 바꿔 넣었다. 과연 그것이 더 나은 선택인지 의문이다.

시판 전해질 음료 중 장 건강에 더 이로운 제품 목록은 520쪽 '장 건강 쇼핑 가이드'에서 확인할 수 있다. 하지만 그보다 더 좋은 방법은 직접 전해질 음료를 만들어보는 것이다. 집에서 뼈 육수를 끓이듯, 한번

만들어보면 '왜 진작 안 했을까?' 싶을 만큼 간단하다.

대개는 코코넛워터만으로도 충분하지만, 아이가 체액을 많이 잃으면 나트륨을 조금 더 보충해줄 필요가 있다. 그럴 땐 집에서 만든 수분 보충 음료가 더 적합하다. 우리 집에서 실제로 사용하는 홈메이드 전해질 음료 레시피는 139쪽에서 확인할 수 있다. 기호에 따라 사용하는 생과일주스 종류를 바꿔가며 맛을 조절할 수도 있다. 또 얼려서 아이스바로 만들어두기에도 좋다. 아이가 아프거나 햇볕 아래에서 신나게 뛰어놀고 난 뒤에 추가로 수분 보충이 필요할 때 바로 꺼내 먹을 수 있다.

3. 의사와 상의해야 하는 시점을 미리 알아두기

아이가 아플 때 통합 소아의학 케어키트를 잘 활용할 수 있다면, 불필요하게 병원이나 응급실을 찾는 횟수를 줄일 수 있다. 게다가 그 도구를 활용하여 아이가 더 빨리 회복하는 모습을 볼 때마다 다음번에 아이가 아플 때도 스스로 대처할 수 있다는 자신감이 점점 커질 것이다.

그렇긴 해도 의사의 진료가 꼭 필요한 순간이 있다. 이럴 때는 주저하지 말고 아이의 주치의에게 연락해야 한다. 이 순간이 바로 내가 내 환자들에게 "꼭 연락해달라"고 강조하는 시점이다.

의사에게 연락해야 하는 첫 번째 이유는 부모로서 정말 걱정되기 때문이다. 아이 상태가 평소와 다르고 어딘가 이상하다고 느껴져, 전문가의 확인이 필요하다고 생각되기 때문이다. 이 세상에 부모만큼 아이를 잘 아는 사람은 아무도 없다. 언제나 부모의 '직감'을 믿어야 한다.

그 외에도 다음과 같은 경우에는 반드시 의사에게 연락하거나 아이를 응급실로 데려가야 한다.

- 생후 3개월 미만의 아기에게 열이 날 때

- 3~4일 이상 열이 지속될 때

- 체온이 40℃ 이상으로 오를 때

- 면역결핍질환이 있는 아이에게 열이 날 때

- 경련이 있을 때

- 호흡곤란의 징후가 있을 때(자세한 내용은 309쪽 '아이에게 나타나는 호흡곤란의 신호' 참고)

- 구토가 반복되어 수분을 전혀 유지하지 못할 때

- 탈수 징후가 있을 때: 6~8시간 동안 소변이 전혀 나오지 않을 때 탈수 여부를 가장 확실히 알 수 있다. 입술이 마르고 갈라지는 증상은 신뢰할 만한 지표가 되지 않는다.

- 심한 인후통, 심한 귀 통증, 심한 두통이 있을 때

- 정신 상태에 변화가 있을 때: 아이가 혼란스러워하거나 질문에 제대로 대답하지 못하거나, 자신이 어디에 있는지, 자신이 누군지, 곁에 누가 있는지, 무슨 일이 일어나는지 모를 때, 혹은 제대로 눈을 맞추지 못할 때

- 진짜 무기력: 평소와 다르게 졸음이 심하거나 깨우기 어려운 상태일 때로, 단순히 소파에 누워 쉬고 싶은 정도와는 다르다.

- 도무지 진정되지 않을 때: 평소보다 심하게 짜증 내거나 울어서, 안아주거나 달래도 전혀 진정되지 않을 때

- 열과 함께 새로운 발진이 생겼을 때: 특히 피부를 몇 초간 눌렀는데 색이 옅어지지 않고 그대로 남거나, 손가락을 뗐는데도 바로 다시 붉게 변하는 발진이라면(이런 반응을 '비창백blanching'이라 한다) 즉시 의사에게 연락해야 한다. 바이러스 감염으로 생기는 발진은 대부분 걱정할 일이 아니지만, 압박해도 색이 변하지 않는 발진은 더 심각한 문제일 수 있다.

- 목을 앞으로 숙여 턱을 가슴에 닿게 하려는 순간, 목 뒤가 아프거나 뻣뻣할 때

- 아이가 회복 중이었는데 갑자기 다시 상태가 나빠지거나, 새로 열이 나거나, 열이 더 높아졌다면 이는 세균성 2차 감염의 신호일 수 있으며, 항생제 치료가 필요할 가능성이 있다.(자세한 내용은 322쪽을 참고하자.)

아이가 아플 때 하면 안 되는 일

모든 부모가 공감하듯, '열'과 '질병'은 늘 함께 나타난다. 하지만 아이가 아플 때 부모(와 의료진)가 가장 흔히 저지르는 실수가 바로 '발열 공포증fever phobia'이다.

혹시 아이가 열이 나서 야간 진료센터나 응급실에 데려가본 적이 있는가? 그렇다면 가장 먼저 무슨 일이 벌어졌을까? 대개는 의사가 아이를 살펴보기 전에 타이레놀부터 투여했을 것이다. 열은 관련 '사실'을 아는 것이 가장 중요하다. 기억하자, 아는 것이 힘이다. 조금만 알면, 열은 두려워할 대상이 아니라는 점을 깨닫게 된다.

열에 대한 팩트체크

열에 대한 팩트체크①: 열은 아이의 면역계가 감염과 싸우도록 돕는다.

열은 우리 몸이 감염이나 염증을 방어하는 자연스러운 반응이다. 체온이 오르면 T세포의 활동이 활발해져 바이러스와 세균에 더 효과적으로 맞설 수 있고, 그 과정에서 심지어 감염 중 '생존의 이점을 제공'하기도 한다.[10] 또한 열은 세균과 바이러스의 증식 속도를 늦춰 면역

아이가 숨 쉬기 어려워하는 신호는 명확하기도 하지만, 때로는 알아차리기 어려울 수도 있다. 아래의 증상이 보인다면 즉시 아이를 병원에 데려가거나 의사에게 연락해야 한다. 다음은 호흡곤란을 판단하는 일반적인 기준이다.

- 입술이나 얼굴이 푸르스름하게(자주빛으로) 변할 때
- 호흡수가 분당 40회 이상일 때(참고: 호흡 1회가 '들이쉬기+내쉬기'다. 아이가 15초 동안 몇 번 숨을 쉬는지 세고 그 숫자에 4를 곱하면 1분당 호흡수를 계산할 수 있다. 예를 들어 15초 동안 6번 숨을 쉬었다면 6×4=24회/분이다.)
- 숨이 차서 말을 하기 어려워할 때
- 숨을 들이쉬거나 내쉬는 사이 콧구멍이 크게 벌어질 때
- 숨을 내쉬면서 마치 공기를 힘겹게 밀어내듯이 "으응" 하는 소리를 낼 때
- 숨을 쉬면서 목 아래쪽이나 갈비뼈 아래쪽이 안으로 쑥 들어갔다 나오는 움직임을 보일 때(이를 '흉부 함몰retraction'이라고 한다.)
- 숨을 내쉬면서 쌕쌕거리거나 휘파람 같은 소리(천명음)를 낼 때
- 숨을 들이쉬면서 거친 쇳소리(협착음stridor)를 낼 때, 주로 크루프croup 발작 시 나타난다.
- 침을 많이 흘리거나, 숨을 쉬기 위해 몸을 앞으로 기울이는 자세를 취할 때
- 산소포화도SpO_2가 95% 미만일 때(가정용 산소포화도 측정기가 있다면 확인해보자.)

세포가 병원체를 더 빨리 찾아내도록 돕는다. 특히 중요한 점은 열이 아이 몸을 느리게 만들어 충분히 쉬고 회복할 수 있는 시간을 준다는 것이다.

핵심 요약: 열은 아이가 더 빠르게 병을 이겨내도록 돕는 자연스러운 회복 과정이다.

열에 대한 팩트체크②: 열을 인위적으로 낮추면 일시적으로 좋아 보일 수는 있지만, 오히려 회복을 늦추고 전염성까지 높일 수 있다.

열은 아이의 면역계가 감염과 싸우도록 돕고 있다는 신호이기 때문에, 열을 억제하면 몸의 자연스러운 면역반응을 방해하여 감염을 이겨내는 데 더 어려움을 겪을 수 있다.

실제로 여러 연구에서도 이 사실이 확인됐다. 오래된 1975년 연구에 따르면, 아스피린(비스테로이드성 소염진통제 계열의 약물로, 애드빌Advil이나 모트린Motrin에 들어 있는 이부프로펜과 비슷한 작용을 한다)은 감기 증상의 빈도와 심각도를 다소 낮췄다. 그러나 그 대가로 바이러스 배출량을 오히려 크게 증가시켰다. 아스피린을 복용한 사람의 전염성이 오히려 더 높아졌다는 뜻이다.[11] 1989년 연구에선 아세트아미노펜(타이레놀의 주요 성분)이 수두의 병 경과를 더 길게 만든다고 보고했다.[12] 또 다른 1990년 연구에선 아세트아미노펜이 감기 바이러스의 항체 생성을 억제하고, 일부 환자의 코 증상까지 악화시킨 것으로 나타났다.[13] 2000년 연구에선 해열제 사용과 A형 독감이 지속되는 기간 사이에 '뚜렷한 상관관계'가 발견됐다.[14]

10장에서 항생제 사용의 이점과 더불어, 장내 미생물의 균형이 깨질 때 생기는 아이의 건강 문제와 항생제 내성 증가라는 공중보건적 문제까지 포함한 항생제의 부정적 영향을 다룰 생각이다. 이처럼 해열제 사용도 비판적 시각으로 바라볼 필요가 있다. 아이가 잠시 편안해지는 이점과, 면역 기능이 일시적으로 떨어지고 주변으로 전염될 위험이 높아질 수 있다는 결함을 함께 신중히 고려해야 한다.

핵심 요약: 열을 억지로 내리면 병이 더 오래가고, 전염성까지 높아질 수 있다.

열에 대한 팩트체크③: 높은 열이 감염의 심각도를 의미하지는 않는다.

일반적으로 38°C 이상이면 열로 본다. 하지만 감염이 생기면 유난히 높은 체온을 보이는 아이도 있다. 내 딸 켄지는 아플 때마다 39.4~40°C 정도의 고열이 나는 편이다. 얼굴이 약간 달아오르고 조금 피곤해 보이지만, 여전히 대화가 가능하고, 식사도 잘하고, 음료도 거부하지 않는다. 그래서 체온계를 확인했다가 39.7°C가 찍히면 나도 놀라곤 한다. 반면 내 아들 보디는 세상에서 가장 아픈 사람처럼 신음하며 소파에 누워 있기에 체온을 재보면 38.1°C밖에 되지 않는다. 나는 오히려 높은 열에도 멀쩡한 켄지보다 낮은 열에도 힘들어하는 보디가 더 걱정된다.

핵심 요약: 열이 얼마나 나는지보다 아이의 행동을 살피는 것이 훨씬 중요하다.

열에 대한 팩트체크④: 신경학적으로 정상인 아이라면 열이 뇌 손상을 일으키지 않는다.

우리 뇌의 시상하부는 체온을 조절하는 장치, 즉 '온도 조절기' 역할을 한다. 감염이 생기면 시상하부가 체온을 평소보다 조금 높게 설정하기 때문에 열이 나는 것이다.[15] 집 안 온도 조절기처럼, 시상하부는 체온이 지나치게 높아지지 않도록 스스로 조절한다. 그래서 열이 있는 상태에서도 뇌와 장기가 정상적으로 기능하고, 몸이 감염과 싸울 수 있다.

반면 초고열*hyperpyrexia*(시상하부 체온 설정점set point이 상승하여 발생하는 극단적인 발열 상태―옮긴이)은 전혀 다른 문제다. 시상하부 자체의 기능에 이상이 생길 때 혹은 아이에게 옷을 너무 두껍게 입혔거나, 아이를 꽁꽁 싸맸거나, 아이가 아주 더운 환경에 있어 땀으로 충분히 열을 배출하지 못할 때 발생할 수 있는 증상이다. 이런 상황에선 시상하부가 체온을 조절할 필요를 인식하지 못하고, 여전히 37도 정도에서 정상적으로 작동한다고 '착각'한다.

의학적으로 41.5도 이상의 고열을 고체온증hyperthermia(시상하부 설정점은 정상이나 체온 조절 실패로 체온이 상승하는 상태―옮긴이)이라 하는데, 일반적으로 42도를 넘지 않는 한, 열로 뇌 손상이 일어나지는 않는다. 감염으로 열이 나는 아이를 너무 껴입히거나 더운 환경에 두지 않는다면, 체온이 40.6도를 넘는 일은 거의 없다. 다만 열이 40도를 넘어서면 의사에게 연락해서 함께 상태를 관찰하는 것이 좋다.

핵심 요약: 정상적인 상황에선 열이 지나치게 높아서 뇌 손상을 일으키는 일은 없다.

열에 대한 팩트체크⑤: 해열제로 열성경련을 예방할 수 있는 건 아니다.

부모가 아이의 열을 내리고 싶어 하는 가장 흔한 이유는 열성경련febrile seizure을 예방하기 위해서다. 아이가 아플 때마다 아세트아미노펜과 이부프로펜을 번갈아 주어야 한다는 조언을 듣는 부모도 있다. 그러나 연구 결과에 따르면 해열제를 준다고 열성경련의 위험이 낮아지는 건 아니다.

열성경련 하면 부모로서 무서울 수 있지만, 겉보기만큼 위험하지는 않다. 내 쌍둥이 언니도 아기 때 열성경련을 겪었는데, 어머니는 그 경험을 여전히 끔찍하고 무서웠던 순간으로 기억한다.

체온이 38도 이상일 때 발생하는 경련이 열성경련인데, 대부분 감염 중에나 예방접종 후에 나타난다. 다행히 전체 어린이 중 약 2~4%만이 경험하는 일이다. 생후 6개월에서 5세 사이의 아이들에게 발생하고, 특히 12~18개월 사이의 유아들에게 가장 흔하다. 아주 다행스럽게도 단순한 열성경련은 대부분 뇌 손상이나 발달과 지능에 영향을 주지 않으며, 간질성 질환으로 이어지지도 않는다. 몸 전체가 떨리는 형태로 나타나는 증상인데, 보통 1~2분 이내(길어도 15분 이하)로 끝난다. 한번 열성경련을 경험한 아이 중 3분의 1 정도는 재발할 수 있다.[16]

2013년과 2020년에 발표된 대규모 연구 종합 분석에 따르면,[17] 아세트아미노펜이나 이부프로펜을 복용해도 해당 발열성 질환 중에 이미 열성경련을 한 차례 겪지 않았다면, 경련 예방 효과가 없다. 예를 들어 아이가 생후 15개월에 독감과 비슷한 질환을 앓으며 열성경련을 겪었다고 해보자. 이후 생후 20개월에 다시 독감 유사 증상이 시작됐을 때 아세트아미노펜과 이부프로펜을 초반부터 하루 종일 규칙적으로 사용하더라도, 이번에 열성경련이 발생하지 않는 한 앞으로 재발을 예방할 수는 없다. 연구진은 이에 대해 다음과 같이 결론지었다. "과거에 열성경련을 동반한 발열 에피소드가 있었다고 하더라도, 이후 발열 상황에서 해열제를 예방적으로 사용하여 열성경련을 막는 데는 분명한 효과가 없다."

핵심 요약: 열성경련은 드물고, 대부분 해롭지 않으며, 해열제로 예방되지 않는다.

열에 대한 팩트체크⑥: 아세트아미노펜은 특히 주의가 필요하다.

아세트아미노펜(타이레놀)은 체내 글루타티온을 직접적으로 감소시키기 때문에 특히 문제가 될 수 있다. 글루타티온은 해독 작용, 건강한 면역 기능 유지 그리고 바이러스 방어에 꼭 필요한 물질이다. 글루타티온 수치가 충분하면 독감이나 독감 유사 감염의 위험을 낮출 수 있고, 반대로 글루타티온을 고갈시키는 요인(아세트아미노펜 같은)은 독감 바이러스에 더 취약하게 만들 수 있다.[18]

아플 때 정말로 우리를 힘들게 하는 건 세균이나 바이러스 자체가 아니라, 거기에 우리 몸이 보이는 면역반응이다. 예를 들어 딸아이가 감기를 옮겼는데, 그 아이는 콧물 약간에 목이 살짝 아픈 정도로 지나가지만, 여러분과 아들은 발열, 두통, 코막힘, 기침으로 몹시 앓고, 남편은 거의 증상이 없기도 하지 않은가? 같은 바이러스지만, 증상은 천차만별이다. 사람마다 면역계의 반응이 다르기 때문에 그런데, 이 차이에 글루타티온의 수준이 크게 관여한다.

우리가 감염에 노출되면 면역계가 병원체와 싸우는 과정에서 활성산소free radicals를 만들어내고, 여기서 '산화 스트레스oxidative stress'가 발생한다. 이때 필요한 것이 바로 활성산소를 제거해 산화 스트레스를 낮추는 항산화제다. 체내에 항산화제가 충분할수록 활성산소가 더 빨리 제거되어 증상이 완화되고, 회복 속도도 빨라진다. 이 항산화제 중 가장 강력하여 이른바 '마스터 항산화제'인 물질이 바로 글루타티온이다!

아세트아미노펜을 사용하고 나서 오히려 더 오래 앓는 느낌이 드는 이유 중 하나는 이 약품이 글루타티온을 고갈시키기 때문일 수 있다. 글루타티온이 부족하면 활성산소가 몸에 더 오래 머물러 면역계가 혼란에 빠진다.

핵심 요약: 해열제를 꼭 써야 한다면 글루타티온을 고갈시키지 않는 이부프로펜이 아세트아미노펜보다 나을 수 있다. 다만 이부프로펜도 장내 미생물의 균형에 영향을 줄 수 있다는 점은 염두에 두어야 한다. 만약 아세트아미노펜을 꼭 사용해야 한다면, 아래에서 설명하는 대로 글루타티온 보충을 잊지 말아야 한다.

해열제를 고려해야 할 때

열이 아이의 감염 회복을 돕고, 오히려 열을 내리면 병이 오래가고 전염성까지 높아진다면 해열제를 써야 할 때가 과연 있을까? 그렇다! 모든 일에는 적절한 때와 상황이 있다. 아래 사항을 기준으로 아이에게 해열제를 줄지 판단하자.

- 아이가 불편해서 잠을 못 잘 정도라면 해열제를 준다. 푹 자는 것이 무엇보다 중요하다.
- 힘들어서 아무것도 마시려 하지 않을 때 해열제를 준다. 수분 보충은 회복의 핵심이고, 탈수는 오히려 열을 더 악화시킬 수 있다.
- 체온을 완전히 '정상' 수준으로 낮출 필요는 없다.
- 해열제는 열을 낮출 뿐이다. 그 이상의 역할은 하지 않는다. 해열제는 감염과 싸우는 면역계를 돕지 않기 때문에, 약효가 떨어졌을 때 다시 열이 오르는 것은 자연스러운 일이다. 그저 아이의 면역계가 제 역할을 하고 있다는 신호일 따름이다.
- 이부프로펜 계열의 에드빌과 모트린이 아세트아미노펜 계열의 타이레놀보다 선호될 수 있다. 이부프로펜은 아세트아미노펜처럼 글루타티온 수치를 떨어뜨리지 않으며, 일부 연구에선 해열 효과도 더 높았다고 보

고했다. 다만 이부프로펜도 항생제처럼 장내 미생물의 균형을 흔들고 유익균을 감소시킬 수 있으므로,[19] 10장을 참고하여 항생제 복용 후처럼 장내 미생물의 회복을 도와야 한다.

• 아세트아미노펜을 사용해야 한다면 반드시 글루타티온을 함께 보충한다(자세한 내용은 '글루타티온 수치를 건강하게 유지하는 법' 참고).

가장 좋은 방법은 4부에서 다룬 '통합 소아의학 케어키트'를 적극 활용하는 것이다. 허브, 동종요법, 보충제, 지압점, 에센셜 오일 등을 이용하면 열을 인위적으로 내리지 않고도 아이의 회복을 도울 수 있다. 이런 자연적인 도구는 아이의 면역계가 스스로 더 효율적이고 효과적으로 제 역할을 다하도록 도와주기 때문에, 아이가 감염을 더 잘 이겨내고 병의 기간도 짧아질 수 있다. 이 과정에서 아이의 면역계는 다음번 감염에 더 현명하게 대처하는 법을 배운다.

글루타티온 수치를 건강하게 유지하는 법

글루타티온 수치를 최적화하는 것은 면역 건강 전반을 지키는 매우 효과적인 방법 중 하나며, 특히 아이가 아플 때 그 중요성이 더욱 커진다. 아세트아미노펜을 복용할 때도 더욱 신경 써야 한다. 글루타티온 수치를 건강하게 유지하기 위한 가장 좋은 방법은 다음과 같다.

음식으로 치료하기

유황이 풍부한 채소를 많이 섭취하면 글루타티온 생성이 촉진된다. 유황 특유의 '삶은 달걀 냄새'가 나는 채소들, 즉 십자화과 채소(케일, 브로콜리, 콜리플라워, 양배추, 방울양배추, 로마네스코, 청경채, 근대, 루콜라, 콜라드그린, 갓잎, 물냉이, 순무, 무, 콜라비)뿐 아니라 버섯, 마늘, 양파, 아스파라거스, 시금치 등이 여기에 해당한다.

엡섬솔트로 목욕하기

우리가 피부에 바르는 것은 대부분 피부로 흡수되는데, 특히 따뜻한 물에 몸을 담가 모공이 열렸을 때 흡수율이 훨씬 높아진다. 그래서 아이의 피부에는 언제나 가장 순하고 질 좋은 성분만 닿아야 한다. 엡섬솔트는 황산마그네슘으로, 이것을 사용해 목욕을 하면 아이에게 부족하기 쉬운 마그네슘과 글루타티온 생성을 돕는 황을 동시에 공급할 수 있다. 욕조 물에 엡섬솔트 1/4~1/2컵(약 60~120ml)을 풀고 10~20분 정도 몸을 담그게 하면 충분하다. 아이가 목욕을 좋아한다면, 매일 밤 잠자기 전에 이완 루틴의 일부로 엡섬솔트 목욕을 하는 것도 좋다.

글루타티온 보충제를 섭취하기

미세먼지 등으로 공기 질이 나쁜 날처럼 아이에게 해독이 필요할 때나 아파서 면역 기능이 약해졌을 때는 글루타티온 보충제를 섭취하면 도움이 될 수 있다. 다만 글루타티온은 일반 형태로는 장내 흡수율이 낮기 때문에, '리포솜 글루타티온'이나 '세트리아 글루타티온'이 포함된 제품을 고르는 것이 좋다. 글루타티온 보충제의 추천 브랜드는 525쪽 '영양제와 허브요법 선택법'에서 확인할 수 있다.

CHAPTER 10

항생제, 부모가 꼭 알아야 할 진실

항생제는 20세기 의학의 위대한 발견 중 하나로 손꼽히지만, 과도하고 부적절하게 사용되다 보니 21세기 의학의 아킬레스건이 되어버렸다.

항생제는 세균을 죽이는 데 매우 탁월하지만, 좋은 세균과 나쁜 세균을 구분하지 않는다. 즉, 유해균뿐 아니라 장내 유익균까지 함께 사멸시킨다. 항생제는 오직 세균만 죽인다. 그게 전부다. 효모균도 바이러스도 죽이지 못한다. 그런데 아이들이 겪는 감염은 대부분 바이러스성이다.

혹시 항생제를 복용하고 나서 심한 질칸디다증(효모 감염)을 겪은 적이 있는가? 그건 항생제가 장과 질 속 유익균을 모두 없애버려, 평소엔 적은 양으로 조용히 존재하던 효모균이 번식할 수 있는 환경을 만들어 줬기 때문이다.

항생제만큼 빠르고 강력하게 장내 미생물의 균형을 무너뜨리는 건 없다. 대부분의 장내 미생물이 항생제 복용 전 수준으로 돌아오기까지는 최소 1~2개월이 걸리고, 일부 균주는 2~4년이 지나도 완전히 회복되지 않을 수 있다.[1] 심리적 스트레스가 만성적인 애물단지 방해꾼이라면, 항생제는 급성 형태의 가장 큰 애물단지 방해꾼이다.

물론 항생제가 꼭 필요한 순간이 있다. 그러나 우리 생각만큼 자주는 아니다. 미국에선 항생제 처방이 매년 약 2억 7,000만 건이나 되고, 이 중 1억 5,000만 건 이상이 어린이 대상이다.[2] 그런데 이 중 절반 이상은 불필요하거나 부적절한 처방으로 추정된다.[3] 어린이의 경우에는 그 비율이 무려 70%에 달한다.[4]

바이러스 감염에 항생제가 잘못 처방됐거나, 필요한 범위보다 지나치게 광범위한 항생제가 사용되면 이 아이는 적절한 항생제 치료를 받은 아이보다 심각한 약물 부작용(때로는 생명을 위협하는 수준의 부작용)을 겪을 위험이 훨씬 높다.[5]

전 세계적인 공중보건 문제 중 또 다른 심각한 사항이 항생제 내성이다. 미국에선 매년 280만 건 이상의 항생제 내성 감염이 발생한다.[6] 연구에 따르면, 슈퍼박테리아로 인한 내성이 2050년경에는 주요 사망 원인 중 하나가 될 가능성이 높다고 한다.[7] 즉, 지금 우리가 가진 항생제만으로는 귀 염증이나 피부감염 같은 단순한 세균 감염조차 생명을 위협할 수 있는 수준이 될 수 있다는 얘기다. 그렇다고 '더 많은 항생제'나 '더 강력한 항생제'를 만드는 것이 해결책은 아니다. 오히려 그런 접근이 지금의 문제를 만들어낸 주된 원인이기도 하다.

항생제는 장내 미생물의 균형을 깨뜨릴 뿐 아니라, 새는 장 증상까지 유발할 수 있다.[8] 항생제를 복용한 후에 장내 환경이 불안정해지는 현상은 특히 장내 미생물, 면역계, 뇌 발달, 후성유전적 발현이 활발한 성장기에 발생하면 이후 거의 모든 만성질환의 위험 요인이 된다. 임신

중에 또는 생후 2년 이내에 항생제에 노출되면, 아이가 이후에 다음과 같은 '골칫거리 리스트' 질환을 겪을 가능성이 높아진다.[9]

- 천식
- 아토피피부염
- 알레르기비염
- 식품 알레르기
- 셀리악병(글루텐 민감증)
- 과체중/비만
- 주의력결핍과잉행동장애ADHD
- 학습장애
- 자폐스펙트럼장애
- 수면장애
- 기분장애와 불안장애
- 행동 문제
- 뇌전증

항생제를 자주 처방받을수록, 아이가 앞서 언급한 건강 문제를 겪을 가능성은 그만큼 높아진다.

임신 중에 또는 출산 과정에서 여성의 절반 가까이가 항생제를 처방받는다.

신생아의 약 3명 중 1명이 항생제에 노출된다.[10]

아이가 두 돌 되기 전까지 최소 한 번 이상 항생제를 복용한 비율은 70%에 이른다.[11]

그렇다면 요즘 들어 아이들의 만성적인 건강 문제가 급증한다고 해서 과연 놀라운 일일까?

여기서 잠시 멈추고, 우리 함께 천천히 숨을 한번 깊이 쉬어보자. 어쩌면 여러분은 임신 중에 항생제를 복용했을 수도 있다. 혹은 내 아이처럼, 여러분의 아이도 아기일 때 항생제를 복용했을 수도 있다. 그러나 모든 일에는 나름의 이유와 시기가 있다. 의사가 아이에게 항생제가 꼭 필요하다고 판단했다면, 그 소견을 믿고 망설임 없이 처방된 용량과 기간을 반드시 지켜야 한다.

결코 여러분의 잘못은 (그리고 소아과 의사의 잘못도) 아니지만, 아이의 장내 미생물과 건강 전반에 미칠 수 있는 잠재적 장기 영향을 몰랐을 테다. 그러니 지금 아이가 자라면서 아토피, 천식, 불안 혹은 행동 문제를 겪고 있다면 '혹시 아이가 6개월일 때 복용한 그 항생제 때문은 아닐까?' 하는 마음이 들 수도 있다.

잠시 그 생각을 떠올리되, 이제는 놓아주자. 그것이 아이의 이야기 중 한 장면일 수는 있지만, 되돌려 다시 쓸 수 있는 장면은 아니다. 그렇긴 해도 우리가 지금부터 아이의 '전인적인 장 건강 회복력'의 다음 장을 새롭게 써 내려갈 수 있다. 항생제를 복용했더라도, 아이의 장내 미생물 균형은 다시 회복될 수 있다. 아이가 아프거나 항생제를 복용했더라도 '장내 미생물의 기적'을 지켜내려면 다음 세 가지가 중요하다.

- '장내 미생물의 기적'을 이끌어내는 5가지 핵심 원칙으로 전인적인 장 건강 회복력의 기초를 세운다.
- 근거에 기반한 통합 소아의학 케어키트를 익혀 불필요한 항생제 사용을 끊고, 아이가 더 빨리 회복하도록 돕는다.

- 언제 정말로 항생제가 필요한지, 그리고 복용 후에 어떻게 전인적인 장 건강 회복력을 되찾을 수 있을지 알아야 한다(곧 살펴볼 것이다).

아이가 아플 때 항생제를 찾게 되는 건 부모로서도 의사로서도 쉽게 끊기 어려운 습관이다.

그 마음을 이해한다. 아이가 몹시 힘들어하니, 부모도 소아과 의사도 당장 무언가를 해주고 싶어진다. 하지만 안타깝게도, 항생제가 아이의 장내 미생물, 장-면역, 장-뇌, 장-유전자 축에 미치는 연쇄적인 부정적 영향은 대부분 그저 시간이 지나면 자연히 회복될 질병을 참는 동안 느끼는 고통보다 훨씬 더 해로울 수 있다.

그러나 이제 우리는 손 놓고 그저 기다리기만 할 필요가 없다. 통합 소아의학 케어키트가 있다면, 아이의 장내 미생물 균형을 해치지 않고도 더 빨리 회복하도록 도울 수 있다.

만약 의사와 상의한 끝에 항생제가 꼭 필요하다고 판단되면, 걱정하지 말고 차분하게 복용시켜도 된다. 그 후에는 지금 소개하는 '장내 미생물 회복 플랜'을 따라하면 된다.

우리 아이에게 진짜로 항생제가 필요한 순간

아이들이 겪는 감염은 대부분 바이러스성이다. 항생제는 바이러스에는 전혀 효과가 없다. 그런데도 여전히 바이러스 감염에 항생제를 처방한다. 이것이 아이들에게 항생제를 잘못 사용하는 흔한 이유 중 하나다.

물론 어떤 감염은 세균성 감염이고, 항생제가 꼭 필요하다. 그렇다면 어떻게 세균성 감염과 바이러스성 감염을 구별할 수 있을까? 가장 대표적인 단서는 바이러스 감염에서 회복되는 듯하다가 갑자기 다시 악화되는 상황이다. 이를테면 열이 다시 나거나, 기침이 심해지거나, 귀가 아프기 시작하거나, 상태 전반이 갑자기 나빠질 때다. 그러면 세균성 '2차 감염superinfection'이 생겼을 가능성이 있다.(물론 superinfection에서 'super'는 결코 좋은 의미가 아니다.) '세균성 2차 감염'이란 바이러스 때문에 아이의 몸이 약해진 틈을 타서 세균이 침투하여 기존 바이러스 감염 위에 새로운 세균 감염이 겹친 상태를 말한다.

연쇄상구균 인두염처럼 검사로 감염 여부를 확인할 수 있는 질환이라면, 나는 항생제를 처방하기 전에 반드시 검사해보자고 권한다. 단순히 목을 들여다보기만 해서는 그 통증이 세균(연쇄상구균) 때문인지, 바이러스 때문인지 구분할 수 없다. 세균성 인두염의 목 상태는 여러 바이러스성 인두염의 증상과 거의 구별되지 않기 때문이다. 따라서 바이러스성 인두염에 불필요한 항생제를 쓰지 않으려면, 항생제를 처방받기 전에 반드시 의사에게 '연쇄상구균 검사strep test'를 요청해야 한다. 이에 대한 자세한 내용은 4부 '통합 소아의학 방식의 인후통 접근법'에서 다룰 예정이다.

물론 모든 감염을 검사로 구분할 수 있는 것은 아니며, 항생제를 바로 사용할지, 조금 더 지켜볼지는 언제나 신중하게 판단해야 한다.

아이에게 다음과 같은 증상이 있으면 항생제가 필요할 수 있다.

• 열이 4~5일 이상 지속될 때

• 코막힘, 콧물, 기침이 10~14일 이상 지속될 때. 이는 세균성 부비동염(축농증)이나 기관지염, 폐렴의 신호일 수 있다.

- 회복 중이던 아이가 갑자기 다시 악화되거나, 새로 열이 나거나, 이전보다 열이 더 높아진다면 세균성 2차 감염의 가능성을 알리는 신호다.

항생제가 필요한 질환

- 연쇄상구균 인두염
- 백일해
- 세균성 폐렴
- 세균성 요로·신장 감염UTI, kidney infection
- 세균성 뇌수막염
- 혈액 배양으로 확인된 세균성 패혈증
- 일부 중이염과 부비동염
- 일부 피부질환, 이를테면 농가진(연쇄상구균 또는 포도상구균 감염), 봉와직염, 종기나 농양

항생제가 꼭 필요한 순간이라면 망설이지 말고 복용시켜야 한다. 다만 의사가 처방한 기간을 반드시 끝까지 지켜야 한다. 그래야 항생제 내성균의 발생 위험을 줄일 수 있다. 이제 그다음 단계로, 항생제를 복용한 후에 장내 미생물을 회복하는 방법을 살펴보자.

주치의든 응급실 의사든, 항생제를 처방하는 의사와 마음을 열어놓고 대화하길 바란다. 부모로서 질문할 권리가 있다. 질문은 의사의 판단을 의심하는 행동이 아니라 항생제를 올바르게 이해하고 점검하기 위한 과정이다.

종종 환자나 부모가 '항생제를 원한다'고 느껴질 때, 의사들은 실제로 세균 감염 가능성이 낮고 효과가 없다는 걸 알면서도 항생제를 처방

할 확률이 두 배 이상 높다고 한다.[12] 따라서 질문은 의사에게 '무조건 항생제를 원하는 건 아니다'라는 신호를 주고, 정말 필요한 순간에만 사용하고 싶다는 의지를 표현하는 방법이다.

항생제를 처방받기 전에 의사에게 꼭 물어봐야 할 6가지 질문

1. 이 항생제가 정말 필요한가요? 맞다, 이 질문은 꼭 해야 한다.

2. 혹시 세균 감염일지도 모르니 '대비 차원'에서 처방하시는 건가요, 아니면 세균 감염이 확실해서 그러시는 건가요? 만약 확실하지 않다면, 항생제를 복용하기 전에 면봉 검사나 배양 검사 등을 해서 세균 감염 여부를 확인할 수 있을까요?

3. 항생제 말고 아이가 회복할 수 있는 다른 방법은 없을까요?

4. 항생제를 쓰지 않고 좀 더 지켜본다면 어떤 일이 생길 수 있을까요?

5. 항생제가 꼭 필요하다면, 아이에게 효과가 있되 가장 짧은 기간에 가장 좁은 범위narrow-spectrum(협범위 항생제)의 항생제를 쓸 수 있을까요?

6. 항생제를 꼭 써야 한다면, 복용 후 아이의 장내 미생물을 어떻게 되살려야 하나요?

아이에게 항생제를 복용시켰을 때 해야 할 일

(참고: 아래 단계는 항생제뿐 아니라 장내 미생물의 균형을 깨뜨릴 수 있는 다른 약물을 복용했을 때도 동일하게 적용된다.)

종종 이런 질문을 받는다. "아이에게 항생제가 필요할 때 그냥 프로바이오틱스만 줘도 되는 거 아닌가요?" 안타깝지만, 항생제를 복용한 항생제만 장내 미생물의 애물단지 방해꾼 역할을 하는 건 아니다. 아이가 다음 약물 중 하나라도 복용하고 있다면, 이 장 뒷부분에서 다룰 장내 미생물 회복법을 그대로 적용할 수 있다.[13]

장내 환경을 불안정하게 만들 수 있는 약물은 다음과 같다.

- **항생제**: 의약품은 물론 한방 또는 천연 항생제도 장내 균형을 무너뜨릴 수 있다.

- **위산 역류 억제제**: 프레바시드Prevacid, 프릴로섹Prilosec 같은 프로톤펌프 억제제PPI와 펩시드Pepcid 같은 H2 수용체 차단제

- **비스테로이드성 소염진통제**: 모트린, 애드빌 같은 이부프로펜과 알리브 Aleve 같은 나프록센naproxen

- **아세트아미노펜(타이레놀)**

- **항히스타민제(H1 수용체 차단제)**: 가령 클라리틴Claritin과 지르텍Zyrtec

- **경구 피임약**

- **경구 스테로이드제**

- **경구용 당뇨 치료제**: 메트포르민Metformin 포함

- **하제(변비약)**

- **항우울제**: 프로작Prozac, 렉사프로Lexapro 같은 선택적 세로토닌 재흡수 억제제SSRI와 삼환계 항우울제tricyclic antidepressants

- **비정형 항정신병 약물**: 이를테면 리스페리돈Risperidone과 아리피프라졸 Aripiprazole

- **심혈관계 약물**: 스타틴statins, 안지오텐신 전환효소 억제제ACE inhibitors, 베타차단제beta-blockers

- **마약성 진통제**

후에 장내 미생물을 회복시키는 일은 단순히 프로바이오틱스만 먹는 것으로 충분하지 않다. 프로바이오틱스 보충제는 '잭과 콩나무'에 등장하는 마법의 콩이 아니다. 프로바이오틱스를 먹는다고 곧바로 '전인적인 장 건강 회복력'을 얻는 건 아니다. 그건 마치 토마토 씨앗을 땅에 던져놓고 물과 햇빛, 영양은커녕 정성도 기울이지 않은 채 기적적으로 붉고 탐스러운 열매가 줄기에 맺히길 기대하는 것과 같다.

항생제 복용 후에 장내 미생물을 되살리는 핵심 3단계는 이렇다.

1단계: '장내 미생물의 기적'을 위한 5가지 핵심 원칙으로 돌아가기
2단계: 프리바이오틱스prebiotics, 프로바이오틱스probiotics, 포스트바이오틱스postbiotics ─ '3P' 섭취하기
3단계: '새는 장'을 예방하기

이 3단계는 아이에게 항생제 복용을 시작하는 시점부터 바로 함께 실천해야 한다. 정확히 얼마나 지속해야 하는지는 정해져 있지 않지만, 일반적으로 항생제 복용 후에 장내 미생물 생태계는 약 1~2개월에 걸쳐 새로운 균형 상태에 도달하기 때문에 우리는 그 균형이 건강하게 자리 잡을 수 있도록 도와야 한다. 따라서 항생제 복용을 시작하고 최소 1~2개월 동안은 장내 미생물의 회복 계획을 꾸준히 이어가야 한다. 아울러 '장내 미생물의 기적을 위한 5가지 핵심 원칙(영양, 호흡, 수분, 움직임, 수면)'은 평생 실천해야 할 생활습관이다!

항생제나 약물을 복용한 후에 장내 미생물을 회복하는 계획

항생제를 복용한 후에 장내 미생물을 되살리기 위한 단계별 계획은

다음과 같다. 이 계획은 아이에게 항생제 복용을 시작할 때 바로 함께 실천해야 하며, 항생제 복용이 끝난 후에도 1~2개월간 꾸준히 이어가는 것이 좋다.(장내 미생물의 균형을 무너뜨릴 수 있는 다른 약물을 복용 중이라면 이 계획을 동일하게 적용할 수 있다.)

아이가 현재는 항생제나 장내 미생물에 영향을 주는 약을 복용하고 있지 않더라도 과거에 복용한 적이 있다면, 이 회복 플랜을 1~2개월만 실천해도 장 건강에 큰 도움이 된다. 만약 아이가 이미 지속적인 건강 문제를 겪고 있다면, 11장에서 소개하는 '장 건강 리셋 프로그램' 같은 추가적인 장 회복 프로그램이 필요할 수도 있다.

그렇다면 지르텍(알레르기용 항히스타민제), 렉사프로(불안 완화제), 피임약(월경전증후군 완화용), 여드름 치료용 저용량 항생제처럼 장내 미생물의 균형을 장기적으로 방해하는 약물을 복용 중이라면 어떻게 해야 할까? 11장과 4부에서 다루는 통합의학 접근법이 이런 약물의 의존도를 줄이는 데 도움이 될 수 있다. 그렇다고 의사의 지시 없이 약을 임의로 중단해선 안 된다. 아이가 약을 복용하는 동안에는 1단계를 우선 시작하고, 2단계와 3단계는 주기적으로 실천하여 장내 미생물을 재활성화해야 한다.

1단계: '장내 미생물의 기적'을 위한 5가지 핵심 원칙으로 돌아가기

장내 미생물은 혼란이 생기기 전의 균형 잡힌 상태로 돌아가려는 성질이 있다. 항생제나 장내 미생물의 균형을 방해하는 약물을 복용했을 때, 아이의 장내 미생물이 얼마나 심하게 흔들릴지는 약물 복용 전 식단, 생활습관, 장내 미생물의 다양성과 건강 상태 등 여러 요인에 따라 달라진다. 장내 미생물은 다양성이 높을수록 항생제가 불러오는 혼란에도 더 강한 회복력을 보인다.[14] 따라서 항생제로 장내 환경이 무너지지 않으려면, 평소부터 장을 튼튼하게 가꾸는 식단과 생활습관으로 미생물 생태계를 건강하게 만들어두는 것이 최선이다. 이렇게 장내 미생물의 기반이 회복력을 갖추고 있으면, 항생제 때문에 일시적인 혼란이 오더라도 결국에는 장-면역, 장-뇌, 장-유전자 연결고리가 조화를 이루는 건강한 상태로 돌아올 수 있다.

따라서 약물을 복용한 후에 아이의 장내 미생물 균형을 회복시키는 첫 번째 단계는 기본으로 돌아가 '장내 미생물의 기적'을 위한 5가지 핵심 원칙을 실천하는 것이다.

1. **영양**: 장 건강의 든든한 챔피언 3총사인 식이섬유, 파이토뉴트리언트, 발효식품을 충분히 섭취한다. 반대로 장내 미생물의 애물단지 방해꾼인 식품 첨가물, 첨가당, 인공감미료, 글리포세이트는 멀리한다.
2. **호흡**: 마음챙김 명상이나 깊은 호흡으로 심박변이도를 개선하고 미주신경의 회복력을 높인다.
3. **움직임**: 좋아하는 방식으로 즐겁게 몸을 움직이는 활동을 한다.
4. **수분**: 체중(kg) × 33ml 정도의 물을 매일 마신다.
5. **수면**: 연령에 맞는 회복성 수면 시간을 충분히 확보한다.

이 5가지 핵심 원칙을 지키지 않고 프로바이오틱스만 섭취하면 사막 한가운데에 장미를 심는 것과 같다. 영양이 풍부하고 비옥한 흙, 즉 장내 환경이 건강해야 좋은 균이 잘 자란다. 따라서 항생제 복용 후에 장내 미생물을 회복시키는 가장 좋은 전략은 좋은 균이 다시 돌아와 머물고 싶어지는 '집'을 만들어주는 일, 바로 환경을 복원하는 것이다.

2단계: 프리바이오틱스, 프로바이오틱스, 포스트바이오틱스, '3P' 섭취하기

항생제 복용 후에 회복하는 과정에서 아이의 장내 미생물은 조금 더 세심한 돌봄이 필요하다. 장내 미생물을 최적으로 되살리려면 '3P'(프리바이오틱스, 프로바이오틱스, 포스트바이오틱스)가 모두 필요하다.

알다시피, 프로바이오틱스는 우리 장 속에 살면서 건강에 이로운 작용을 하는 균이다. 그리고 4장에서 살펴봤듯, 프리바이오틱스는 식물성 식품에 함유된 섬유질로, 장 속 유익균의 먹이가 되어주는 영양소다. (기억나는가? '장 건강 지킴이 무지개'!) 그렇다면 포스트바이오틱스는 뭘까?

만약 '포스트바이오틱스'라는 단어를 처음 듣는다면, 여러분만 그런 건 아니다. 2023년 12월 기준으로 미국 국립보건원NIH의 펍메드PubMed 데이터베이스에 등록된 '프로바이오틱스' 관련 논문은 약 4만 6,000편이 넘는다. 그렇다면 '포스트바이오틱스' 관련 논문는 몇 편이었을까? 900편도 채 안 된다! 그중 약 3분의 1(314편)은 불과 지난 1년 새 발표된 최신 연구들이다.

포스트바이오틱스란 프로바이오틱스가 대사활동을 하면서 만들어내는 부산물 중 건강에 이로운 성분을 말한다. 즉, 프로바이오틱스가 프리바이오틱스를 먹고 만들어내는 결과물이 포스트바이오틱스다.

항생제나 장내 미생물에 영향을 주는 약을 복용한 뒤에 왜 3P가 회복에 중요한지 이해하려면, 아이의 장내 미생물을 하나의 장난감 공장으로 생각해보면 쉽다.

- 프리바이오틱스는 장난감을 만들기 위한 원재료다.
- 프로바이오틱스는 그 재료를 사용해 장난감을 만드는 장인들이다.
- 포스트바이오틱스는 완성된 결과물, 즉 장난감이다.

아이에게 기쁨을 주는 건 결국 완성된 장난감, 즉 포스트바이오틱스다. 이와 마찬가지로, 프로바이오틱스가 프리바이오틱스를 발효시키며 만들어내는 포스트바이오틱스가 바로 아이의 건강과 회복력을 실질적으로 만들어낸다. 프로바이오틱스가 면역계, 뇌, 유전자 등 우리 몸 전체에 미치는 건강상 이점은 이미 잘 알려져 있다. 그런데 그 효과가 어떻게 작용하는지 생각해본 적이 있는가? 그렇다. 그 비밀은 바로 포스트바이오틱스에 있다! 사실 발효식품이 건강에 좋은 이유는 단순히 프로바이오틱스가 들어 있어서가 아니고, 그보다 더 중요한 포스트바이오틱스가 풍부하기 때문이라는 연구 결과도 많다. 현재 학계에선 포스트바이오틱스를 인체 건강의 핵심 조절자로 여긴다.[15]

만약 그 장난감 공장의 직원들이 의욕을 잃고, 기계도 녹슬고 고장 나버린다면 어떻게 될까? 게다가 원재료가 잘못 공급된다면 어떨까? 물론 일부에선 여전히 제대로 된 장난감이 나올 수도 있겠지만, 대부분은 부품이 빠지거나 망가진 장난감, 심지어 아이에게 해로울 수도 있는 결과물이 되고 말 테다. 이것이 바로 항생제나 장내 미생물에 영향을 주는 약을 복용한 후에 아이의 장 속에서 실제로 벌어지는 일과 같다.

프리바이오틱스 vs. 프로바이오틱스 vs. 포스트바이오틱스

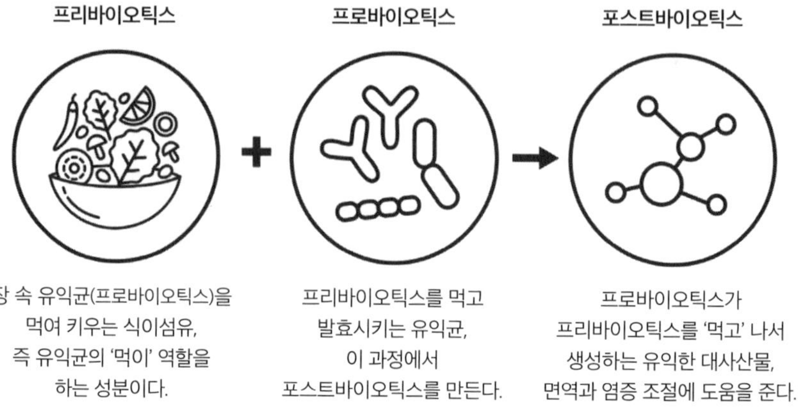

프리바이오틱스	프로바이오틱스	포스트바이오틱스
장 속 유익균(프로바이오틱스)을 먹여 키우는 식이섬유, 즉 유익균의 '먹이' 역할을 하는 성분이다.	프리바이오틱스를 먹고 발효시키는 유익균, 이 과정에서 포스트바이오틱스를 만든다.	프로바이오틱스가 프리바이오틱스를 '먹고' 나서 생성하는 유익한 대사산물, 면역과 염증 조절에 도움을 준다.

장난감 공장이 제대로 돌아가려면, 숙련된 장인들이 좋은 재료를 공급받아 정성껏 장난감을 만들어야 한다. 그래야 아이가 즐겁다. 이와 마찬가지로, 항생제 복용 후에 아이의 장내 미생물이 건강하게 작동하려면 올바른 프리바이오틱스를 먹고 자라는 좋은 프로바이오틱스가 유익한 포스트바이오틱스를 만들어내야 한다. 그래야 아이의 건강과 회복력이 유지된다.

그렇다면 이 '3P'를 어떻게 실천할 수 있는지 구체적으로 살펴보자.

프리바이오틱스

프리바이오틱스는 프로바이오틱스의 먹이가 되는 성분이다. 하지만 장 속에 유익균(프로바이오틱스)이 충분히 존재하지 않으면 프리바이오틱스를 아무리 섭취해도 별다른 효과를 기대하기 어렵다. 반대로 프로바이오틱스 또한 성장과 번식을 하려면 먹이가 필요하다. 적절한 먹이, 즉 프리바이오틱스가 없으면 유익균만 섭취해봐야 장 건강에 큰 도움

이 되지 않는다. 그래서 프리바이오틱스와 프로바이오틱스를 함께 결합한 형태인 '신바이오틱스Synbiotics'를 만들어 장 속에 좋은 균을 들여보내고, 그것이 정착해 잘 자라도록 돕는 먹이를 제공하는 것이다.

프리바이오틱스와 프로바이오틱스를 함께 먹는 '신바이오틱스 식사'는 집에서도 손쉽게 만들 수 있다. 방법은 간단하다. 발효식품(프로바이오틱스가 풍부한 음식)과 식이섬유가 많은 음식(프리바이오틱스가 풍부한 음식)을 함께 먹는 것이다. 예를 들어 캐슈너트 요거트에 블루베리와 다진 피칸을 올리거나, 유기농 두부와 집에 있는 다양한 채소로 만든 된장국도 훌륭한 조합이다.

'음식이 곧 약이다'라는 원칙은 언제나 우선되어야 한다. 그러나 아이가 항생제를 복용한 뒤에 장내 미생물을 건강하게 회복하는 과정에선 음식만으로 부족할 수 있으므로 프리바이오틱스 보충제를 약간 더 해주는 것도 도움이 된다.

- 연구에 따르면, 프리바이오틱스 보충제는 아목시실린amoxicillin, 독시사이클린doxycycline, 클린다마이신clindamycin 같은 항생제가 장내 미생물에 미치는 부정적 영향을 완화하는 데 도움이 된다.[16]
- 1~2세 유아를 대상으로 실시한 연구에선 아목시실린을 복용한 후에 3주간 프리바이오틱스를 먹였더니 항생제 탓에 감소했던 비피도박테리아와 락토바실러스가 효과적으로 회복됐다.[17]
- 프리바이오틱스와 프로바이오틱스를 함께(신바이오틱스) 섭취하면 프로바이오틱스만 챙겼을 때보다 장내 유익균이 훨씬 더 효과적으로 재정착했다는 연구도 있다. 특히 항생제 복용 후에 장내 환경이 무너진 상황에서 그 효과가 더 뚜렷했다.[18]

우리 아이에게 어떤 프리바이오틱스를 먹여야 할까?

장내 미생물의 건강에 도움이 되는 다양한 프리바이오틱스 보충제가 있다. 대표적인 성분은 다음과 같다.

- 이눌린Inulin
- 과당올리고당fructooligosaccharide, FOS, 갈락토올리고당galactooligosaccharide, GOS, 자일로올리고당xylooligosaccharide, XOS
- 아라비노갈락탄Arabinogalactan
- 모유올리고당Human Milk Oligosaccharides, HMOs

이눌린과 FOS/GOS/XOS는 가장 흔하게 사용하는 프리바이오틱스 보충제다. 유익균 수를 늘리고, 짧은사슬지방산 중 하나인 낙산의 생성을 촉진한다고 알려졌다.[19](낙산은 곧 살펴볼 가장 중요한 포스트바이오틱스 중 하나다.)

하지만 아이를 위한 프리바이오틱스 중 가장 흥미로운 물질은 모유올리고당이다. 모유에는 다양한 종류의 모유올리고당이 자연적으로 들어 있으며, 지금까지 그중 200종 이상이 확인됐다. 모유올리고당은 모유가 아기의 장내 미생물 환경을 건강하게 가꿔주는 핵심 이유 중 하나다. 그 주요 작용은 다음과 같다.

- 유익균인 비피도박테리아의 먹이가 되어 장내 환경을 건강하게 가꾼다.
- 낙산을 만들어내는 세균의 성장을 GOS보다 더 잘 지원한다. 실제 연구에선 FOS와 GOS보다 오히려 낙산 생성균의 수를 줄일 수도 있다는 결과도 나왔다.[20]

- 해로운 장내 세균의 증식을 억제한다.[21]
- 아기의 장, 뇌, 면역체계, 대사 기능의 발달을 돕는다.[22]
- 장이 새는 위험을 낮춘다.

모유 수유 중이 아니더라도, 아기에게 합성된 모유올리고당 보충제 [이를테면 2'-푸코실락토오스(2'-FL), 락토-N-네오테트라오스(LNnT)]를 사용하면 비슷한 효과를 얻을 수 있다. 모유 속에서 가장 많이 발견되는 모유올리고당은 2'-FL인데, 장 건강뿐 아니라 신경 발달, 인지 기능, 기억력, 학습 능력 향상에도 도움을 주는 것으로 밝혀졌다. 2'-FL과 LNnT는 비피도박테리아 수를 늘리고, 낙산 생성을 촉진하고, 장이 새는 상태를 줄이고, 면역 기능을 향상시키는 효과가 있다.[23]

또한 모유올리고당은 아기만을 위한 성분이 아니다. 연구에 따르면 영유아, 학령기 아동, 심지어 성인에게도 장내 미생물의 건강을 개선하는 놀라운 효과가 있다.[24] 추천 프리바이오틱스 보충제 목록은 525쪽 '영양제와 허브요법 선택법'에서 확인할 수 있다.

프로바이오틱스

많은 사람이 항생제 복용 후에 장내 미생물을 회복하는 과정에서 프로바이오틱스가 가장 중요하다고 생각하지만, 진정한 회복을 위해선 프리바이오틱스, 프로바이오틱스, 포스트바이오틱스, 이 세 가지가 모두 필요하다.

한 연구에서 항생제 복용 후에 프로바이오틱스를 섭취하면 장내 미생물의 회복이 오히려 더딜 수 있다는 결과를 보고하기도 했다.[25] 그러나 소규모 연구인 데다 해당 연구에 프리바이오틱스를 함께 사용하지 않았다는 점을 주목해야 한다. 즉, 프로바이오틱스는 여전히 항생제 복용 후에 회복하는 과정에서 핵심 역할을 하지만, 그것만으로는 충분하지 않다.

그렇긴 해도 대부분의 연구에서 항생제 복용 중에 프로바이오틱스를 함께 섭취하면 효과가 좋다고 보고한다. 그 이유는 이렇다.[26]

- 항생제로 무너진 장내 미생물의 균형을 되돌릴 수 있다.
- 장내 미생물의 다양성을 유지하고, 항생제가 장내 환경에 미치는 부정적 영향을 줄인다.
- 장이 새는 위험을 예방한다.
- 항생제가 필요한 최초 감염 자체를 이겨내도록 면역 기능을 강화한다.
- 항생제 내성균의 생성을 억제한다.

사실 프로바이오틱스는 항생제를 복용하기 전에 미리 섭취해도 좋다. 그러면 이후 항생제가 필요할 확률을 낮추고, 설령 항생제를 복용하게 되더라도 장내 미생물의 교란을 최소화할 수 있다. 유치원과 초등학교 아이들에게 7개월간 락토바실러스 람노서스 GG Lactobacillus rhamnosus GG를 섭취하게 한 연구 결과에 따르면 이후 3년 동안 항생제 처방 빈도가 감소했으며, 페니실린이나 아목시실린을 복용하더라도 장내 미생물의 손상이 훨씬 적었다.[27]

출생 직후부터 장내 미생물의 건강을 지켜주는 일은 아이의 미래 건강 전반을 결정짓는 핵심이다. 특히 제왕절개로 태어났거나, 신생아 시기에 항생제를 투여받은 아기라면 프로바이오틱스 보충제가 좋은 대안이 될 수 있다. 실제로 비피도박테리움 브레베 Bb99 Bifidobacterium breve Bb99, 락토바실러스 람노서스 Lc705, 락토바실러스 람노서스 GG를 포

몇 가지 프로바이오틱스 균주만 과도하게 섭취하면 어떤 일이 생길까? 호주의 '케인두꺼비cane toad' 사건은 이 질문에 대한 답과 경고가 될 수 있다. 1935년 당시, 호주에선 사탕수수 산업이 큰 위기를 맞고 있었다. 사탕수수 딱정벌레가 농작물을 대규모로 파괴했기 때문이다. 그 대책으로, 호주 정부는 남아메리카 원산의 케인두꺼비 102마리를 들여와서 벌레를 잡게 하여 농작물을 보호하려 했다. '두꺼비 몇 마리쯤이야, 뭐 그리 문제 되겠어?'라고 생각했을 테다. 하지만 두꺼비는 있어야 할 생태계가 아닌 곳에 들어가면, 문제가 달라진다!

케인두꺼비는 호주 토종이 아니어서 천적이 없었다. 게다가 독성이 있어 다른 동물들도 그들을 잡아먹지 않았다. 그 결과, 두꺼비들은 통제 불가능한 속도로 번식하며, 해충 대신 토종 곤충, 새의 알, 심지어 토종 두꺼비까지 잡아먹고, 생태계를 무너뜨렸다. 더욱 심각하게도, 케인두꺼비는 정작 사탕수수 줄기 꼭대기에 사는 딱정벌레에 닿을 만큼 높이 뛰지 못해 해충 퇴치 효과도 전혀 없었다. 그래서 현재는 2억 마리가 넘는 케인두꺼비가 호주 전역을 돌아다니며, 호주 생태계와 생물 다양성을 위협하는 커다란 재앙 중 하나로 남아 있다.

마찬가지로, 아이의 장내 생태계에 원래 없던 프로바이오틱스 균주를 무분별하게 넣으면 이전의 균형 잡힌 다양성을 빼앗고 장내 구성의 자연스러운 회복을 방해할 수 있다. 따라서 지금 소개하는 방식처럼 합리적이고 근거에 기반한 접근 방식이 꼭 필요하다.

함한 프로바이오틱스를 투여한 아기들은 제왕절개 분만이나 항생제 복용으로 생기는 유익균 감소를 효과적으로 보호받았다.[28]

그러나 '많을수록 좋다'는 생각은 잘못된 접근이다. 현대 의학은 종종 '용량이 많을수록 효과가 크다'고 믿는 경향이 있다. '장에 유익균이 부족하다고? 그럼 그냥 엄청 많이 넣으면 되잖아!'라는 식이다. '프로바이오틱스가 수십억 CFU colony-forming units(집락 형성 단위로, 실제 증식이 가능한 살아 있는 균의 개체 수를 의미한다—옮긴이)보다 수백억 CFU 들어 있으면 더 좋겠지?'라고 생각하기 쉽다.

하지만 꼭 그렇지만도 않다. 좋은 균이라도 지나치게 많으면 장내 불균형을 불러올 수 있다. 몇 가지 프로바이오틱스 균주만 고용량으로 투여하면 그 균주들이 장내에 정착할 수는 있겠지만, 아이의 장내 미생물 환경을 '집'처럼 삼고 있던 놀랍고 다양한 원래의 유익균 종들이 다시 돌아올 공간을 빼앗길 수 있다.

핵심은 아이의 상태에 맞춘 합리적이고 근거에 기반한 접근 방식으로 프로바이오틱스를 선택하는 것이다.

우리 아이에게 어떤 프로바이오틱스를 먹여야 할까?

그 답은 '상황에 따라 다르다'이다. 우리 장에는 약 100조 개의 미생물이 살고 있기 때문에, 그중 아이에게 꼭 필요한 균주를 몇 가지로 좁혀 말하기는 거의 불가능하다. 이는 아이의 장내 미생물이 얼마나 불균형한지, 어떤 증상이나 상태를 개선하려는지, 그리고 그 밖의 여러 요인에 따라 달라진다.

특정 균주에 따라 특정 질환이나 증상에 발휘하는 효과가 과학적으로 입증된 프로바이오틱스가 있다. '균주'라는 말이 생소하거든 다음 예시를 보면 이해하기 쉬울 것이다.

속 Genus	종 Species	균주 Strain
락토바실러스	루테리	RC-14

프로바이오틱스 제품에는 대부분 속과 종까지만 표기되어 있다. 하지만 정확한 균주까지 알아야, 그 제품이 원하는 효능을 지닌 균을 실제로 함유하고 있는지 알 수 있다. 예를 들어 어떤 제품에 락토바실러스 루테리가 들어 있어 "아기 급경련통(산통)에 좋다"는 얘기를 듣고, 아이에게 먹이려 할 수 있다. 하지만 그 제품에 락토바실러스 루테리 프로텍티스*Lactobacillus reuteri Protectis* 균주라고 표기되지 않았다면, 질칸디다증에는 효과적일 수 있지만 아기 급경련통에는 별 도움이 되지 않는 RC-14 균주일 수도 있다.

다음(340쪽)에 소개하는 것은 특정 균주별로 효과가 입증된 일부 질환 사례다.(완성된 목록은 아니며, 균주별 효능을 밝히는 연구는 계속 진행 중이다.)

항생제 복용 후에 장내 미생물을 되살리고 항생제 관련 설사를 줄이는 데 도움이 되는 프로바이오틱스 균주는 다음과 같다.

- 비피도박테리움 브레베 Bb99
- 비피도박테리움 락티스 Bi-07 *Bifidobacterium lactis* Bi-07
- 비피도박테리움 락티스 Bi-04 *Bifidobacterium lactis* Bi-04
- 락토바실러스 애시도필러스 CL1285 *Lactobacillus acidophilus* CL1285
- 락토바실러스 애시도필러스 NCFM *Lactobacillus acidophilus* NCFM
- 락토바실러스 파라카세이 Lpc-37 *Lactobacillus paracasei* Lpc-37
- 락토바실러스 루테리 DSM 17938 *Lactobacillus reuteri* DSM 17938
- 락토바실러스 람노서스 GG
- 락토바실러스 람노서스 Lc705 *Lactobacillus rhamnosus* Lc705
- 사카로마이세스 불라르디 CNCM I-745 *Saccharomyces boulardii* CNCM I-745

질환	프로바이오틱스 균주 포함 국문	프로바이오틱스 균주 포함 영문
항생제 관련 설사 및 소아설사	바실러스 서브틸리스 HU58 바실러스 코아귤런스 SC208 락토바실러스 애시도필러스 CL1285 락토바실러스 플란타룸 ATCC 202195 락토바실러스 루테리 DSM 17938 락토바실러스 람노서스 GG 사카로마이세스 불라르디	*Bacillus subtilis* HU58 *Bacillus coagulans* SC208 *Lactobacillus acidophilus* CL1285 *Lactobacillus plantarum* ATCC 202195 *Lactobacillus reuteri* DSM 17938 *Lactobacillus rhamnosus* GG *Saccharomyces boulardii*
감기, 호흡기 질환 및 면역 강화	바실러스 서브틸리스 DE111 바실러스 코아귤런스 간덴 BC30 비피도박테리움 락티스 BB-12 비피도박테리움 락티스 Bi-07 락토바실러스 애시도필러스 NCFM 락토바실러스 람노서스 GG 락토바실러스 람노서스 HN001	*Bacillus subtilis* DE111 *Bacillus coagulans* GandenBC30 *Bifidobacterium lactis* BB-12 *Bifidobacterium lactis* Bi-07 *Lactobacillus acidophilus* NCFM *Lactobacillus rhamnosus* GG *Lactobacillus rhamnosus* HN001
변비	바실러스 코아귤런스 유니크 IS-2 비피도박테리움 락티스 HN019 락토바실러스 플란타룸 ATCC 202195 락토바실러스 람노서스 GG	*Bacillus coagulans* Unique IS-2 *Bifidobacterium lactis* HN019 *Lactobacillus plantarum* ATCC 202195 *Lactobacillus rhamnosus* GG
아토피피부염	바실러스 서브틸리스 HU58 비피도박테리움 락티스 BB-12 비피도박테리움 락티스 Bi-07 락토바실러스 람노서스 HN001 락토바실러스 살리바리우스 LS01	*Bacillus subtilis* HU58 *Bifidobacterium lactis* BB-12 *Bifidobacterium lactis* Bi-07 *Lactobacillus rhamnosus* HN001 *Lactobacillus salivarius* LS01
알레르기비염	락토바실러스 파라카세이 LP-33	*Lactobacillus paracasei* LP-33
영아산통(급경련통)	비피도박테리움 락티스 DSM 15954 락토바실러스 루테리 프로텍티스	*Bifidobacterium lactis* DSM 15954 *Lactobacillus reuteri* Protectis
과민대장증후군	바실러스 코아귤런스 MTCC 585v6 락토바실러스 플란타룸 299v	*Bacillus coagulans* MTCC 585v6 *Lactobacillus plantarum* 299v
기분 안정 및 집중력 향상	비피도박테리움 롱검 로셀-175 락토바실러스 헬베티쿠스 로셀-52 락토바실러스 파라카세이 Lpc-37 락토바실러스 플란타룸 PS-128	*Bifidobacterium longum* Rosell-175 *Lactobacillus helveticus* Rosell-52 *Lactobacillus paracasei* Lpc-37 *Lactobacillus plantarum* PS128
백신 반응 향상	비피도박테리움 락티스 BB-12 비피도박테리움 롱검 서브스피시스인판티스 락토바실러스 페르멘툼 CECT5716	*Bifidobacterium lactis* BB-12 *Bifidobacterium longum* subspecies infantis Lactobacillus fermentum CECT5716
질 건강	락토바실러스 루테리 RC-14	*Lactobacillus reuteri* RC-14

(사카로마이세스 불라르디는 다른 프로바이오틱스처럼 세균이 아니고, 유익한 효모균이다.)

포자형 프로바이오틱스

특히 주목해야 할 프로바이오틱스 중 하나는 포자형 프로바이오틱스 혹은 토양 유래 프로바이오틱스라 불리는 균주들이다. 이름 그대로 흙 속에서 자연적으로 발견되는 세균으로, 우리가 먹는 과일과 채소가 자라는 그 흙 속에 존재한다. 과거에는 지금처럼 모든 농산물을 완벽하게 세척하지 않았기 때문에, 식사할 때마다 우리는 자연스럽게 이런 토양 유래 프로바이오틱스SBOs를 섭취했다. 현대에 알레르기나 자가면역질환이 급증한 이유가 지나친 청결 때문이라는 '위생 가설hygiene hypothesis' 주장도 있다. 말하자면 우리가 더는 토양 유래 프로바이오틱스에 노출되지 않기 때문일 수도 있다는 뜻이다.(그래서 나는 아이가 흙을 조금 먹는 건 괜찮다고 생각한다. 아주 조금은 말이다!)

SBOs는 매우 강력한 생존력을 지닌 포자를 형성할 수 있다는 것이 장점 중 하나다. 이 포자는 열에도 파괴되지 않기 때문에, 여느 프로바이오틱스 보충제처럼 효능을 유지하기 위해 냉장 보관하지 않아도 된다. 또한 대부분의 항생제로도 죽지 않아서, 항생제와 함께 섭취해도 안전하다. 아울러 위산에도 강해서, 우리가 원하는 대장까지 안전하게 도달할 수 있다.

이 중 가장 잘 연구된 대표적인 포자형 프로바이오틱스가 바실러스균이다. 다른 모든 프로바이오틱스와 마찬가지로, 이 균의 균주도 종류가 중요하다. 다음은 특정 바실러스 균주들이 발휘하는 주요한 건강 효과다.[29]

- 장내 미생물의 다양성을 늘린다.

- 낙산 생성을 촉진한다.

- 장벽 기능을 강화하고 장이 새는 위험을 예방한다.

- 장내 불균형을 개선한다.

- 대사성 내독소혈증을 줄인다.

- 건강한 배변 활동을 지원한다.

- 유해균을 억제하는 항균물질을 생성한다.

- 비타민, 파이토뉴트리언트, 효소 등 건강에 유익한 물질을 생산한다.

- 항산화 작용을 한다.

- 염증을 완화하고 면역 기능을 강화한다.

- 심지어 어린이집과 유치원에 다니는 아이들의 장내 미생물 건강에도 도움을 준다!

항생제 복용 후에 장내 미생물을 회복하기 위한 프로바이오틱스

수많은 연구와 다양한 균주 그리고 시중에 넘쳐나는 프로바이오틱스 제품 속에서 우리 가족에게 맞는 최적의 제품을 고르기란 결코 쉽지 않다. 게다가 각 제품마다 장단점이 있다. 343쪽 '프로바이오틱스 보충제를 선택하는 법'에서 제시한 가이드를 참고해 시작하자. 추천 프로바이오틱스 브랜드 목록은 525쪽 '영양제와 허브요법 선택법'에서 확인할 수 있다.

프로바이오틱스를 섭취하는 시간

어떤 제품을 선택하느냐보다 더 헷갈리는 것이 언제 섭취해야 유익균이 위산을 통과해 대장까지 잘 도달하느냐이다. 식사할 때, 아니면 공

앞서 살펴봤다시피, 모든 사람에게 똑같이 잘 맞는 '만능 프로바이오틱스'는 없다. 아이마다, 상황마다 최적의 균주는 다르다. 그렇더라도 프로바이오틱스를 선택할 때 참고할 만한 일반 기준은 있다. 또한 프로바이오틱스 단독 제품보다 프리바이오틱스·프로바이오틱스·포스트바이오틱스가 함께 들어 있는 복합형 신바이오틱스 제품이 더 효과적일 수 있다는 점을 기억하자.(포스트바이오틱스에 관한 자세한 내용은 345쪽을 참고하기 바란다.) 프로바이오틱스 제품을 고를 때 반드시 확인해야 할 핵심 요소는 다음과 같다.

- **특정 균주를 확인한다.** 제품을 선택하기 전에 특정 질환 개선용인지, 아니면 전반적인 장 건강 지원용인지를 먼저 구분해야 한다.

  - 특정 질환(설사, 아토피, 급경련통 등)을 개선하려는 목적이라면, 해당 질환의 임상 연구 근거가 있는 특정 균주 프로바이오틱스를 선택한다. 가능하다면 소아 대상 임상 결과가 있는 제품이 이상적이다.(제품 라벨의 공간이 제한적이어서 균의 속과 종만 표기되고, 실제 균주명은 제조사 웹사이트나 논문에서 확인해야 하는 제품도 있다.)

  - 장 건강 전반을 위한 목적이라면 락토바실러스, 비피도박테리움, 바실러스 등의 균주를 다양하게 함유한 광범위 프로바이오틱스를 선택한다. 우리 장 속에는 약 500종의 유익균과 8,000가지 넘는 균주가 존재하며, 저마다 그 역할이 다르다. 따라서 한두 가지 균주만으로 장내 환경을 복원하려는 시도는 합리적이지 않다. 앞서 언급한 호주의 케인두꺼비 사례를 떠올려보자.

- **연령에 맞는 균주를 선택한다.** 장내 미생물은 출생할 때부터 약 2.5~3세까지 빠르게 변화하다가, 이후 성인과 유사한 안정된 형태로 자리를 잡는다. 따라서 2~3세까지는 영유아 전용 프로바이오틱스를 사용하고, 그 이후에는 연령과 건강 상태에 걸맞은 일반 프로바이오틱스를 섭취하면 된다.

- **CFU(집락 형성 단위)** CFU 수치는 제품을 제조한 시점이 아니라 유통기한이 끝나기 직전까지 살아 있는 균의 개수를 의미한다. 그렇다면 CFU가 많을수록 좋을까? 꼭 그렇지는 않다. 일반적으로 아이에게는 하루 50억~250억 CFU 정도면 충분하고, 특정 질환에선 임상 근거에 따라 더 높은 용량이 필요할 수도 있다.
- **제조사 품질 보증을 확인한다.** 불순물 검증, 표기된 균 수 유지 여부, 안정성 시험 통과 여부를 명확히 보증하는 제조사를 선택해야 한다.
- **유통기한 및 보관 조건을 확인한다.** 일부 프로바이오틱스는 냉장 보관이 필수지만, 상온 보관이 가능한 제품도 있다. 제품 설명서의 보관 권장 온도를 반드시 확인하자.

복에? 항생제와 함께 먹어도 될까? 아침이 나을까, 자기 전이 좋을까?

한 연구 결과에 따르면,[30] 프로바이오틱스를 오트밀과 우유와 함께 섭취했더니 사과주스나 물과 함께 먹을 때보다 생존율이 더 높았다. 또 다른 연구에선 포도당glucose이 락토바실러스 람노서스 GG의 위산 내 생존율을 높였다.[31] 락토바실러스나 비피도박테리움 균주는 식사 30분 전 또는 식사 중에 섭취할 때 가장 효과가 좋고, 식후 30분 이후에는 생존율이 떨어졌다. 반면 사카로마이세스 불라르디는 섭취 시점에 별다른 영향을 받지 않았다. 또 다른 연구에선 락토바실러스와 비피도박테리움이 식전·식후에 모두 생존 가능하다는 결과도 보고했다.[32]

항생제 복용과 관련해선 대부분의 연구가 항생제를 다 복용한 후보다 복용과 동시에 프로바이오틱스를 시작하면 효과가 더 크다고 보고했다.[33] 다만 사카로마이세스 불라르디와 포자형 프로바이오틱스는 항생제의 영향을 받지 않지만, 락토바실러스와 비피도박테리움은 항생제에 취약하다. 따라서 이 두 균주는 항생제를 복용한 후에 최소 1~2시간 간격을 두고 섭취하는 것이 좋다.

포스트바이오틱스

포스트바이오틱스는 아이의 건강을 위한 '3P' 중 가장 중요한 요소일 수 있다는 점을 기억하자. 포스트바이오틱스도 종류가 여러 가지고, 저마다 그 건강 효과가 다르다. 짧은사슬지방산, 비타민 B12와 K2, 효소 그리고 감마아미노낙산gamma-aminobutyric acid, GABA 같은 신경전달물질도 모두 포스트바이오틱스에 포함된다.

낙산의 이점

포스트바이오틱스 중에도 가장 주목할 만한 물질이 바로 낙산이다. 짧은사슬지방산의 일종으로, 건강상 이점이 놀라울 정도다.[34]

- 대장 세포의 주요 에너지원
- 장벽 기능을 되살려 '새는 장'을 예방한다.
- 혈액-뇌장벽blood-brain barrier, BBB을 강화한다.
- 염증을 줄인다.
- 대사성 내독소혈증을 완화한다.
- 암 발생 위험을 낮춘다.
- 면역체계를 강화하여 호흡기 감염과 감기를 예방한다.
- 지속적인 설사를 개선한다. 일부 연구에서 프로바이오틱스보다 효과가 좋다고 확인됐다.
- 천식, 아토피, 식품 알레르기를 개선하는 데 도움을 준다.

- 콜레스테롤 수치를 낮춘다.

- 미토콘드리아 기능을 강화한다.

- 회복성 수면을 돕는다.

- 우울과 불안 등 정신건강 문제를 완화한다.

- 학습 능력, 기억력, 행동 발달을 향상시킨다.

- 알츠하이머병과 파킨슨병 등 퇴행성 뇌질환으로부터 뇌를 보호한다.

- 비만, 2형 당뇨병, 대사증후군, 심혈관질환 개선에 도움을 준다.

- 루푸스, 다발경화증MS 같은 자가면역질환의 증상을 완화하는 데 도움을 준다.

- 그 외 다수!

낙산을 늘리는 방법

모든 프로바이오틱스가 낙산을 생성하는 건 아니다. 항생제 사용 또는 현대식 식단과 생활습관으로 낙산 생성균이 감소하는 현상은 장내 미생물의 환경이 불균형해지는 주요 원인으로 꼽힌다. 따라서 낙산을 늘리려면 직접 낙산을 만드는 프로바이오틱스 또는 낙산 생성균의 활동을 돕는 균주가 필요하다. 물론 이들 균이 잘 자라도록 프리바이오틱스도 함께 섭취해야 한다. 낙산을 늘리는 방법은 이렇다.

- 기Ghee처럼 낙산이 풍부한 발효식품을 섭취한다.

- 프리바이오틱스가 풍부한 식이섬유 음식, 즉 '장 건강 지킴이 무지개' 식단으로 장내 낙산의 생성을 촉진한다.

- 프리바이오틱스 보충제를 섭취한다.

- 낙산을 생성하거나 그 생성을 돕는 프로바이오틱스를 섭취한다.

• 필요하다면 낙산 보충제를 추가로 섭취한다.[35]

과거에는 낙산이 위에서 빠르게 분해되어 장까지 도달하지 못했기 때문에, 낙산 보충제가 효과적인 선택지는 아니었다. 게다가 냄새가 강하고 맛이 좋지 않아, 입맛이 까다로운 사람들에게는 그다지 이상적인 선택이 아니다. 하지만 최근에는 트리부티린Tributyrin 같은 신형 낙산 형태가 개발되어 위를 통과해 장까지 도달할 수 있고, 고용량도 안전하게 복용할 수 있다. 다만 맛과 냄새에 예민한 아이라면 알약을 삼킬 수 있을 때까지 낙산 보충제는 미뤄두어도 괜찮다.

항생제는 장내 미생물의 불균형을 일으킬 뿐 아니라 장이 새는 상태를 유발할 수도 있다. 따라서 단순히 장내 미생물을 회복하는 것은 항생제 복용 후에 마이크로바이옴을 최적의 상태로 되돌리는 과정의 한 부분에 불과하다. 장 점막을 튼튼하게 유지하고, 장이 새는 상태로 진행될 가능성을 미리 차단하는 것이 회복 과정의 핵심이다. 그래서 '장 회복 영양소'가 항생제 복용 후 회복 과정에서 필수 역할을 한다. 각 영양소의 세부 내용은 11장 '반복되는 질환, 장 리셋이 필요한 순간'에서 자세히 다룰 것이다.

항생제 복용 후 장 회복을 돕는 대표적인 영양소는 다음 4가지다.

- **L-글루타민**L-glutamine: 소장 세포가 손상된 뒤에 재생되고 회복하는 데 쓰이는 주요 에너지원
- **아연**: 장, 피부, 폐 등 모든 상피조직의 회복과 재생에 필수인 미네랄
- **오메가-3 지방산**: 어유에 풍부한 필수지방산으로, 프리바이오틱스처럼 유익균 성장을 돕고, 항생제 내성균의 위험을 줄이면서 항생제의 효과를 강화한다.[36]
- **퀘르세틴**: 강력한 파이토뉴트리언트로, 항생제 때문에 생기는 장내 불균형을 완화하고, 아목시실린이나 페니실린 같은 일반 항생제의 작용을 보조 및 강화하여 다제 내성균에도 효과를 높이는 역할을 한다.[37]

권장 복용량과 추천 브랜드는 525쪽 '영양제와 허브요법 선택법'에서 확인할 수 있다.

이제 여러분은 항생제나 장내 미생물의 균형을 깨뜨리는 약을 복용한 후에 마이크로바이옴을 왜 그리고 어떻게 회복해야 하는지를 이해했다. 바로 실천할 수 있는 핵심 요약 가이드를 살펴보자.

1단계: '장내 미생물의 기적'을 위한 5가지 핵심 원칙으로 돌아가기

1. **영양**: 장 건강의 든든한 챔피언 3총사인 식이섬유, 파이토뉴트리언트, 발효 식품을 충분히 섭취한다. 반대로 식품 첨가물, 첨가당, 인공감미료, 글리포세이트 같은 장내 미생물의 애물단지 방해꾼은 멀리한다.

2. **호흡**: 마음챙김 호흡으로 심박변이도를 높이고 미주신경의 회복력을 강화한다.

3. **움직임**: 즐겁게 몸을 움직이는 활동을 매일 실천한다.

4. **수분**: 체중(kg)×33ml의 수분을 매일 섭취한다.

5. **수면**: 나이에 맞춰 충분한 회복성 수면을 확보한다.

2단계: 항생제 복용 후에 '3P'로 장내 미생물의 회복을 지원하기

- 프리바이오틱스: 유익균의 먹이 역할을 하는 식이섬유
- 프로바이오틱스: 장내에 직접 유익균을 공급한다.
- 포스트바이오틱스: 프로바이오틱스가 만들어낸 유익한 대사산물로, 면역과 염증 조절에 도움을 준다.

3단계: 새는 장을 예방하는 '장 회복 영양소' 섭취하기

- L-글루타민: 장 세포의 회복에 쓰이는 주요 에너지원
- 아연: 장 점막과 조직 재생에 필수적인 미네랄
- 오메가-3 지방산: 유익균의 성장을 돕고 내성균 위험을 낮춘다.
- 퀘르세틴: 항산화와 항염 작용을 하고, 항생제 효과를 강화한다.

CHAPTER 11

반복되는 질환, 장 리셋이 필요한 순간

이미 아이에게 지속적인 건강 문제가 있다면 어떨까? 스테로이드 크림을 바르면 잠시 가라앉았다가 자꾸 되살아나는 아토피가 있거나, 학교에서 점점 심해지는 집중력 저하나 행동 문제를 겪고 있을 수도 있다. 곧 소개할 소니아의 사례처럼 극단의 상황은 아니더라도, 여러분의 아이에게 이미 새는 장이나 장내 불균형이 있는 건 아닌지 걱정될 수 있다.

하지만 놀랍게도, 우리 몸과 장내 미생물은 올바른 기반을 마련해주면 스스로 건강한 방향으로 회복하려는 힘을 지니고 있다. 바로 이 점이 '전인적인 장 건강 회복력'의 핵심이다. 통합 소아의학 접근법이 추구하는 방향이기도 하고 말이다. 중요한 건 아이가 지금 어떤 신체적 건강 단계에 있든 다시 건강하고 행복하게 성장할 수 있다는 점이다.

아이에게 특별한 건강 문제가 없다면, 4부로 바로 넘어가도 된다. 이 장은 필요할 때 언제든 참고할 수 있도록 준비한 부분이다.

크든 작든 아이에게 지속적인 건강 문제가 있다면, 지금 이 장에서 그 해답을 찾을 수 있다. 새는 장이나 장내 불균형 같은 지속적인 신체 불균형이 아이를 건강 문제의 악순환에 가두는 원인이다. 이런 만성적인 문제는 고질적이지만, 통합 소아의학 방법으로 접근하면 충분히 회복할 수 있다. 설령 완전히 사라지지 않더라도, 아이의 회복력과 행복감은 분명 새로운 단계로 나아갈 것이다.

이상적으로 생각할 때, 아이에게 만성적인 건강 문제가 있다면 기능의학·통합의학 소아과 전문의와 협력하여 개인 맞춤형 치료 계획을 세우는 것이 가장 좋다. 해당 전문가를 찾는 방법은 563쪽 '통합 소아의학 진료·검사 가이드'를 참고하면 된다. 그러나 안타깝게도, 모든 사람이 이런 전문가를 쉽게 만날 수 있는 건 아니다. 그래서 이 장에선 만약 여러분과 아이가 내 진료실에 앉아 함께 회복 로드맵을 세운다면 어떤 과정을 거치게 되는지 단계별로 안내한다. 내가 실제 진료 현장에서 아이들이 회복하고 성장하도록 돕기 위해 사용하는 구체적인 단계들이

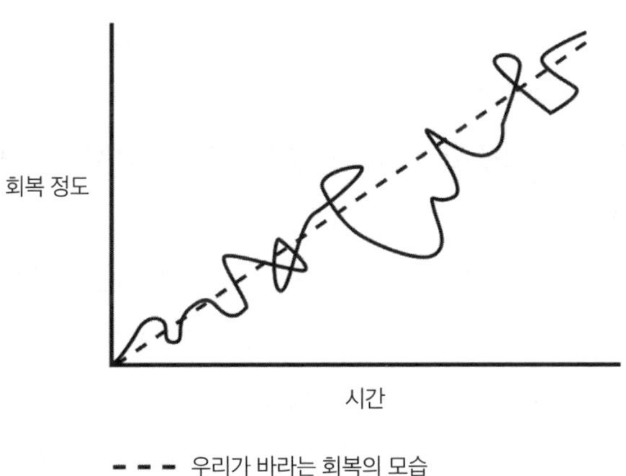

전인적인 장 건강 회복력의 여정

소니아는 4세 반 때 자가면역성 포도막염을 진단받았다. 아이는 눈 통증이 극심했고 빛에 과민 반응을 보이는 데다, 왼쪽 눈은 법적으로 거의 실명 상태였다. 내가 소니아를 처음 만난 건 아이가 6살 때였다. 당시에 즉시 안과 수술이 필요했지만, 몸 전체의 염증 수치가 너무 높아 수술이 불가능했다. 류머티즘 전문의는 강력한 면역억제제를 처방했지만, 부모는 그 방법을 피할 수 있는 다른 대안을 간절히 찾고 있었다. 그리고 소니아가 진짜로 시력을 완전히 잃기 전에 수술을 받을 수 있는 길이 있는지 절박하게 물었다.

그래서 나는 장부터 다루기 시작했다.(소니아 엄마는 처음에 이렇게 말했다. "선생님, 소니아는 장에 아무런 탈이 없어요. 문제는 눈이에요." 하지만 이 책 1부를 읽은 여러분이라면 왜 우리가 장부터 시작했는지 이해할 것이다.) 우리는 장내 효모균 불균형을 교정하고, 글루텐과 유제품을 완전히 제거했으며, 새는 장 회복을 위한 치료를 병행했다. 여기에 항염 영양소와 동종요법도 함께 적용했다. 그러나 2주 후에 아이의 염증은 오히려 악화됐다. 안과 전문의는 "이 자연요법을 시도할 시간은 단 2주뿐"이라며, 이후에도 호전되지 않으면 약물치료 말고 다른 방법은 없다고 말했다.

솔직히 말하면 나도 긴장됐다. 때로는 몸이 새로운 균형을 찾아가는 과정에서 일시적으로 악화되는듯 보이는 명현 반응이 나타나기도 한다. 나는 우리가 올바른 방향으로 가고 있다고 확신했지만, 시간이 촉박했고, 모든 것이 그 짧은 순간에 달려 있었다. 다행히도, 2주 뒤에 소니아를 진료한 안과 의사는 이렇게 말했다. "이렇게 좋아진 건 처음 봅니다." 소니아의 상태가 크게 호전되어, 이제는 수술이 급하지 않다고 했다. 한 달 후에 아이의 상태는 더욱 개선됐고, 의사는 이렇게 말했다. "지금 받는 치료를 그대로 계속하세요! 이런 사례는 학회지에 실어야 할지도 모르겠네요." 그 후 소니아는 성공적으로 수술을 받았고, 시력 회복 속도는 안과 전문의의 예상을 훌쩍 뛰어넘었다. 수술 후 2주째에 치른 검사에서, 의사는 남아 있는 염증이 전혀 없다고 확인해줬다. 소니아는 웃으며 이렇게 말했다. "제 인생이 점점 나아지고 있어요!"

다. 나는 이 방법이 효과가 있다는 걸 안다. 그리고 여러분의 아이에게도 분명 효과가 있을 거라고 믿는다.

아이에게 지속되거나 반복되는 건강 문제를 해결하기 위한 회복 로드맵은 다음 세 가지 핵심 단계로 구성된다.

1. 아이의 영양 상태를 최적화한다.
2. 장 건강 리셋ReSET 프로그램을 진행한다.
3. 장을 넘어 전신의 균형을 살핀다.

아이가 이런 상황에 있다면 조바심 내지 말고 회복 과정을 믿자. 빠르게 해결하기 위한 길이 아니라, 진정한 치유를 향한 여정이다. 아이의 건강 문제는 단 하루 만에 생긴 것이 아니다. 따라서 회복에도 시간과 인내가 필요하다. 때로는 잠시 후퇴하거나 어려움이 있을 수 있지만, 멈추지 않고 한 걸음씩 앞으로 나아가는 것이 가장 중요하다.

아이의 영양 상태를 최적화하기

아이의 전인적 회복력을 키우는 데는 음식이 기본이지만, 음식만으로는 충분하지 않을 때도 있다. 지속적인 건강 문제가 있는 아이라면 더욱 그렇다. 요즘 우리가 먹는 음식은 예전보다 영양 밀도가 훨씬 낮아졌다. "지금은 오렌지 8개를 먹어야 50년 전 할머니가 먹던 오렌지 1개의 영양가를 얻는다"는 말을 들어본 적이 있을 것이다. 물론 확실하게 정확한 표현은 아니지만, 지속 불가능한 농업 방식으로 토양이 황폐해지고 오염되면서 과거보다 식품의 영양 성분이 크게 줄어든 건 부정할 수 없는 사실이다.

부모가 아무리 신경 써서 건강하고 다양한 식단을 챙겨줘도, 아이에게 영양 결핍이나 부족이 생길 수 있다. 나 역시 자주 놀란다. 아연이 풍부한 음식을 먹고, 한여름에도 야외에서 햇볕을 쬐며 활발히 뛰노는 아이에게 비타민D나 아연이 부족한 경우가 있기 때문이다. 지금의 초가공식품과 초현대적 환경 속에는 과거보다 훨씬 많은 신체, 정신, 면역, 환경적 스트레스 요인이 존재한다. 이런 모든 요소가 장내 미생물의 균형을 무너뜨리는 주범이다.

그래서 오늘날 아무리 잘 먹어도 아이의 몸, 뇌, 면역계를 건강하게 성장시키기 위해선 음식만으로는 채워지지 않는 영양소 지원이 추가로 필요할 수 있다. 게다가 만성적인 건강 문제가 있는 아이라면, 특정 영양소의 요구량이 더 높아져 추가 보충이 더욱 중요해진다. 예를 들어 아연 결핍은 어린이에게 흔한 영양 부족 중 하나고, 특히 아토피피부염이 있는 아이는 피부 회복과 기본 영양을 유지하기 위해 더 많은 아연이 필요하다. 바로 이럴 때 영양 보충제가 큰 도움이 될 수 있다.

어린이에게 흔한 영양 결핍 5가지

곧 살펴보겠지만, 통합 소아의학에선 아이의 영양 상태를 최적화하는 데 초점을 맞춘다. 혈액검사 결과가 '정상 범위' 안에 있다고 해서 아이의 몸이 최적 상태에 있다는 의미는 아니다. 따라서 아이에게 뚜렷이 결핍된 영양소뿐 아니라, 부족한 영양소도 함께 파악하는 것이 중요하다. 어린이에게 흔히 결핍되거나 부족한 영양소는 다음과 같다.

- 비타민D
- 아연
- 마그네슘
- 철분
- 오메가-3 지방산

아이에게 영양 결핍이 있는지를 확인하는 가장 정확한 방법은 추측이 아닌 검사다. 하지만 혈액검사를 받기 어려운 현실도 많다. 의사가 검사를 처방하지 않거나, 아이가(혹은 부모가) 주사를 두려워할 수도 있다.(만약 여러분이 부모로서 걱정된다면, 364쪽 '아이가 채혈을 더 편안하게 받는 요령'을 참고하자.)

하지만 검사를 하지 않더라도, 아이의 몸과 뇌는 특정 영양소가 부족 세상이 완벽하다면 아이들은 식이섬유, 파이토뉴트리언트, 발효식품이 풍부하고 영양이 가득하며 균형 잡힌 식단만으로도 필요한 모든 영양소를 충분히 얻을 수 있을 테다. 완벽한 세상이라면 토양은 지속 가능하고 재생 가능한 농법 덕분에 비옥하고, 우리가 먹는 음식은 풍성하고 영양 밀도도 높을 것이다. 또한 장내 미생물을 해치고 영양을 고갈시키는 초가공식품을 먹을 일도 없을 것이다. 그런 세상이라면 이 책도, 아이들을 위한 영양 보충제도 필요치 않을 테다.

하지만 지금처럼 완벽하지 않은 세상에 사는 우리는 음식을 약처럼 활용하며 식단을 다양화하는 동안, 부족한 영양을 메워주는 다리 역할로 보충제가 필요하다. 특히 지속적인 건강 문제가 있는 아이라면 치유 과정 중 어느 시점에선 반드시 영양 보충제가 필요하다. 다음은 내가 대부분의 아이에게 기본적으로 권장하는 핵심 보충제다.

- 고품질 종합비타민 및 미네랄
- 오메가-3 어유
- 비타민D3

검사 결과와 임상 증상에 따라 추가 보충제를 권장하기도 한다. 이를테면 장내 미생물을 회복하기 위한 프로바이오틱스, 아토피피부염을 위한 아연, 해독 기능을 돕는 글루타티온, 미토콘드리아를 지원하기 위한 코엔자임Q10 등이 있다. 물론 아이에게 필요한 보충제와 그 용량은 반드시 소아과 전문의와 상의해야 한다. 권장 보충제 목록과 복용량은 525쪽 '영양제와 허브요법 선택법'에서 확인할 수 있다.

비타민D

아이에게 비타민D 보충이 필요하다는 신호	비타민D가 풍부한 식품
<ul><li>임신 중 엄마에게 비타민D가 결핍됐을 때</li><li>모유 수유만 할 때: 미국소아과학회는 모유 수유하는 아기에게 매일 400IU의 비타민 D3를 보충하라고 권장한다.</li><li>피부색이 짙다.</li><li>자외선 차단제를 사용하거나 옷차림 등으로 햇빛을 쐬는 양이 적을 때</li><li>충치가 자주 생긴다.</li><li>감기나 질환이 잦다.</li><li>아토피, 천식, 알레르기가 있다.</li><li>집중력이나 주의력이 떨어진다.</li><li>불안, 우울감 또는 기분 변화가 잦다.</li><li>자가면역질환이 있다.</li><li>과민성 장 증상이 있다.</li><li>쉽게 혹은 자주 골절된다.</li><li>특정 약물을 장기간 사용한 이력이 있다(피부·흡입·비강용 스테로이드, 항경련제, 항진균제, 항바이러스제 등).</li></ul>	<ul><li>대구 간유</li><li>기름진 생선(정어리, 연어, 고등어 등)</li><li>새우</li><li>버섯</li><li>달걀</li><li>캐비아[일식집에서 흔히 보는 연어알(이쿠라), 날치알(도비코) 등]</li><li>우유 및 유제품(아이에게 유당불내증이나 알레르기가 없을 경우)</li><li>햇빛</li></ul>

아연

아이에게 아연 보충이 필요하다는 신호	아연이 풍부한 식품
<ul><li>자주 감염된다.</li><li>편식이 심하다.</li><li>식욕이 떨어진다.</li><li>발육이 느리거나 성장이 부진하다.</li><li>미각이나 후각이 둔해진다.</li><li>청각 처리나 감각의 이상이 있다(믹서기나 청소기 등이 내는 큰 소리를 견디지 못하거나, 변기 물을 내릴 때 귀를 막는 등 과민하게 반응하는 경우).</li><li>촉감이나 질감에 예민하다(양말 솔기를 거슬려 하거나, 청바지는 절대 입지 않고 부드러운 옷만 입으려 하거나, 신발이 늘 꽉 낀다든지 헐겁다고 하거나, 옷 상표를 다 잘라야만 입는 경우 등).</li><li>집중력이나 주의력에 문제가 있다.</li></ul>	<ul><li>굴: 거의 모든 식품 중 아연 함량이 가장 높지만, 아이가 즐겨 먹을 가능성은 낮다.</li><li>호박씨</li><li>콩류</li><li>목초 사육 소고기</li><li>양고기</li><li>참깨</li><li>병아리콩</li><li>렌틸콩</li><li>캐슈너트</li><li>퀴노아</li><li>달걀</li><li>유기농 닭고기</li><li>조개류</li><li>새싹 생것</li></ul>

<table>
<tr><td>

- 짜증, 불안, 강박, 우울감 등 정서적 문제가 있다.
- 아토피나 상처가 잘 낫지 않는다.
- 히스타민 관련 증상(눈과 코의 가려움, 재채기, 두드러기, 역류 등)
- 만성적인 설사가 있다.
- 이식증(피카pica): 흙, 돌, 모래, 종이, 옷소매 등 음식이 아닌 것을 먹으려 할 때
- 머리카락이 가늘어지거나 탈모가 있다.
- 입꼬리 갈라짐(구각염): 통증이 있고 갈라지는 증상으로, 곰팡이나 세균 감염, 비타민B나 철분 부족과도 관련이 있을 수 있다.
- 손톱에 가로로 줄무늬가 생긴다.(보우선 Beau's lines, 외상이나 추위로도 생길 수 있다.)
- 음식 민감도나 새는 장 증상이 있다.
- 남아의 사춘기 발달이 늦다.

</td><td>

- 간
- 시금치
- 수박씨
- 마늘
- 땅콩
- 유제품(아이에게 알레르기나 유당불내증이 없을 경우)

</td></tr>
</table>

마그네슘

아이에게 마그네슘 보충이 필요하다는 신호	마그네슘이 풍부한 식품
• 변비가 있다. • 천식이 있다. • 불안이 있다. • ADHD가 있다. • 자폐스펙트럼 증상이 있다. • 불면증이나 수면 문제가 있다. • 두통이 잦다. • 생리통이 심하다. • 혈당이 쉽게 오르내린다. • 2형 당뇨병이나 인슐린 저항성이 있다. • 근육 경련이나 근력 저하가 있다. • 쉽게 피로를 느낀다. • 경련이 있다. • 심장 리듬 이상(부정맥)이 있다.	• 호박씨 • 다크초콜릿 • 시금치 • 근대 • 대두 • 참깨 • 검은콩 • 퀴노아 • 캐슈너트 • 해바라기씨 • 비트 잎 • 바나나 • 아보카도 • 강낭콩 • 메밀 • 핀토콩 • 현미 • 라이머콩 • 기장 • 오트밀

	• 아몬드
	• 파파야
	• 아마씨
	• 엡섬솔트 목욕

철분

아이에게 철분 보충이 필요하다는 신호	철분이 풍부한 식품
• 머리카락이 빠지거나 쉽게 부스러진다. • 피부가 창백하고 건조하다. • 추위를 잘 탄다. • 어지럼증이 있다. • 쉽게 피로하고 체력이 약하다. • 짜증, 우울감, 기분 변화가 잦다. • ADHD나 집중력 문제가 있다. • 학습 능력이 저하될 때(사고력, 기억력 등) • 시각, 청각적 정보 처리 속도가 느리다. • 특별히 움직이지 않아도 숨이 차거나 심장이 빨리 뛴다. • 이식증: 음식이 아닌 것, 특히 얼음을 자주 씹는 경향이 있다. • 입꼬리 갈라짐: 통증이 있으며, 곰팡이·세균 감염이나 비타민B, 아연 결핍과도 관련이 있을 수 있다. • 숟가락처럼 오목하게 들어간 손톱(숟가락손톱, 코일로니키아koilonychia): 갑상샘저하증, 레노병, 비타민B 결핍, 셀리악병, 영양실조 등과도 관련이 있다. • 하지불안증후군이 있다. • 어린아이인데 무호흡 발작이 있을 때 • 열성경련이 있다. • 우유를 과다 섭취할 때: 우유가 철분 흡수를 방해한다. • 채식 또는 비건 식단을 따른다. • 잦은 코피, 생리량 과다, 항문 출혈이나 치질 출혈 등 출혈이 잦다.	• 호박씨 • 다크초콜릿 • 간 및 내장육 • 렌틸콩 • 목초 사육 소고기 • 블랙스트랩 당밀(사탕수수 농축액) • 근대 • 시금치 • 쿠민 • 파슬리 • 강황 • 비트 잎 • 콜라드그린(양배추 잎채소류) • 청경채 • 아스파라거스 • 리크 • 대두 • 참깨 • 병아리콩 • 라이머콩 • 올리브 • 흰색강낭콩, 강낭콩, 검은콩, 핀토콩 • 방울양배추 • 비트 • 케일 • 브로콜리

아이에게 오메가-3 지방산 보충이 필요하다는 신호	오메가-3가 풍부한 식품
• 자주 감염된다. • 피부가 건조하고, 습진이 있다. • 머리카락이나 손발톱이 쉽게 부스러진다. • 천식이 있다. • 알레르기나 건초열이 있다. • 우울, 불안 등 기분 문제가 있다. • 주의력과 집중력 문제가 있다. • 행동 문제가 있다. • 브레인포그가 있고, 기억력이 떨어진다. • 인지 처리 능력이 떨어진다. • 불면 등 수면 문제가 있다. • 시력 및 눈과 관련한 문제가 있다. • 관절 통증과 관절굳음(강직)이 있다. • 자가면역질환이나 만성 염증이 있다. • 피로를 느낀다. • 심장질환이 있다. • 혈액순환이 잘 안 된다. • 호르몬 문제가 있다. • 2형 당뇨병이 있다. • 새는 장 증상이 있다.	**EPA와 DHA가 풍부한 식품** • 연어 • 정어리 • 고등어 • 청어 • 멸치 • 굴 • 캐비아와 생선 알 • 해조류 **ALA가 풍부한 식품** • 아마씨 • 치아시드 • 햄프씨드 • 호두 • 대두(콩)

할 때 여러 임상적인 신호를 보낸다. 이런 신호를 감지하면 부모는 마치 '건강 탐정'이 되어 단서를 찾아볼 수 있다. 아이에게 특정 영양소가 부족할 때 나타나는 대표적 징후를 표로 정리했다. 만약 이 중 몇 가지를 보고 '아, 우리 아이도 이런데……' 싶으면, 다음과 같이 해보자.

• 음식을 약처럼 생각하고, 해당 영양소가 풍부한 음식을 식단에 많이 챙겨 넣는다.

• 필요하다면 영양 보충제를 섭취하는 방법도 고려한다.

다만 의사의 구체적인 지도가 없으면 얼마나, 어떻게 보충해야 할지

막막할 수 있다. 525쪽 '영양제와 허브요법 선택법'에 수록된 권장 복용량은 혈액검사를 하지 않은 환자에게도 내가 일반적으로 권유하는 기준이다. 미국 국립과학·공학·의학 아카데미 산하 식품영양위원회 Food and Nutrition Board에서 제시한 '최고 허용 섭취량Tolerable upper intake level, UL' 범위 안에 있으며, 일반적으로 안전한 수준으로 여겨지는 복용량이다.[1]

물론 햇빛은 음식이 아니지만, 햇빛 속 자외선UVB은 피부에서 비타민D를 합성하는 가장 좋은 자연적 원천이다. 하루에 선크림을 바르지 않고 10~15분 정도만 햇볕을 쬐도 충분하니, 피부 화상을 입을 정도로 오래 있어선 안 된다! 다만 북반구에 살고 있다면, 여름철을 제외한 대부분의 계절에는 햇빛의 세기가 약해 비타민D를 충분히 합성하기 어려울 수 있다.

아연 섭취는 동물성 단백질 섭취와 밀접한 관련이 있다. 채식 위주 식단으로도 아연을 충분히 섭취할 수 있지만, 의식적으로 꾸준히 섭취하는 계획을 세워야 한다. 나는 예전에 아연 결핍이 심하던 아이가 짧은 시간에 눈에 띌 만큼 아연 수치를 높인 사례를 보았다. 처음에는 엄마가 간 같은 음식을 먹였나 했는데, 알고 보니 호박씨 생것을 갈아서 아이가 먹는 오트밀, 수프, 샐러드, 스무디, 샌드위치, 머핀 등 모든 음식에 뿌려줬던 것이다. 그렇게만 해도 효과가 놀라웠다!

참고로, 엡섬솔트는 먹지 않고 몸을 물에 담그는 용도로 사용한다. 우리가 피부에 바르는 것은 피부로 흡수되며, 따뜻한 물에 몸을 담가 모공이 열리면 흡수율이 더욱 높아진다.

엡섬솔트는 황산마그네슘으로, 이것을 푼 물에 몸을 담그면 마그네슘과 글루타티온 수치가 동시에 높아진다. 말 그대로 일석이조다!

과일, 채소, 곡류 등 식물성 식품에 들어 있는 철분은 동물성 식품의 철분보다 장에서 흡수율이 낮다. 따라서 채식주의자나 비건은 철분이 풍부한 식품을 의식적으로 충분히 섭취해야 한다. 흥미롭게도, 철분 결핍이 심할수록 식물성 철분의 흡수율이 오히려 높아진다.

반면 육류를 먹을 때 동물성 철분과 식물성 철분을 함께 챙기면 흡수율이 더욱 높아진다. 즉, 스테이크와 브로콜리를 함께 먹으면 철분의 흡수 효과가 극대화된다.

기름진 생선은 오메가-3 지방산 중 가장 중요한 두 가지인 EPA eico-sapentaenoic acid(에이코사펜타엔산)와 DHA docosahexaenoic acid(도코사헥사엔산)를 공급하는 최고의 원천이다. 다만 반드시 지속 가능한 방식으로 어획되고, 수은 함량이 낮은 생선을 고르는 것이 중요하다. 참고할 만한 자료로는 몬테레이베이수족관의 〈해산물 감시Seafood Watch〉 가이드와 환경워킹그룹Environmental Working Group, EWG의 〈해산물 소비자 가이드Consumer Guide to Seafood〉가 있다. 식물성 식품은 장내 미생물을 건강하게 가꾸는 식단의 핵심 요소지만, EPA와 DHA의 주요 공급원으로는 충분하지 않다. 현대인의 식습관과 생활방식 때문에 식물성 오메가-3 지방산(알파리놀렌산alpha-linolenic acid, ALA)을 DHA나 EPA로 변환하는 효소가 대개 부족하기 때문이다. 따라서 아이에게 EPA와 DHA가 더 필요하다면, 기름진 생선과 어유 보충제를 우선 섭취하도록 하자.

영양 결핍인지 검사하기

아이에게 지속적인 건강 문제가 있고, 앞서 언급한 영양 결핍이 의심될 때 다음의 기초 혈액검사를 시행하면 도움이 된다.

- 전혈구 검사CBC(백혈구 감별, 혈소판 포함)

- 종합대사패널CMP(간 기능과 신장 기능 등 포함)

- 25-하이드록시 비타민D 25-OH Vitamin D

- 적혈구 아연RBC Zinc

- 적혈구 마그네슘RBC Magnesium

- 페리틴Ferritin(체내 저장된 철분의 수치)

대부분의 병원이나 검사실에서 검사할 수 있는 항목이고, 대체로 보험이 적용된다.

다만 오메가-3 지방산 수치 검사는 일반적으로 시행하지 않기 때문에, 보통 초기 검사에는 포함하지 않는다.

일반 소아과에선 대개 영양 수치가 '정상 범위' 안에 있는지만 확인하고, 그 이상은 해석하지 않는다. 그러나 통합 소아의학에선 '정상' 대신 '최적'의 수준을 목표로 삼는다. 정상 수치라고 해서 반드시 아이의 몸이 최적 상태에 있는 건 아니다. 실제로 많은 연구가 결핍 상태를 피하기 위한 최소 영양 기준만 제시할 뿐, 아이들이 '건강하게 성장하기' 위한 최적의 수치는 반영하지 못하고 있다. 예를 들어 RDA recommended dietary allowances(권장 섭취량)는 2차 세계대전 중 괴혈병 같은 결핍질환을 막기 위해 '최소한의 기준'으로 만들어진 지침으로, 최적의 건강을 위한 수치는 아니다.

나처럼 여러분도 아이들이 괴혈병을 간신히 피할 정도의 '최소 영양 상태'로 살아가길 바라지는 않을 것이다! 우리는 아이들이 진정으로 건강하고 활기찬 삶을 살길 바란다.

20년 넘는 내 임상 경험을 바탕으로 볼 때, 아이들이 최적의 건강을

아이가 채혈을 더 편안하게 받는 요령

'아이가 피를 뽑을 때 울거나 무서워하지 않게 하려면 대체 어떻게 해야 할까?' 하고 고민하는 부모가 많다. 하지만 충분히 가능한 일이니 걱정하지 않아도 된다! 다음은 내 환자 가족들이 아이의 채혈을 무사히 마칠 수 있도록 도와준 실전 팁이다. 내 아들 보디도 3살 반 때 이 방법으로 울지 않고 채혈을 마쳤다.

- **피부 마취 크림을 사용한다.** 리도카인lidocaine과 프릴로카인prilocaine이 함유된 처방용 엠라EMLA 크림은 정말 유용하다. 양팔 안쪽 접히는 부위에 크림을 충분히 바른 후 문지르지 말고, 거즈나 랩으로 덮어 45~60분간 둔다. 그러고선 채혈 직전에 닦아내면 된다. 짜잔! 이렇게 하면 아이가 바늘이 들어가는 압박감은 알아차리되 통증은 거의 느끼지 않는다. 다만 팔을 묶는 고무줄의 조임은 불편해할 수 있다. 엠라 크림은 처방전이 필요하며, 약국에서 구할 수 있다. 온라인에서 구매 가능한 제품들도 효과가 있지만, 특정 브랜드를 추천하지는 않는다.

- **소아 전문 채혈 담당자에게 예약한다.** 요즘 검사실은 대부분 채혈 예약이 가능하다. 소아 채혈 경험이 많은 담당자가 근무하는 시간대를 확인해 그 시간에 예약하자. 의사가 많은 검사 항목이나 일반적이지 않은 특수 검사를 처방했다면, 미리 검사실에 들러 아이의 검사 의뢰서를 제출해두면 좋다. 그러면 검사실에서 필요한 채혈 튜브를 미리 준비할 수 있어, 도착했을 때 오래 기다리지 않아도 된다.

- **수분을 충분히 섭취한다.** 탈수 상태에선 정맥이 잘 보이지 않아 채혈이 어렵다. 채혈 전에는 반드시 아이에게 물을 충분히 마시게 하자. 금식이 필요한 검사라도 물은 얼마든지 마셔도 된다. 다만 음식은 금식 시간을 꼭 지켜야 한다.

- **아이에게 미리 설명한다.** 왜 피를 뽑는지, 무엇을 위한 검사인지 아이에게

미리 알려주는 것이 중요하다. 아이에게 "이건 네 몸이 더 건강해지기 위한 단서 찾기"라고 설명해주자. '주사'나 '바늘' 같은 단어는 두려움을 줄 수 있으므로 피하고, 대신 '콕 찍기'나 '살짝 찌르기'처럼 부드러운 표현을 사용하자. 채혈 과정을 다루는 아동용 그림책이나 영상을 함께 보는 것도 도움이 된다. 인형을 환자로 삼아 역할 놀이를 하면서, 고무줄을 지혈대처럼 감고 인형이 편안히 있을 수 있도록 도와주는 것도 좋다. 아이가 불안감을 표현하면 인정하고 공감해주며, '숨 고르기 호흡'을 연습하면서 마음을 진정시켜보자.

- **부모가 차분하고 자신감 있게 행동한다.** 아이는 부모의 표정과 말투에서 감정을 그대로 배운다. 부모가 긴장되더라도 미소를 지으며, "이 검사는 네가 더 건강해지는 데 도움이 될 거야"라고 안심시켜주는 태도가 중요하다.

- **라벤더 에센셜 오일을 활용한다.** 연구에 따르면, 라벤더 에센셜 오일은 시술 전 아동의 불안감을 완화하는 데 효과적이다. 디퓨저로 향을 은은하게 퍼뜨리거나, 롤러볼 형태의 오일을 손목 안쪽(혈자리 '내관')에 발라주면 긴장을 완화하는 데 도움이 된다.

- **편안하게 안아준다.** 아이가 부모의 무릎 위에 앉아 안정감을 느끼게 해주자. 조금 큰 아이라면 옆에서 손을 잡아주거나, 어깨를 감싸주기만 해도 충분하다. 아이가 너무 움직이지 않도록 부드럽게 잡되, 제압당한다고 느끼지 않게 해야 한다. 바늘보다 '붙잡혀 있는 느낌'이 더 무서운 아이도 있다.

- **아이가 흥미를 느낄 만한 거리를 준비한다.** 채혈할 때는 아이에게 '스크린 타임 패스'를 허용해도 좋다. 보디는 엠라 크림을 바른 덕분에 주사 바늘이 찌르는 느낌을 전혀 느끼지 못해, '도라'를 보며 아무 소리도 내지 않고 채혈을 무사히 마쳤다. 바람개비 불기나 반짝이는 장난감도 아이의 시선을 뺏기에 적합하다.

• **채혈이 끝난 뒤에는 즐거운 보상을 준비한다.** 보상이 꼭 달콤한 음식일 필요는 없지만, 아이가 좋아하는 간식이면 더욱 좋다. 보디는 채혈이 끝난 뒤에 가까운 젤라토 가게에서 좋아하는 유기농 딸기·멜론 젤라토를 먹을 생각에 들떴다.(사실 나도 조금은 신났다!) 하지만 아마 작은 인형 하나였더라도 충분히 기뻐했을 것이다. 다만 보상을 '잘 참은 결과'와 연결 짓지 말고, 아이가 보여준 용기와 노력 자체를 칭찬하자. 설령 완벽하지 않았더라도, 다음번에는 훨씬 더 잘할 수 있을 거라는 믿음을 심어주는 것이 중요하다.

유지할 수 있는 영양 수치 범위는 다음과 같다.(연령과 관계없이 동일하다.)

- 비타민D: 60~80ng/ml(150~200 nmol/L)
- 적혈구 아연: 12.0~15.7mg/L
- 적혈구 마그네슘: 5.0~6.5 mg/dL
- 페리틴: 최소 40~50 ng/ml 이상(다만 연령별 상한치를 초과해선 안 된다.)

만약 아이에게 특정 영양 결핍이 확인됐다면, 먼저 '음식을 약처럼 활용'하는 방식이 기본이다. 그러나 이미 아이에게 지속적인 건강 문제가 있다면, 대개는 영양 보충제가 필요하다. 가능하면 기능의학 전문가와 상의하여 아이의 영양 수치를 최적 상태로 맞춰주는 보충제의 적절한 용량을 결정하는 것이 좋다. 너무 높지도 낮지도 않고 '딱 알맞게' 말이다. 원하는 수치로 올리기 위해 필요한 보충량이 예상보다 훨씬 많을 수도 있다. 만약 함께할 전문가가 없다면, 525쪽 '영양제와 허브요법 선택법'에서 권장 복용량과 신뢰할 만한 브랜드를 참고하자.

아이의 장을 회복시키기(장 건강 리셋 프로그램)

전인적인 장 건강 회복력을 위해선 건강한 장내 미생물이 필요하고, 여기에는 튼튼한 장벽과 균형 잡힌 미생물총이 필수다. 아이에게 지속적인 건강 문제가 있다면, 이 두 가지 중 하나 혹은 둘 다 균형이 깨져 있을 가능성이 높다. 그러니까 장이 새기만 할 수도, 장내 불균형만 있을 수도, 아니면 둘 다 동시에 일어나고 있을 수도 있다.

아이의 영양 상태를 이미 최적화했는데도 여전히 건강 문제가 해결되지 않는다면, 다음 단계는 바로 장 건강 리셋 프로그램이다. 이 프로그램은 내가 실제 임상 현장에서 아이들의 장내 미생물 생태계를 재정비하기 위해 사용하는 4단계 회복 프레임워크다. 장-뇌, 장-면역, 장-유전자 연결 축을 다시 활성화하여 새는 장과 장내 불균형을 근본적으로 회복시키는 데 그 목적이 있다.

이 장 건강 리셋 프로그램 하나만으로도 아이의 지속적인 건강 문제가 눈에 띄게 개선되고, 최적의 건강 상태로 되돌아갈 수 있다. '장은 거의 모든 것과 연결되어 있다'는 사실을 떠올려보면, 장이 회복될 때 몸 전체의 다른 불균형까지 함께 나아지는 '연쇄효과'가 생기는 이유를 쉽게 이해할 수 있다.

장 건강 리셋ReSET 프로그램의 4단계 회복 프로세스

1단계: (Return) '장내 미생물의 기적'을 위한 5가지 핵심 원칙으로 돌아가기

2단계: (Seal and Heal) 새는 장을 막고 회복시키기

3단계: (Eliminate) 장내 불균형을 해소하기

4단계: (Transform) 장내 미생물을 건강하고 회복력 있게 변화시키기

아이들에게는 대부분 회복이 필요한 새는 장이 있으며, 일부 아이들은 교정이 필요한 장내 불균형을 함께 지니고 있다. 그러나 모든 아이에게 공통으로 필요한 건 장내 미생물 생태계의 변화다.

이 네 단계는 각각 분리된 절차가 아니라, 서로 긴밀히 연결되어 동시에 진행할 수 있는 과정이다. 나는 보통 이 네 단계를 통합해 하나로 종합된 치료 계획을 세워서, 3~6개월(또는 그 이상) 동안 실천하도록 한다. 기간은 부모와 아이가 얼마나 빠르게, 얼마나 꾸준히 변화를 실행할 수 있는지에 따라 달라진다. 아울러 장내 미생물을 건강하고 회복력 있게 유지하는 일은 평생에 걸친 여정이다.

장 회복은 속도를 겨루는 경쟁이 아니다. 천천히 그러나 꾸준히 나가는 것이 진정한 승리며, 그 결과가 바로 '전인적인 장 건강 회복력'이다. 아이마다 회복 속도는 다르지만, 일반적인 진행 기간은 다음과 같다.

- **'장내 미생물의 기적'을 위한 5가지 핵심 원칙으로 돌아가기**: 평생 유지
- **새는 장을 막고 회복시키기**: 약 3~6개월
- **장내 불균형을 해소하기**: 약 1~2개월

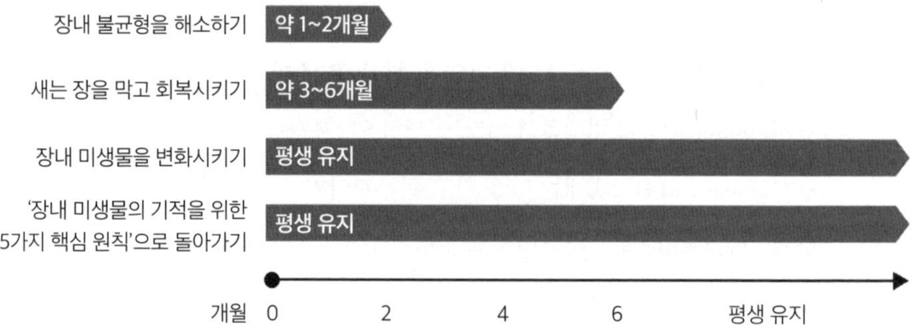

장 건강 리셋 프로그램 진행 기간

장 건강 리셋 프로그램 1단계: '장내 미생물의 기적'을 위한 5가지 핵심 원칙으로 돌아가기

'더러운 어항 속 아픈 물고기' 비유를 들어본 적이 있는가? 아이의 장내 미생물을 그 아픈 물고기라고 상상해보자. 그 물고기는 장내 불균형이나 새는 장 때문에 병들어 있다. 그 물고기가 사는 더러운 어항은 아이가 먹는 음식, 아이가 떠올리는 생각 그리고 아이의 생활방식을 상징한다. 여러분은 보충제나 약을 주어 그 아픈 물고기를 회복시키려고 할 테다. 그러면 물론 잠시 상태가 좋아질 수도 있다. 하지만 어항을 깨끗이 청소하지도 않고, 그 어항을 청결하게 유지할 만한 지속 가능한 방식으로 먹고, 생각하고, 살아가지 않는다면 그 작고 아픈 물고기는 끝없이 험난한 싸움을 이어가야 할 것이다. 이제 어항을 깨끗이 청소하고, 장 마스터다운 방식으로 먹고, 숨 쉬고, 마시고, 움직이고, 잠들게 하자. 그러면 아이의 몸과 마음은 맑은 하늘처럼 회복될 것이다!

물론 처음에는 장내 불균형과 새는 장부터 회복시키는 데 집중하고, 이후에 '5가지 핵심 원칙'을 적용해 식단과 생활습관(즉 어항)을 정화하는 순서로 접근할 수도 있다. 그러나 이런 말이 있다. "나쁜 식습관과 생활방식은 어떤 보충제로도 이길 수 없다." 특히 장내 미생물 건강에 그대로 적용되는 말이다. 그러니까 장 마스터다운 방식으로 먹고(영양), 숨 쉬고(호흡), 마시고(수분), 움직이고(움직임), 자는(수면) 습관을 바꾸기만 해도, 어떤 보충제보다 빠르고 꾸준한 회복 효과를 얻을 수 있다.

장 건강 리셋 프로그램 2단계: 새는 장을 막고 회복시키기

소장의 장벽은 현미경으로만 보일 정도로 얇은 단 한 겹의 세포층으로 되어 있다. 그만큼 아주 작은 자극에도 쉽게 손상될 수 있다. 따라서 잘못된 음식, 과도한 심리적 스트레스, 감염, 항생제, 생활습관 등이 모두 아이의 장내 미생물 환경은 물론 소장 점막에도 손상을 일으킬 수 있다.

소장 점막이 '새는' 상태, 즉 투과성이 증가된 상태가 되면 반드시 그 새는 현상을 복구해야 한다. 싱크대 아래 녹슨 배관에 숭숭 구멍이 나서 물이 새는 상황을 떠올려보자. 일시적으로 구멍을 막을 수는 있겠지만, 새 파이프로 교체하는 편이 훨씬 낫지 않을까?

다행히도 장은 우리 몸에서 재생 능력이 가장 뛰어난 기관이다. 3~4일마다 새로운 세포가 생성되어 낡은 소장 세포를 대체한다![3] 즉, 완전히 새로운 소장 점막으로 다시 태어날 수 있다는 얘기다.

아이의 장이 새는 상태를 막고 회복시켜 새로운 장벽을 만들기 위한 핵심 단계는 다음 두 가지다.

1단계: 장에 휴식을 주기
2단계: 장 회복을 돕는 영양소를 추가하기

1단계의 목표는 장 점막을 자극하는 모든 요인을 잠시 멈추고, 장, 뇌, 면역계에 회복할 수 있는 시간을 주는 것이다. 2단계는 아이의 장이 '새지 않는 파이프'를 새로이 만들 수 있도록 필요한 영양소를 충분히 공급하는 것이 목표다.

이 두 단계는 동시에 최소 3개월 이상 진행하는데, 아이와 부모의 속도에 따라 더 길게 갈 수도 있다. 결국 이 여정의 목표는 건강하고 행복한 아이를 위한 건강하고 튼튼한 장벽이다!

1단계: 장에 휴식을 주기

새는 장을 회복하는 첫 단계는 처음에 장이 왜 새기 시작했는지를 찾아내는 것이다. 누수를 일으키는 대표적인 원인을 파악해야만, 그것을 제거하여 새롭게 회복되는 장벽이 다시 손상되지 않도록 지킬 수 있다.

장이 새는 상태를 유발하는 주요 원인은 다음과 같다.

- 음식 민감도
- 장내 불균형을 일으키는 미생물
- 애물단지 방해꾼: 식품 첨가물, 설탕과 인공감미료, 글리포세이트
- 심리적 스트레스[4]
- 약물 복용: 대표적으로 항생제, 이부프로펜 같은 NSAIDs, 위산 분비 억제제, 스테로이드, 피임약 등이 포함된다.

2장에서 살펴봤듯, 아이의 장이 새는 상태라면 이런 일이 일어난다.

- 나쁜 물질이 장을 뚫고 들어온다.
- 좋은 영양소가 흡수되지 못한다.
- 면역계가 불안정해지고 과민해진다.

아이의 장이 새기 시작하면 아이가 매일 먹는 음식이 결국 문제를 일으킬 수 있고, 면역체계가 그 음식에 과민하게 반응하면서 불필요한 염

증을 만들어내게 된다. 따라서 음식 민감도를 찾아내고, 해당 음식을 일시적으로 제거하는 것이 장을 회복하는 첫걸음이다. 이렇게 문제 되는 음식들을 잠시 제거해주면 장·뇌·면역계가 회복할 시간을 벌 수 있고, 음식이 유발하던 다양한 증상도 점차 사라진다.

음식 민감도란 뭘까?

음식 민감도를 이해하려면 그것이 '무엇이 아닌지'부터 알아야 한다.

음식 민감도는 '식품 알레르기'가 아니다

식품 알레르기는 전통적인 알레르기학에서 말하는 '진짜 알레르기'에 해당한다. 대부분 선천적인 질환이며, 특정 음식을 섭취한 후 몇 분에서 몇 시간 안에 급격하게 나타나는 즉각적이고 생명을 위협할 수 있는 아나필락시스를 일으킨다. 음식 민감도와 달리, 식품 알레르기는 증상이 뚜렷하게 드러나기 때문에, 부모가 검사를 하지 않아도 아이에게 어떤 식품 알레르기가 있는지 대부분 알 수 있다.

식품 알레르기는 면역글로불린 E형IgE이라 불리는 항체가 매개한다. 혈액검사(특정 음식에 대한 IgE 항체 측정)나 피부단자시험Skin Prick Test(일명 스크래치 테스트)를 거치면 알레르기 전문의가 진단할 수 있다.

IgE 알레르기는 주로 히스타민이 분비되면서 나타나는데, 증상은 다음과 같다.

- 두드러기 또는 가려움
- 쌕쌕거리는 호흡
- 호흡곤란

- 목이 조이는 느낌

- 복통 및 설사

- 아나필락시스(전신 과민 반응)

음식 민감도는 새는 장을 회복하면 사라질 수 있지만, 식품 알레르기는 대체로 평생 간다. 최근 경구 면역요법이 등장하기 전까지, 식품 알레르기가 있는 아이들의 유일한 대처법은 에피펜EpiPen을 항상 소지하는 것이었다. 다행히도, 요즘은 훈련된 알레르기 전문의가 관리하는 아나필락시스 유발 음식에 대한 민감소실Desensitization(탈감작, 알레르기 원인 물질을 아주 소량부터 점차 늘려가며 노출시키는 방식으로 면역체계가 과도하게 반응하지 않도록 훈련하는 치료법—옮긴이) 치료법이 점차 늘고 있다. 하지만 이 책에서 다루는 새는 장 회복 계획은 식품 알레르기가 아닌 음식 민감도에 초점을 맞춘다. 따라서 아이에게 식품 알레르기가 있다면, 의사의 지도 없이 알레르기 유발 음식을 임의로 제거하거나 다시 섭취해선 안 된다.

음식 민감도는 '음식 불내증'이 아니다

음식 불내증은 민감도나 알레르기와는 전혀 다르다. 항체가 관여하지 않고, 면역반응이 전혀 일어나지 않을 수도 있다. 음식 불내증은 다양한 형태로 나타날 수 있다.

대표적인 형태 중 하나가 특정 음식을 제대로 소화 또는 분해하지 못하는 것이다. 잘 알려진 사례가 바로 유당불내증Lactose Intolerance이다. 유당불내증이 있는 사람은 유당lactose을 분해하는 효소인 '락타아제lactase'가 부족해서, 유제품을 완전히 소화하지 못한다.

유당이 제대로 분해되지 않은 채 하부 장으로 내려가면 발효되면서 가스와 거품을 만들고, 그 결과 복부팽만, 경련, 메스꺼움, 설사가 나타난다. 마치 유당불내증 환자가 민트초코 아이스크림에 휘핑크림까지 올린 거대한 한 그릇을 먹고 겪는 바로 그 불편함처럼 말이다.

음식 불내증은 행동 변화나 신경학적 증상으로도 나타날 수 있다. 일부 아이는 인공색소, 향료, 방부제가 들어간 음식을 먹고 나서 과민 반응을 보이기도 한다. 이것이 바로 대표적인 애물단지 방해꾼이다.(이 책의 독자라면 이런 성분들을 이미 아이의 식단에서 제외했길 바란다.)

특히 자폐스펙트럼ASD이 있거나 신경 발달에 어려움을 겪는 아이라면 음식 불내증이 '약물과 유사한 반응'으로 나타나기도 한다. 글루텐, 카세인, 콩 단백질은 체내에서 모르핀 유사 물질로 전환될 수 있다. 각각 글리아돌핀Gliadorphin 또는 Gluteomorphin, 카소모르핀Casomorphin, 소이모르핀Soymorphin이라고 한다.[5] 아이의 장이 새는 상태라면, 이 물질들이 장벽을 통과해 혈류를 타고 뇌까지 도달하여 다양한 신경정신학적 증상을 유발할 수 있다. 쉽게 말해 아이의 뇌가 마치 약물에 취한 듯한 상태가 되어 멍함, 집중력 저하, 혼란, 통증 둔감, 심하면 환각이나 공격성까지 나타날 수 있다.[6]

새는 장을 회복하면 일부 음식 불내증이 완화될 수 있지만, 불내증이라는 이름처럼 그 음식을 '받아들이지 못하는 체질' 자체는 변하지 않을 수도 있다. 따라서 아이에게 특정 음식 불내증이 있다면, 그 음식을 식단에서 제외하는 것이 가장 안전하다.

음식 민감도는……

- 면역글로불린 G형IgG 항체 또는 비-IgE 면역반응에 따라 발생한다.

- 민감한 음식을 먹은 후 몇 시간~며칠 뒤에 나타나는 지연성 반응이다.
- 신체 기관이나 시스템이라면 어디서나 증상이 나타날 수 있다.
- 생명을 위협하지는 않는다.
- 장이 샌다고 알려주는 신호다.
- 새는 장이 회복되면 대부분 되돌릴 수 있다.

아이의 음식 민감도를 확인하는 방법

식품 알레르기와 음식 불내증은 대부분 즉각 반응을 일으킨다. 그러나 음식 민감도는 반응이 매우 교묘하게 나타난다. 며칠에 걸쳐 서서히 진행되기 때문에, 겉으로는 그 음식과 전혀 관련이 없어 보이는 은밀한 증상을 일으킬 수 있다. 이를테면 주의력 저하나 집중력 문제, 피부 발진이나 아토피, 관절 통증 혹은 수면 문제 등이 그렇다.

그렇다면 먹은 지 며칠 후에야 증상이 나타나고, 그 음식을 거의 매일 먹고 있다면 도대체 어떤 음식이 문제인지 어떻게 알 수 있을까? 가장 정확한 검사 도구는 바로 아이 자신이다. 그중에도 가장 신뢰할 만한 방법은 '포괄적 제거 식단comprehensive Elimination Diet'이다. 이 방법은 매우 흔한 원인 음식들을 2~3주간 식단에서 완전히 제거하여 해당 음식 때문에 발생하는 증상을 줄이는 것이 핵심이다. 주요 원인 음식으로는 글루텐, 유제품, 콩, 옥수수, 감귤류, 땅콩, 견과류, 달걀 등이 있다. 2~3주가 지난 뒤에는 음식을 하나씩 4~5일 간격으로 다시 식단에 추가하며 증상이 재발하는지 관찰한다. 증상을 유발하는 음식이 확인되면 '새는 장 회복' 단계 동안 완전히 끊어야 한다.

물론 나도 안다. 많은 부모가 이렇게 생각할 것이다. '편식하는 아이에게 이런 제거식을 어떻게 시키지?' '어른이라면 몰라도, 아이는 절대 불가능하지 않을까?' 하고 말이다.

나도 동의한다. 제거식의 개념은 단순하지만, 실천하려니 쉽지 않다. 그래서 완벽하지는 않지만, 요즘은 다양한 음식 민감도 혈액검사Food Sensitivity Test가 시중에 나와 있고, 저마다 장단점이 있다. 내가 실제 임상에서 사용하는 최신 검사 목록은 www.healthykidshappykids. com/bookresources 또는 566쪽 QR 코드에서 확인할 수 있다. 혈액 기반의 음식 민감도 검사는 문제 음식을 파악하는 시작점으로 도움이 될 수 있지만, 그 자체로 완벽한 답은 아니다. 어떤 검사도 100% 정확하지 않으며, 거짓음성이나 거짓양성이 있을 수 있다.

유일하게 완벽한 검사는 바로 아이 자신이다. 따라서 혈액검사 결과 "그 음식엔 민감하지 않다"고 나오더라도 아이의 몸이 분명한 반응을 보인다면, 검사 결과보다 아이의 몸을 믿어야 한다.

아이의 '장 휴식기' 동안 어떤 음식을 빼야 할까?

모든 부모가 기능의학 전문가와 함께 검사를 진행할 수 있는 건 아니다. 설령 전문의에게 검사를 받을 수 있는 상황이라 하더라도, 막상 결과를 받아들고 나면 머리가 복잡해지고, 아이의 식단을 점점 더 제한하는 끝없는 미로 속으로 빠진 듯한 느낌이 들 수도 있다. 그래서 나는 환자들에게 음식 민감도 검사를 첫 단계로 진행하지 않을 때가 많다.

아이의 장이 회복되는 '장 휴식기' 동안에는 다음과 같은 음식을 일시적으로 식단에서 제외하자고 권한다.

- 아이에게 어떤 형태로든 반응을 일으킨다고 의심되는 음식(장 증상, 아토피, 행동 문제 등)

- 아이에게 유난히 강한 '식탐'을 부르는 음식(이는 비정상적인 면역반응의 신호일 수 있다.)
- 글루텐
- 유제품

완전히(100%) 가려내야 할까?

장 회복기에 가장 빠르게 회복하는 방법은 문제가 되는 음식을 식단에서 100% 완전히 제거하는 것이다. 장이 새는 상태에선 면역계가 '매일 조금씩 먹는 것'과 '일주일에 한 번 먹는 것'을 구분하지 못한다. 즉, 민감한 음식은 아주 소량만 먹어도 동일한 염증 반응을 일으켜 회복 속도를 늦춘다.

100% 제거식을 유지하면 새는 장을 회복하는 데는 평균 3개월(길어도 6개월) 정도 걸린다. 이 기간이 너무 벅차게 느껴진다면, 우선 깊이 숨을 들이쉬자. 아이의 건강 상태가 자가면역성 포도막염처럼 심각하다면(352쪽 소니아 사례처럼), 오히려 집중해서 실행하기 더 수월하다. 그러나 아이의 건강 문제가 상대적으로 가볍다면 아이와 배우자, 조부모 등 식사에 관여하는 모든 사람이 같은 방향으로 협력하기란 결코 쉽지 않다. 그래도 희망은 있다.

하루에 한 번, 단 한입씩이라도 차근차근 실천하면 된다. '장 건강 지킴이 무지개' 음식을 늘리고, '애물단지 방해꾼'이 들어 있는 음식을 줄이기만 해도 아이의 장은 회복을 향해 나아간다. 먼저 2~3일 또는 2~3주 동안 100% 제거식 체험을 시도해보자. 아이의 증상이 좋아지는 변화를 직접 느끼게 되면, 그것이 가장 강력한 동기부여가 된다. 기억하자. 이건 경주가 아니다. 한입, 한 걸음씩 나아가면 된다. 아이는 결국 회복될 것이다.

가장 좋은 점은 장 휴식이 끝나고 장벽이 회복된 후에는 대부분의 음식이 다시 문제없이 식단에 돌아올 수 있다는 것이다. '장 휴식기'는 소장 세포에 주는 짧은 휴가라고 생각하자. 회복을 위한 휴가를 마친 장세포는 더 건강하고 탄력 있게 돌아와, 어떤 자극에도 잘 견딘다. 아이와 부모가 이 과정을 성공적으로 실천하도록 돕는 팁이 몇 가지 있다.

아이의 장 회복기를 성공적으로 마치기 위한 팁 10가지

1. **긍정적으로 생각한다.** 새는 장은 충분히 회복할 수 있다! 아이가 먹을 수 없는 음식이 아닌 먹을 수 있는 음식과 그 덕분에 얼마나 좋아질 수 있는지에 집중하자. '장 휴식기'는 제한이나 희생이 아니고, 아이의 회복으로 나아가는 중요한 한 걸음이다. 아이의 집중력 문제, 행동 문제, 아토피, 천식 혹은 자가면역질환을 유발하는 음식이 무엇인지 알게 된다면 얼마나 놀라울까? 아이의 식단에서 그런 음식 민감도 요인을 제거하여 새는 장이 회복되고, 증상이 사라져 아이가 본래의 가장 건강하고 행복한 모습으로 돌아갈 수 있다면, 정말 놀라운 일이 아닐까?

2. **아이에게 설명해준다.** 왜 장에 휴식이 필요하고, 그것이 아이의 몸과 마음에 얼마나 좋은 변화를 가져올지 차분히 설명해주자. 아이들은 우리 생각보다 훨씬 잘 이해한다. 도리어 아이가 음식 라벨을 스스로 확인하며, "이거 우리 음식 민감도에 해당돼?"라고 묻는 작은 장 마스터가 될 수 있다.

3. **민감한 음식을 가려내기 전에 대체 음식을 미리 찾아둔다.** 아이가 좋아할 만한 새로운 대체 음식을 미리 준비해두면, 기존에 즐기던 음식을 빼는 과정이 훨씬 수월하다. '제거 단계' 동안 배고픔이나 박탈감을 느끼지 않도록 하는

것이 중요하다. 이 과정이 오래 걸려도 괜찮다. 이건 경쟁이 아니다.

4. 아이를 과정에 참여시킨다. 아이에게 식단 계획이나 장보기 목록을 작성해보도록 시키자. 농산물 직판장에 가서 새로운 식재료를 직접 고르게 하는 것도 괜찮다. 새로운 파스타, 빵, 간식 등을 맛보는 '테이스팅 대회'를 열어보는 것도 좋다.

5. 주방을 정리한다. '제거 단계' 동안 먹을 수 없는 음식은 주방에서 싹 치워라. 눈에 보이지 않으면 유혹도 줄어든다. 계획이 흔들리지 않도록 하자. 대신 아이가 먹을 수 있는 맛있고 건강한 음식으로 가득 채워두자. 참고로, '글루텐프리gluten-free'가 곧 '건강한 음식'은 아니다. 장 마스터다운 라벨 탐정 실력을 발휘하여 첨가물이 없고 가공되지 않은 자연 그대로의 식품 혹은 최소한의 가공만 거친 제품을 선택하자.

6. 가족 전체가 함께한다. 아이가 혼자서만 특별한 식단을 지켜야 한다고 느끼지 않게 하자. 모든 가족의 식단에서 아이가 먹지 못하는 음식을 함께 빼보면, 그 음식들을 먹지 않았을 때 몸이 얼마나 더 편안해지는지 스스로 놀라는 가족 구성원도 생길 수 있다.

7. 시작하는 날짜를 정한다. 가족이 모두 준비된 시점 그리고 행사, 여행, 캠프 일정이 없는 기간을 골라 장 회복을 시작하자.

8. 최소 3개월은 실천한다. 장과 뇌와 면역계가 회복하는 데는 보통 3개월, 길게는 6~9개월이 걸린다. 기억하자. 지금 먹는 한입 한입이 모여 아이의 장을 회복시키고, 아이가 건강하게 잘 자라게 할 것이다.

9. 초반에 실수하는 건 당연하다. 모든 과정에는 시행착오가 있고, 반복할수록 나아진다. 거의 확신할 수 있는데, 여러분도 분명 초반에는 몇 번 실수하게 될 테다. 나뿐 아니라 내가 만난 거의 모든 가족이 그랬으니까. 초밥집 간장에 글루텐이 들어 있었다는 걸 집에 와서야 깨닫는다거나, 친구 집에 아이를 보냈는데 "옥수수를 주지 말아달라"는 말을 깜빡해 아이가 옥수수칩과 과카몰레를 간식으로 먹을 수도 있다. 자책하지 말자! 누구에게나 일어나는 일이

왜 특정 음식에 대한 '식탐'을 없애야 할까?

특정 음식을 유난히 자주 찾거나 강렬하게 먹고 싶어 하는 욕구는 그 음식이 아이의 장과 몸과 뇌에서 염증 반응을 일으키고 있다는 신호일 수 있다.

'하루 한 알의 사과'가 항상 의사를 멀리하게 하지는 않는다

네 살배기 마야는 사과를 사랑했다. 정말이지, 너무 좋아했다. "하루 한 알의 사과"라는 말을 완전히 새롭게 정의한 아이다. 하루에만 3개에서 6개의 사과를 먹었다. 마야 엄마는 늘 유기농 루비색 후지사과를 한 상자씩 사서 집에 쌓아두었다. 그런데 사과가 몸에 나쁠 수도 있을까? 마야가 심한 아토피 때문에 나를 찾아왔을 때, 내가 이렇게 물었더니 마야 엄마가 엄청 놀라워했다. "마야가 유난히 좋아하거나 자주 찾는 음식이 있나요? 온종일 먹을 수도 있다고 할 만큼요?" 대답은 명확했다. "사과요." 심지어 마야 엄마는 진료가 끝나면 마야에게 줄 간식으로 사과를 가방에 넣어두고 있었다. 나는 마야에게 이렇게 말했다. "우리 오늘은 탐정이 되어보자. 혹시 사과가 마야를 '간질간질하게' 만드는 단서가 아닌지 조사해보자." 그리고 사과 대신 다른 맛있는 과일을 다양하게 먹어보자고 제안했다. 마야 엄마는 집에 있는 사과를 모두 치우고, 대신 베리류, 바나나, 포도, 수박 등을 가득 사다두었다. 처음 며칠은 쉽지 않았다. 사과에 대한 식탐이 강했고, 사과가 생각나서 힘든 시기가 있었다. 하지만 마야 가족은 포기하지 않고 계속 이어갔다. 몇 주가 지나자 마야의 피부가 맑아지기 시작했고, 붉고 가렵고 딱지가 있던 발목도 점차 깨끗해졌다. 게다가 마야가 놀랍게도 이전보다 훨씬 다양한 과일을 섭취하면서, 장내 미생물의 든든한 챔피언인 항산화제와 파이토뉴트리언트를 풍부하게 챙기게 됐다. 그렇다면 사과는? 마야가 장에 잠시 사과 휴식기를 주었더니, 새는 장이 회복된 후에 다시 사과를 먹어도 아토피가 악화되지 않았다. 마야는 여전히 사과를 좋아했지만, 이제는 집착하지 않았다. 그리고 이제서야 진심으로 이렇게 말할 수 있게 됐다. "하루에 사과 한 알이면 정말로 의사랑 멀어져요!"

'장 휴식기' 동안 글루텐과 유제품을 끊어야 하는 이유

글루텐(밀과 일부 곡물에 함유된 단백질)과 카세인(소젖 단백질의 주요 구성 성분)은 검사상 민감도가 없는 사람에게도 염증을 유발할 수 있는 물질이다. 게다가 글루텐과 카세인 모두 소장의 밀착연접에서 조눌린이라는 단백질의 분비를 촉진하는 것으로 밝혀졌다. 그러니까 글루텐과 유제품이 직접적으로 장을 새게 만들 수 있다는 뜻이다![7]

오늘날 아이의 식단에선 대부분 설탕 다음으로 글루텐과 유제품이 큰 비중을 차지한다. 다행히도 요즘은 건강하고 맛있는 글루텐 프리와 유제품 프리 식품이 많이 나오고 있다. 물론 정크푸드 형태의 글루텐 프리와 유제품 프리 제품도 많다는 점을 잊지 말자. 따라서 '장 마스터다운 라벨 탐정 능력'을 발휘하여 제품을 구매하기 전에 라벨을 꼼꼼히 살펴야 한다. 글루텐과 유제품을 뺐는데, 그 자리를 애물단지 방해꾼 범벅인 가공식품으로 채운다면 아무 의미가 없다. 그렇게 해선 성공적인 장 회복이 아니다.

561쪽 '장 리셋 도구 모음'에서 글루텐과 유제품의 주요 공급원 목록, 그리고 대체할 만한 글루텐 프리와 유제품 프리 식품을 참고하자. 또한 520쪽 '장 건강 쇼핑 가이드'는 식료품을 구매할 때 유용한 시작점이 될 것이다.

다양성이 답이다

성공적으로 장을 회복하려면 염증을 일으키는 음식을 빼는 것만으로 충분하지 않다. 장을 되살리는 영양 가득한 음식도 채워 넣어야 한다. '장 건강 지킴이 무지개' 식단에 집중하되, 음식의 다양성에 초점을 맞추자.

장 회복기 동안 음식의 다양성을 유지하고, 아이가 섭취할 수 있는 음식을 주기적으로 바꿔주는 것이 매우 중요하다. 글루텐 대신 옥수수를 선택했다고 해보자. 그런데 아이가 매일 옥수수, 옥수수, 또 옥수수만 먹는다면 몇 달 뒤에는 글루텐에서 괜찮아질지 몰라도 새롭게 '옥수수 민감도'가 생길 수도 있다. 따라서 글루텐과 유제품을 제거할 때는 글루텐 프리 곡물(옥수수, 쌀, 퀴노아, 귀리)을 다양하게 섞고, 코코넛·아몬드·귀리·캐슈밀크나 요거트 등을 일주일 내내 번갈아 사용하면, 아이의 장벽이 건강하게 회복되고, 기존의 음식 민감도도 사라지고, 새로운 민감도가 생기는 일도 예방할 수 있다.

그리고 무엇보다도 다양성은 향신료와 함께하는 삶에서 시작된다. 다양한 색과 종류의 '장 건강 지킴이 무지개' 음식을 골고루 먹으면, 아이의 장은 충분한 식이섬유, 발효식품, 파이토뉴트리언트를 공급받아 최적의 회복 상태로 나아갈 수 있다.

만약 '장 휴식기'에도 증상이 사라지지 않는다면

글루텐, 유제품, 의심이 가는 음식, 거기에 식탐까지 모두 제거했는데도 여전히 아이의 증상이 호전되지 않는다면 어떻게 해야 할까? 여기에는 그럴 만한 이유가 몇 가지 있다.

글루텐, 유제품 혹은 의심 가는 음식이 무심코 식단에 다시 들어왔을 수 있다. 아이와 대화를 나누고, 주방 식품을 꼼꼼히 점검해보자. 작은 양이라도 이런 음식이 엉겁결에 다시 식탁에 올라오지 않도록 주의하자.

아이가 다른 음식이나 음식군에도 반응할 수 있다. 따라서 추가적인 제거가 필요할 수도 있다. 대표적인 염증 유발 음식으로는 달걀, 콩, 옥수수, 감귤류가 있다. 일부 아이들은 히스타민, 살리실산염, 옥살산염 같은 음식 속 화합물에 반응하기도 한다.

이럴 때는 장 회복을 위한 경험이 풍부한 기능의학 전문의의 도움을 받아, 아이의 회복 여정을 더욱 전문적으로 조율하는 것이 좋다.

아이가 다시 이런 음식을 먹을 수 있을까?

'우리 아이가 다시 이런 음식을 먹을 수 있을까?' 하고 궁금할 수도 있다. 답을 하자면, 그렇다. 새는 장을 회복하면 대부분의 음식을 다시 먹을 수 있다. 우리 면역계는 투과성이 높아진 장벽을 통과해 혈류로 새어 들어간 음식 입자에 반응한다는 점을 기억하자. 다시 그런 음식을 먹을 수 있게 되려면, 장벽이 회복되는 동안 면역계를 그 음식으로부터 잠시 쉬게 해주는 것이 핵심이다.

그러나 글루텐, 유제품, 정제당처럼 사람들 대부분에게 염증을 유발하는 식품은 식단에서 치웠을 때 몸이 훨씬 가벼워지고 기분이 좋아지기 때문에 대개는 다시 넣고 싶지 않게 된다. 또한 인공색소, 향료, 방부제, 기타 식품 첨가물 같은 제품은 장벽과 장-뇌 연결고리에 매우 해롭기 때문에, 가족 식단에서 완전히 없애는 것이 가장 좋다.

약 3개월(또는 그 이상)의 장 휴식기를 마쳤다면, 이제 제거했던 음식을 하나씩 다시 도입해볼 차례다. 그 단계는 이렇다.

1. 한 번에 한 가지 음식만 다시 도입한다. 글루텐을 다시 시도한다면, 글루텐과 유제품이 모두 들어 있는 맥앤치즈 대신 통밀 파스타에 마리나라 소스를 곁들여 시도한다.
2. 하루에 세 끼 모두 그 음식을 먹고 나서 4~5일간 관찰한다.(음식 민감도는 증상이 나타나기까지 며칠이 걸릴 수 있다.)
3. 이전에 사라졌던 증상이 다시 나타나거나, 새로운 증상이 생기는지 기록한다. 수면 문제, 기분 변화, 피로, 피부 발진, 복통·역류·변비·설사 같은 장 증상, 두통, 코막힘·콧물 등 어떤 변화가 있건 모두 주의 깊게 관찰한다.

4. 증상이 전혀 없다면, 그 음식이 이제는 민감 반응을 일으키지 않는 것이
   므로 식단에 다시 들인다. 그리고 다음 음식으로 넘어가서 동일한 과정
   을 반복한다.

5. 만약 증상이 다시 나타난다면, 그 음식을 1~2개월 더 치웠다가 다시 시
   도한다. 모든 증상이 완전히 사라질 때까지 기다린 후에 다음 음식을 도
   입한다.

561쪽 '장 리셋 도구 모음'에 있는 '음식 재도입 증상 추적표'를 활용해보자. 어떤 음식을 안전하게 다시 도입할 수 있는지, 어떤 음식은 몇 달 더 제거해야 하는지 기록할 수 있다.

음식 재도입에 성공하고 나서도 식단의 다양성을 반드시 유지하자! 성공적으로 장을 회복한 후에는 아이와 가족이 모두 이전보다 훨씬 건강하고 다양한 식단을 즐기게 될 테고, 이것이 바로 '장내 미생물의 기적'을 꾸준히 이어가는 힘이 된다. 그러니 이 여정을 계속하자! 아이의 장과 뇌와 면역계가 분명 그 노력에 감사하게 될 것이다.

2단계: 장 회복을 돕는 영양소를 추가하기

새는 틈 없이 건강하고 온전한 장 점막을 유지하려면, 올바른 영양 요소와 최적의 장내 미생물 환경을 포함한 참된 재료들이 필요하다.[8] 싱크대 배관을 고친다고 해서 종이로 만든 파이프를 사지는 않을 것이다. 누구나 가장 튼튼하고 내구성이 좋은 자재를 고른다. 그런데 우리 몸의 장벽을 만들 때는 왜 그보다 못한 재료를 들고 타협하려고 하는가?

장 회복에 필요한 핵심 영양소는 10장에서 항생제 복용 후에 장을

회복하는 계획을 설명할 때 언급했다. 다시 정리하자면, 새지 않고 건강한 장벽을 만드는 데 가장 중요한 회복 영양소는 다음과 같다.

- L-글루타민
- 아연
- 오메가-3 지방산(어유)
- 퀘르세틴

권장 복용량과 추천 브랜드는 525쪽 '영양제와 허브요법 선택법'에서 확인할 수 있다.

새는 장에 좋은 L-글루타민

L-글루타민은 소장 세포가 손상된 후 회복과 재생에 사용하는 주요 연료인 아미노산이다. 실제로 소장뿐 아니라 신장, 간, 뇌, 췌장, 근육, 면역세포 등 다양한 기관에서 세포 에너지원으로 활용된다. 또한 우리 몸의 대표 항산화제인 글루타티온을 합성하는 데도 필수다.[9] 이런 글루타민은 '조건부 필수 아미노산'이다. 즉, 우리 몸이 스스로 합성할 수 있지만, 부상이나 질병을 포함한 이런저런 스트레스로 신체가 부담을 받으면 글루타민 수치가 감소한다. 그러면 몸이 필요한 양을 충분히 만들지 못해서 때로는 보충해줄 필요가 있다.

시중에는 글루타민과 L-글루타민 두 가지로 표기된 제품이 있지만, 우리 몸에 실제로 쓰이는 형태는 모두 L-형L-form이므로 이 두 가지는 사실상 같은 것이다.

새는 장에 좋은 아연

아연은 피부, 폐, 장 점막 등 모든 상피세포의 재생과 회복에 필수인 미네랄이다. 특히 어린이에게 아연 결핍이 대단히 흔한 영양 부족 중 하나라는 점을 기억하자. 아연 결핍 → 새는 장 → 아연 흡수 저하 → 결핍 악화로 이어지는 악순환이 일어날 수 있다. 장을 회복하는 동안에는 아연이 풍부한 음식을 충분히 섭취하되 음식만으로는 부족할 수 있으므로, 아이들은 대부분 아연 보충제를 추가하면 도움이 된다.

새는 장에 좋은 항염 영양소

오메가-3 지방산

어유에 들어 있는 오메가-3 지방산은 장내 염증을 줄이고, 밀착연접 기능을 조절하고, 유익균의 먹이가 되는 프리바이오틱스 역할까지 수행하여 새는 장을 개선하는 효과가 있다. 그러니 연어, 고등어 같은 기름진 생선을 자주 섭취하자. 오메가-3 지방산은 어린이에게 흔히 결핍되는 영양소 중 하나이므로, 보충제 형태로 섭취해도 도움이 된다.

퀘르세틴

퀘르세틴은 천연 항히스타민, 항염증, 항산화, 면역 균형 조절 기능이 있는 식물 영양소로, 여러 과일과 채소에 풍부하게 들었다. 이를테면 생양파, 껍질째 먹는 빨간 사과, 적포도, 케일, 시금치, 케이퍼, 물냉이, 체리, 베리류, 브로콜리, 토마토, 아스파라거스, 녹차·홍차, 적상추, 고추 등이 그런 식품이다.

퀘르세틴은 내가 자주 활용하는 천연 알레르기 완화 영양소 중 하나이기도 하다. 비만세포 안정제(면역세포의 일종으로, 히스타민과 같은 염증

매개 물질을 분비하여 알레르기 반응이나 염증 반응에서 중요한 역할을 한다—옮긴이)로 작용하여 알레르기가 생길 때 히스타민 분비를 억제하지만, 그 효과는 알레르기 완화를 넘어선다.

우리 몸속 거의 모든 세포에는 히스타민 수용체가 존재한다. H1 수용체는 점막과 피부에 존재하며, 재채기·가려움·두드러기 같은 전형적인 알레르기 반응을 유발한다. H2 수용체는 위장관에 존재하며, 위산 분비를 촉진하여 역류성 식도염을 악화시킬 수 있다. H3와 H4 수용체는 면역세포와 뇌세포에 위치하며, 면역 이상이나 신경·정신적 증상을 악화시킬 수 있다. 따라서 히스타민의 균형(너무 많지도 적지도 않게)을 유지하는 것이 최적의 건강 상태를 만드는 핵심이다.

퀘르세틴은 장내 히스타민 균형을 조절하고, 장벽의 구조적 완전성을 강화하여 새는 장 증상을 줄이는 역할을 한다. 또한 프리바이오틱스로 작용해 장내 미생물의 다양성을 높이고, 장내 유익균은 다시 퀘르세틴과 강황의 쿠르쿠민, 녹차의 카테킨 같은 폴리페놀을 변환시켜 유전자 발현을 조절하는 생리활성물질로 만들어낸다.[10] 이제 왜 내가 퀘르세틴을 정말 사랑하는 장 회복 영양소 중 하나로 꼽는지 알 것이다!

장 건강 리셋 프로그램 3단계: 장내 불균형을 해소하기

2장에서 언급했듯, 장내 미생물총의 균형이 깨진 상태, 즉 장내 불균형은 어린이와 성인에게 모두 지속적인 건강 문제를 일으키는 주요 원인 중 하나다. 따라서 장내 불균형을 바로잡는 것이 장 건강 리셋 프로그램의 핵심 단계다.

기능의학 분변 검사(장내 미생물 검사)로 알 수 있는 것

기능의학 분변 검사는 아이의 장내 미생물 상태, 소화와 흡수 기능, 장 염증 여부 그리고 장 건강과 관련한 대사지표를 종합적으로 살펴보는 검사다. 검사 기관에 따라 다르지만, 종합 분변 분석으로 다음과 같은 정보를 얻을 수 있다.

- **장내 미생물 분석**: 아이의 대변 속에 존재하는 유익균, 비정상적인 불균형균(비정상적으로 장내 불균형을 유발하는 세균), 효모균, 기생충의 종류와 양을 확인한다. 검사는 배양 검사, 유전자 증폭PCR, 현미경 직접 관찰 등의 방식으로 진행된다. 일부 기관에선 각 병원체를 실제로 배양하고 항생제나 한방 제제에 대한 감수 검사를 함께 진행하여 불균형균을 제거하는 데 어떤 약물이 효과적인지 확인한다. 장내 미생물의 구성은 연령에 따라 크게 달라지므로, 아이의 나이에 맞는 분석 기준을 사용하는 검사 기관을 선택해야 한다.

- **소화와 흡수**: 췌장 엘라스타아제elastase는 아이가 먹은 음식을 제대로 분해하여 소장에서 흡수될 수 있도록, 췌장이 소화효소를 얼마나 잘 분비하고 있는지 알려준다. 대변에서 지방, 단백질 분해산물, 탄수화물이 검출되면 이는 음식이 제대로 흡수되지 못하고 장을 그대로 통과했다는 신호다.

- **염증지표**: 대표적으로 칼프로텍틴Calprotectin, 호산구 단백 X Eosinophil Protein X, 락토페린Lactoferrin, 라이소자임Lysozyme, 분변 분비형 IgA Fecal sIgA, 백혈구 등을 측정하여 면역 불균형, 알레르기, 염증성 장질환IBD의 가능성을 평가한다.

- **대사건강지표**: 장내 미생물이 만들어내는 짧은사슬지방산SCFA은 건강한 장 상태를 유지하는 핵심 물질이다. 그중에도 낙산은 가장 중요한 SCFA로, 장내 미생물의 회복력과 건강을 돕는다. 반면 프로피온산Propionate 수치가 비정상적으로 높으면 클로스트리듐 균의 과증식을 의미할 수 있는데, 이는 자폐스펙트럼 아동에게 특히 문제가 될 수 있다.

2장에서 소개한 닉을 기억하는가? 클레브시엘라로 생긴 장내 불균형을 교정했더니 소아류머티즘관절염이 완화된 아이였다. 이런 일은 결코 드문 사례가 아니다. 다음과 같이 말이다.

- **놀런**: 기생충 블라스토키스티스Blastocystis로 인한 장내 불균형을 해소했더니 눈 깜빡임과 목 비틀기 틱 증상이 사라졌다.
- **신시아**: 칸디다균으로 인한 장내 불균형을 치료하고 나서 우울증 증상이 호전됐다.
- **조니**: 황색포도상구균 불균형을 바로잡자, 아토피피부염에서 완전히 회복됐다.
- **마야**: 장내 불균형을 바로잡고, 락토바실러스와 비피도박테리아 같은 유익균을 되살린 후에 반복되던 중이염과 감기가 멈췄다.
- 그 밖에도 수많은 아이가 이 같은 변화를 경험했다.

하지만 모든 아이에게 장내 불균형이 있는 건 아니다.
이를 확인하는 유일한 방법이 분변 검사다. 단순한 대변검사가 아니라, 통합의학·기능의학 전문의가 의뢰하는 '종합 분변 분석Comprehensive Stool Analysis' 검사가 필요하다. 아이에게 소화기 증상이 전혀 없더라도, 이 검사는 해볼 만하다. 들여다보지 않으면, 그 안에 무엇이 있는지 결코 알 수 없기 때문이다.

그러나 현실적으로 통합의학 전문의를 만나기 어렵거나, 검사 비용이 부담스러울 수도 있다.

다행히도, 영양 결핍이 몸의 신호로 드러나듯 아이의 몸은 장내 불균형이 있을 때도 이런저런 임상적 단서로 알려준다. 아래 표를 살펴보며, 여러분의 아이에게 해당되는 증상이 있는지 확인해보자.

장내 불균형 유형별 임상적 단서

세균성 장내 불균형	효모성 장내 불균형	기생충성 장내 불균형
• 기분 변화나 행동 문제 • 주의력 및 집중력 문제 • 자폐스펙트럼장애 • 아토피 질환(아토피피부염, 천식, 알레르기비염 등) • 연쇄상구균 감염 병력(편도염, 농가진, 좁쌀 같은 발진, 항문·외음부 주위의 연쇄상구균 감염 등) • 과민성 장 증상(가스, 복부팽만, 트림, 복통 등) • 위식도 역류나 속쓰림 • 자가면역질환	• 항생제 복용 이력(태아기 노출 포함) • 스테로이드 사용 이력(경구용 또는 흡입제 포함) • 구강 아구창 • 효모 감염으로 인한 기저귀 발진 • 완선(샅백선증, 무좀) • 발톱 무좀 • 피부 백선(피부 곰팡이 감염) • 부비동염(축농증)으로 인한 만성 코막힘 • 피로감 • 머리가 멍하고 집중하기 어려움(브레인포그) • 달달한 음식을 애타게 갈망함 • 때때로 술 취한듯 비틀거리거나 과하게 들떠 보이는 행동 • 집중력과 주의력 저하	• 이를 가는 습관(이갈이) • 이식증—흙, 모래, 종이, 얼음 등 음식이 아닌 것을 먹는 행동 • 뭐든 입에 넣고 물어 뜯는 습관 • 항문 가려움 • 눈 밑 다크서클 • 짜증, 분노 폭발, 감정 기복 등 행동 문제 • 예민한 감각(소리, 촉감, 냄새 등에 보이는 과민 반응) • 틱 증상 • 수면장애 • 복통 • 복부팽만, 가스 • 메스꺼움이나 구토 • 설사 또는 변비 • 조금만 먹어도 배가 부른 느낌 • 비정상적인 체중 감소

• 분노 조절이나 행동 문제 • 자폐스펙트럼장애	• 발작(경련) • 보름달 무렵 증상이 심해짐 (다소 비과학적으로 들릴 수 있지만, 보름달이 기생충의 생활주기에 영향을 주는 것으로 알려졌다.)

장내 불균형을 해소하는 법

위 표를 보고 아이에게 장내 불균형이 의심된다면, 이제 해야 할 일은 그것을 바로잡는 것이다. 장내 불균형을 교정할 때 핵심 우선순위는 다음 세 가지다.

- 좋은 균을 먹이기
- 좋은 균을 더 많이 들이기
- 나쁜 균을 내보내기

장 건강 리셋 프로그램의 '제거 단계'는 '새는 장 회복 단계'와 동시에 진행한다. 실제로, 장내 불균형을 바로잡는 과정이 새는 장 회복 속도를 빠르게 촉진하는데, 보통 1~2개월 정도 지속된다.

'나쁜 균을 내보내기'는 마지막 순서라는 것이 가장 중요하다. 부모들은 대부분 아이의 장에 나쁜 균이 있다는 얘기를 들으면, 당장 그 균을 없애야 한다고 생각한다. 그러나 좋은 균이 자랄 수 있는 환경을 만들고 유익균을 충분히 늘려주면, 나쁜 균이 머물 자리가 자연스럽게 줄어들기 때문에 제거하기가 더 쉽고 빠르다.

좋은 균을 먹이기 2부에서 다룬 '장 건강 지킴이 무지개'를 다시 떠올려보

자. 든든한 챔피언 3총사가 풍부한 식단은 이미 장 속에 있는 유익균의 먹이가 되어 그들의 성장과 번식을 돕는다. 반대로, 대표적인 애물단지 방해꾼인 설탕이나 초가공식품을 줄이면 나쁜 균이 자랄 수 있는 에너지원이 줄어들어 자연스럽게 약화된다. 좋은 균은 키우고, 나쁜 균은 굶기자. 나쁜 균이 살기 힘든 환경을 만들어야 좋은 균이 번성한다. 아이의 좋은 균이 머물고 싶어 하는 '최고의 집주인'이 되어라.

좋은 균을 더 들이기 좋은 균은 단순히 건강에 이로울 뿐 아니라, 나쁜 균의 증식을 억제하는 힘이 있다. 일부 프로바이오틱스 균주는 항균 효과도 있어 불필요한 세균이나 효모균, 바이러스 등을 자연스럽게 제거한다. 현재 사용 가능한 의약용 항생제들에도 반응하지 않는 '슈퍼박테리아'의 출현과 다제 내성균 문제를 막기 위한 노력의 일환으로, 프로바이오틱스를 항생제의 대체 치료법으로 연구하는 중이다. 프로바이오틱스 보충제는 다음과 같은 방식으로, 항생제처럼 항균 효과를 나타내면서도 장내 미생물의 균형을 깨뜨리는 부정적 영향을 일으키지 않는 장점이 있다.[11]

- 물리적 장벽을 형성하여 나쁜 균이 자리를 차지하지 못하게 한다.
- 여러 병원성 세균, 효모균, 바이러스에 맞서는 항균물질을 스스로 생산한다.
- 나쁜 균이 스스로를 보호하려고 만드는 '생물막(바이오필름)'을 파괴한다.
- 나쁜 균이 분비하는 독소가 혈류로 들어가기 전에 제거하여 대사성 내독소혈증을 줄인다.
- 건강한 장벽을 유지하여 장이 새는 상태를 예방한다.
- 면역계와 신호를 주고받으며 외부 침입 세균에 대한 방어력을 강화한다.

아이에게 맞는 프로바이오틱스 제품을 선택하는 방법은 10장에서 다룬 '항생제 복용 후에 장내 미생물을 회복하는 계획'을 참고하고, 525쪽 '영양제와 허브요법 선택법'에서 최신 추천 목록을 확인하면 된다. 여기서 추천하는 프로바이오틱스는 '제거 단계'에도 그대로 활용할 수 있다.

나쁜 균을 내보내기 드디어 나쁜 균을 제거할 차례다. 이 과정이 장내 불균형을 해소하는 마지막 단계임을 기억하자. 앞선 단계의 다른 준비 요소들을 제대로 갖추기만 해도, 이미 장내 불균형을 일으키는 미생물들의 자리를 빼앗으며 그 수를 줄이기 시작한 셈이다. 따라서 이제 제거해야 할 나쁜 균이 훨씬 적어졌으므로, 치유가 더욱 빠르고 수월해진다.

이상적인 상황이라면 아이는 어떤 장내 불균형 미생물이 존재하는지, 그리고 그 미생물을 제거하는 데 어떤 의약용 또는 천연 항균제가 효과적인지를 정확히 보여주는 종합 분변 분석 검사를 받았을 것이다. 그러나 이런 정보가 없을 때는 임상에 근거해 합리적으로 접근해야 한다. 내 임상 경험에 비춰보면, 중쇄지방산 오일Medium-Chain Triglyceride(MCT 오일)이 장내 불균형을 개선하는 첫 단계로 가장 안전하고 효과적인 선택지가 될 수 있다. 분변 검사를 하지 않았다면 더욱이 그렇다.

525쪽 '영양제와 허브요법 선택법'에서 자세한 제품과 복용량을 확인할 수 있다. 이 프로바이오틱스들은 '제거 단계'에도 그대로 사용할 수 있다.

MCT 오일

MCT 오일에는 유익한 중쇄지방산이 다양하고 풍부하게 들어 있다. 코코넛오일이나 팜핵유에서 얻을 수 있는 오일인데, 코코넛 농장은 일반적으로 팜핵유를 재배할 때 활용하던 환경 파괴적인 방식보다 훨씬 더 지속 가능한 생태적 농법으로 운영된다. 따라서 가능하면 코코넛 유래 MCT 오일을 선택하는 것이 바람직하다.

MCT 오일에는 다음과 같은 건강상 이점이 있다.

- 지방을 감소하고 건강하게 체중을 유지하는 데 도움을 준다.[12]
- 뇌 건강과 인지 기능을 향상한다.[13]
- 혈당을 조절하고 인슐린 감수성을 개선한다.[14]
- 다양한 세균, 바이러스, 효모균, 기생충에 광범위한 항균 작용을 한다.[15]

바로 이 마지막 효능 때문에, MCT 오일이 장내 불균형 전반에 활용하기 좋은 1순위 선택지가 된다. MCT 오일의 권장 용량은 525쪽 '영양제와 허브요법 선택법'에서 확인할 수 있다.

MCT 오일이 유익균도 함께 없애버릴까?

처방약이든 천연 성분이든, 모든 항균제에서 잠재적으로 우려되는 점은 해로운 세균뿐 아니라 유익한 미생물까지 함께 죽일 수 있다는 것이다. 살균제는 대부분 어떤 균을 죽일지 구별하지 못한다. 그래서 유익균까지 포함해 눈앞에 있는 거의 모든 미생물을 무차별적으로 제거하기 때문에 도리어 장내 불균형이 더 심해질 수도 있다.

놀랍게도 MCT 오일은 박테로이데스와 클로스트리듐 같은 불균형 미생물에는 강한 항균 활성을 보이지만, 락토바실러스 같은 유익균에는 거의 영향을 미치지 않는다.[16] 즉, 나쁜 균만 골라 줄이고 좋은 균은 그대로 둔다. 실제로 카프릴산caprylic acid이라는 MCT 성분은 코코넛 오일뿐 아니라 모유에도 들어 있어, 모유가 아기의 장내 미생물 건강을 돕는 또 하나의 이유가 된다.

이제 아이의 장 건강 리셋 프로그램이 거의 완성 단계에 이르렀다. 장이 새는 상태를 막고 회복시켰다. 장내 불균형도 바로잡았다.

이제 마지막 단계로, 지속 가능한 전인적인 장 건강 회복력을 위해 장내 미생물을 변화시킬 차례다.

<h2 style="text-align:center">장 건강 리셋 프로그램 4단계:
장내 미생물을 건강하고 회복력 있게 변화시키기</h2>

10장에서 우리는 항생제 복용 후에 아이의 장내 미생물을 되돌리는 3P 전략에 대해 살펴봤다.

- 프리바이오틱스
- 프로바이오틱스
- 포스트바이오틱스

하지만 이것은 아이의 장내 미생물을 변화시키는 첫걸음일 뿐이다. 아이의 장내 미생물 환경을 변화시킨다는 건 앞으로 또다시 항생제나 장내 미생물 균형을 무너뜨리는 약물을 복용하게 되더라도, 혹은 형광

블루 젤리빈, 핑크빛 냉동 커피 음료, 새빨갛게 매운 토르티야 칩 같은 음식을 어쩔 수 없이 가끔은 먹게 되더라도 그 영향을 쉽게 받지 않고, 새는 장이나 장내 불균형 상태로 다시 돌아가지 않는 회복력 있는 장을 얻게 된다는 뜻이다. 즉, 장내 미생물의 진정한 변화란 아이의 장과 몸이 초가공식품과 속도가 빠른 현대사회에서도 무너지지 않고 견디며 성장할 수 있는 회복력을 기르는 것을 말한다.

그리고 이런 진정한 변화의 핵심은 미주신경의 회복력 강화에 있다.

2부 '호흡' 부분에서 언급한 마음챙김 연습은 평생 지속될 미주신경 회복력을 키우는 첫걸음이다. 하지만 건강 문제가 길어질수록, 우리는 아이러니하게도 이런 마음챙김이나 감사 연습 같은 일이 가장 하기 싫어진다. 하지만 바로 이때야말로 그런 연습이 가장 필요한 순간이다.

장내 미생물의 변화를 이끌려면 미주신경의 회복력과 심박변이도를 높이는 연습이 보충제나 약물 처방만큼이나 중요하다. 또한 '호흡' 부분에서 배운 연습 말고도, 아이가 교감신경이 지배적인 상태에서 벗어나 부교감신경이 주도하는 안정된 상태로 전환할 수 있도록 돕는 추가적인 도구나 방법이 필요할 수 있다. 이런 상태가 되어야 아이의 뇌가 호흡과 명상 연습을 더 잘 배우고 실천하며, 스스로 미주신경을 활성화할 수 있게 된다.

이런 도구로는 마음챙김과 명상 관련 책, 앱, 온라인 프로그램, 미주신경 자극 장치 등이 있다.

557쪽 '미주신경 회복 루틴'에서 아이의 미주신경 회복력을 강화하고 장내 미생물의 변화를 촉진하는 데 도움이 되는 다양한 자료와 도구를 참고할 수 있다.

장, 그 너머를 바라보기

장 건강 리셋 프로그램을 마친 뒤에 많은 아이가 지속적인 건강 문제를 깨끗이 해결하거나 눈에 띄게 개선하는 변화를 경험한다. 그러나 여전히 해결되지 않은 건강 문제가 남아 있는 아이도 있다. 이럴 때는 장 문제를 넘어, 아이의 몸속 깊은 곳에서 건강을 방해하는 다른 불균형을 찾아야 한다. 여기에는 면역 조절 이상과 만성 감염, 미토콘드리아 기능 장애, 비만세포 활성화, 환경호르몬, 호르몬 불균형 등 여러 요인이 있을 수 있다.

이 책에선 이런 추가적인 불균형을 심도 있게 다루지 않는다. 이와 관련해 더 많은 정보는 내 웹사이트 www.healthykidshappykids.com 에서 확인할 수 있다. 만약 아이에게 추가적인 회복 지원이 필요하다면, 통합의학 또는 기능의학에 정통한 소아과 전문의와 협력하여 아이의 치유 여정을 함께 만들어가는 것이 좋다. 563쪽 '통합 소아의학 진료·검사 가이드'에서 아이의 전인적 회복력을 함께 만들어갈 전문가를 찾는 방법과 팁을 확인할 수 있다.

아이의 치유 로드맵: 한눈에 정리하기

이제 여러분은 내가 환자들과 함께 지속적인 건강 문제를 해결하고 전인적 회복력을 되살리기 위해 사용하는 구체적인 단계를 모두 살펴봤다. 하지만 기나긴 치유 여정의 모든 단계를 한눈에 돌아보고 나니, '이 많은 과정을 어떻게 끝까지 완주할 수 있을까' 하는 막막함이 밀려올 수도 있다. 나 역시 그런 순간이 있었다. 한번은 이사를 준비하며 거실 바닥에 앉아 눈물을 흘린 적이 있다. '방, 거실, 욕실, 주방에다 고양이까지…… 이 짐을 언제 다 싸지?' 하는 막막함이 밀려왔다. 어디서부터 시작해야 할지 몰라 멍하니 앉아 있는데, 그때 내 동생이 나타났다.

동생은 해야 할 일 전체를 보지 않았다. 그저 '하나씩'에 집중했다. 우리는 욕실부터 시작했다. 청소도구 → 세면도구와 화장품 → 드라이기와 전자기기 → 마지막으로 수건. 이렇게 순서대로 포장했다. 욕실을 끝내고 주방, 거실, 침실 순으로 옮겨갔다. 한 번에 하나의 공간에 집중하자, 놀랍게도 금세 모든 짐이 정리됐고, 고양이까지 데리고 무사히 이사 준비를 마칠 수 있었다.

그러니 아이의 치유 여정 또한 전체를 한꺼번에 보지 말고 한 단계씩, 마치 내 동생이 내 짐을 방마다 정리했던 것처럼 진행하자. 이것이 바로 아이의 치유 로드맵 요약본이다. 여러분은 충분히 할 수 있다. 한 걸음씩 나아가며, 단계마다 작은 성공을 축하하자. 눈앞의 '큰 산'에만 집중하지 말고, 중간중간 멈춰 서서 지금까지 얼마나 멀리 왔는지 돌아보자. 천 리 길도 한 걸음부터. 그 한 걸음이 모여, 결국 도착하게 될 그곳에서 아이의 전인적 회복력을 만나게 될 것이다.

1단계: 아이의 영양 상태를 최적화한다.

특히 다음과 같은 결핍 영양소를 보완한다.

- 비타민D
- 아연
- 마그네슘
- 철분
- 오메가-3 지방산

2단계: 장 건강 리셋 프로그램을 진행한다.

(Return) '장내 미생물의 기적'을 위한 5가지 핵심 원칙으로 돌아가기

1. 영양: '장내 미생물의 든든한 챔피언'

식이섬유, 파이토뉴트리언트, 발효식품을 충분히 섭취하고, 식품 첨가물, 설탕, 인공감미료, 글리포세이트 등 애물단지 방해꾼을 멀리한다.

2. 호흡: 마음챙김 호흡으로 심박변이도와 미주신경 회복력을 강화한다.

3. 움직임: 즐겁게 몸을 움직이는 습관을 들인다.

4. 수분: 체중(kg)×33ml의 수분을 매일 섭취한다.

5. 수면: 나이에 맞춰 충분한 회복성 수면을 확보한다.

(**S**eal and Heal) 새는 장을 막고 회복시키기

- 1단계: 장에 휴식을 주기

  문제가 되는 음식, 강한 식탐을 부르는 음식, 글루텐, 유제품을 일시적으로 끊는다.

- 2단계: L-글루타민, 아연, 오메가-3 지방산, 퀘르세틴 등 장 회복 영양소를 추가한다.

(**E**liminate) 장내 불균형을 해소하기

- 좋은 균에게 먹이를 주기: 프리바이오틱스와 '3총사'(식이섬유, 파이토뉴트리언트, 발효식품)를 섭취한다.

- 좋은 균을 늘리기: 프로바이오틱스 보충제를 섭취한다.

- 나쁜 균을 내보내기: MCT 오일을 활용한다.

(**T**ransform) 장내 미생물을 변화시키기

- 미주신경 회복력을 강화하기

3단계: 장을 넘어 몸 전체의 균형을 살핀다.

필요하면 면역, 호르몬, 환경호르몬, 미토콘드리아 기능 등 신체 불균형을 함께 교정한다.

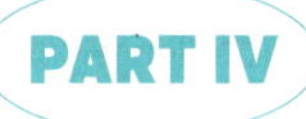

열부터 ADHD까지,
25가지 대표 어린이 질환
실전 매뉴얼

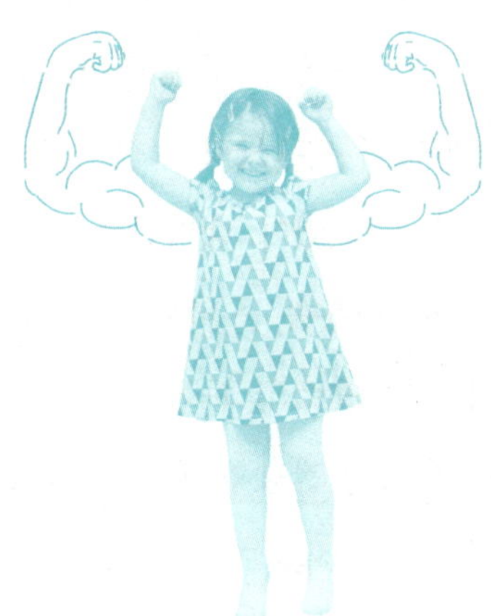

4부는 아이가 아플 때마다 펼쳐볼 수 있는 실용적인 안내서다. 이 장에는 장내 미생물을 방해하는 불필요한 약물 사용을 최소화하면서, 아이의 몸이 스스로 회복할 수 있도록 돕는 방법을 담았다. 먼저 '아이의 면역력을 끌어올리는 통합의학 접근법'부터 살펴보고, 이어서 내가 진료실에서 무척 자주 만나는 어린이 대표 급성질환 25가지를 하나씩 다룬다. 아이가 열이 나거나, 목이 아프거나, 귀가 아플 때 등 다양한 급성 증상으로 나를 찾는 부모들에게 실제로 안내하는 구체적인 치료 도구를 그대로 소개했다. 이제 '맘카페 닥터'에 의존할 필요도, 한밤중에 당황할 이유도 없다. 언제든 곁에 두고 도움을 받을 수 있는 여러분만의 '통합의학 소아과 의사'가 되어줄 것이다.

이 장에선 아이들의 주요 증상을 '매우 흔한 8가지 급성 건강 문제'와 '그 밖의 건강 문제'로 나누어 정리했다. 매우 흔한 8가지 급성 건강 문제는 나를 포함해 대부분의 소아과 의사가 진료실에서 자주 마주치는 증상들이다. 실제로 정기검진을 제외하면, 아이가 병원을 찾는 가장 흔한 이유가 바로 귀 통증이다.[1] 미국에선 소아과 방문 5건 중 1건이 귀 통증 때문일 정도다.

통합의학 소아과 의사가 되기 훨씬 전에 나는 소아 응급진료소에서 일하던 시절이 있었다. 그때는 하루 저녁 내내 귀 감염으로 찾아온 아이들에게 처방전을 쉴 새 없이 써주느라 정신이 없었다. 저녁을 먹을 시간은커녕 화장실에 갈 틈도 없었다. 대기실은 귀 통증, 기침, 감기와 독감, 열, 결막염, 구토, 설사, 인후통 등 바로 그 '매우 흔한 8가지 급성 건강 문제' 때문에 찾아온 아이들로 늘 북적였다.

특히 이 매우 흔한 8가지 급성 건강 문제는 꼭 필요하건 아니건 항생제를 가장 빈번하게 사용하는 질환들이다. 그래서 아이의 장내 미생물이 무너지는 가장 큰 원인이 된다. 그러나 지난 20여 년간 내가 발전시켜온 통합 소아의학 치료 도구 덕분에, 이제 귀 감염으로 항생제를 처방해야 하는 경우는 손에 꼽을 정도로 줄었다. 그리고 정말로 항생제가 필요한 상황이라면 그 처방이 불가피한지를 명확히 구분할 수 있을 뿐 아니라, 항생제 복용 후에 어떻게 하면 아이의 장내 미생물을 회복시킬 수 있는지도 알고 있다. 이제 여러분도 그 방법을 알게 될 것이다.

물론 이 책에서 다루는 25가지 말고도 아이가 겪을 수 있는 건강 문제는 다양하다. 만약 이 목록에서 아이의 증상을 찾을 수 없다면, 내 웹사이트 www.healthykidshappykids.com에서 더 많은 자료를 참고할 수 있다.

매우 흔한 8가지 급성 건강 문제

- '크러드'(단어 자체는 더러운 찌꺼기, 불쾌한 것을 뜻하지만, 구어체로 감기, 독감 또는 호흡기 바이러스 감염처럼 몸을 축 처지게 만드는 가벼운 질병을 의미한다—옮긴이)
- 기침
- 귀 통증
- 열
- 위장염: 구토 및 설사
- 결막염(핑크아이)
- 인후통

그 밖의 건강 문제

- 여드름

- 급성 불안 및 스트레스

- 알레르기비염(건초열)

- 천식

- 주의력 및 집중력 문제

- 급경련통(보채는 아기)

- 변비

- 아토피피부염

- 응급 처치(상처, 찰과상, 타박상, 염좌 등)

- 두통

- 속쓰림(역류)

- 농가진

- 불면증(수면장애)

- 가려운 발진(두드러기, 벌레 물림, 옻나무·담쟁이덩굴 접촉)

- 다래끼

- 요로 감염

- 사마귀

참고: 아이가 아플 때 자연요법을 시작하는 시점이 빠를수록 그 효과는 훨씬 크다. 여느 의학처럼 '조금 더 지켜보자'는 식의 접근은 필요하지 않다. 아이의 눈이 살짝 흐려지거나 '감기 기운이 오려나?' 싶은 그 순간부터 통합의학 치료를 시작해야 한다. 그래야만 그만큼 더 빨리 질환이 더 진행되기 전에 싹을 잘라낼 수 있다. 실제로 내 아이들과 진료 중인 아이들에게 이 접근법을 적용했더니, 대부분 하루나 이틀 만에 증상이 사라졌고, 아이들도 다시 평소의 활기찬 모습으로 돌아올 수 있었다.

'매우 흔한 8가지 급성 건강 문제'에 해당하는 질환들은 각각 다음과 같은 구성에 따라 설명한다.

- **Dr. Song의 핵심 노트**: 통합의학 소아과 의사 관점에서 각 증상에 대해 부모가 꼭 알아야 할 핵심 내용을 수록했다.
- **기초 다지기**: 모든 아이에게 공통으로 적용할 수 있는 첫 번째 대응법이다.
- **내 아이에게 딱 맞게 고르기**: 아이의 상황에 맞춰 개별적으로 선택할 수 있는 치료 옵션을 제시한다.

나머지 질환들은 가나다 순으로 정리했으므로, 빠르고 쉽게 찾아볼 수 있다.

아이가 아플 때는 한 가지 이상의 항목을 같이 참고해야 할 수도 있다. 예를 들어 아이가 감기와 귀 통증을 함께 앓고 있다면 '크러드'와 '귀 통증' 두 항목을 모두 살펴보고, 그 안에서 아이에게 가장 알맞은 자연요법을 선택하면 된다. 내가 제시하는 영양 보충제, 허브 약제, 동종요법, 에센셜 오일 등의 자연요법은 서로 병행할 수 있다. 하지만 이 모든 내용은 어디까지나 선택사항일 뿐이다. 많은 선택지에 부담을 느끼지 않아도 된다. 모든 방법을 다 사용할 필요도 없다. 기존의 소아과 진료처럼 '모든 아이에게 똑같이 적용되는 방식'은 존재하지 않는다. 우리는 아이가 보이는 증상과 몸의 반응에 맞춰, 그 아이만의 회복 방식을 찾아야 한다.

통합의학 치료 도구를 선택할 때는 다음 기준을 참고하면 된다.

- 아이의 증상에 가장 잘 맞는 방법
- 아이의 입맛과 알레르기 여부를 고려한 선택
- 시간이 지나면서 아이에게 가장 효과적이라고 느낀 방법

아이가 아플 때 기본적으로 무엇을 해야 하는지 궁금하다면 항상 9장을 참고하자. 주요 내용은 다음과 같다.

1. 아이를 푹 쉬게 해주기

2. 회복을 돕는 수분 섭취에 집중하기

3. 의사와 상의해야 하는 시점을 미리 알아두기

필요하다면 8장 '아이가 아플 때 큰 그림을 보는 통합 소아의학 접근법'을 다시 살펴보자. 영양 보충제, 허브 약제, 동종요법, 지압, 에센셜 오일 등을 아이에게 안전하게 적용하는 방법을 자세히 확인할 수 있다. 아래 가이드는 언제 어디서든 손쉽게 참고할 수 있도록 정리한 자료다. 각 질환별로 추천하는 자연요법의 권장 복용량, 추천 브랜드, 구입처 그리고 사용 목적까지 모두 정리해두었다.

- 영양제와 허브요법 선택법(525쪽)

- 동종요법 실전 가이드(539쪽)

- 에센셜 오일 활용법(548쪽)

- 지압법 바로 쓰기(554쪽)

- 미주신경 회복 루틴(557쪽)

필수 확인 사항: 어떤 약물이나 영양제, 허브 약제, 동종요법 보조제 또는 치료법을 사용하기 전에는 반드시 알레르기 여부를 확인하고, 의료 전문가와 상의해야 한다. 또한 아이가 현재 복용 중인 약이나 보충제와의 상호작용 그리고 필요한 영양 보충의 종류와 양은 주치의나 약사와 함께 확인하는 것이 가장 바람직하다.

먼저, 아이 면역력 제대로 끌어올리기

'매우 흔한 8가지 급성 건강 문제'를 살펴보기 전에, 아이의 면역력을 어떻게 끌어올릴 수 있는지 알아보자. '면역력을 끌어올린다'는 건 아이의 면역체계를 과도하게 강화해 세상의 모든 질병을 막겠다는 뜻이 아니다. 그렇게 접근하는 시각은 면역 회복력을 키우는 방법이 아닐뿐더러, 현실적으로도 아이를 멸균된 방에 가두지 않는 한 불가능하다.

하지만 아이가 올해만 해도 몇 번째인지 모를 만큼 자주 아플 때는 이 상황을 면역 회복력을 키우는 기회로 바라보기가 쉽지 않다. 물론 아플 때마다 아이의 몸이 회복력을 배우는 기회가 되긴 하지만, 그래도 자주 아픈 것이 반가울 리는 없다.

다음은 아이가 '매우 흔한 8가지 급성 건강 문제' 중 어떤 질환에 걸리기 전에 미리 면역체계를 튼튼하게 만들기 위한 나만의 방법이다. 특히 겨울철 감기, 독감, 호흡기 질환이 유행하는 '크러드' 시즌에 실천하면 효과적이다. 물론 새 학기마다 몰려오는 세균 폭탄을 막고 싶을 때나, 온 가족이 건강하게 휴가를 즐기고 싶은 때, 혹은 중요한 행사를 앞두고 있을 때도 언제든 적용할 수 있는 대책이다. 그리고 모든 건강은 장에서 시작된다는 점을 꼭 기억하자. 면역 건강은 더욱이 그렇다. 따라서 장내 미생물의 회복력을 키우는 모든 노력은 곧 아이의 면역체계를 강화하는 일과 다르지 않다.

식습관과 생활방침

- 음식을 먹기 전이나 얼굴을 만지기 전에 손을 씻는다.
- 매일 밤 혹은 감염에 노출된 직후(이를테면 생일 파티, 비행기 여행, 콧물을

흘리며 기침하는 아이의 옆에 앉았을 때 등)에는 클리어Xlear사의 자일리톨 함유 비강 스트레이 또는 식염수 스프레이로 코를 세척한다. 호흡기 바이러스는 대부분 코 안에 자리를 잡고 증식하기까지 하루나 이틀 정도 걸린다. 따라서 바이러스가 완전히 자리를 잡기 전에 코를 깨끗이 씻어내면 감염을 예방하는 데 큰 도움이 된다. 특히 클리어사의 비강 스프레이는 자일리톨을 함유하고 있어 충치 예방은 물론 귀 감염과 호흡기 바이러스 감염을 막는 데도 효과적인 것으로 알려졌다.

- 설탕 섭취를 줄인다. 설탕은 섭취 후 20분 이내에 면역체계의 방어력을 최대 50%까지 떨어뜨리며, 그 영향이 최소 5시간 지속된다.[2]

- 음식을 약처럼 활용한다. 면역 기능을 돕는 영양소가 풍부한 음식을 우선 선택한다. 이를테면 아연, 퀘르세틴, 비타민D, 비타민C, 글루타티온, 오메가-3 지방산, 프로바이오틱스 등이 그런 영양소다. '아이의 면역 회복력을 위한 식품 가이드(음식이 곧 약이다)' 쇼핑 리스트는 웹사이트 www.healthykidshappykids.com/bookresources 또는 이 책 마지막 부분에 있는 QR 코드에서 다운로드할 수 있다.

- 스트레스를 줄이고 마음챙김을 실천한다. 마음챙김과 미주신경 회복력을 강화하여 심리적 안정을 얻으면 면역 건강에 큰 도움이 된다.[3] 자세한 방법은 6장과 557쪽 '미주신경 회복 루틴'를 참고하자.

- 매일 신선한 공기를 마시며 몸을 움직인다. 하루 20분 정도의 중간 강도 운동이나 10분 정도의 격한 신체 활동만으로도 바이러스성 호흡기 감염의 위험이 줄어든다.[4]

- 최적화된 수면을 유지한다. 수면 부족은 면역체계의 감염 방어 능력을 떨어뜨린다.[5]

- 충분한 수분을 섭취한다. 뼈 육수나 비타민C가 풍부한 차는 맛있고, 면

역 건강을 돕는 훌륭한 방법이다. 자세한 레시피는 4장의 '장 마스터 (수분 보충) 음료/육수' 레시피를 참고하자.

영양 보충제와 허브 약제

- 면역을 돕는 유익균이 포함된 프로바이오틱스를 섭취한다. 예를 들어 락토바실러스 애시도필러스 NCFM *Lactobacillus acidophilus* NCFM, 비피도박테리움 락티스 Bi-07 *Bifidobacterium lactis* Bi-07, 비피도박테리움 애니멀리스 서브스피시즈 락티스 Bl-04 *Bifidobacterium animalis subsp. lactis* Bl-04, 바실러스 서브틸리스 DE111 *Bacillus subtilis* DE111 등이 있다.
- 오메가-3 어유
- 비타민D3
- 비타민C
- 아연

동종요법

- **오실로콕시넘***Oscillococcinum*: 겨울철 감기, 독감, 호흡기 감염이 유행하는 시기나 감염에 노출된 직후에 주 1회 1바이알을 복용한다.

지압 포인트

- 합곡 혈Large Intestine 4
- 족삼리 혈Stomach 36

에센셜 오일

에센셜 오일을 면역 강화 목적으로 매일 사용하는 건 권장하지 않는다. 그

러나 감염 위험이 있을 때나 감염에 노출되기 전과 후에 사용할 수 있는
훌륭한 면역 지원용 에센셜 오일 블렌드들이 있다. 자세한 내용은 548쪽
'에센셜 오일 활용법'에서 확인하기 바란다.

가장 흔한 8가지 문제

'크러드'- 감기·독감·호흡기 바이러스 감염

Dr. Song의 핵심 노트

겨울철 아이들에게 흔히 나타나는 여러 호흡기 바이러스 감염을 통
틀어 '크러드'라고 한다. 이 바이러스에는 감기를 일으키는 200가지 넘
는 바이러스(리노바이러스, 아데노바이러스, 코로나바이러스 등)와 인플루엔
자, 인플루엔자 유사 질환, RSV(호흡기 세포융합 바이러스), 그리고 코로나
19의 원인 바이러스인 SARS-CoV-2까지 포함된다. 많은 사람이 인플
루엔자와 비슷한 모든 질환을 '독감the flu'이라고 부르는데, 의학적으로
'독감'은 인플루엔자 A형 또는 B형 바이러스 감염만 해당된다.

그렇다면 왜 이런 질환들을 한데 묶어 '크러드'라고 할까? 단순히 '몸
이 축 처지고 기분이 엉망으로cruddy' 느껴지기 때문만은 아니다. 실제
로 어떤 호흡기 바이러스에 감염됐는지는 치료하는 데 크게 중요하지
않기 때문이다. 전통 의학에선 이런 바이러스 감염을 치료할 만한 특별
한 방법이 거의 없다. 단지 '대증 치료'만 있을 뿐이다. 대증 치료란 충
분한 수분을 섭취하게 해서 아이가 편안히 회복하도록 돕거나, 때로는
도리어 회복을 늦출 수도 있는 해열제, 효과가 입증되지 않은 항히스타

민제(베나드릴, 클라리틴 등) 또는 코막힘 완화제(슈다페드 등)를 쓰는 정도를 말한다. 그리고 증상이 심해지거나 오래 지속되어 의사에게 진료를 받으면, 항생제가 필요할 수 있다고 안내를 받는 것이 전부다.

그렇다면 타미플루는 어떨까? 타미플루(성분명 오셀타미비르)는 확진된 인플루엔자 A형 또는 B형 감염에만 사용하도록 권장한다. 코크란 데이터베이스Cochrane Database(전 세계 의학 연구를 체계적으로 분석해 근거 중심의 결론을 제시하는 국제 의학 연구 네트워크―옮긴이)에 발표된 리뷰에 따르면,[6] 소아의 경우 타미플루가 증상이 지속되는 기간을 하루 미만 줄일 수 있으나, 입원율이나 폐렴, 중이염, 부비동염의 발생률을 낮추는 효과는 없었다. 또한 타미플루는 드물긴 하지만 특히 어린이에게서 정신적 부작용이 보고된 사례가 있으며, 일부는 상당히 심각한 형태로 나타나기도 했다. 다만 최근 연구에서 이미 인플루엔자로 입원한 소아에게 타미플루가 입원 기간과 증상의 중증도를 줄이는 데 도움이 된다는 결과가 보고됐다.[7] 따라서 중요한 건 부작용 없이 안전하고 효과적인 통합 소아의학 케어키트로 다시 돌아오는 일이다.

감기, 독감, 호흡기 바이러스 감염에서 흔히 나타나는 증상은 이렇다.

- 재채기
- 콧물 또는 코막힘
- 목 통증
- 발열
- 기침
- 오한과 몸살
- 피로감

- 두통
- 때로 구토와 설사

호흡기 바이러스 감염의 가장 성가신 점은 증상이 오래, 아주 오래 지속될 수 있다는 것이다. 실제로 아이가 호흡기 바이러스에 걸리면 다음과 같은 증상이 나타날 수 있다.

- 인후통이 약 8일간 지속된다.
- 두통이 9~10일간 지속된다.
- 코막힘이나 콧물이 14일 이상 지속된다.
- 기침이 2주 이상, 길게는 3주까지 지속된다.

솔직히 말해, 기존 의학에서 말하는 '대증 치료'만으로는 이런 증상들을 더 빠르게 개선하기 어렵다. 하지만 아이가 아프기 시작했을 때 곧바로 통합 소아의학 케어키트를 활용하여 적극 대응하면 대부분 몇 주가 아닌 단 며칠 만에 증상을 빠르게 잡을 수 있다.

생각을 전환하기: 기존 소아과는 '대증 치료'와 '경과 관찰' 중심으로 접근한다. 하지만 통합 소아의학은 아이의 몸이 아프다는 신호를 보내는 그 순간 치료를 시작한다.

기초 다지기

필요에 따라 열, 기침, 두통, 인후통, 귀 통증 항목을 함께 참고한다.

아이의 콧물 색깔이 중요할까?

아니다. 다만 동종요법 보조제를 선택할 때 참고할 수는 있다. 호흡기 바이러스에 감염되면 콧물이 보통 맑은 상태에서 시작해 점차 진해지며 흰색으로 변했다가, 노란빛이나 초록빛을 띠며 걸쭉해지고, 다시 맑아지는 과정을 거친다. 하지만 다들 한 번쯤은 들어본 얘기더라도, 콧물 색깔이나 점도만으로 아이가 바이러스 감염인지, 세균 감염인지는 구분할 수 없다.

감기, 독감, 호흡기 바이러스 감염에서 가장 우려되는 건 세균성 합병증, 즉 2차 감염이다. 세균성 중이염, 부비동염, 폐렴, 기관지염 등이 대표적이다. 그러나 아이의 상태가 매우 심각하지 않고, 의사도 항생제가 꼭 필요하다고 판단하지 않았다면 먼저 이 장의 '크러드' 항목에 있는 귀 통증, 기침, 부비동염 부분의 통합의학 치료법을 시도해볼 만하다.

다음과 같은 증상이 있을 때는 항생제가 필요할 수 있는 세균성 부비동염, 중이염 또는 폐 감염의 신호일 가능성이 있으므로 의사와 상의해야 한다.

- 아이의 상태가 호전되다가 갑자기 악화되거나, 열이 새롭게 혹은 더 높게 날 때
- 두통이 새롭게 생기거나 지속될 때
- 뺨이나 이마를 누르면 통증이 있을 때
- 귀 통증이 새롭게 생기거나 지속될 때
- 기침이 새롭게 생기거나 심해질 때
- 콧물, 후비루(코 뒤로 넘어가는 콧물), 기침이 2~3주 이상 지속될 때

식습관과 생활방침

- 유제품과 설탕 섭취를 끊는다.
- 하루에 여러 번 클리어사의 천연 식염수 스프레이 또는 일반 식염수 스

프레이로 코를 세척한다.

- 면역을 강화하고 점액을 묽게 하기 위해 뼈 육수를 마신다.

- 코막힘 완화, 염증 진정, 마음의 안정을 위해 허브티를 마신다. 타임, 페퍼민트, 라벤더, 캐모마일, 레몬밤이 좋으며, 1세 이상 아이라면 꿀을 약간 넣어도 된다.

   참고: 나는 모든 호흡기 질환에 타임 차를 기본으로 사용한다. 타임은 바이러스와 세균에 대한 항균 작용이 있으며, 부비동과 폐의 막힌 점액을 풀어주고, 모든 기침에 완화 효과가 있다.

- 하루 1~3회, 엡섬솔트와 타임, 라벤더, 캐모마일 차를 물에 넣고 허브 목욕을 한다.

- 충분한 휴식과 숙면이 최우선이다.

영양 보충제와 허브 약제

- 비타민D3

- 비타민C

- 아연

- 퀘르세틴

- 펠라고늄 시도이데스*Pelargonium sidoides*: 인티그레이티브테러퓨틱스 Integrative Therapeutics사의 브이클리어V Clear 또는 네이처스웨이Nature's Way사의 엄카콜드케어Umcka ColdCare 체리 시럽 제품

- 윈드브레이커Windbreaker(외부에서 들어오는 바람을 막는다는 뜻으로, 감기 초기에 쓰는 면역 강화 및 해열/해독용 허브 조합—옮긴이)(칸허브Kan Herb 사 제품)

브이클리어 또는 윈드브레이커 중 하나만 선택해도 된다. 우리 가족은 두 가지를 함께 사용한다.

동종요법

- **오실로콕시넘**: 독감 유사 증상이 시작될 때 24시간 동안 3회, 각 1바이알씩 복용한다.
- **콜드캄**(ColdCalm, 보이롱사 제품): 영아용 액상 제형과 연령대별 환이나 정제 형태가 있다.

지압 포인트

- 합곡 혈
- 곡지 혈Large Intestine 11
- 족삼리 혈

에센셜 오일

디퓨저로 퍼뜨리거나, 지압 부위에 바르되 반드시 희석해 사용한다.

- **라벤더**: 마음을 편안하게 진정시키고, 염증과 통증을 완화하며, 깊고 편안한 숙면을 돕는다.
- **유칼립투스 글로불루스** 또는 **라디아타**_Eucalyptus globulus or radiata_ (생후 6개월 이상 사용 가능): 열을 내리고 폐와 목, 부비강의 막힘을 풀어주며, 염증과 통증을 완화하고 두통을 덜어준다. 항균 효과도 있다.
- **타임**(2세 이상 사용 가능): 세균, 바이러스, 곰팡이에 강하게 작용하고, 면역력을 높이며, 가슴과 부비강의 점액과 염증을 부드럽게 가라앉혀준다.

내 아이에게 딱 맞게 고르기

동종요법

아이의 증상에 맞는 동종요법 보조제를 선택한다.

독감 유사 증상

- **브리오니아 알바***Bryonia alba*: 고열과 전신 통증이 있고 조금만 움직여도 통증이 심해 움직이기를 싫어할 때 사용한다. 짜증이 많고 혼자 있고 싶어 하며, 입이 마르고 차가운 음료를 애타게 찾는 데다, 변비가 있을 때도 도움이 된다.

- **겔세미움 셈페르비렌스***Gelsemium sempervirens*: 고열과 함께 극심한 피로감과 졸림이 있고, 몸이 무거운 데다 근육통이 심하고 기운이 없을 때 사용한다. 눈꺼풀이 처지고 오한이 있으며, 갈증이 없고, 소변을 본 뒤 증상이 조금 나아질 때 도움이 된다.

- **루스 톡시코덴드론***Rhus toxicodendron*: 갑작스러운 열과 함께 몸이 쑤시고 뻣뻣할 때 사용한다. 습하고 차가운 환경에서 증상이 악화되고, 몸을 움직이고 싶어 하며, 움직이면 통증이 완화될 때 적합하다.

- **유파토리움***Eupatorium*: 뼈가 부서지는 듯한 깊은 통증과 심한 두통, 극심한 피로와 전신 통증이 동반될 때 사용한다.

콧물·코막힘·재채기 증상

- **알리움 세파***Allium cepa*: 맑은 콧물이 물처럼 흐르고, 코와 눈이 따가울 때 사용한다. 재채기가 잦고 눈물이 나고 목이 간질거리며 기침이 동반될 때 도움이 된다.

- **아르세니쿰 알붐***Arsenicum album*: 코와 목이 타는 듯 아프고 눈이 빨갛

게 충혈되고 심하게 따끔거릴 때 사용한다. 따뜻한 물을 조금씩 마시고 싶어 하고 불안감이 크며, 새벽 1시에서 3시 사이에 증상이 심해질 때 도움이 된다.

- **칼리 비크로미쿰**_Kali bichromicum_: 기침을 하고 목소리가 쉬며 진한 노란빛 또는 초록빛 콧물이 흐를 때 사용한다. 뺨(상악동)을 누르면 통증이 있고, 저녁이나 새벽 2시에서 4시 사이에 증상이 심해질 때 적합하다.

- **눅스 보미카**_Nux vomica_: 낮에는 콧물이 흐르지만 밤에는 코가 막히고, 구역질이 나는 마른기침이 있을 때 사용한다. 예민하고 짜증이 많으며, 새벽 3시쯤 증상이 심해질 때 도움이 된다.

- **펄사틸라**_Pulsatilla_: 연한 노란빛 콧물이 흐르고, 눈에 노란 분비물이 말라붙을 때 사용한다. 밖에 나가면 콧물이 흐르지만 밤에는 코가 막히고, 툭하면 울며 안기고 싶어 할 때 적합하다.

부비동염(축농증)

- **칼리 비크로미쿰**: 목소리가 쉬고, 기침과 함께 끈적끈적하고 진한 노란빛 또는 초록빛 콧물이 흐를 때 사용한다. 저녁이나 새벽 2시에서 4시 사이에 증상이 심해질 때 적합하다.

- **칼리 아이오다툼**_Kali iodatum_: 이마 부위에 통증이 있고, 자극성 콧물이 물처럼 흐를 사용한다. 새벽 2시에서 4시 사이에 증상이 악화될 때 도움이 된다.

- **메제레움**_Mezereum_: 뺨 부위(상악동)에 타는 듯한 통증이 있고, 진한 노란빛 또는 갈색빛 콧물이 흐를 때 사용한다.

완전한 회복을 원한다면

- **설퍼 아이오다툼**_Sulphur iodatum_: 감기나 독감, 호흡기 질환이 거의 끝
  나갈 무렵 복용하기 시작하면 이후 재발을 예방할 수 있다. 하루 2회, 한
  번에 5환씩 1~2주간 복용한다.

지압 포인트

- 찬죽 혈Urinary Bladder 2
- 영향 혈Large Intestine 20

에센셜 오일

디퓨저로 퍼뜨리거나, 지압 부위에 바르되 반드시 희석해 사용한다.

- **티트리**: 면역을 강화하고, 항균·항바이러스·항진균 작용을 하며, 코막
  힘과 호흡기 증상을 완화한다.
- **레몬**: 면역력을 강화하고, 열·기침·목의 통증을 완화하며, 항균 작용이
  있다.
- **생강**: 해열 작용이 있으며, 폐·목·부비강의 막힘을 완화하고, 염증과 통
  증을 줄이고, 두통을 완화하고, 항균 효과가 있다.
- **시나몬**: 혈액순환을 촉진하고, 몸을 따뜻하게 해주며, 오한이 있을 때 열
  이 나도록 도와준다.
- **페퍼민트**(2세 이상 사용 가능): 열을 내리고, 몸을 시원하게 하며, 면역을
  강화한다. 메스꺼움을 완화하고, 기관지염 완화에도 도움을 주며, 항염
  효과가 있다.
- **스피어민트**Spearmint: 페퍼민트와 유사한 작용을 한다.

- **유향**Frankincense: 마음을 진정시키고, 스트레스를 완화하며, 호흡기 기능을 개선하고, 항염·항균 효과가 있다.
- **캐모마일**: 마음을 진정시키고, 면역을 강화하며, 항염과 진통 효과가 있다.

기침

Dr. Song의 핵심 노트

기침은 하나의 질병이라기보다 몸속 어딘가에 이상이 생겼다는 신호며, 이를 유발하는 원인은 다음과 같이 다양하다.

- 바이러스성 호흡기 감염[감기, 독감, RSV, 크루프(컹컹거리는 기침, 쉰 목소리가 나는 바이러스 후두염 ―옮긴이), SARS-CoV-2 등]
- 세균 감염(세균성 폐렴, 백일해 등)
- 부비동염
- 후비루(코 뒤로 넘어가는 콧물)
- 꽃가루 알레르기 및 계절성 알레르기
- 천식
- 위산 역류(역류성 증상)

아이가 기침을 하는 가장 흔한 이유는 바로 바이러스성 호흡기 감염, 즉 감기다. 따라서 필요하다면 '크러드'와 '열' 항목을 함께 참고하면 좋다. 보통 감기가 시작되고 하루이틀이 지나면 기침을 하기 시작한다.

기침은 대개 가장 마지막까지 남는 증상이라는 점을 꼭 기억해야 한다. 감기나 독감에 걸렸을 때 기침은 보통 10~14일, 길게는 3주까지 지속되기도 한다. 특히 밤마다 아이(그리고 부모까지)를 깨우는 성가신 기침 때문에 많은 부모가 도움을 요청하곤 한다.

이 장에선 원인에 관계없이 다양한 유형의 기침을 다룬다. 구체적으로 다룰 내용은 다음과 같다.

- 가래가 끓거나 쌕쌕거리는 기침
- 마른기침
- 크루프성 기침

여기서 꼭 알아두어야 할 중요한 점이 몇 가지 있다.

천식: 바이러스 감염이나 알레르기로 생긴 쌕쌕거림을 동반한 급성 기침의 경우, 이 책에선 통합 소아의학의 치료법을 다룬다. 하지만 의사와 상의하지 않고 흡입형 응급약(알부테롤)이나 스테로이드 흡입제를 중단해선 절대로 안 된다. 이 장에서 소개하는 모든 통합의학 치료법은 아이의 흡입제와 병행하여 사용할 수 있으며, 다음번 천식 발작이 왔을 때 훨씬 수월하게 관리하도록 도와줄 것이다. 다만 천식은 장 건강 리셋 프로그램과 함께, 더욱 포괄적인 관리가 필요한 지속적인 건강 문제다. 자세한 내용은 11장에서 다루겠다.

급성 천식 발작을 다스리기 위한 추가적인 통합의학 치료법은 '천식' 항목을 참고하자.

백일해: 여기서 소개하는 통합의학 치료법은 백일해와 비슷한 기침 증상을 완화하는 데 도움이 될 수 있다. 그러나 실제로 백일해균

Bordetella pertussis(보르데텔라 퍼터시스)에 감염됐다면 반드시 항생제 치료가 필요하다. 백일해는 대개 감기처럼 시작한다. 초기에 열, 콧물, 재채기, 가벼운 기침 등이 나타나서, 감기와 구분하기 어렵다. 하지만 곧 발작적으로 이어지는 심한 기침으로 악화되어, 숨을 들이쉴 때 목이 좁아지며 '휘이익' 하는 거친 소리가 섞여 들리기도 한다. 이런 '휘이익 기침' 단계가 몇 달 동안 계속될 수 있어, 백일해를 '백일 동안 이어지는 기침병'이라고 부르기도 한다. 감기 단계에서 항생제를 조기에 투여하면 '휘이익 기침' 단계로 진행되는 것을 막을 수 있다. 하지만 기침이 이미 이 단계로 진행됐다면 항생제가 증상 완화에는 별 도움이 되지 않는다. 이때야말로 통합 소아의학 케어키트가 진가를 발휘하는 시점이다. 다만 항생제는 여전히 복용해야 한다. 증상을 완화하기 위해서가 아니고, 아이가 다른 사람, 특히 생후 12개월 미만의 영아에게 감염을 전파하지 않도록 막아야 하기 때문이다. 1세 미만의 아기는 합병증 위험이 높아서, 반드시 의사와 긴밀히 상의하며 세심하게 관찰해야 한다. 백일해 치료를 위해 아이에게 항생제가 처방됐다면, 10장에 소개한 '항생제나 약물을 복용한 후에 장내 미생물을 회복하는 계획'에 따라 장내 미생물의 균형을 되찾아야 한다.

폐렴: 폐렴은 바이러스로도 생길 수 있지만, 세균 감염이라면 항생제 치료가 필요할 수 있다. 아이의 기침이 나아지다가 갑자기 심해지거나, 기침과 함께 새로 열이 난다면 폐렴으로 진행됐을 가능성이 있다. 이때는 즉시 의사에게 진료를 받아야 한다. 호흡이 힘들어 보이거나 숨쉬기가 거칠어지는 등 호흡곤란의 징후가 보인다면 매우 신중하게 대응해야 한다. 특히 영아, 유아 혹은 천식이나 폐질환이나 심장질환 병력이 있는 아이는 더욱 주의가 필요하다. '의사와 상의해야 하는 시점'의 일

반 기준 말고도, 즉시 응급실이나 야간진료소를 방문해야 하는 경우가
있다. 아래와 같은 증상이 나타난다면 즉시 그리로 가야 한다.

- 1세 미만은 분당 50회 이상, 1세 이상은 분당 40회 이상으로 호흡이 빠르다.
- 입술이나 얼굴이 푸르스름하거나 보라색으로 변한다.
- 말하기 어렵거나 숨이 차서 문장을 끝내지 못한다.
- 콧구멍이 심하게 벌렁거리거나, 숨 쉬며 끙끙거리는 소리를 낸다.
- 흉부 함몰retraction이 있다(숨 쉴 때 목이나 갈비뼈 주변 근육이 안팎으로 당겨지는 현상).
- 쌕쌕거리거나 휘파람 같은 소리가 난다.
- 크루프 발작이 일어날 때 숨을 들이쉬며 내는 협착음이 있다.
- 침을 과도하게 흘린다.
- 심하게 졸리거나 무기력하다.
- 물이나 음료를 삼키기 어렵거나 수분 섭취가 힘들다.
- 가정용 산소포화도 측정기로 잴 때 산소포화도가 95% 미만이다.

기초 다지기

필요에 따라 '크러드'와 '열' 항목을 함께 참고하면 좋다.

식습관과 생활방침

- 유제품과 설탕 섭취를 줄인다.
- 가습기를 사용한다. 특히 크루프성처럼 컹컹거리는 기침이 나올 때 도움이 된다. 냉가습기든 온가습기든 상관없으니, 집에 있는 것을 사용하자.

- 뼈 육수를 마셔서 면역을 강화하고, 점액을 묽게 한다.

- 호흡기 건강을 돕고, 염증을 완화하며, 마음을 안정시키는 허브티를 마신다. 타임, 캐모마일, 라벤더, 레몬밤이 좋으며, 1세 이상 아이라면 꿀을 약간 넣어도 괜찮다.

  참고: 나는 모든 호흡기 질환에 타임 차를 기본으로 사용한다. 타임은 바이러스와 세균에 대한 항균 작용이 있으며, 부비강과 폐의 막힌 점액을 풀어주고, 모든 기침에 완화 효과가 있다.

- 하루 1~3회, 엡섬솔트와 타임, 캐모마일, 라벤더 차를 물에 풀고 허브 목욕을 한다.

- 충분한 휴식과 숙면이 최우선이다.

영양 보충제와 허브 약제

- 펠라고늄 시도이데스: 인티그레이티브테러퓨틱스사의 브이클리어 또는 네이처스웨이사의 엄카콜드케어 체리 시럽 제품

- 가이어Gaia사의 키즈 브롱키얼 웰니스 시럽Kids Bronchial Wellness Syrup: 꿀이 함유되어 있으므로 1세 미만 영아에게는 사용하지 않는다.

- 칸허브사의 젠틀 워리어 커프 라인Gentle Warriors cough line

  - 체스트 릴리프Chest Relief: 모든 유형의 기침 완화용

  - 오픈 에어Open Air: 쌕쌕거리는 기침 완화용

  - 파이프 클리너Pipe Cleaner: 가래가 많을 때 사용

앞서 언급했듯, 아이들의 기침을 유발하는 대부분의 원인인 바이러스성 호흡기 감염에는 펠라고늄 시도이데스가 대표적인 나의 선택이다. 여기에 가이어사의 키즈 브롱키얼 웰니스 시럽 또는 칸허브사의 기침용 요

법을 추가로 사용할 수도 있다. 우리 가족은 두 가지를 모두 사용한다.

동종요법

- 보이롱사의 체스털Chestal: 1세 이상 아동용 꿀 시럽 형태와 영아부터 사용할 수 있는 환이나 정제 형태가 있다.

지압 포인트

- 수부 혈
- 중부 혈Lung 1
- 마사지 방법: 쇄골 아래를 따라 가슴 중앙(수부 혈)에서 어깨 쪽(중부 혈)으로 부드럽게 쓸어준다.

에센셜 오일

디퓨저로 퍼뜨리거나, 지압 부위에 바르되 반드시 희석해 사용한다.

- **라벤더**: 진정, 항염, 진통 효과가 있으며 숙면을 돕는다.
- **유칼립투스 글로불루스** 또는 **라디아타**(생후 6개월 이상 사용 가능): 열을 내리고, 폐와 목, 부비강의 막힘을 풀어주며, 염증과 통증을 완화하고, 두통을 덜어준다. 항균 효과도 있다.
- **타임**(2세 이상 사용 가능): 세균, 바이러스, 곰팡이에 강하게 작용하고, 면역력을 높이며, 가슴과 부비강의 점액과 염증을 부드럽게 가라앉힌다.

내 아이에게 딱 맞게 고르기

동종요법

아이의 증상에 맞는 동종요법 보조제를 선택한다.

마른기침

- **브리오니아 알바**: 통증을 동반하는 마른기침이 있을 때 사용한다. 가슴을 손으로 누르고 있으면 조금 나아지고, 예민한 데다 혼자 있고 싶어 하며, 움직이면 아파서 침대에 누워 있으려고 할 때 적합하다. 차가운 물을 찾을 때 도움이 된다.

- **드로세라 로툰디폴리아***Drosera rotundifolia*: 목이 간질간질하고 경련성 마른기침이 있을 때 사용한다. 기침할 때 얼굴색이 변하거나 구역질을 하고, 백일해형 발작 기침이 특징일 때 도움이 된다.

- **루멕스 크리스푸스***Rumex crispus*: 찬 공기를 들이마시거나 목이 간질거려 마른기침을 멈출 수 없이 계속할 때 사용한다.

- **코스티쿰***Causticum*: 목이 쓰리고 화끈거리는 통증을 동반한 마른기침이 있을 때 사용한다.

- **스폰지아 토스타***Spongia tosta*: 목소리가 쉬고, 컹컹거리는 크루프성 기침이 있을 때 사용한다.

가래와 쌕쌕거림을 동반하는 기침

- **안티모늄 타르타리쿰***Antimonium tartaricum*: 가슴속에서 가래가 끓는 듯한 소리가 나지만 가래를 뱉기 어려울 때 사용한다. 누우면 증상이 심해지고 아이가 기운 없을 때 적합하다. RSV로 인한 세기관지염에도 도움이 된다.

크루프를 위한 특별 치료법

크루프, 즉 후두기관기관지염laryngotracheobronchitis은 후두와 기관에 염증이 생기는 상기도 감염이다. 일반적인 감기 증상 말고도, 다음과 같은 특징적 증상이 나타날 수 있다.

- 거칠고, 개나 물개가 짖듯 컹컹거리는 기침
- 목소리가 쉬고 목이 아프다.
- 숨을 들이쉴 때 거칠고 높은 협착음이 나며, 대개 한밤중에 '크루프 발작' 형태로 나타난다. 이럴 때 소아 통합의료 케어키트가 불안한 한밤의 응급실 행을 막는 데 큰 도움이 된다.

크루프는 여러 종류의 호흡기 바이러스로도 발생할 수 있지만, 가장 흔한 원인은 파라인플루엔자바이러스다. 독감 바이러스와는 전혀 다른 바이러스로, 독감과 혼동해선 안 된다. 기존 의학에선 경구용 또는 흡입용 스테로이드제로 기도의 부종을 완화하고, 협착음과 호흡곤란을 예방하는 것을 치료의 목표로 삼는다. 아이가 크루프성 기침을 시작했다면, 보통 둘째 밤이나 셋째 밤에 증상이 가장 심해지므로, 이 시기에 특히 아이의 호흡 상태를 주의 깊게 살펴야 한다.

다음 가이드를 따르면, 초기 며칠 밤을 훨씬 수월하게 넘길 수 있을 것이다.

- 아이 곁에 가습기를 가까이 두고 사용한다. 냉가습이 조금 더 효과적일 수 있지만, 어떤 종류든 집에 있는 가습기를 사용하면 충분하다.
- 증상이 시작되고 첫 1~3일 동안은 아이 곁에서 함께 잠을 자며 상태를 지켜본다.
- 펠라고늄 시도이데스: 인티그레이티브테러퓨틱스사의 브이클리어 또는 네이처스웨이사의 엄카콜드케어 체리 시럽을 복용하기 시작한다.
- 동종요법 보조제 스폰지아 토스타와 아코니툼 나펠루스*Aconitum napellus*를 각각 5환씩, 3~4시간마다 복용한다.

만약 아이가 한밤중에 협착음을 동반한 크루프 발작을 일으킨다면 이렇게 대처하자.

- 침착하게 아이가 울지 않도록 진정시킨다. 울면 협착음이 더 심해진다.
- 김이 자욱한 욕실에 아이와 함께 앉는다. 따뜻한 욕실의 수증기에 라벤더 에센셜 오일 한 방울을 떨어뜨리면 도움이 된다.
- 아이를 안은 채로 아코니툼 나펠루스를 5~10분마다 5환씩 먹인다. 또는 미리 10환을 물 30ml에 녹여두고, 발작을 일으킬 때마다 5~10분 간격으로 1작은술(약 5ml)씩 먹인다.
- 20분 이내에 협착음이 개선되지 않으면 즉시 응급실로 간다.

- **아르세니쿰 알붐**: 쌕쌕거리고 타는 듯이 기침을 할 때 사용한다. 새벽 1시에서 3시 사이에 증상이 심해지고, 따뜻한 물을 조금씩 마시고 싶어 하며, 불안이 심할 때 도움이 된다.

- **이페카쿠아나**_Ipecacuanha_: 구토를 하고 침을 많이 흘리며 젖은기침이 나올 때 사용한다. 경련성으로 이어지는 기침이나 RSV로 생긴 세기관지염에 도움이 된다.

- **칼리 카르보니쿰**_Kali carbonicum_: 가래가 많고 쌕쌕거리는 기침이 있을 때 사용한다. 새벽 2시에서 4시 사이에 증상이 심해지고, 누워 있으면 기침이 심해져 상체를 세워야 할 때 적합하다.

에센셜 오일

디퓨저로 퍼뜨리거나, 지압 부위에 바르되 반드시 희석해 사용한다.

- **생강**: 해열 작용이 있으며, 폐·목·부비강의 막힘을 완화하고, 염증과 통증을 줄이고, 두통을 완화하고, 항균 효과가 있다.

귀 통증

Dr. Song의 핵심 노트

귀 통증은 소아과 진료에서 흔히 다루는 증상 중 하나다. 미국 질병통제예방센터 통계에 따르면, 아이 6명 중 다섯은 세 살이 되기 전에 한 번 이상 귀 감염을 경험하고, 미국의 소아 진료 방문 5건 중 1건은 귀 감염이나 귀 통증 때문이다.

하지만 모든 귀 통증이 귀 감염 때문인 건 아니다. 또한 세균성 귀 감염이라 해도 꼭 항생제가 필요한 건 아니다. 아이에게 귀 통증이 생기는 주요 원인은 다음과 같다.

- **급성 중이염**Acute otitis media: 고막 안쪽, 즉 중이에 생기는 감염으로, 아이들에게 나타나는 급성 귀 통증의 가장 흔한 원인이다. 보통 바이러스성 호흡기 감염(감기 등)을 겪은 후에 발생한다. 흔히 감기나 독감 증상이 조금 나아지는 듯싶다가, 갑자기 열과 함께(혹은 열 없이) 귀 통증이 생기는 형태로 나타난다. 귀 감염은 대부분 바이러스와 세균이 함께 증식하는 혼합 감염이며, 그중 약 75%는 항생제를 사용하지 않아도 자연적으로 회복된다. 세균 감염이라도 마찬가지다.
- **외이도염**Otitis externa: 흔히 '수영자 귀Swimmer's ear'라고 불리는 감염으로, 귓바퀴에서 고막 사이 외이도 부위에 생긴다. 이때 귀를 만지거나 당

기거나 움직이면 통증이 심해지는 특징이 있다.

- **이 나는 시기**Teething: 일부 아기나 어린이는 실제로 이가 나는 과정에서 생긴 통증이 귀로 전달되어 귀가 아픈 것처럼 느낄 수 있다.

- **삼출성 중이염**Otitis media with effusion: '장액성 중이염Serous otitis media' 또는 '분비성 중이염Secretory otitis media'이라고도 한다. 감염은 없지만, 감기나 호흡기 바이러스 감염을 앓은 이후 고막 뒤에 액체가 고이는 상태다. 귀 안이 꽉 찬듯 답답한 느낌이 들 수 있지만, 심한 통증은 없고, 소리가 멍하게 들릴 수 있다. 고막 뒤에 고인 액체는 감기 후 최대 3개월까지 남아 있을 수 있다. 주류 의학에선 특별한 치료법이 없어 자연적으로 사라질 때까지 기다리는 것이 일반적이고, 회복되지 않으면 고막에 환기관(튜브) 삽입술을 고려한다. 슈다페드Sudafed나 베나드릴Benadryl 같은 약은 도움이 되지 않는다. 다행히 통합 소아의학으로 접근하면 이런 상황을 도와줄 수 있는 좋은 방법들이 있다.

귀 통증은 대부분 급성 중이염 때문이다. 하지만 소아과 의사도 급성 중이염을 정확히 진단하기란 쉽지 않다. 미국소아과학회에서도 "급성 중이염 진단에는 명확한 표준 기준이 없다"고 인정한다. 그래서 2013년 급성 중이염 진료 지침Acute Otitis Media Guidelines을 개정했다. 그 목적은 과잉 진단과 불필요한 치료를 줄이는 데 있으며, 아이의 경우 대부분 항생제를 시작하기 전에 2~3일간 지켜보는 '경과 관찰'을 권장한다.[8]

다음 조건에 해당하는 아이들은 '경과 관찰'이 가능하다. 즉, 증상이나 징후가 심하지 않고, 귀 통증이 48시간 미만 지속되며, 체온도 39°C 미만인 경우다.

- 6개월~24개월 영유아로, 한쪽 귀에만 중이염이 있을 때
- 2세 이상 아동으로, 한쪽 귀 또는 양쪽 귀 모두 중이염이 있을 때

아이가 2~3일 안에 호전되지 않거나, 증상이 악화된다면 항생제를 시작해야 한다. 반복되는 급성 중이염이 없고, 증상이 경미하거나 중등도며, 페니실린 알레르기가 없는 아이에게 항생제가 필요할 때 1차 선택 항생제는 고용량 아목시실린이고, 복용 기간은 다음과 같다.[9]

- 24개월 미만: 10일간 복용
- 2~5세: 7일간 복용
- 5세 이상: 5~7일간 복용

따라서 아이가 항생제를 복용해야 한다면 적절한 항생제를 정확한 기간 동안 복용하는지 반드시 확인해야 한다. 그리고 10장에서 소개한 '항생제와 약물을 복용한 후에 장내 미생물을 회복하는 계획'을 꼭 실천해야 한다. 하지만 내게는 희망이 있다. 내가 진료 현장에서 아이들을 치료할 때 효과적으로 사용해온 치료 방향이 여러분 아이의 증상이 악화되어 항생제가 필요한 단계로 가지 않도록 막아주리라 믿는다.

기초 다지기

필요하다면 '크러드'(감기·독감·호흡기 바이러스)와 '열' 항목을 함께 참고한다. 귀 통증은 대부분 감기에서 시작된다.

식습관과 생활방침

- 유제품과 설탕 섭취를 끊는다.

- 뼈 육수를 마셔서 면역을 강화하고, 점액을 묽게 한다.

- 코막힘 완화, 염증 진정, 안정에 도움이 되는 허브티를 마신다. 추천 허브
는 타임, 페퍼민트, 라벤더, 캐모마일, 레몬밤이며, 1세 이상 아이라면 꿀
을 약간 넣어도 좋다.

- 하루 1~3회, 엡섬솔트와 타임, 라벤더, 캐모마일 차를 물에 풀고 허브 목
욕을 한다.

- 충분한 휴식과 숙면이 최우선이다.

영양 보충제와 허브 약제

- 마늘과 뮤레인Mullein이 들어간 허브 귀 점이액을 사용한다. 일부 제품에
는 금잔화나 세인트존스워트가 함께 들어 있다. 나는 허브팜Herb Pharm
사의 멀린(뮤레인) 갈릭 오일Mullein Garlic Oil을 사용한다.

- 펠라고늄 시도이데스: 인티그레이티브테러퓨틱스사의 브이클리어 또는
네이처스웨이사의 엄카콜드케어 체리 시럽 제품

- 칸허브사의 윈드브레이커

참고: 브이클리어 또는 윈드브레이커 중 하나만 선택해도 좋으며, 우리 가
족은 두 가지를 함께 사용한다.

동종요법

- **오실로콕시넘**: 24시간 동안 3회, 각 1바이알씩 복용한다.

- **페룸 포스포리쿰**_Ferrum phosphoricum_: 귀 속 이관의 염증을 완화할 때
사용한다. 귀 통증과 미열이 있을 때 도움이 되고, 급성 중이염을 완화하

거나 비행 중 귀의 압력으로 느끼는 불편함을 줄이는 데도 효과적이다.

지압 포인트

- 합곡 혈

- 곡지 혈

- 예풍 혈Triple Warmer 17

- 림프 순환 마사지: 예풍 혈(귓불 뒤 오목한 지점)에서 시작해 목 옆선을 따라 아래쪽으로 부드럽게 마사지한다.

에센셜 오일

디퓨저로 퍼뜨리거나, 지압 부위에 바르되 반드시 희석해 사용한다.

- **라벤더**: 진정, 항염, 진통 효과가 있으며, 숙면을 돕는다.
- **캐모마일**: 진정, 항염 효과가 있으며, 면역력을 높인다.
- **티트리**: 면역을 강화하고, 항균·항바이러스·항진균 작용이 있다.

내 아이에게 딱 맞게 고르기

동종요법

아이의 증상에 맞는 동종요법 보조제를 선택한다.

- **벨라돈나**Belladonna: 갑작스럽고 욱신거리는 귀 통증에 사용한다. 열이 나고 얼굴이 붉고 동공이 확장될 때 적합하다. 불안하고, 안절부절못하고, 오후 3시나 밤 시간대에 증상이 악화될 때 도움이 된다.
- **펄사틸라**: 두껍고 노란빛의 콧물이 흐르며, 고막이 팽창되고 아플 때 사

마늘 추출 성분 오일 점이액을 아이 귀에 넣는 방법

귀에 직접 투여할 수 있는 마늘 추출 성분 오일은 여러 종류의 귀 통증에 놀라울 만큼 효과적이다. 통증을 완화하고, 염증을 줄이고, 중이염이나 외이도염을 일으키는 주요 원인인 바이러스, 세균, 효모균을 제거할 수 있다.[10] 즉, 세균만을 죽이는 아목시실린보다 더 폭넓게 작용할 수도 있다는 뜻이다. 아이 귀에 안전하게 오일을 넣는 방법은 다음과 같다.

- 사용하기 전에 오일 병을 잘 흔든다.
- 오일 병을 두 손바닥으로 부드럽게 문지르거나, 따뜻한 물에 잠시 담가 미지근하게 데운다.
- 아이를 아픈 귀가 위로 향하도록 옆으로 눕힌다. 양쪽 귀에 모두 통증이 있다면 반대쪽도 같은 방법으로 반복한다.
- 귀를 뒤로 살짝 당겨 외이도(귓속 통로)를 곧게 펴고, 귀 안쪽이 잘 보이도록 한다.
- 아픈 귀에 2~3방울 떨어뜨린다.
- 아이에게 1~2분 정도 그 자세로 누워 있게 하고, 귀 앞 피부를 부드럽게 문지르거나 귀를 살짝 위아래로 움직여 오일이 귀 안쪽까지 고루 스며들게 한다.
- 면봉을 가볍게 귀에 꽂아 오일이 바로 흘러나오지 않게 한다.
- 증상이 나아질 때까지 하루 3~4회 반복한다.

주의: 아이의 귀에서 흘러나오는 액체가 보이면 절대 오일을 넣어선 안 된다. 이는 고막 뒤 압력으로 고막에 작은 구멍이 생긴 천공일 가능성이 있으므로, 즉시 의사에게 진료를 받아야 한다.

용한다. 잘 울고, 안기고 싶어 할 때 적합하다.

- **아르세니쿰 알붐**: 귀가 화끈거리고 아플 때 사용한다. 따뜻한 찜질을 하거나 귀를 덮어주면 통증이 완화되고, 새벽 1시에서 3시 사이에 증상이 악화될 때 도움이 된다.

- **헤파르 설푸리스 30C** *Hepar sulphuris 30C*: 고름을 동반하는 통증성 귀 감염에 사용한다. 예민하고 짜증이 많으며 자극에 민감할 때 적합하다. 특히 '수영자 귀'(외이도염)에 효과적이다.

- **카모밀라** *Chamomilla*: 이가 날 때 함께 시작되는 귀 통증에 사용한다. 한쪽 볼이 붉게 달아오르고, 짜증이 심하고, 예민할 때 적합하다. 안아주고 부드럽게 흔들어주면 안정된다.

아이의 귀에 액체가 오래 고여 있다면?(삼출성 중이염)

유제품을 완전히 끊어야 한다. 또한 11장에서 소개한 '장 건강 리셋 프로그램'을 함께 실천하면 도움이 된다.

다음의 동종요법 보조제는 각각 하루 2회, 한 번에 5환씩 3~4주간 복용한다.

- **칼리 무리아티쿰** *Kali muriaticum*: 귀 감염이 만성적이거나, 귓속에 액체가 오래 남아 청력에 영향을 줄 때 사용한다.

- **메르쿠리우스 둘치스** *Mercurius dulcis*: 끈적하고 오래된 귓속 액체가 청력 저하를 일으킬 때 사용한다.

- **페룸 포스포리쿰**: 귓속 이관에 고인 액체의 배출을 촉진하고, 급성 중이염의 재발을 예방하는 데 효과적이다.

에센셜 오일

디퓨저로 퍼뜨리거나, 지압 부위에 바르되 반드시 희석해 사용한다.

- **스위트바질**Sweet basil: 귀 안의 막힘을 완화하고, 염증을 줄이고, 항균·항바이러스 작용을 한다. 또한 활력을 되찾는 데 도움이 된다.

Dr. Song의 핵심 노트

앞서 9장에서 다룬 '열에 대한 팩트체크'를 다시 떠올려보자. 해열제(아세트아미노펜, 이부프로펜 등)를 사용할 때는 고려해야 할 중요한 점이 있다. 그래서 내가 부모들에게 열이 지닌 이점과 작용에 대해 설명하고 나면 이런 질문을 가장 자주 듣는다. "열이 아이에게 도움이 된다는 건 알겠어요. 그렇다고 힘들어하는데 그냥 지켜봐야 하나요?"

내 대답은 단호하게 "아니요!"다. 바로 이런 상황에서 필요한 것이 통합 소아의학 케어키트다. 아이의 몸이 스스로 싸우고 회복할 수 있도록 돕기 위해 우리는 통합 소아의학의 여러 방법을 활용할 수 있다. 열을 억지로 내리지 않고 자연스럽게 열을 다스리면서 면역체계가 본래 하려는 일을 방해하지 않도록 도와주는 방법이다.

열은 종종 몸이 질병과 싸우기 시작했다는 신호다. 따라서 아이가 '크러드(감기, 독감, 호흡기 바이러스)', 기침, 귀 통증, 인후통, 구토, 설사 증상을 보인다면 해당 항목도 함께 참고해야 한다.

여러 번 강조했듯, 체온계 숫자보다 중요한 건 아이의 상태 전반이다. 그런데도 많은 부모가 여전히 이렇게 묻는다. "열이 몇 도가 되면 병원이나 응급실에 가야 하나요?" 사실 이에 대한 명확한 기준은 없다.

전 세계적으로[11] 일관된 기준은 생후 1개월 미만의 신생아가 38°C 이상일 때뿐이다. 이 경우에는 반드시 응급실로 가서 정밀검사와 입원 치료를 받아야 한다. 1~3개월 영아에게 38°C 이상의 열이 있을 때도 가이드라인은 대부분 비슷하다. 응급실에서 진료를 받되, 의사의 판단에 따라 가정에서 경과 관찰을 할 수도 있다. 그러나 그 이후 연령대에는 통일된 기준이 없다.

미국소아과학회는[12] 연령에 상관없이 열이 40°C를 넘어서면 즉시 의사에게 진료를 받으라고 권고하지만, 이런 기준은 미국 이외의 국가에선 찾아보기 어렵다. 솔직히 말해, 내 딸이 40°C까지 열이 오르고 아플 때마다 병원이나 응급실을 찾았다면 아마 밤잠을 설친 날이 셀 수 없었을 테고, 결국 불필요한 진료비만 잔뜩 불어났을 것이다.

생후 2개월 미만의 영아에게 나타나는 고열은 세균 감염 위험을 높일 수 있다.[13] 따라서 아이가 2개월 미만이라면 체온이 얼마든 간에 반드시 의사와 상의해야 한다. 국가별 가이드라인은 다르지만, 가장 중요한 판단 기준은 '아이의 임상적 모습', 즉 아이가 건강해 보이는지, 아니면 아파 보이는지다. 이것이 병원으로 가야 할지, 의사에게 진료를 받아야 할지, 아니면 집에서 지켜봐도 될지를 결정한다. 구체적으로, 아래 항목 중 하나라도 해당된다면 즉시 응급실로 가야 한다.

- 생후 1개월 미만일 경우: 겉으로 괜찮아 보여도 반드시 응급실로 간다.

- 생후 1~3개월이고 아파 보일 경우

- 탈수 증상이 있을 경우: 6~8시간 동안 소변이 없거나, 물이나 수분을 삼

키지 못할 때

- 호흡곤란의 징후가 있을 경우

  ① 1세 미만은 분당 50회 이상, 1세 이상은 분당 40회 이상으로 호흡이 빠를 때

  ② 입술이나 얼굴이 푸르스름하거나 보라색으로 변할 때

  ③ 숨을 쉬면서 콧구멍을 벌렁거릴 때

  ④ 숨을 쉬면 목이나 갈비뼈 근육이 안팎으로 당겨질 때

  ⑤ 산소포화도가 95% 미만일 때

- 신경학적 이상 증상이 있을 경우: 아이가 축 늘어져 깨우기 어렵거나, 심하게 보채며 진정되지 않거나, 혼란스러워하며 주변을 인식하지 못하거나, 심한 두통 혹은 경련이 있을 때

- 복통이 매우 심할 경우

또한 아이의 체온이 38°C를 넘고, 아래 항목 중 하나라도 해당된다면 의사에게 진료를 받거나, 야간진료소(긴급진료소)를 방문해야 한다.

- 3개월 미만의 영아로 겉으론 괜찮아 보여도 반드시 확인이 필요한 경우

- 연령에 상관없이 면역 저하 상태(만성질환, 항암 치료 중 등으로)인 경우

- 열이 3~4일 이상 지속되는 경우

- 증상이 호전되다가 다시 열, 귀 통증, 기침, 두통이 생기거나 증상이 악화된 경우

- 아이가 평소와 달라 걱정되거나, 더 확인이 필요하다고 느껴질 경우

다음과 같은 상황이라면 집에서 통합 소아의학 방법으로 돌보며 지

켜봐도 안전하다.

- 3개월 이상된 아이고, 전반적으로 상태가 괜찮은 경우: 다소 피곤하고 식욕이 줄었더라도 충분히 수분을 섭취하고, 조금이라도 웃거나 놀 수 있는 경우
- 열이 난 지 5일 미만인 경우
- 6~8시간마다 소변을 보고, 수분 섭취가 잘 유지되는 경우

기초 다지기

당황하지 말자. 내가 여러분과 함께 있다! 아세트아미노펜이나 이부프로펜 같은 해열제를 쓰지 않고 아이의 열을 돌보는 것이 처음이라면, 처음엔 많이 두려울 수도 있다. 중간에 해열제를 주고 싶다는 생각이 들어도 괜찮다. 하지만 시간이 지나고, 아이가 열이 날 때마다 통합 소아의학 케어키트를 활용해보면 다음과 같은 사실을 직접 경험하게 될 테다. 그리고 점점 자신감을 얻게 될 것이다.

- 자연요법은 열을 인위적으로 억제하지 않는다.
- 자연요법은 아이의 장내 미생물 균형을 해치지 않는다.
- 자연요법은 아이의 면역반응을 도와 감염을 더 효과적으로 이겨내고, 병의 지속 시간과 증상 강도를 줄여준다.

식습관과 생활방침

- 설탕 섭취를 완전히 끊는다
- 수분 보충에 집중한다. 뼈 육수와 해열, 염증 완화, 진정 효과가 있는 허

브티를 마신다. 몸이 덥고 땀이 날 때는 페퍼민트, 몸이 차고 오한이 있을 때는 시나몬이 좋다. 이 밖에도 레몬밤, 캐모마일, 엘더플라워 차를 추천한다.(단, 1세 이상 아이라면 꿀을 약간 넣어도 좋다.)

- 라벤더 찻잎을 물에 넣고 하루 1~3회 허브 목욕을 한다.
- 충분한 휴식과 숙면이 최우선이다.

영양 보충제와 허브 약제

- 비타민C
- 비타민D3
- **펠라고늄 시도이데스**: 인티그레이티브테러퓨틱스사의 브이클리어 또는 네이처스웨이사의 엄카콜드케어 체리 시럽 제품
- 칸허브사의 윈드브레이커

참고: 브이클리어 또는 윈드브레이커 중 하나만 선택해도 좋으며, 우리 가족은 두 가지를 함께 사용한다.

동종요법

- **오실로콕시넘**: 24시간 동안 3회, 각 1바이알씩 복용한다.

지압 포인트

- 합곡 혈
- 곡지 혈

에센셜 오일

디퓨저로 퍼뜨리거나, 지압 부위에 바르되 반드시 희석해 사용한다.

- **라벤더**: 진정, 항염, 진통 효과가 있으며, 숙면을 돕는다.

해열제가 필요한 시기

아세트아미노펜(타이레놀)이나 이부프로펜(모트린, 애드빌) 같은 해열제를 언제 사용해야 하는지에 관한 내용은 9장을 다시 참고하자. 해열제를 써야 할 적절한 시기와 상황이 분명히 있다. 해열제의 목적은 단순히 체온을 '정상으로 낮추는 것'이 아니다. 아이가 편안하게 수분을 섭취하고 회복하는 데 필요한 잠을 잘 수 있도록 돕는 것이 진짜 목적이다. 영국 국립보건임상연구원National Institute for Health and Care Excellence, NICE 가이드라인도 이렇게 권고한다. "아이의 열을 치료하는 목적은 딱 하나, 아이의 불편감을 줄여주는 것이어야 하며, 체온을 낮추는 것 그 자체가 되어선 안 된다. 또한 건강한 아이에게 단순히 열을 낮추기 위해 해열제를 습관적으로 사용해선 안 된다."[14]

내 아이에게 딱 맞게 고르기

동종요법

아이의 증상에 맞는 동종요법 보조제를 선택한다.

갑자기 시작되는 열

- **아코니툼 나펠루스**: 찬 바람을 쐬고 나서 갑작스럽게 고열이 날 때 사용한다. 얼굴이 건조하고 불안하거나 초조해할 때 적합하다.
- **벨라돈나**: 갑작스럽게 고열이 나고 얼굴이 붉어지고 땀이 날 때 사용한다. 동공이 커지고, 혼미하거나 망상 증상이 동반될 때 도움이 된다.
- **루스 톡시코덴드론**: 갑작스러운 열과 함께 몸이 쑤시고 뻣뻣할 때 사용

한다. 습하고 차가운 환경에서 증상이 악화되고, 몸을 움직이고 싶어 하며, 움직이면 통증이 완화될 때 적합하다.

서서히 오르는 열

- **페룸 포스포리쿰**: 미열에서 중등도의 열이 서서히 오를 때 사용한다. 염증이나 감염이 시작되는 초기 단계에 적합하며, 뚜렷한 다른 증상이 없을 때 도움이 된다.
- **겔세미움 셈페르비렌스**: 고열과 함께 피로감과 졸음이 극심하고, 몸이 무거우며 근육통이 심하고 기운이 없을 때 사용한다. 눈꺼풀이 처지고, 오한이 있으며, 갈증이 없고, 소변을 본 뒤 증상이 조금 나아질 때 도움이 된다.
- **브리오니아 알바**: 고열과 전신 통증으로 조금만 움직여도 통증이 심해 움직이기 싫어할 때 사용한다. 짜증이 많고, 혼자 있고 싶어 하고, 입이 마르고 차가운 음료를 애타게 찾으며, 변비가 있을 때도 도움이 된다.

에센셜 오일

디퓨저로 퍼뜨리거나, 지압 부위에 바르되 반드시 희석해 사용한다.

- **페퍼민트**: 2세 이상 사용 가능하다. 열을 내리고, 몸을 시원하게 하며, 땀과 과열된 증상을 완화한다. 면역을 강화하고 항염 효과가 있다.
- **시나몬**: 몸을 따뜻하게 해주고, 몸이 으슬으슬 떨리거나 오한이 있을 때 열이 자연스럽게 떨어지도록 돕는다. 항염 작용이 있으며, 면역체계를 활성화하고 세균 증식을 억제하는 효과가 있다.

위장염: 구토와 설사

Dr. Song의 핵심 노트

급성 위장염Acute gastroenteritis, 흔히 '장염stomach flu'이라고 하는 이 질환은 아이들에게 구토와 설사를 불러오는 가장 흔한 원인이다. 하지만 이름과 달리, 독감처럼 호흡기 증상을 일으키는 바이러스와는 전혀 관련이 없다. 노로바이러스norovirus, 로타바이러스rotavirus 등 여러 종류의 바이러스가 '장염'을 일으킬 수 있다. 원인이 뭐든 증상은 비슷하며, 아이와 부모에게 결코 반갑지 않은 손님이다.

보통 메스꺼움, 복통, 복부 경련, 구토가 먼저 나타나고, 때로는 열을 동반하기도 한다. 며칠이 지나면 구토는 가라앉지만, 대신 설사로 이어지는 경우가 많다. 아이는 식욕을 잃고, 체중이 줄며, 피곤하고, 기운이 없어 보인다. 구토는 대개 1~2일이면 멈추지만, 설사는 10~14일 정도 이어질 수 있다. 식중독도 비슷한 증상을 보이지만, 지속 기간이 훨씬 짧아 몇 시간에서 길어도 며칠 안에 회복되는 편이다.

여기선 아이가 바이러스나 식중독으로 구토나 설사를 할 때 어떻게 대처해야 하는지를 안내한다. 만약 아이가 지속적이거나 만성적인 메스꺼움, 구토, 설사, 복통을 보인다면 11장에서 소개한 '장 건강 리셋 프로그램'부터 시작하자. 아울러 근본 원인을 찾기 위해 통합의학 또는 기능의학 소아과 전문의의 도움을 받는 것이 좋다.

급성 위장염에선 무엇보다도 탈수를 막는 것이 가장 중요하다. 아이의 소변량이 탈수 여부를 확인하는 가장 정확한 방법이다. 입이 마르거나 입술이 트는 증상은 여러 가지 이유로 생길 수 있기 때문에, 소변을 얼마나 자주 보는지가 훨씬 신뢰할 만한 지표다. 마지막 소변을 본 후

6~8시간이 지나가고 있다면(소변이 조금이라도 나온 경우 포함), 수분 보충을 강화해야 한다. 그리고 1시간 정도 수분 섭취를 시도했는데도 소변이 나오지 않는다면, 즉시 의사에게 진료를 받아야 한다.

일반적으로 알고 있는 내원 기준 말고도, 아래와 같은 경우에는 의사와 상의하여 진료가 필요한지 또는 정맥 수액IV을 위해 응급실로 가야 하는지를 반드시 확인해야 한다.

- 물이나 음료를 삼키지 못할 때
- 6~8시간 이상 소변이 전혀 나오지 않을 때
- 입안이나 혀가 매우 건조할 때
- 우는데 눈물이 나지 않을 때
- 아기의 숨골(정수리 부위)이 움푹 들어갔을 때(평소와 다르면 특히 주의해야 한다.)
- 복통이 심할 때
- 구토나 대변에 피가 섞여 나올 때
- 설사가 10~14일 이상 지속될 때
- 지나치게 졸리거나 깨우기 어려울 때, 즉 무기력 증상이 나타나는 경우
- 극도로 예민하고 달래도 진정되지 않을 때, 즉 계속 울거나 안정을 찾지 못하는 경우

참고: 급성 설사에는 지사제(설사를 멈추는 약) 사용을 권장하지 않는다. 상황에 따라 오히려 증상을 악화시킬 수 있기 때문이다.

기초 다지기

식습관과 생활방침

- 수분, 수분, 또 수분!: 9장에서 소개한 '회복을 돕는 수분 섭취에 집중하기'를 다시 살펴보자. 위장염이라면 구토와 설사로 인해 미네랄이 빠져나가므로, 단순한 물보다 전해질을 함유한 음료가 훨씬 효과적이다. 그런 음료로는 뼈 육수, 코코넛워터, 약간의 설탕과 천일염을 넣은 허브티 등이 있다. 과일주스나 꿀(1세 이상)을 살짝 넣어 단맛을 살리고, 천일염을 한 꼬집 더해도 좋다. 이 차는 따뜻하거나 차갑게 마셔도 된다. 얼음 간식(팝시클), 젤리 디저트, 구미 형태로 만들어도 된다. 속을 편안하게 해주는 허브티는 다음과 같다.
  - 캐모마일 차: 복부 경련성 통증을 완화한다.
  - 페퍼민트 차: 메스꺼움을 완화한다.
  - 생강차: 속 불편감을 완화한다.
- 지금 당장 먹는 것은 신경 쓰지 말자. 아이가 먹고 싶어 한다면 부드럽고 자극 없는 음식 위주로 제공한다.
- 설탕과 기름진 음식, 튀긴 음식은 금한다.
- 캐모마일과 라벤더 찻잎을 물에 넣고 허브 목욕을 한다.
- 휴식과 숙면이 최우선이다.

구토와 설사를 할 때 수분을 보충하는 요령

구토가 있을 때 돌봄 가이드

정말로, 음식은 신경 쓰지 않아도 된다! 아이가 구토를 한다면 오직 수분 보충에만 집중하자. 그래도 아이가 마실 때마다 토해버린다면, 부모로서 어떻게 도와야 할지 막막하고 불안할 수 있다. 자연요법과 함께, 아이의 탈수를 막기 위해 다음의 방법을 시도해보자.

- 소량씩 자주 마시게 하는 것이 핵심!
- 구토가 멈추고 30분~1시간이 지나면 5~10cc(1~2작은술) 정도의 물을 5~10분 간격으로 조금씩 마시게 한다. 이렇게 자주 소량씩 마시면 체내 흡수가 빠르고, 설령 20분 후에 다시 토하더라도 이미 대부분의 수분이 흡수된 상태다.
- 주사기나 티스푼을 사용해서 한 번에 너무 많은 양을 마시지 않게 한다. 한꺼번에 마시면 다시 구토할 수도 있다.
- 전해질을 함유한 얼음 조각이나 팝시클을 천천히 녹여서 먹게 한다. 일반 얼음 한 개에는 약 2큰술(약 30ml)의 물이 포함되어 있지만, 천천히 녹기 때문에 한 번에 삼킬 위험이 적다.
- 모유 수유 중이라면 수유를 멈추지 않는다. 다만 짧게 자주 수유하거나, 모유를 짜서 주사기로 조금씩 먹인다.

구토가 멈추고 1시간이 지나면, 서서히 수분 섭취량을 늘려간다.

구토가 12~24시간 동안 없었다면, 이제 소화가 잘 되는 부드러운 음식을 조금씩 섭취할 수 있도록 도와준다. 먹을 것은 따뜻하고, 부드럽고, 익힌 음식으로 준비하고, 튀기거나, 달거나, 양념이 강한 음식은 피한다. 과거의 BRAT 식단(바나나, 밥, 사과 퓌레, 토스트bananas, rice, applesauce, toast)은 이제 권장하지 않는다. 실제로 미국소아과학회는 1996년부터 BRAT 식단이 지나치게 제한적이며, 섬유질, 단백질, 건강한 지방이 부족해 완전한 회복에 필요한 영양을 공급하지 못한다고 지적해왔다. 따라서 수프나 스튜, 따뜻하게 익힌 채소, 부드러운 음식 등으로 시작하고, 아이의 상태가 좋아지면 균형 잡힌 일반 식단으로 천천히 바꿔간다.

설사가 있을 때 돌봄 가이드

구토와 마찬가지로, 전해질을 함유한 수분 보충이 가장 우선이다. 하지만 설사 중인 아이는 대부분 먹은 것을 토하지 않기 때문에, 배가 고프다면 소화가 잘 되는 균형 잡힌 식사를 제공해도 괜찮다. BRAT 식단은 이제 권장하지 않는다는 점을 기억하자.

또한 과일주스나 달달한 음료(시중의 일부 수분 보충 음료 포함)는 최대한 피한다. 이런 음료는 첨가당이 많아 설사를 악화시켜, 오히려 탈수 위험을 높일 수 있다.

영양 보충제와 허브 약제

- 프로바이오틱스: 어떤 균주를 선택해야 하는지는 10장을 참고하자.
- **사카로마이세스 불라르디**: 설사 완화에 특히 효과가 좋은 유익한 효모균인 프로바이오틱스다.
- 가이아사의 터미 토닉Tummy Tonic: 레몬밤, 캐모마일, 스피어민트, 회향씨를 함유한 복합 허브 시럽이다.
- 아연: 설사할 때 유용하지만, 속쓰림이나 구토를 유발할 수 있으므로 식사 중에 함께 복용한다.

동종요법

- **오실로콕시넘**: 24시간 동안 3회, 1바이알씩 복용한다.
- **아르세니쿰 알붐**: 1~2시간마다 5환씩 복용하고, 증상이 호전되면 복용 간격을 늘린다.

- **신코나 오피시날리스***Cinchona officinalis*: 하루 3회, 5환씩 복용한다. 체액 손실 후 탈수를 예방하고 회복을 돕는 데 사용한다.
- 메스꺼움을 완화하기 위해 보이롱사의 노시어캄NauseaCalm을 함께 사용한다.
- 설사를 완화하기 위해 보이롱사의 다이알리아Diaralia를 함께 사용한다.

[아이가 환을 삼키기 어렵다면, 10환을 물 약 30ml에 녹여 1~2시간마다 1작은술(약 5ml)씩 먹인다.]

지압 포인트

- 합곡 혈
- 곡지 혈
- 내관 혈

에센셜 오일

디퓨저로 퍼뜨리거나, 지압 부위에 바르되 반드시 희석해 사용한다.

- **캐모마일**: 진정 및 완화 효과가 있으며, 면역을 강화하고, 항염 작용이 있다. 또한 소화불량, 복부 경련, 메스꺼움을 완화하는 데 도움이 된다.
- **페퍼민트**: 2세 이상 사용할 수 있다. 열을 내리고, 몸을 시원하게 하며, 면역을 강화하고, 구토와 메스꺼움을 완화한다.

내 아이에게 딱 맞게 고르기

허브

- 칸허브사의 터미태머Tummy Tamer

• 칸허브사의 벨리바인더Belly Binder

(개인적으로 칸허브사의 젠틀 워리어 시리즈를 매우 좋아한다. 아이들을 위한 중국 전통 한방 제제 라인인데, 앞서 말했듯 윈터브레이커는 우리 집의 상비약으로, 여행 갈 때도 항상 챙긴다. 다만 속이 불편할 때 사용하는 터미태머나 벨리바인더는 아이들이 먹이기에 조금 까다로울 수 있어, 선택사항으로 두었다.)

동종요법

아이의 증상에 맞는 동종요법 보조제를 선택한다.

메스꺼움·구토

- **안티모니움 크루둠**_Antimonium crudum_: 과식 후 구토가 나고, 구토를 해도 메스꺼움이 가라앉지 않을 때 사용한다. 트림이 많고, 먹은 음식이 역류할 때 도움이 된다.

- **아르세니쿰 알붐**: 구토와 설사가 있고 복부에 타는 듯한 통증을 동반할 때 사용한다. 불안하고 초조하며 매우 쇠약할 때 적합하다. 새벽 1시에서 3시 사이에 증상이 악화될 때 도움이 된다.

- **코쿨루스 인디쿠스**_Cocculus indicus_: 구토나 메스꺼움이 있고 어지럼증을 동반할 때 사용한다. 누워 있으면 증상이 완화되고, 멀미 증상이 함께 있을 때 적합하다.

- **이페카쿠아나**: 메스꺼움이 심하고 침을 많이 흘릴 때 사용한다. 구토가 있거나 없을 수 있는데, 토해도 속이 영 편해지지 않을 때 도움이 된다.

- **눅스 보미카**: 토한 뒤에 메스꺼움이 완화될 때 사용한다. 과식 후 복통이 있고 예민하며 속쓰림, 트림, 복부 팽만이 있을 때 적합하다. 변의는 있지만 배변이 어렵거나 멀미 증상을 동반할 때 도움이 된다.

- **페트롤리움**_Petroleum_: 음식을 먹거나 눈을 감으면 메스꺼움이 완화될 때 사용한다. 멀미 증상이 함께 있을 때 도움이 된다.
- **타바쿰**_Tabacum_: 메스꺼움이 심하고, 침을 많이 흘리고, 어지럼증이 있을 때 사용한다. 신선한 공기를 쐬면 증상이 완화되고, 식은땀, 창백함, 두근거림, 멀미 증상이 동반될 때 적합하다.

비행기, 자동차, 배 등으로 이동 중에 멀미를 해서 메스꺼움과 구토가 있을 때는 보이롱사의 모션캄MotionCalm을 복용한다.

설사

- **아르세니쿰 알붐**: 복부에 타는 듯한 통증을 동반하는 설사가 있을 때 사용한다. 새벽 1시에서 3시 사이에 증상이 악화될 때 적합하다.
- **포도필룸**_Podophyllum_: 악취 나는 묽은 설사가 물처럼 쏟아질 때 사용한다. 배에서 꼬르륵 소리가 나고, 설사 전 복부 경련이 심할 때 도움이 된다.
- **알로에 소코트리나**_Aloe socotrina_: 설사가 물처럼 쏟아져서, 아이가 참지 못하고 옷에 실수할 때 사용한다.
- **콜로신시스**_Colocynthis_: 복통과 복부 경련이 심한 설사가 있을 때 사용한다. 통증이 심해 몸을 웅크리며, 깊은 압박이나 따뜻한 찜질로 완화될 때 적합하다.
- **카모밀라**: 이가 날 때 동반하는 설사에 사용한다. 설사 색이 녹색 스크램블에그처럼 보이고, 짜증이 많고, 귀 통증이 함께 나타날 때 도움이 된다.

복부 경련성 통증

- **콜로신시스**: 복부 통증과 경련이 심한 설사가 있을 때 사용한다. 통증이

심해 몸을 웅크리며, 깊은 압박으로 통증이 완화될 때 적합하다.

- **마그네시아 포스포리카**_Magnesia phosphorica_: 설사는 하지 않는데 복부 경련과 통증이 심할 때 사용한다. 깊은 압박이나 따뜻한 찜질로 증상이 완화될 때 도움이 된다.(콜로신시스와 유사하지만 설사는 없다.)
- **쿠프룸 메탈리쿰**_Cuprum metallicum_: 극심한 복부 경련과 통증성 설사가 있을 때 사용한다. 근육이 뒤틀리듯 수축될 때 적합하다.

지압 포인트

- 중완 혈Conception Vessel 12, CV12
- 족삼리 혈

에센셜 오일

디퓨저로 퍼뜨리거나, 지압 부위에 바르되 반드시 희석해 사용한다.

- **라벤더**: 진정, 항염, 진통 효과가 있으며, 숙면을 돕는다.
- **회향**: 항균 작용이 있고, 소화불량, 복부 팽만, 경련, 변비 완화에 도움을 준다.
- **오렌지**: 기분을 안정시키고, 스트레스를 완화하며, 속 불편감·통증·염증을 줄여준다.
- **생강**: 해열 작용이 있으며, 폐·목·부비강의 막힘을 완화하고, 염증과 통증을 줄이고, 두통을 완화하고, 항균 효과가 있다.

결막염 Pinkeye, Conjunctivitis

Dr. Song의 핵심 노트

결막염은 눈의 흰자 부위와 눈꺼풀 안쪽을 덮고 있는 점막(결막)에 염증이 생긴 상태를 말한다. 참고로 '핑크아이'와 '결막염'은 같은 의미로 쓰이며, 어느 쪽이 더 심한 병을 뜻하는 건 아니다.

결막염의 주요 증상은 다음과 같다.

- 한쪽 또는 양쪽 눈에 증상이 나타난다.
- 눈 흰자위가 붉게 충혈된다.
- 눈곱(분비물)이 맑거나, 끈적한 노란빛 또는 초록빛을 띤다.
- 아침에 일어났을 때 눈이 딱딱하게 굳거나, 붙어 잘 떠지지 않는다.
- 눈이 화끈거리거나 따갑다.
- 눈이 가렵다.
- 눈 안에 모래가 들어간듯 이물감이 있다.
- 시야가 약간 흐리다.

결막염의 원인은 다양하다.

- 감염성(바이러스 또는 세균)
- 알레르기성 결막염: 보통 재채기, 콧물, 코막힘, 부비강 두통 등 다른 알레르기 증상과 함께 나타난다.
- 자극성 결막염: 연기, 대기오염, 향수, 화학물질 등 외부 자극으로 생긴다.

결막염은 대부분 바이러스 감염으로 생기며, 종종 감기나 호흡기 감염과 함께 나타난다. 감염성 결막염은 눈 분비물(장난감, 탁자 표면, 문고리 등에 묻은)에 직접 또는 간접 접촉하여 전염되며, 전염력이 매우 강하다. 미국에선 매년 공립학교 학생들이 결막염으로 결석하는 일수가 약 300만 일에 달한다.[15] 그래서 많은 학교에서 아이가 결막염을 진단받으면 의사의 진료가 있은 후에 항생제가 포함된 안약을 24시간 이상 사용하고 나서야 등교하도록 규정하고 있다. 하지만 꼭 기억해야 한다. 항생제가 포함된 안약은 세균성 결막염에만 효과가 있는데, 결막염은 대부분 바이러스성이다. 이럴 때는 통합 소아의학 케어키트를 함께 활용해야 한다.

결막염은 겁내거나 당황할 질환이 아니다. 그러나 집이나 학교에서 전염되지 않도록 예방하는 것이 무엇보다 중요하다.

- 아이가 눈을 만지거나 비비지 않도록 유도한다.(물론 쉽지 않겠지만, 최대한 노력하자!) 비비면 더 자극이 심해져 눈이 붉어지고 악화될 수 있다.
- 비누와 물로 손을 자주 씻는다. 특히 눈이나 얼굴을 만진 뒤에는 반드시 손을 씻는다.
- 수건은 매번 새것으로 교체해서 사용한다.
- 베개 커버를 자주 갈아준다.
- 수건, 냅킨, 손수건, 베개 등 눈에 닿은 물건은 절대 공유하지 않는다.
- 눈 화장품 사용을 중단하고, 다른 사람과 절대 공유하지 않는다.
- 콘택트렌즈 착용을 삼가고, 렌즈 세척액 등 개인용 눈 관리 제품도 공유하지 않는다.

이럴 때는 즉시 의사와 상의한다.

- 신생아에게 결막염이 생긴 경우: 신생아 결막염은 여느 결막염과 달라서, 훨씬 신중히 다뤄야 한다. 눈물샘이 막혔거나, 감기에 걸린 형제자매에게서 바이러스가 옮았을 수도 있지만, 세균성 감염일 가능성도 있으므로 즉시 진료가 필요하다.
- 눈을 움직일 때 통증이 심하거나, 열이 나고, 전반적으로 아파 보이거나, 안구가 튀어나온 경우: 이는 안와봉와직염orbital cellulitis일 가능성이 있으며, 응급상황이다.
- 눈꺼풀이 붓고 붉으며, 통증이 있고, 그 부위가 점점 퍼지는 경우: 안와봉와직염일 수 있으며, 항생제 치료와 세심한 관찰이 필요하다.
- 빛에 민감하거나(광과민증photophobia), 눈이 아픈 경우
- 시력에 변화가 있는 경우
- 통증이 심하고 눈물이 많이 나는 경우: 이는 각막 찰과상 또는 열상의 신호일 수 있다.

기초 다지기

필요하다면 '크러드'(감기, 독감, 호흡기 바이러스)나 '알레르기비염' 항목을 함께 참고하자.

식습관과 생활방침

- 특별한 식이 조절이나 생활방침은 필요하지 않다.

허브

허브찜질팩 만들기

- 캐모마일 차 1컵을 우린다.

- 여기에 금잔화 오일 1/2작은술을 섞는다(올리브유 베이스의 제품, 허브팜
  사 제품 등).

- 미지근하거나 실온이 될 때까지 식힌다.

- 깨끗한 천을 차에 담갔다가 짜낸 다음, 아이의 아픈 눈 위에 10~15분 정
  도(또는 아이가 허용하는 만큼) 올려둔다.

- 하루 3~4회 반복한다.

같은 차를 하루 내내 사용할 수 있지만, 쓸 때마다 따뜻하게 살짝 데
워야 한다. 매번 깨끗한 천을 사용하고, 하루가 지나면 새로운 차를 만
든다. 낮잠을 자거나 아침에 일어났을 때 눈곱이 꼈다면, 이 허브티 혼
합액으로 눈을 부드럽게 닦아준다.

동종요법

- 보이롱사의 옵티크원Optique 1 점안액: 허브찜질을 한 후 하루 3~4회
  사용한다.

지압 포인트

- 합곡 혈

- 태충 혈Liver 3

에센셜 오일

디퓨저로 퍼뜨리거나, 지압 부위에 바르되 반드시 희석해 사용한다.

- **라벤더**: 진정 및 완화 효과가 있으며, 항염과 진통 작용을 하고, 자극받은 피부를 가라앉히고, 숙면을 돕는다.

내 아이에게 딱 맞게 고르기

동종요법

아이의 증상에 맞는 동종요법 보조제를 선택한다.

- **아피스 멜리피카**_Apis mellifica_: 알레르기성 결막염으로 눈이 가렵고 붉으며 화끈거릴 때 사용한다. 차가운 찜질로 증상이 완화되고, 눈꺼풀이 분홍빛으로 부어오르며 가려울 때 적합하다.(15C 희석이 가장 효과적이지만, 다른 희석 농도도 가능하다.)
- **아르세니쿰 알붐**: 눈이 화끈거리며 새빨갛게 충혈되고 따가울 때 사용한다. 물 같은 분비물이 있으며, 새벽 1시에서 3시 사이에 증상이 악화되고 따뜻한 찜질로 완화될 때 도움이 된다.
- **벨라돈나**: 눈이 붉고 화끈거리며 동공이 커질 때 사용한다. 고열이 나거나 얼굴에 식은땀이 맺히고, 빛에 매우 민감할 때 적합하다.
- **유프라시아**_Euphrasia_: 눈물이 쉽게 흐르고 눈이 화끈거릴 때 사용한다. 자극적이지 않은 맑은 콧물이 함께 있을 때 도움이 된다.
- **펄사틸라**: 두껍고 걸쭉한 노란색 또는 흰색의 눈 분비물이 있을 때 사용한다. 통증은 심하지 않지만, 아이의 기분이 들쭉날쭉하거나 잘 울고, 밤에 증상이 심해져서 아침에 눈이 붙어 잘 안 떠질 때 적합하다.

천연 점안액이나 처방받은 의약품도 다음과 같은 간단한 방법으로 아이의 눈에 안전하게 넣을 수 있다.

- 등을 대고 아이를 눕힌 다음, 눈을 가볍게 감게 한다.
- 아픈 눈의 안쪽 구석(눈물샘 쪽)에 점안액을 1~2방울 떨어뜨린다.
- 아이에게 눈을 뜨고 깜빡이게 하면, 약이 자연스럽게 눈 안으로 스며든다.
- 필요한 횟수만큼 반복한다.
- 하루 3~4회 점안한다.

인후통

Dr. Song의 핵심 노트

인후통Sore throat 또는 인두염Pharyngitis은 감염성일 수도 있고 비감염성일 수도 있다. 급성 인후통의 가장 흔한 원인은 바이러스 감염으로, 전체 급성 인후통의 약 90%를 차지한다. 대부분 1주일 안에 자연적으로 호전된다. 인후통을 일으킬 만한 바이러스는 다양하다. 이를테면 감기를 유발하는 여러 호흡기 바이러스, 독감(인플루엔자) 그리고 전염단핵구증(모노Mononucleosis)을 일으키는 엡스타인-바 바이러스가 있다. (전염단핵구증은 고열, 피로, 인후통, 림프샘 부종이 특징이며, 청소년과 젊은 성인에게 흔히 발생하지만, 대부분 충분히 휴식을 취하고 수분을 섭취하면 회복된다. ― 옮긴이) 또한 콕사키바이러스(수족구병의 원인)나 헤르페스바이러스herpes virus(입술 물집의 원인)는 입안이나 목에 통증을 동반하는 상처나 궤양을 일으킬 수 있다. 인후통은 연쇄상구균성 인후염을 일으키는 연쇄상구균 감염으로 생길 수도 있는데, 이때는 항생제 치료를 받아야 한다. 치료 후에는 10장에서 소개한 '항생제와 약물을 복용한 후에 장내 미생물을 회복하는 계획'을 반드시 실천해야 한다.

비감염성 인후통의 원인으로는 알레르기나 꽃가루 알레르기, 위산 역류나 속쓰림, 건조한 공기, 담배 연기, 화학물질이나 공해물질의 자극, 목소리 과다 사용(소리를 많이 지르거나 울었을 때) 등이 있다.

그렇다면 바이러스성 인두염과 세균성 인후염은 어떻게 구별할 수 있을까?

단순히 목을 보기만 해선 구별할 수 없다! 엡스타인-바 바이러스(일명 '모노')나 다른 바이러스로 생긴 인후통은 겉보기엔 세균성 인후염과 거의 동일하다. 오히려 바이러스성 인후통이 더 심해 보일 때도 있다. 또한 세균성 인후염이라고 해서 반드시 목이 아픈 것도 아니다. 목 통증이 없고 두통이나 복통만 호소하는 아이들도 있다.

세균성 인후염을 의심할 만한 가장 큰 단서는 다른 호흡기 증상이 함께 나타나지 않는 경우다. 따라서 콧물, 코막힘, 기침을 동반한다면 바이러스성 인후통일 가능성이 높다.

어떤 의사도 단순히 목을 보고 "이건 세균성입니다"라고 단정할 수는 없다. 실제로는 바이러스성인데 세균성으로 추정하고 항생제를 처방하는 관행이 항생제의 부적절한 사용을 불러오는 가장 흔한 원인이다. 따라서 나 개인적으로는 세균성 인후염이 확진되지 않은 상태에서 항생제를 시작하는 건 권장하지 않는다.

정확히 진단하려면 클리닉이나 야간진료소를 방문하여 '연쇄상구균 신속검사rapid strep test'와 '인두 배양검사throat culture'를 함께 받아보는

증상	바이러스성 인두염	세균성/연쇄상구균성 인후염
열	V	V
목의 따가움, 건조함, 화끈거림, 통증	V	V
삼킬 때 느끼는 통증	V	V
편도 부종과 발적	V	V
편도에 생기는 하얀 반점 또는 고름	V	V
입천장에 생기는 작고 붉은 반점	V	V
목 앞쪽에 생기는 림프샘 부종	V	V
쉰 목소리	V	V
두통	V	V
복통	V	V
콧물, 기침 혹은 다른 호흡기 증상	V	보통 없음

것이 가장 좋다. 연쇄상구균 신속검사는 약 5분 안에 결과를 확인할 수 있는데, 정확도가 90~95% 수준이다. 즉, 5~10%는 거짓음성일 수 있다. 따라서 연쇄상구균 신속검사에서 음성이더라도 세균성 인후염이 의심된다면 인두 배양검사를 추가로 받아야 하고, 결과는 24~72시간 후에 확인할 수 있다.

연쇄상구균 신속검사가 음성일 때, 배양검사 결과를 기다리는 동안 항생제를 시작할지 여부는 상황에 따라 다르다. 만약 세균성 인후염 병력이 있거나, 아이가 매우 아파 보인다면 일단 항생제를 시작하고, 배양검사 결과가 음성으로 나오면 즉시 중단하면 된다. 그리고 항생제를 복용했다면, 반드시 '항생제와 약물을 복용한 후에 장내 미생물을 회복하는 계획'을 실천해야 한다는 점을 기억하자.

항생제가 필요한 상황이더라도 효과가 나타나기까지는 48~72시간이 걸리고, 그때부터 비로소 증상이 완화된다. 따라서 세균성이건 바이러스성이건 관계없이 통합 소아의학 케어키트를 함께 활용하면 아이가 더 빠르게 회복하고 편안함을 느낄 수 있다.

기초 다지기

필요하다면 '열'과 '크러드'(감기, 독감, 호흡기 바이러스) 항목을 함께 참고한다.

식습관과 생활방침

- 목을 진정시키는 허브티를 마시며 수분을 충분히 섭취한다. 미끈느릅나무 껍질, 마시멜로 뿌리, 감초는 대표적인 '점액질 허브'로, 트래디셔널메디스널스Traditional Medicinals사의 쓰로트 코트 티Throat Coat Tea 제품에서도 찾을 수 있다. 1세 이상 아이라면 꿀로, 그렇지 않다면 메이플 시럽이나 과일주스로 단맛을 추가해도 좋다.
- 목이 아플 때는 차가운 음료가 더 편하게 느껴질 수 있다. 허브티 팝시클, 스무디, 젤리 디저트 등으로 수분을 보충하며 목을 진정시킨다.
- 설탕 섭취를 완전히 끊는다.
- 휴식과 숙면이 최우선이다.

영양 보충제와 허브 약제

- 비타민C
- 비타민D3
- 펠라고늄 시도이데스: 인티그레이티브테러퓨틱스사의 브이클리어 또는 네이처스웨이사의 엄카콜드케어 체리 시럽 제품
- 캔허브사의 윈드브레이커

참고: 브이클리어 또는 윈드브레이커 중 하나만 선택해도 좋으며, 우리 가족은 두 가지를 함께 사용한다.

세균성 인후염은 항상 항생제 치료를 권장하는 대표적인 감염 질환이다. 세균성 감염, 특히 연쇄상구균 감염이 아이에게 급격하고 심각한 신경정신적 변화를 일으킬 수 있기 때문에 그렇다. 이런 변화는 불안, 틱, 강박행동OCD, 분노 폭발, 공격성, 인지력 저하, 기억력 감퇴, 음식 거부, 빈뇨 등의 증상으로 갑자기 나타나기도 한다. 이런 반응은 단순한 감염이 아니고 뇌의 염증으로 생긴 신경학적 이상에서 비롯된 것인데, 이를 '소아 급성 발병 신경정신 증후군'Pediatric Acute-onset Neuropsychiatric Syndromes, PANS이라고 한다. 그중에도 특히 연쇄상구균 감염이 원인일 때는 '연쇄상구균 감염 관련 소아 자가면역 신경정신 장애'Pediatric Autoimmune Neuropsychiatric Disorders Associated with Streptococcal infections, PANDAS라고 한다.

아이가 세균성 인후염, 피부 농가진, 항문 주변 또는 질 주변 연쇄상구균 감염 등으로 인해 신경정신적 증상을 보인다면, 무엇보다 빠르고 완전하게 세균을 제거해야 한다. 피부 농가진은 자연요법으로 관리할 수 있지만, 세균성 인후염과 항문이나 질 주변 감염은 반드시 경구용 항생제 치료가 필요하다. 감염을 완전히 없앤 뒤에는 10장에서 소개한 '항생제와 약물을 복용한 후에 장내 미생물을 회복하는 계획'을 실천하며 장 건강을 회복해야 한다. 만약 항생제 치료 후에도 신경정신적 증상이 호전되지 않는다면, PANS/PANDAS 경험이 풍부한 통합의학 소아과 전문의에게 진료를 받아야 한다.

동종요법

- **오실로콕시넘**: 24시간 동안 3회, 1바이알씩 사용한다.

- 보이롱사의 스로트캄Throat Calm: 인후통 완화용 동종요법 약제

지압 포인트

- 합곡 혈

- 곡지 혈

에센셜 오일

디퓨저로 퍼뜨리거나, 지압 부위에 바르되 반드시 희석해 사용한다.

- **라벤더**: 진정 및 완화 효과가 있으며, 항염과 진통 작용을 하고, 자극받은 피부를 가라앉히고, 숙면을 돕는다.

내 아이에게 딱 맞게 고르기

동종요법

아이의 증상에 맞는 동종요법 보조제를 선택한다.

- **아코니툼 나펠루스**: 차갑고 건조한 바람을 쐬고 나서 생긴 심한 인후통에 사용한다. 얼굴이 건조하고 고열을 동반할 때 적합하다.

- **아피스 멜리피카**: 목젖이 붓거나 목이 선명한 분홍색으로 보이고 가렵거나 화끈거릴 때 사용한다. 차가운 음료를 마시면 증상이 완화되고, 알레르기로 유발될 수 있다.

- **아르니카 몬타나**Arnica montana: 목을 많이 사용하고 나서 멍든듯 아플

때 사용한다.

- **아르세니쿰 알붐**: 인후통이 화끈거리고 심할 때 사용한다. 불안감이 들고 새벽 1시에서 3시 사이에 증상이 심해지며, 따뜻한 음식을 먹거나 음료를 마시면 완화될 때 도움이 된다.

- **아룸 트리필룸***Arum triphyllum*: 목이 딸기색처럼 밝고 붉을 때 사용한다. 타는 듯한 통증과 함께 목소리가 쉬거나 갈라질 때 적합하다.

- **벨라돈나**: 편도가 선홍색으로 붉고 부어오르며 삼키기 어려울 정도로 통증이 심할 때 사용한다. 식은땀과 고열을 동반할 수 있다.

- **보랙스***Borax*: 입안에 궤양이나 궤양성 병변이 나타날 때 사용한다. 콕사키바이러스로 생기는 수족구병, 또는 구순포진을 일으키는 헤르페스바이러스로 생기는 헤르페스성 치은구내염에 가장 적합하다.

- **브리오니아 알바**: 삼키거나 말을 하면 극심한 통증이 있을 때 사용한다. 입과 목이 매우 건조하고, 차가운 음료를 애타게 찾을 때 적합하다.

- **페룸 포스포리쿰**: 중등도의 통증과 염증이 있는 인후통에 사용한다. 삼킬 때 통증이 있고, 미열을 동반할 수 있다.

- **헤파르 설푸리스 30C**: 목에 가시가 박힌듯 통증이 있고, 고름이 나며, 편도가 붓고 욱신거릴 때 사용한다. 따뜻한 음료를 마시거나 목을 따뜻하게 감싸면 증상이 완화된다.

- **라케시스***Lachesis*: 목이 짙붉거나 자주색으로 변하고 통증이 심할 때 사용한다. 주로 왼쪽에 통증이 나타나며, 목이 조이듯 답답하고 만지는 것을 불편해할 때 적합하다. 음식을 삼키면 완화되지만, 뜨거운 음료를 마시면 증상이 악화된다.

- **머큐리우스 솔루빌리스***Mercurius solubilis*: 고름을 동반한 붉은 편도 부종이 있고 구취가 심할 때 사용한다. 통증이 화끈거리고, 침을 많이 흘리

고, 잇몸 부종에 목 림프샘이 비대해지고, 오한과 발한이 함께 나타날 때 적합하다.

- **파이토라카***Phytolacca*: 목이 벗겨진 듯한 통증이 있고 편도가 짙붉은 색으로 부을 때 사용한다. 통증이 목에서 귀로 퍼질 때(주로 오른쪽) 도움이 되며, 목 림프샘이 부을 때도 적합하다.

에센셜 오일

디퓨저로 퍼뜨리거나, 지압 부위에 바르되 반드시 희석해 사용한다.

- **유칼립투스 글로불루스** 또는 **라디아타**(생후 6개월 이상 사용 가능): 열을 내리고, 폐와 목과 부비강의 막힘을 풀어주며, 염증과 통증을 완화하고, 두통을 덜어준다. 항균 효과도 있다.
- **레몬**: 면역력을 강화하고, 열과 인후통을 완화하며, 항균 작용이 있다.
- **페퍼민트**(2세 이상 사용 가능): 열을 내리고, 몸을 식히고, 면역을 강화하며, 구토를 줄이고, 기관지염과 인후통을 완화하고, 항염 작용이 있다.

통증 완화제가 필요할 때

- 이런 방법을 썼는데도 아이의 목이 너무 아파서 물을 마시거나 잠들기 힘들 정도라면, 진통제 사용을 고려해야 한다. 아이는 충분히 숙면하고 회복에 도움을 주는 잠을 자야 몸이 낫는다. 참고로 나는 이부프로펜(모트린, 애드빌)을 아세트아미노펜(타이레놀)보다 선호한다. 이부프로펜은 염증 완화 효과가 더 뛰어나고, 아세트아미노펜처럼 글루타티온을 소모하지 않기 때문이다. 만약 아세트아미노펜을 복용한다면 글루타티온 수치를 보완해주어야 하고, 이부프로펜을 선택한다면 10장에서 소개한 '항

생제와 약물을 복용한 후에 장내 미생물을 회복하는 계획'을 동시에 실
천하는 것이 좋다.

<h1 align="center">그 밖의 17가지 문제</h1>

- 여드름

- 급성 불안 및 스트레스

- 알레르기비염(건초열)

- 천식

- 주의력 및 집중력 문제

- 급경련통(보채는 아기)

- 변비

- 아토피피부염

- 응급 처치(상처, 찰과상, 타박상, 염좌 등)

- 두통

- 속쓰림(역류성 증상)

- 농가진

- 불면증(수면장애)

- 가려운 발진(두드러기, 벌레 물림, 옻·담쟁이덩굴 접촉)

- 다래끼

- 요로 감염

- 사마귀

앞서 '매우 흔한 8가지 급성 건강 문제'에 통합 소아의학 케어키트를 활용하는 방법을 살펴보았다면, '그 밖의 건강 문제' 부분은 아이들에게 자주 나타나는 급성 건강 문제를 빠르게 찾아볼 수 있는 실전 가이드로 활용할 수 있다. 이 목록에서 가능한 치료법을 모두 망라한 건 아니다. 다만 내가 진료해온 수많은 아이 그리고 내 아이들에게 직접 효과가 있었던 치료의 핵심 원칙을 정리했다. 이 안내서가 여러분의 아이에게도 도움이 되길 바란다. 더 많은 정보나 도움이 필요하다면 내 웹사이트www.healthykidshappykids.com를 참고하고, 통합의학 소아과 전문의와 함께 상의하기를 권한다.

필요하다면 8장 '아이가 아플 때 큰 그림을 보는 통합 소아의학 접근법'을 다시 읽으며, 영양 보충제, 허브 약제, 동종요법, 지압법, 에센셜 오일을 아이에게 어떻게 활용할 수 있는지 복습해보자. 다음의 가이드들은 언제 어디서든 쉽게 참고할 수 있도록 구성했으며, 각 증상별로 자연요법의 권장 용량, 추천 브랜드, 적응증을 함께 정리한 안내서다.

- 영양제와 허브요법 선택법(525쪽)
- 동종요법 실전 가이드(539쪽)
- 에센셜 오일 활용법(548쪽)
- 지압법 바로 쓰기(554쪽)
- 미주신경 회복 루틴(557쪽)

여드름

Dr. Song의 핵심 노트

피부는 몸속, 특히 장의 상태를 그대로 비추는 거울이다. 여드름을 제대로 관리하려면 무엇보다도 식단을 정리하고 장내 미생물의 환경을 최적화하는 것이 중요하다. 아이와 십대의 여드름은 '장 건강 리셋 프로그램'으로 눈에 띄게 개선할 수 있다. 만약 여드름 치료를 위해 항생제를 복용하고 있다면, 10장에서 설명한 '항생제와 약물을 복용한 후에 장내 미생물을 회복하는 계획'을 반드시 함께 실천해야 한다. 여드름에 사용하는 낮은 용량의 항생제라도, 장내 미생물의 균형을 쉽게 무너뜨릴 수 있다.

식습관과 생활방침

- 유제품을 끊는다. 우유, 요거트, 치즈 등 유제품은 아이와 청소년, 젊은 층에게 여드름 위험을 높이는 것으로 밝혀졌다.[16]
- 피부 재생에 필요한 항산화 물질을 위해 '장 건강 지킴이 무지개' 식품을 다양하게 먹는다.
- 첨가당 섭취를 줄인다.
- 글루텐 프리 식단을 시도해본다.
- 하루 두 번 세안한다. 이 습관만으로도 많은 여드름 고민을 해결할 수 있다. 티트리 오일이 함유된 세안 비누로 거품을 내어 세안 브러시로 부드럽게 마사지하듯 씻으며 모공을 열고 각질을 제거한 다음 따뜻한 물로 헹군다. 티트리 오일은 여드름 원인균인 프로피오니박테리움 아크네스 *Propionibacterium acnes* 또는 큐티박테리움 아크네스*Cutibacterium acnes*

에 대한 항균 작용을 한다. 세안 후에는 자신에게 맞는 스팟 트리트먼트를 바른다. 개인적으로 '버츠비사의 내추럴 여드름 솔루션 스팟 트리트먼트'를 선호한다.

- 여드름이 이마 쪽에 집중됐다면, 모공이 막히지 않도록 헤어 제품이 이마에 닿지 않게 주의한다.
- 가슴이나 등에 여드름이 있다면, 샴푸와 린스를 헹군 다음 비누 거품을 내어 바디 브러시나 때밀이 수건으로 가슴과 등을 꼼꼼히 씻는다.

영양 보충제와 허브 약제

- 디자인스 포 헬스 애크뉴트롤Designs for Health Acnutrol은 여드름이 곧잘 생기는 피부를 위한 종합영양제와 같다. 3~4개월간 복용하고, 이후에는 필요에 따라 복용한다.
- 피부 건강을 위한 프로바이오틱스를 섭취한다. 한 연구에선 프로바이오틱스를 보충했더니 여드름 개선 효과가 항생제와 비슷했으며, 두 가지를 함께 사용했을 때 효과가 더욱 뛰어났다.[17]
- 피부 건강을 돕는 균주로는 비피도박테리움 락티스 Bi-07, 비피도박테리움 애니멀리스 서브스피시즈 락티스 BI-04, 비피도박테리움 애니멀리스 서브스피시즈 락티스 BB-12 *Bifidobacterium animalis subsp. lactis BB-12*, 락토바실러스 람노서스 GG 등이 있다.
- 기본 보충제: 오메가-3 어유, 아연

동종요법

- 보이롱사의 아크네 릴리프 키트Acne Relief Kit
- **칼리 브로마툼**_Kali bromatum_: 화이트헤드(하얀 좁쌀 여드름)에 사용한다.

- **셀레니움 메탈리쿰**_Selenium metallicum_: 블랙헤드(피지와 각질이 모공을 막아 생기는 면포성 여드름—옮긴이)에 사용한다.
- **헤파르 설푸리스**: 고름이 차는 화농성 여드름이나 종기, 농양이 있을 때 사용한다.

지압 포인트

- 혈해 혈Spleen 10
- 다음 혈자리도 여드름 완화에 도움이 된다.
    - 합곡 혈
    - 곡지 혈
    - 태충 혈

에센셜 오일

디퓨저로 퍼뜨리거나, 지압 부위에 바르되 반드시 희석해 사용한다.

- **라벤더**: 진정 및 완화 효과가 있으며, 항염과 진통 작용을 하고, 자극받은 피부를 가라앉히고, 숙면을 돕는다.
- **티트리**: 항균 작용이 있으며, 여드름 원인균인 프로피오니박테리움 아크네스에 효과가 있다.
- 다음 에센셜 오일들도 여드름 원인균에 대한 항균 효과가 있다.
    - **타임**
    - **스위트바질** 및 **홀리바질**
    - **시나몬**
    - **로즈**

- 정향
- 레몬그라스
- 라임

급성 불안 및 스트레스

Dr. Song의 핵심 노트

급성 불안과 스트레스를 다스리는 데는 장-뇌 연결고리를 최적화하는 것이 핵심이다. 우리의 '행복 호르몬'인 세로토닌은 대부분 장내 미생물이 만든다는 사실을 기억해야 한다. 장내 미생물은 우리가 스트레스를 인식하고 다루는 방식에 영향을 미치고, 우리가 스트레스를 어떻게 다루느냐에 따라 장내 미생물의 환경 역시 영향을 받는다. 아이가 불안을 자주 느끼거나 오래 지속한다면, 11장에서 소개한 '장 건강 리셋 프로그램'을 실천해야 한다. 만약 SSRI Selective Serotonin Reuptake Inhibitor 같은 항우울제나 불안 치료제를 복용 중이라면 장내 미생물의 균형을 무너뜨릴 수 있다. 그러나 복용을 중단하려면 반드시 약품을 처방한 의사의 지도를 따라야 한다. 언젠가 약을 안전하게 줄이거나 중단하는 시기가 올 수도 있다. 그때까지는 10장에서 설명한 '항생제와 약물을 복용한 후에 장내 미생물을 회복하는 계획'을 실천하며 장 건강을 지켜주어야 한다.

식습관과 생활방침

- 미주신경의 회복력을 높인다. 불안해하는 아이일수록 뇌를 진정시키고,

교감신경계('투쟁-도피' 반응)에서 벗어나 부교감신경계('휴식-소화-회복' 반응)로 전환하는 방법을 배우는 것이 중요하다. 6장에서 '호흡' 연습을 다시 찾아보고, 557쪽 '미주신경 회복 루틴'을 참고한다.

- 인공향료, 색소, 방부제 섭취를 끊는다.

- 첨가당 섭취를 최대한 줄인다.

- 하루 30분 이상, 중간 강도부터 높은 강도의 운동을 꾸준히 한다. 운동은 불안, 우울, 급성 스트레스 증상을 완화하는 데 특히 효과적이다.[18] 실제로 연구에 따르면, 특히 자연 속에서 하는 운동은[19] 여느 심리치료나 약물치료보다 더 큰 도움이 될 수 있다.

- 최적화된 수면을 유지한다.

- 캐모마일 차나 디카페인 녹차를 마신다.(녹차에는 진정 효과가 뛰어난 아미노산인 L-테아닌이 풍부하다.)

- 급성 불안이나 스트레스를 다스리는 인지행동기법Cognitive Behavioral Tools, CBT을 익힌다. 돈 휴브너Dawn Huebner 박사의 다음 책들은 좋은 출발점이 될 만하다.(아직 한국어 번역판이 출간되지 않았다.—옮긴이)
  - 《걱정이 너무 많을 때 무엇을 해야 할까What to Do When You Worry Too Much》
  - 《걱정을 이겨내는 법Outsmarting Worry》
  - '작지만 강한 두려움' 시리즈The Mini Books about Mighty Fears series

영양 보충제와 허브 약제

- 글리신산마그네슘Magnesium glycinate

- L-테아닌

- 기분과 불안을 조절하는 데 도움이 되는 프로바이오틱스를 섭취한다.

정신건강에 작용하는 '사이코바이오틱스psychobiotics'로 알려진 균주로는 락티카세이박실러스 파라카세이 Lpc-37, 락토바실러스 헬베티쿠스 로셀-52, 비피도박테리움 롱검 로셀-175, 비피도박테리움 롱검 1714 *Bifidobacterium longum* 1714, 락토바실러스 플란타룸 PS-128 등이 있다.

- 기본 보충제: 오메가-3 어유, 비타민D3
- 포스파티딜세린Phosphatidylserine: 투쟁-도피 반응이 심하거나, 공황 느낌이 들거나, 특히 잠들기 전에 마음이 진정되지 않을 때 도움이 된다.

동종요법

- 보이롱사의 스트레스캄StressCalm
- **아코니툼 나펠루스**: 극도의 공포감이나 신체, 정서적 불안이 심할 때 사용한다.
- **아르겐툼 니트리쿰***Argentum nitricum*: 일이 닥치기 전부터 조급하고 머릿속이 복잡할 때 사용한다. '만약'이라는 생각이 계속 떠오르거나 강박적인 경향OCD이 있을 때 도움이 된다.
- **겔세미움 셈페르비렌스**: 긴장으로 머리가 하얘지고 몸이 떨리며 힘이 빠질 때 사용한다. 마치 '헤드라이트에 비친 사슴'처럼 얼어붙는 느낌이 들 때 적합하다.
- **이그나티아***Ignatia*: 감정적 스트레스가 많고 슬픔이나 짜증이 심할 때 사용한다. 예민하고 기분이 자주 바뀌며, 자주 한숨을 쉬거나 목에 덩어리가 걸린 느낌이 있을 때 도움이 된다.

지압 포인트

- 신문 혈Heart 7

- 내관 혈

에센셜 오일

디퓨저로 퍼뜨리거나, 지압 부위에 바르되 반드시 희석해 사용한다.

- **라벤더**: 진정과 항염과 진통 효과가 있으며, 숙면을 돕는다.

- 다음 에센셜 오일도 급성 스트레스를 완화하는 데 도움이 된다.

  - **캐모마일**

  - **유향**(프랭킨센스Frankincense)

  - **감귤류 오일**(스위트오렌지, 레몬, 네롤리)

알레르기비염

Dr. Song의 핵심 노트

장과 면역의 연결고리를 강화하는 것은 알레르기비염, 즉 건초열hey fever(건초를 수확하는 계절에 주로 발생한다고 하여 이런 이름이 붙었으나 실제로는 열이 나는 질환이 아니며, 꽃가루나 먼지 등에 대한 알레르기 반응으로 생기는 비염을 가리킨다—옮긴이)을 다스리는 매우 효과적인 방법 중 하나다. 클라리틴이나 지르텍 같은 항히스타민제를 복용해야 한다면, 이 약들이 장내 미생물의 균형을 무너뜨릴 수 있다는 점을 기억하자. 따라서 복용 기간 동안 10장의 '항생제와 약물을 복용한 후에 장내 미생물을 회복하는 계획'을 반드시 병행해야 한다.

아이에게 계절성 알레르기가 있다면, 알레르기 시즌이 시작되기 약 한 달 전부터 치료를 시작하는 것이 가장 효과적이다. 담당 의사나 알레르기 전문의와 함께 혈액검사나 피부검사를 시행하여 아이의 알레르기 원인을 파악하면, 피해야 할 것과 환경에서 조절할 만한 요소를 알 수 있다. 부모가 실천할 수 있는 알레르기 완화 방법은 다음과 같다.

- 집먼지진드기에 알레르기가 있는 경우: 침구류에 진드기 방지 커버를 씌우고, 침대 위 인형은 치운다. 가능하면 카펫 대신 마룻바닥, 천 커튼 대신 블라인드를 사용한다.
- 반려동물의 털이나 비듬에 알레르기가 있는 경우: 원인이 되는 동물(개, 고양이 등)과 접촉하지 않는다. 만약 반려동물을 계속 키운다면, 적어도 아이 방에는 동물을 들이지 않는다.
- 꽃가루 알레르기가 있는 경우: 외출 후에는 현관에서 신발과 겉옷을 벗고, 곧바로 옷을 갈아입는다. 얼굴을 씻고, 젖은 빗으로 머리를 빗거나 샤워를 해서 머리카락, 눈썹, 속눈썹에 묻은 꽃가루를 제거한다. 아이가 공원이나 나무가 많은 잔디밭에서 놀 때는 스스로 얼굴을 닦을 수 있도록 물티슈를 챙겨준다.

식습관과 생활방침

- 퀘르세틴은 천연 항히스타민제이자 강력한 항산화제고, 장 건강을 되살리는 중요한 영양소다. '비만세포mast cell'라 불리는 백혈구가 알레르겐과 마주쳤을 때 히스타민을 분비하지 않도록 억제한다. 아이의 식단에 퀘르세틴이 풍부한 식품을 챙겨주면 자연스럽게 항히스타민 효과를 높

일 수 있다. 대표적인 식품으로는 생양파, 껍질째 먹는 빨간 사과, 적포도, 케일, 케이퍼, 체리, 베리류, 브로콜리, 녹차 및 홍차(아이에게는 디카페인을 권장)가 있다.

- 일부 식품은 히스타민 함량이 높거나 히스타민 분비를 촉진한다. 알레르기 증상이 심할 때는 설탕, 초콜릿, 딸기, 아보카도, 바나나, 시금치, 유제품, 달걀, 가공육, 인공색소·향료·방부제가 든 음식을 줄인다. 발효식품은 장내 미생물에는 좋지만 히스타민이 많을 수 있으므로, 알레르기 조절 기간에는 잠시 줄이는 것이 도움이 된다.
- 농산물 직판장에서 구매할 수 있는 꿀을 섭취한다(알레르기 시즌이 시작되기 한 달 전부터).
- 식염수를 사용하여 자주 코 안과 부비강에 쌓인 알레르겐을 씻어낸다. (클리어사의 비강 스프레이나 닐메드사의 비강 세척기 등을 이용할 만하다.)
- 공기청정기를 사용하고, 꽃가루가 많은 날에는 창문과 문을 닫아둔다.

영양 보충제와 허브 약제

- 헬시키즈해피키즈 퀘르세틴 시너지
- 비타민C
- 기본 보충제: 오메가-3 어유, 면역을 돕는 프로바이오틱스, 아연, 비타민D3

동종요법

- 보이롱사의 알레르기캄Allergy Calm
- **아피스 멜리피카**: '동종요법의 항히스타민'이라 불리는 약물로, 가렵고 붉은 발진이나 두드러기, 알레르기성 결막염에 사용한다. 눈이 가렵고

화끈거리며, 눈꺼풀이 분홍빛으로 붓고 가려울 때 도움이 된다. 또한 목이 붉고 화끈거리거나 목젖이 부었을 때, 코가 가렵고 재채기가 심할 때도 효과적이다. 냉찜질로 증상이 완화될 때 적합하고, 15C 희석 농도에서 가장 효과가 좋지만 다른 농도도 사용할 수 있다.

지압 포인트

침 치료는 알레르기비염에 효과가 뛰어난 요법이며, 특히 알레르기 시즌이 시작되기 한 달 전부터 시작하면 좋다. 다음 혈자리는 집에서도 지압으로 활용할 수 있다.

- 합곡 혈
- 영향 혈Large Intestine 20
- 태충 혈(눈 관련 증상을 완화하는 데 도움이 된다.)

에센셜 오일

디퓨저로 퍼뜨리거나, 지압 부위에 바르되 반드시 희석해 사용한다.

- **라벤더**: 진정 및 완화 효과가 있으며, 항염과 진통 작용을 하고, 자극받은 피부를 가라앉히고, 숙면을 돕는다.
- 다음 에센셜 오일도 알레르기비염 완화에 도움이 된다.
  - **타임**
  - **유칼립투스**
  - **레몬**
  - **페퍼민트**

천식

Dr. Song의 핵심 노트

천식 발작은 호흡기 바이러스 감염, 알레르기, 운동 그리고 심리적 스트레스 등으로 일어날 수 있다. 급성 증상을 완화하는 것도 중요하지만, 근본 원인을 함께 다루려면 관련한 다른 섹션을 참고하자. 기능의학 전문의와 함께 식품 알레르기 및 민감도, 환경적 알레르겐, 곰팡이, 과도한 스트레스 반응 등 추가적인 염증 유발 요인을 찾아내는 것이 좋다. 천식이 반복되거나 만성적으로 이어진다면, 11장의 '장 건강 리셋 프로그램'을 실천하며 장과 면역의 연결고리를 강화해야 한다.

급성 천식 발작이 있을 때는 반드시 담당 의사의 지시에 따라 '응급용 흡입기(알부테롤 같은)'를 사용해야 한다. 숨 쉬기 어렵거나 호흡이 가빠지는 증상이 나타난다면, '기침' 항목에서 설명한 기준에 따라 즉시 응급실로 출발해야 한다.

식습관과 생활방침

- 특히 천식이 악화될 때는 유제품 섭취를 줄이거나 완전히 중단한다.
- 글루텐 프리 식단을 시도해본다.
- 타임 차를 마신다.
- 엡섬솔트를 욕조에 풀어 목욕한다. 엡섬솔트에는 황산마그네슘이 들었는데, 마그네슘은 기관지 주변 근육을 이완시켜 기관지 경련과 쌕쌕거림을 완화한다. 또한 황산염 성분은 글루타티온 생성을 촉진해 호흡기와 면역 건강을 돕는다. 평소에는 하루 한 번, 발작기에는 더 자주 해도 좋다.

영양 보충제와 허브 약제

- 마그네슘(천식에는 마그네슘 종류가 크게 중요하지 않다.)

- 오메가 3-6-9 복합 보충제 또는 오메가-3 어유와 감마리놀렌산GLA이 들어 있는 보리지오일borage oil을 함께 섭취한다.(GLA는 천식과 아토피피부염에 도움이 되는 오메가-6 지방산이다.)

- 급성 발작이 있을 때: 칸허브사의 '오픈에어Open Air' 제품을 사용한다.

동종요법

- **안티모늄 타르타리쿰**: 가슴속에서 가래가 끓는 소리가 나지만 가래를 뱉기 어려울 때 사용한다. 누우면 증상이 심해지고 아이가 기운이 없을 때 적합하다. RSV로 생긴 세기관지염에도 도움이 된다.

- **아르세니쿰 알붐**: 쌕쌕거리는 소리와 함께 타는 듯한 기침이 있을 때 사용한다. 새벽 1시에서 3시 사이에 증상이 심해지고, 따뜻한 물을 조금씩 마시고 싶어 하며 불안이 심할 때 도움이 된다.

- **이페카쿠아나**: 구토를 하고 침을 많이 흘리며 젖은기침이 있을 때 사용한다. 기침이 경련성으로 이어지거나 RSV로 세기관지염이 생겼을 때 도움이 된다.

- **칼리 카르보니쿰**: 가래가 많고 쌕쌕거리는 기침이 있을 때 사용한다. 새벽 2시에서 4시 사이에 증상이 악화되고, 누워 있으면 기침이 심해져 상체를 세워야 할 때 적합하다.

지압 포인트

- 정천 혈Ding Chuan('쌕쌕거림을 멎게 하는 혈자리')
- 수부 혈

- 중부 혈
- 쇄골 바로 아래, 가슴 중앙의 수부 혈에서 어깨 쪽 중부 혈 방향으로 부드럽게 마사지한다.

에센셜 오일

디퓨저로 퍼뜨리거나, 지압 부위에 바르되 반드시 희석해 사용한다.

- **라벤더**: 진정 및 완화 효과가 있으며, 항염과 진통 작용을 하고, 자극받은 피부를 가라앉히고, 숙면을 돕는다.
- 다음 에센셜 오일도 천식 발작을 완화하는 데 도움이 된다.
  - **타임**
  - **로즈메리**

주의력 및 집중력 문제

Dr. Song의 핵심 노트

주의력과 집중력 문제가 지속된다면, 11장의 '장 건강 리셋 프로그램'을 실천하며 장-뇌 연결고리를 회복시키는 것이 중요하다. ADHD가 있는 아이들에게 흔히 결핍되는 영양소(비타민D, 철분, 아연, 마그네슘, 오메가-3 지방산)를 반드시 확인하고, 식이요법이나 보충제로 부족한 부분을 보완해야 한다. 또한 많은 아이가 불안을 함께 겪는데, 이 불안이 주의력과 집중력을 더욱 악화시키는 요인이 되기도 한다. 이럴 때는 '불안' 부분을 참고하기 바란다.

식습관과 생활방침

- 모든 인공향료, 색소, 방부제 섭취를 삼간다.

- 첨가당 섭취를 줄인다.

- 글루텐 프리와 유제품 제한 식단을 시도해본다.

- 집중력 향상이 필요한 아이는 매일 30분 이상, 중간 강도부터 높은 강도의 운동을 하는 것이 특히 중요하다. 이런 운동은 인지 기능과 행동 조절, ADHD 증상을 개선하는 데 도움이 된다.[20]

- 최적화된 수면을 유지한다.

- L-테아닌이 풍부한 디카페인 녹차나 말차를 마신다.

영양 보충제와 허브 약제

- 마그네슘은 글리시네이트glycinate, 트레오네이트threonate 혹은 말레이트malate 형태를 선택한다.

- 사프란Saffrom 30mg을 하루에 섭취하면, 부작용 없이도 ADHD 치료제인 메틸페니데이트methylphenidate 성분의 리탈린Ritalin과 비슷한 효과를 볼 수 있다.[21]

- 피크노제놀Pycnogenol은 식욕이나 성장에 영향을 주지 않고도 ADHD 증상을 완화할 수 있다.

- L-테아닌

- 집중력과 주의력을 돕는 프로바이오틱스를 섭취한다. 건강한 신경전달물질의 생성을 지원하는 '사이코바이오틱스'로는 락티카세이박실러스 파라카세이 Lpc-37, 락토바실러스 헬베티쿠스 로셀-52, 비피도박테리움 롱검 로셀-175, 비피도박테리움 롱검 1714, 락토바실러스 플란타룸 PS-128 등이 있다.

- 기본 보충제: 오메가-3 어유, 비타민D3

동종요법

동종요법에는 다양한 선택지가 있으며, 다음은 그중 일부다.

- **코페아 크루다**: 마음이 성급하고 흥분하거나 지나치게 활동적일 때 사용한다. 쉽게 산만해지고, 장난이 심하며, 밤에도 머릿속이 멈추지 않고 소리·냄새·촉감에 예민할 때 적합하다.

- **칼리 브로마툼**: 가만히 있지 못하고 손가락이나 손을 끊임없이 움직일 때 사용한다. 운동 욕구가 지나치고, 기억력이 약하며, 악몽이나 이갈이를 동반한 불면이 있을 때 도움이 된다.

- **아르겐툼 니트리쿰**: 늘 마음이 성급하고 '만약에'라는 걱정을 반복할 때 사용한다. 강박적이거나 미신적인 행동을 보일 때 적합하다.

- **머큐리우스 솔루빌리스**: 쉽게 흥분하거나 분노를 폭발하고, 문제 행동이나 기억력 저하가 있을 때 사용한다.

- **실리케아***Silicea*: 낯을 많이 가리고 매우 고집이 세며, 실패에 대한 두려움으로 일을 시작하거나 마무리하지 못할 때 사용한다. 지속적인 격려와 지지가 필요할 때 도움이 된다.

지압 포인트

- 신문 혈

- 합곡 혈

- 태충 혈

에센셜 오일

디퓨저로 퍼뜨리거나, 지압 부위에 바르되 반드시 희석해 사용한다.

- **라벤더**: 진정 및 안정 효과가 있으며, 숙면을 돕는다.
- **베티베르**Vetiver: 집중력과 인지 기능을 높이고, 불안을 줄이며, 숙면을 돕는다.
- **로즈메리**: 집중력과 기억력을 높이고, 스트레스와 불안을 완화한다.
- **페퍼민트**(2세 이상 사용 가능): 정신적 각성과 기억력을 높인다.
- 다음의 에센셜 오일도 주의력과 집중력에 도움이 된다.
  - **유향**
  - **캐모마일**
  - **오렌지**

급경련통(보채는 아기)

Dr. Song의 핵심 노트

많은 신생아는 생후 약 2주 무렵부터 보채기(급경련통)가 시작되어 6~8주에 가장 심해지고, 12주 정도가 되면 서서히 사라진다. 그러니 가장 먼저 알아야 할 건 이 시기가 반드시 지나간다는 사실이다! 아래에 소개하는 통합의학 접근법을 활용하면 이 격동의 시기를 건너는 동안 아기와 부모가 모두 훨씬 편안해질 수 있다.

참고 1: 아기가 보채거나 급경련통을 겪더라도 체중이 정상적으로 늘고, 대변을 잘 보고, 발달 단계에 걸맞게 자라며, 열이나 다른 질병의 징후가 없어야 한다. 이 기준에서 벗어난다면 반드시 의사와 상담해야한다.

참고 2: 모든 아기는 위식도 역류gastroesophageal reflux, GER를 경험하지만, 그렇다고 모두에게 위식도 역류 질환gastroesophageal disease, GERD이 있는 건 아니다. 위와 식도를 잇는 하부식도괄약근lower esophageal sphincter, LES은 생후 몇 달 동안 약하고 느슨하다. 아기의 다른 근육들처럼 말이다. 하부식도괄약근이 단단해질 때까지는 섭취한 우유가 위로 올라오기 쉽고, 때로는 입 밖으로 새어나올 수도 있다. 토하는 양이 지나치게 많아 체중이 제대로 늘지 않는 경우가 아니라면, 이런 일반적인 역류는 걱정할 필요가 없다. 많은 아기가 단순히 보채고 토한다는 이유만으로 부적절하게 위식도 역류 질환을 진단받는 일이 흔하다. 실제로 위식도 역류 질환인 아기도 있지만, 대부분은 그렇지 않다. 이런 잘못된 진단은 불필요한 역류 억제제 사용으로 이어질 수 있는데, 이는 아기의 장내 미생물이 발달하는 데 방해가 되고 장-뇌, 장-면역, 장-유전자 연결고리에 장기적 영향을 줄 수 있다.

참고 3: 역류 억제제나 제산제가 급경련통을 겪는 아기의 울음 시간을 줄인다는 근거는 없다.[22] 많은 아기가 별도의 검사도 받지 않고 위식도 역류 질환의 증상과 비슷하다는 이유로, 진단적 의미의 약물 사용, 즉 '진단적 투여'를 받는다. 위식도 역류 질환 검사는 침습적이고 비용이 많이 들어 선뜻 결정하기 어렵지만, 그렇다고 검사도 않고 단정적으로 역류 억제제를 시작하는 선택을 내리면 아기의 발달 중인 장-면역과 장-뇌 연결고리에 장기적 영향을 줄 수 있으므로, 두 가지 선택 사이에서 신중히 저울질해야 한다. 내가 진료하는 아기들이 특히 보채는 경우에는 우선 아래에 소개하는 통합의학 치료법을 시도하고, 효과가 없을 때만 역류 억제제 사용을 고려한다. 이미 역류 억제제를 복용 중이라면 담당 의사의 지시를 계속 따르되, 아기의 장내 미생물 발달을 위해 영아 전용 프로바이오틱스를 반드시 함께 보충해야 한다.

아기 급경련통의 정확한 원인은 속속들이 밝혀지지 않았지만, 대개는 소화기 증상이 관련된다. 등을 뒤로 젖히거나, 몸을 둥글게 말고, 배가 빵빵해지며, 울다가 가스를 배출하거나 대변을 본 후 한결 편안해지는 모습을 지켜본 부모라면 어떤 상황인지 단번에 알아차릴 수 있을 것이다. 급경련통을 유발하는 근본 원인은 아기마다 다르지만, 다음 요인들이 영향을 미칠 수 있다.

- **엄마의 스트레스 수준**: 산후 우울감이나 불안은 아기에게 급경련통이 나타날 가능성을 높인다.[23] 전통 중국의학에는 이런 말이 있다. "아이를 치료하려면 먼저 엄마를 치료하라." 엄마가 지치고 신경이 곤두서서 아드레날린과 코르티솔이 몸속을 돌고 있다면, 그 영향이 모유로 아기에게 전달되어 아기 또한 불안하고 예민해질 수 있다. 이런 말을 하는 이유는 힘든 시기를 보내고 있는 엄마를 결코 비난하거나 죄책감을 안기려는 것이 아니다. 오히려 산후 엄마를 돌보는 일이 얼마나 중요한가를 일깨워주기 위해서다. 배우자와 가족, 친구들이 교대로 엄마를 돌보며 영양가 있는 음식을 챙겨주고, 사랑으로 지지하고, 엄마가 잠시 눈을 붙이거나 식사하고, 샤워하고, 혼자 쉴 수 있는 시간을 마련해줘야 한다. 그리고 엄마들에게 꼭 해주고 싶은 말이 있다. 자신에게 잠시 숨 돌릴 시간을 주자. 우리는 종종 자신에게 가장 엄격한 비평가가 된다. 하지만 여러분은 이미 충분히 잘해내고 있고, 모든 것은 점점 나아질 테다.
- **아기의 장내 불균형과 염증**[24]: 급경련통이 있는 아기들은 그렇지 않은

아기들보다 장내 유익균인 비피도박테리아와 락토바실러스가 적고, 가
스를 만드는 세균이 더 많은 것으로 밝혀졌다. 또한 급경련통이 있는 아
기들의 대변과 혈액에선 염증지표가 높게 나타난다는 연구 결과도 있다.[25]

- **음식 알레르기 혹은 민감도**: 일부 아기는 모유나 분유 속 특정 성분에
반응을 보인다. 특히 소젖 단백질 알레르기 또는 민감도가 흔한 원인이
다. 실제로 급경련통이 있던 아기의 엄마가 저低알레르기 식단으로 바꾸
자, 아기의 보채기가 눈에 띄게 줄어들었다는 연구 결과도 있다.[26]

- **과자극과 감각 과부하**: 신생아를 검진하다 보면 부모들이 "우리 아기는
참 순해요"라고 말하곤 한다. 아기가 먹고, 자고, 깨서 다시 먹고, 또 자
는 단순한 패턴을 보이기 때문이다. 하지만 생후 2주가 지나면 아기들
은 깨어 있는 시간이 점점 늘어나면서, 세상을 오감으로 탐색하고 경험
하기 시작한다. 보이는 것, 냄새, 소리, 촉감, 맛까지, 세상 모든 것이 새롭
다. 이 시기에 아기들의 뇌는 새로운 신경 연결이 폭발적으로 형성되어,
세상을 받아들이는 과정이 때로는 벅찰 수도 있다. 우리도 지나치게 자
극적인 하루를 보내고 나면, 좋은 일이건 나쁜 일이건 감정이 벅차오르
는 순간을 경험하곤 한다. 그럴 때 여러분은 무엇을 했는가? 산책을 하
거나, 음악을 듣거나, 와인 한 잔을 마시거나 혹은 그냥 주저앉아 울었을
지도 모른다. 그럴 때 누군가가 "그만 울어"라고 말해주길 바랐는가, 아
니면 곁에 앉아 조용히 안아주며 그냥 울 수 있게 내버려두길 원했는가?
아기가 벅찬 감정을 표현할 수 있는 방법은 딱 하나, 바로 '울음'이다. 이
울음은 하루 중 비슷한 시간대, 주로 밤에 집중되어 나타난다. 그래서 이
시기를 흔히 '마녀의 시간witching hour'이라고 한다. 보채는 기간은 보통
생후 2주 무렵에 시작해 6~8주에 절정을 이루고, 아기의 뇌가 점점 성
숙해지면서 스스로 감각 과부하를 조절할 수 있게 된다. 이 무렵부터 아

기들은 미소를 짓고 옹알이를 하며, 조금 더 평온하게 세상과 소통하기 시작한다. 하지만 그 시점이 오기 전까지는 아기가 울면서 감정을 '표출할 수 있도록' 그저 품에 안고 조용히 함께 있어주기만 해도 충분하다.

식습관과 생활방침

- 엄마(또는 주요 양육자)를 돕는다. 아기를 키우는 건 혼자가 아닌 모두의 일이다. 요즘은 예전처럼 '마을'이 크지 않지만, 여전히 아이를 키우는 데는 마을이 필요하다.

- '마녀의 시간'에 주의한다. 부모는 대부분 아기가 가장 보채는 시간이 언제인지 안다. 그 시간대에는 불을 어둡게 조절하고, 소음을 줄이고, 자극을 최소화하며, 외출이나 모임을 삼가는 것이 좋다.

- 아기에게 마사지를 해준다. 아기를 마주보게 눕히고, 갈비뼈 아래 복부를 시계 방향으로 부드럽게 마사지하거나, 아기의 다리를 자전거 타듯이 천천히 움직여주면 장에 쌓인 가스가 배출되어 보채기가 줄어든다.

- 엄마도 식이 제한이 필요하다. 모유 수유 중이라면 염증을 유발할 만한 음식을 식단에서 빼기만 해도 놀라운 변화가 일어날 수 있다. 엄마가 식단에서 유제품, 달걀, 견과류, 밀, 콩, 생선을 제거했을 때, 급경련통이 있는 아기들의 울음 시간이 현저히 줄어들었다. '그럼 도대체 뭘 먹어야 하지?'라는 생각이 들 수도 있다. 나는 보통 엄마들에게 유제품, 글루텐, 콩, 달걀을 2주간 완전히 끊고 변화를 관찰해보자고 권한다. 그 후 3~4일 간격으로 한 가지씩 다시 식단에 넣어가며 어떤 음식이 문제인지 확인한다. 다만 확실히 알기 위해서는 100% 철저하게 가려내야 한다. 제대로 실천하면 식이 제한 중에도 엄마가 배고프지 않고, 자신과 아기에게 모두 필요한 영양을 충분히 섭취할 수 있다. 먹지 못하는 것보다 신선한 과

일과 채소, 자연 방목한 고기와 해산물, 견과류, 씨앗류, 글루텐 프리 곡
물 등 먹을 수 있는 풍성하고 맛있는 음식에 집중하자. 많은 엄마가 피해
야 할 음식을 멀리했더니 기분과 에너지가 눈에 띄게 좋아져서, 예전 식
단으로 돌아가고 싶지 않다고 말한다.
- 분유 수유하는 아기라면 부분 가수분해 분유나 저알레르기 분유로 바꿔
보는 것도 도움이 될 수 있다.

영양 보충제와 허브 약제

- 캐모마일 차: 캐모마일, 회향, 레몬밤, 버베인, 감초가 포함된 허브티는
아기의 급경련통 증상을 현저히 누그러뜨린다.[27] 모유 수유 중인 엄마는
하루 종일 캐모마일 혹은 복합 허브티를 마셔도 좋다. 아기에게는 꿀을
넣지 않은 상태로 1회 5cc(1작은술)씩 하루 3~4회 먹인다.
- 그라이프 워터Gripe Water: 개인적으로 '웰러멘츠 오가닉 그라이프 워터
Wellements Organic Gripe Water'를 사용한다.
- 콜릭캄ColicCalm: 급경련통 완화에 효과가 입증된 동종요법 기반의 그라
이프 워터 제품이다.[28]
- 프로바이오틱스: 급경련통이나 보채기를 완화하는 데 도움이 되는 균주
는 락토바실러스 루테리 DSM 17938, 비피도박테리움 락티스 BB-12,
비피도박테리움 브레베 비알03 *Bifidobacterium breve* BR03(비피도박테리
움 브레베 B632 *Bifidobacterium breve* B632) 등이다.[29]

동종요법

- 보이롱사의 콜릭컴포트ColicComfort

지압 포인트

- 중완 혈
- 족삼리 혈
- 태충 혈

에센셜 오일

디퓨저로 퍼뜨리거나, 지압 부위에 바르되 반드시 희석해 사용한다.

- **라벤더**: 진정 및 안정 효과가 있으며, 숙면을 돕는다.

변비

Dr. Song의 핵심 노트

급성 변비의 가장 흔한 원인은 탈수, 식이섬유 부족 그리고 심리적 스트레스다. 스트레스를 받으면 '투쟁-도피 반응'을 일으키는 교감신경이 활성화되어 몸의 모든 근육이 긴장하는데, 항문 괄약근도 예외가 아니다. 따라서 속도를 늦추고 미주신경을 활성화하는 것이 변비 완화에 매우 중요하다. 이를 위해 6장의 '호흡' 연습을 꼭 복습해보자.

변비가 지속된다면, 11장의 '장 건강 리셋 프로그램'을 실천하며 장을 회복시켜야 한다. 미라랙스MiraLAX는 어린아이에게 장기간 사용해도 괜찮은지가 검증되지 않았다. 성인의 일시적 변비를 완화하기 위한 용도로, 2주 미만의 단기 사용만 승인된 약이다. 만약 아이가 만성 변비로 미라랙스를 복용 중이라면, 담당 소아과 의사의 지도 없이 중단해선 안 된다. 하지만 '장 건강 리셋 프로그램'과 다음 단계들을 함께 실천한다면, 약물에 의존하지 않고도 충분히 규칙적이고 편안한 배변 습관을 회복할 수 있다.

식습관과 생활방침

- 유제품 섭취를 끊는다. 유제품은 변비를 일으키는 대표적 식품이다.

- 수분 섭취를 늘린다.

- 식이섬유를 점차 늘린다. 짙은 녹색 잎채소, 견과류와 씨앗류, 콩류, 퀴노아, 아보카도처럼 마그네슘이 풍부한 식이섬유 음식에 집중한다.

- 운동을 한다. 몸을 움직이면 장도 움직인다.

- 스트레스를 줄이고 속도를 늦춘다. 자세한 내용은 557쪽 '미주신경 회복 루틴'을 참고한다.

- 복부 마사지를 한다. 아이를 마주보고 장의 연동운동 방향(시계 방향)으로 부드럽게 복부를 마사지해준다. 이는 대변이 장을 따라 이동하는 방향과 같다.

영양 보충제와 허브 약제

- 구연산마그네슘Magnesium citrate: 변이 부드럽지만 묽지 않을 정도까지, 장 상태에 맞춰 용량을 조절한다.

- 비타민C

- 장 건강 전반을 돕는 프로바이오틱스

동종요법

- **칼카레아 카르보니카**Calcarea carbonica: 소화장애가 있거나 변비와 설

사가 반복될 때 사용한다. 우유를 소화하기 어렵고 복부가 팽만하며, 체중이 쉽게 늘거나, 흙·진흙처럼 먹을 수 없는 것을 먹으려는 습성이 있을 때 도움이 된다. 머리에 땀이 자주 날 때도 적합하다.

- **눅스 보미카**: 낮에는 재채기와 콧물이 나오지만 밤에는 코가 막힐 때 사용한다. 마른기침을 하고 구역질이 나거나 토하다가 한결 나아질 때 적합하다. 과식하거나 자극적인 음식을 먹은 뒤 복통이 생기고, 짜증이 많으며, 예민할 때도 도움이 된다. 식사 후 속쓰림, 트림, 복부 팽만이 나타나고, 대변을 보고 싶지만 잘 나오지 않는 변비가 있을 때 사용한다. 새벽 3시 무렵에 증상이 심해질 때 특히 효과적이다.
- **실리케아**: 낯을 많이 가리고 매우 고집이 세며, 실패에 대한 두려움으로 일을 시작하거나 마무리하지 못할 때 사용한다. 지속적인 격려와 지지가 필요할 때 도움이 된다. 또한 대변이 딱딱해 잘 나오지 않거나 다시 들어가버리는 완고한 변비가 있을 때 도움이 된다. 발 냄새가 나거나 발에 땀이 많을 때도 적합하다.

지압 포인트

- 합곡 혈

에센셜 오일

디퓨저로 퍼뜨리거나, 지압 부위에 바르되 반드시 희석해 사용한다.

- **회향**: 소화 기능을 돕고, 경련, 가스, 변비를 완화한다.
- **생강**: 소화를 촉진하고, 복부 불편감과 더부룩함을 완화한다.

<h1 style="text-align:center">아토피피부염</h1>

Dr. Song의 핵심 노트

아토피피부염은 원인이 복합적 요인으로 얽힌 만성질환으로, 다양한 요인이 작용할 수 있다. 만성적인 아토피피부염이라면 11장의 '장 건강 리셋 프로그램'을 실천하며 장-면역 시스템의 균형을 회복하는 것이 핵심이다. 음식 알레르기나 민감도, 환경 알레르겐, 곰팡이, 심리적 스트레스 등 염증을 유발할 만한 요인을 찾기 위해 기능의학 전문의와 상담할 필요가 있다.

아토피피부염이 있는 피부는 농가진이나 포도상구균, 연쇄상구균 등의 2차 감염에 취약하다. 고름이 생기거나, 벌꿀색 딱지가 앉고, 붉은 기가 바깥으로 번지거나 통증이 심해지는 등 감염 징후가 보인다면 즉시 의사에게 진료를 받아야 한다. 이럴 때는 국소 항생제 연고가 처방될 수 있는데, 만약 경구용 항생제를 복용해야 한다면 10장의 '항생제와 약물을 복용한 후에 장내 미생물을 회복하는 계획'을 실천하며 장내 미생물의 균형을 반드시 회복해야 한다.

식습관과 생활방침

- '장 건강 리셋 프로그램'의 일환으로 염증을 유발하는 음식을 삼간다. 대표적인 식품으로는 글루텐, 유제품, 콩, 달걀, 감귤류, 견과류 등이 있다.
- 카렌듈라 크림을 국소적으로 바르면 피부 회복을 돕고, 아토피피부염 부위에 흔히 생기는 2차 감염을 줄일 수 있다.
- 마누카 꿀은 농가진을 유발하는 세균에 대한 항균 효과가 있어, 농가진이 생겼을 때 국소적으로 사용할 수 있다.

- 심리적 스트레스가 원인이라면, 6장과 557쪽 '미주신경 회복 루틴'에서 소개하는 미주신경 회복법을 실천한다.

영양 보충제와 허브 약제

- 오메가 3-6-9 복합 보충제 혹은 오메가-3 어유와 감마리놀렌산GLA이 함유된 보리지오일을 함께 섭취한다.(GLA는 천식과 아토피피부염에 도움이 되는 오메가-6 지방산이다.)
- 아연
- 피부 건강을 돕는 프로바이오틱스: 비피도박테리움 락티스 B-07, 비피도박테리움 애니멀리스 서브스피시즈 락티스 BI-04, 비피도박테리움 애니멀리스 서브스피시즈 락티스 BB-12, 락토바실러스 람노서스 GG
- 비타민D3

동종요법

- **그라피테스**_Graphites_: 아토피피부염으로 피부가 매우 가렵고, 노란색 벌꿀처럼 끈적한 진물이 날 때 사용한다. 습윤성 농가진 형태에 효과적이며, 켈로이드 흉터를 예방하는 데도 도움이 된다.
- **안티모니움 크루둠**: 피부가 마르고 딱지가 생기는 건성 형태의 아토피피부염(건성 농가진)에 사용한다.
- **메제레움**: 탁한 액체가 고인 작은 물집이 생겼다가 딱지가 앉을 때 사용한다. 농가진이나 아토피피부염에 효과적이다.
- **올리앤더**_Oleander_: 귀 뒤에서 진물이 나고 딱지가 앉으며, 귓불이 갈라질 때 사용한다.
- **비올라 트리콜로르**_Viola tricolor_: 두피에 두껍고 비늘 같은 병변이 생길

때 사용한다. 태열이나 지루성 두피염에 특히 도움이 된다.

지압 포인트

- 합곡 혈
- 혈해 혈

에센셜 오일

디퓨저로 퍼뜨리거나, 지압 부위에 바르되 반드시 희석해 사용한다.

- **라벤더**: 진정 및 완화 효과가 있으며, 항염과 진통 작용을 하고, 자극받은 피부를 가라앉히고, 숙면을 돕는다.
- **티트리**: 면역 기능을 강화하고, 항균·항바이러스·항진균 작용이 있으며, 여드름과 사마귀를 완화하는 데 도움이 된다.

응급 처치 (상처, 찰과상, 타박상, 염좌)

언제나 아르니카부터 시작하기

사고는 언제든 일어날 수 있다. 아이가 걷기를 배우거나, 계단을 오르거나, 자전거를 타고, 공놀이를 하거나, 스키를 타는 등 활동이 많아질수록 크고 작은 상처와 찰과상, 타박상, 염좌를 겪는 일은 자연스럽다. 특히 활동적인 아이일수록 두려움이 적어 툭하면 부상을 입는다. **아르니카 몬타나**는 모든 부모의 구급상자에 반드시 있어야 할 필수품이다. 연구에서도 아르니카는 수술 후 멍을 줄이고 회복 속도를 높이는 효과가 있다고 보고했다.[30] 응급 상황에선 다음 단계를 따라야 한다.

- 아르니카 몬타나 5환을 첫 1시간 동안 15분 간격으로 먹인다. 이후 아이의 상태가 호전되면 복용 간격을 점차 늘린다.
- 멍이나 부은 부위, 통증이 있는 곳에는 아르니카 크림이나 젤을 바른다. 단, 상처가 아직 아물지 않았다면 자극이 될 수 있으므로 사용하지 않는다. 피부가 벗겨졌을 때는 카렌듈라 크림이나 연고를 대신 사용한다.

상처와 찰과상

상처와 찰과상은 대부분 시간이 지나면 잘 아문다. 치료 목표는 감염 위험을 줄이고 흉터를 최소화하는 것이다. 만약 상처가 벌어져 봉합이 필요할 정도로 깊거나, 이물질이 박혀 있거나, 찔린 상처라면 즉시 병원이나 응급실을 방문해야 한다. 이럴 때는 항생제 치료나 파상풍 예방 주사가 필요할 수 있다.

가벼운 상처나 찰과상이라면 다음 순서대로 관리한다.

- 비누와 따뜻한 물로 상처 부위를 깨끗이 씻는다.
- 카렌듈라 크림이나 연고를 바른 후, 밴드나 거즈로 덮고 테이프로 고정한다.(알코올이 함유된 따가운 젤 형태는 피한다.) 카렌듈라는 피부 재생과 항균 작용이 뛰어나며, 드레싱은 하루에 한 번 교체한다.
- 라벤더 에센셜 오일을 디퓨저로 사용하거나 희석해 바르면 염증을 줄이고, 상처 회복을 촉진한다.[31]
- 상처 치유가 더디다면 아연이 풍부한 음식을 섭취하고, 필요하면 아연 보충제를 고려한다.

• 상처 부위가 점점 붉어지거나, 열감이 느껴지거나, 통증이 심해지고, 고름이나 진물이 늘어날 때는 감염이 의심되므로 즉시 의사에게 진료를 받는다.

타박상과 멍

타박상, 멍, 근육통은 대부분 시간이 지나면 자연스럽게 회복되지만, 아래의 통합의학 요법을 활용하면 더 빠르게 좋아질 수 있다. 머리를 다쳤을 경우, 특히 의식을 잃거나, 두통이 심해지거나, 혼란스러워 보이거나, 비정상적으로 졸려하거나, 구토를 거듭하거나, 몸의 균형이 맞지 않을 때는 반드시 의사에게 진료를 받아야 한다. 그 밖의 가벼운 타박상과 멍, 경미한 머리 부상은 집에서도 충분히 관리할 수 있다.

기초 다지기

• 앞서 설명한 대로 아르니카를 사용한다.
• 얼음찜질을 하고, 상처 부위를 심장보다 높게 올려서 부기를 최대한 뺀다.

동종요법

• **아피스 멜리피카**: 상처 부위가 붓고 분홍빛을 띠며, 누르면 아프지만 냉찜질을 하면 통증이 완화될 때 사용한다.
• **나트룸 설푸리쿰***Natrum sulphuricum*: 머리 부상이나 뇌진탕이 의심될 때 하루 2회, 한 달간 복용한다. 의사에게 경과 관찰을 꼭 받아야 한다.

에센셜 오일

디퓨저로 퍼뜨리거나, 지압 부위에 바르되 반드시 희석해 사용한다.

- 라벤더: 항염 효과가 있으며, 상처 회복을 촉진한다.[32]

염좌(삔 부위)

뛰고, 오르고, 점프하길 좋아하는 아이들은 활동 중에 툭하면 타박상을 입고 멍이 드는데, 그 과정에서 손목이나 발목을 삐는 염좌가 생기기도 한다. 통증과 부기가 심하면 단순 염좌인지 골절인지 구분하기 어렵기 때문에 확실하지 않을 때는 응급실에서 X-ray를 촬영해 골절 여부를 확인해야 한다. 심한 통증과 부기, 통증 부위를 움직이거나 거기에 체중을 실을 수 없고, 팔다리가 부자연스럽게 변형된 경우, 통증이 일주일 이상 지속되거나 점점 심해지는 경우에는 골절 가능성 매우 높다. 그 밖의 가벼운 염좌라면 집에서도 관리할 수 있다.

기초 다지기

- 앞서 설명한 대로 아르니카를 사용한다.
- **루타 그라베올란스**_Ruta graveolans_와 **레둠 팔레스트레**_Ledum palestre_를 복용하면 힘줄과 인대의 회복을 돕는다.
- 아래 RICE 요법을 활용해 부기와 통증을 줄이고, 회복을 촉진한다.
  - Rest: 아픈 부위를 쉬게 한다.
  - Ice: 수건에 싼 얼음팩으로 냉찜질한다.
  - Compress: 탄력붕대나 압박붕대로 감싸서 부기를 줄인다.
  - Elevate: 아픈 부위를 심장보다 높게 올린다.

식습관과 생활방침

- 관절 회복에 필요한 영양소와 항산화제를 충분히 공급하기 위해 '장 건강 지킴이 무지개' 식단을 실천한다.

- 첨가당과 염증을 유발하는 음식 섭취를 줄인다.

- 뼈 육수를 마시거나, 수프와 밥과 파스타와 스무디 등에 기본 재료로 활용한다.

영양 보충제와 허브 약제

- 비타민C

- 콜라겐 파우더: 스무디, 팬케이크, 와플, 수프, 스튜 등에 넣어 섭취한다.

동종요법

- **아피스 멜리피카**: 통증 부위가 붓고 분홍빛을 띠며, 누르면 아프지만 냉찜질을 하면 통증이 완화될 때 사용한다.

- **브리오니아 알바**: 압박하면 통증이 줄어들지만, 움직이면 통증이 심해질 때 사용한다.

- **루스 톡시코덴드론**: 가만히 있으면 통증이 심하지만, 부드럽게 움직이면 완화될 때 사용한다.

골절이 있는 경우

- **심피툼**_Symphytum_과 **칼카레아 포스포리카**_Calcarea phosphorica_를 각각 하루 2회, 5환씩 한 달간 복용한다.

- 이부프로펜이나 NSAID 계열 약물은 삼간다. 골절 회복을 방해할 수 있기 때문이다.

에센셜 오일

디퓨저로 퍼뜨리거나, 지압 부위에 바르되 반드시 희석해 사용한다.

- **라벤더**: 항염 효과가 있으며, 상처 회복을 촉진한다.[33]

두통

Dr. Song의 핵심 노트

두통의 매우 흔한 원인 중 하나는 탈수다. 따라서 우선 수분 섭취를 충분히 늘리고, 아이가 하루 동안 충분히 물을 마시는지 확인해야 한다. 아이의 최소 수분량은 체중 1kg당 33ml다. 두통이 있을 때는 이보다 더 많은 수분이 필요하다고 생각하면 된다. 코코넛워터나 4장에서 소개한 '집에서 만드는 수분 보충 음료'처럼 전해질이 함유된 음료를 선택하는 것이 좋다. 장내 미생물에 도움이 되는 시판 음료는 520쪽 '장 건강 쇼핑 가이드'에서 확인할 수 있다.

아래의 권장사항은 일시적이고 가벼운 두통에 해당한다. 만약 두통이 지속되거나 자주 반복되고, 점점 심해지거나, 아침에 깨어날 때 생기는 경우(자고 나서도 호전되지 않을 때), 머리를 다친 병력이 있거나, 목 뒤가 아프고 뻣뻣하거나, 열, 혼란, 의식 변화, 시야 이상이 있고 팔다리의 힘이 빠지고 감각 이상이 동반될 때는 반드시 소아과 의사에게 진료를 받아야 한다.

식습관과 생활방침

- 수분 섭취를 늘린다.

- 첨가당 섭취를 줄인다.

- 인공색소, 향료, 방부제를 식단에서 없앤다.

- 글루텐 프리 식단을 시도해본다.

- 심리적 스트레스를 관리한다.

- 운동과 수면을 우선순위에 둔다.

- 엡섬솔트를 욕조에 풀어 목욕한다.

영양 보충제와 허브 약제

- 마그네슘

- 기본 보충제: 오메가-3 어유, 비타민D3

- 편두통이라면 코엔자임Q10 CoQ10과 '마이그라벤트Migravent' 보충제가 도움이 될 수 있다.

동종요법

- **브리오니아 알바**: 눈 통증을 동반한 두통이 있을 때 사용한다. 움직이면 통증이 심해지고, 조용히 쉬면 완화될 때 적합하다.

- **겔세미움 셈페르비렌스**: 두통이 머리 뒤쪽(후두부)에서 시작될 때 사용한다. 시야가 흐릿하거나 겹쳐 보이고, 수행 불안이나 긴장이 밀려올 때도 도움이 된다.

- **아이리스 베르시컬러**_Iris versicolor_: 신맛이 강한 구토를 동반한 편두통이나 시각과 관련한 편두통(시각성 편두통)에 사용한다.

- **눅스 보미카**: 과로와 스트레스로 생긴 두통에 사용한다. 짜증이 많고 예

민하며, 구토 후 두통이 완화될 때 적합하다.

지압 포인트

- 합곡 혈

- 인당 혈Yin Tang

에센셜 오일

디퓨저로 퍼뜨리거나, 지압 부위에 바르되 반드시 희석해 사용한다.

- **캐모마일**: 진정과 완화 효과가 있고, 두통 완화와 면역 강화에 도움을 준다. 항염과 진통 작용이 있고, 소화불량·복통·메스꺼움에도 효과적이다.
- **라벤더**: 진정과 안정 효과가 있으며, 항염과 진통 작용으로 숙면을 돕고 두통을 완화한다.
- **페퍼민트**(2세 이상 사용 가능): 구역질과 구토를 줄이고, 기관지염을 완화하고, 항염 작용을 하며, 집중력과 기억력을 높이고, 두통을 덜어준다.

속쓰림(역류)

Dr. Song의 핵심 노트

위식도 역류는 '급경련통(보채는 아기)' 항목에서 언급했듯, 아기의 하부식도괄약근이 완전히 성숙하기 전까지 매우 흔하게 나타난다. 하지만 아이가 자라면서 하부식도괄약근을 느슨하게 만들어 위식도 역류 증상을 일으키는 요인은 다양하다. 심리적 스트레스, 과식, 잠자기 직전에 식사하기, 튀긴 음식이나 달달한 음식, 매운 음식이나 산성식품, 카페인, 이부프로펜 같은 NSAID 계열의 약물이 대표적이다. 특히 어린이와 청소년에게 가장 흔한 원인은 '심리적 스트레스'다.

누구나 잠깐씩 위식도 역류나 속쓰림을 겪을 수 있지만, 그렇다고 모두에게 위식도 역류 질환이 있는 건 아니다. 속쓰림은 위식도 역류 질환의 증상 중 하나일 뿐이며, 위식도 역류 질환은 그보다 심각한 형태의 역류 상태를 의미한다. 아이의 속쓰림이 지속되고 아래의 방법으로도 호전되지 않으면, 11장의 '장 건강 리셋 프로그램'을 시작하고 통합의학 전문의와 함께 근본 원인을 다루는 것이 좋다. 또한 아이가 역류억제제를 복용 중이라면, 10장의 '항생제와 약물을 복용한 후에 장내 미생물을 회복하는 계획'을 반드시 병행해야 한다.

식습관과 생활방침

- 과식하거나 잠자기 직전에 식사하지 않는다.
- 단맛, 짠맛, 매운맛이 강한 음식과 튀긴 음식을 줄인다.
- '급성 불안 및 스트레스' 항목을 참고한다. 급성 스트레스는 하부식도괄약근을 이완시켜 역류를 악화할 수 있다.
- '변비' 항목을 참고한다. 변비는 복압을 높여 역류 위험을 키울 수 있다.
- 진정 효과가 있는 허브를 함유한 '목을 부드럽게 해주는 차Throat Coat Tea'를 마신다.(다음 설명 참조)
- 페퍼민트 차는 역류를 악화할 수 있으므로 삼간다.

영양 보충제와 허브 약제

- 위 점막을 부드럽게 감싸서 진정시키는 점액질 허브demulcent herbs는

급성 증상을 완화하는 데 큰 도움이 된다. 미끈느릅나무 껍질, 마시멜로 뿌리, 감초 추출물이 대표적이다. 로젠지, 캡슐, 차 등 다양한 형태로 시판되고 있으므로, 역류 증상이 있을 때 필요에 따라 섭취하면 된다.

동종요법

- 보이롱사의 애시딜

지압 포인트

- 족삼리 혈
- 중완 혈
- 내관 혈

에센셜 오일

디퓨저로 퍼뜨리거나, 지압 부위에 바르되 반드시 희석해 사용한다.

- **생강**: 소화를 돕고, 속쓰림과 메스꺼움을 완화한다.

농가진

Dr. Song의 핵심 노트

농가진은 전염성이 강한 피부감염으로 매우 흔하며, 주로 A군 연쇄상구균이나 황색포도상구균으로 인해 발생한다. 상처 난 피부로 세균이 들어가서 생기는 감염인데, 아이가 가려운 피부(아토피피부염, 벌레 물림, 두드러기 등)를 긁거나, 감기나 알레르기로 코가 막혀 코를 자주 후비거나, 긁힌 상처가 있을 때 곧잘 찾아든다. 농가진은 보통 가렵고 가벼운 통증을 동반하는 작고 붉은 돌기에서 시작해 점차 커지며, 벌꿀색의 딱지가 앉는 물집으로 번지는 것이 특징이다. 아이가 긁을수록 염증이 더 넓게 퍼지고, 그 진물에 다른 아이가 닿고 나서 자신의 피부를 긁으면 쉽게 감염될 수 있다.

치료에는 무피로신 연고mupirocin ointment 같은 국소 항생제가 처방될 수 있다. 특히 코 주변이나 얼굴처럼 병변이 퍼지는 부위에는 무피로신 연고를 사용하라고 권장한다. 만약 병변이 빠르게 번지거나 넓은 부위를 덮는다면 경구용 항생제가 필요할 수 있다. 이럴 때는 10장의 '항생제와 약물을 복용한 후에 장내 미생물을 회복하는 계획'을 반드시 함께 실천해야 한다.

농가진이 반복해서 재발하는 아이들도 있는데, 이때는 아이 자신이나 가족 중 누군가의 비강에 포도상구균이나 연쇄상구균이 서식하고 있을 가능성이 있다. 가족 구성원 중 감염된 사람이 있다면, 가족이 모두 의사의 진료를 받아 적절히 치료하는 것이 중요하다.

식습관과 생활방침

- 아이의 손톱을 짧고 깨끗하게 관리하고, 되도록 가려운 부위를 긁지 않도록 지도한다.

- 아이의 수건은 반드시 개인용으로 따로 사용한다.

- 첨가당 섭취를 줄인다.

- 면역력을 높이고 피부 회복을 돕기 위해 '장 건강 지킴이 무지개' 식단을 실천한다.

영양 보충제와 허브 약제

- 티트리 오일이 함유된 비누로 병변 부위를 씻는다. 티트리 에센셜 오일은 연쇄상구균과 포도상구균은 물론, 내성균MRSA에도 효과가 있는 것으로 알려졌다.[34]
- 카렌듈라 크림이나 연고는 자극받은 피부를 진정시키는 데 효과적이다. 아이가 2세 이상이라면, 크림에 라벤더 오일과 페퍼민트 오일을 한 방울씩 섞어 바르면 가려움과 염증을 완화하는 데 더욱 도움이 된다.
- 마누카 꿀은 농가진을 유발하는 세균에 대한 항균 효과가 있어, 농가진에 국소적으로 사용할 수 있다.

동종요법

- **그라피테스**: 피부가 매우 가렵고, 노란색 벌꿀처럼 끈적한 진물이 날 때 사용한다. 습윤성 농가진 형태에 적합하다.
- **안티모니움 크루둠**: 피부가 건조하고 비늘처럼 일어나며, 벌꿀색 딱지가 앉을 때 사용한다. 건성 농가진 형태에 효과적이다.
- **메제리움**: 탁한 액체가 고인 작은 물집이 생겼다가 딱지가 앉을 때 사용한다.

지압 포인트

- 합곡 혈
- 혈해 혈

에센셜 오일

디퓨저로 퍼뜨리거나, 지압 부위에 바르되 반드시 희석해 사용한다.

- **페퍼민트**(2세 이상 사용 가능): 가려움과 염증을 완화한다.
- **라벤더**: 진정 및 완화 효과가 있으며, 항염과 진통 작용을 하고, 자극받은 피부를 가라앉히고, 숙면을 돕는다.
- **티트리**: 항균 작용이 있으며, 농가진을 유발하는 세균에 효과가 있다.

불면증(수면장애)

Dr. Song의 핵심 노트

불면증은 잠들기 어렵거나 잠이 들더라도 자주 깨는 경우, 혹은 이 두 가지가 함께 나타나는 상태를 말한다. 급성 수면장애는 대개 심리적 스트레스로 발생한다. 따라서 아이의 수면을 도우려면 무엇보다도 스트레스의 근본 원인을 다루어야 한다. 아이의 수면 문제가 지속된다면 그 원인을 찾아 근본적으로 해결해야 한다. 이때 11장의 '장 건강 리셋 프로그램'은 좋은 출발점이 될 수 있다. 우리 몸의 세로토닌과 수면 호르몬인 멜라토닌은 대부분 장내 미생물이 만들어낸다는 사실을 기억하자. 장내 불균형, 염증, 음식 민감도나 알레르기 등 불균형 요인의 뿌리를 파악하고 치료하기 위해선 통합의학 전문의와 함께 상담하는 것이 좋다. 수면장애가 장기간 이어질 때는 '수면 코칭'이 도움이 될 수 있다. 하지만 효과를 보려면 몸속 불균형의 근본을 바로잡는 일이 반드시 선행돼야 한다.

식습관과 생활방침

- 일관된 수면 습관을 만든다. 아이의 오감을 활용하여 '이제 잘 시간'임을

뇌가 인식하도록 돕는다. 저녁 식사 후에는 따뜻한 캐모마일 차에 꿀을 약간 타서 마신다. 잠자기 전 엡섬솔트를 욕조에 풀어 목욕을 하며 몸을 따뜻하게 하고, 침대에 누우면 부드럽고 포근한 인형을 꼭 끌어안는다. 은은히 퍼지는 라벤더 에센셜 오일 향을 맡으며 마음을 가라앉힌다. 차분한 잠자리 음악을 들으며 함께 그림책을 읽어주는 것도 좋다.

- 엡섬솔트 목욕을 한다.
- 수면하기에 좋은 디지털 습관을 만든다. 잠자기 최소 1~2시간 전에는 화면을 끄고, 꼭 사용해야 한다면 블루라이트 차단 안경을 쓰거나 '야간 모드'를 활용한다.
- 스트레스를 줄이거나 관리한다. 아이가 '잠이 안 올까봐' 하는 걱정이 오히려 불면을 악화할 수 있다. 6장의 '호흡' 연습을 다시 찾아보고, 557쪽 '미주신경 회복 루틴'을 참고한다.
- 잠자기 전에는 설탕, 초콜릿, 카페인 섭취를 삼간다.
- 매일 적당한 운동을 하되, 잠자기 직전에는 피한다.
- 수면 불안을 완화하는 인지행동기법을 익힌다. 돈 휴브너 박사의 《잠자기가 두려울 때 무엇을 해야 할까What to Do When You Dread Your Bed》는 좋은 참고서가 될 만하다.

영양 보충제와 허브 약제

- 저녁에는 허브티로 편안한 티타임을 즐긴다. 캐모마일, 라벤더, 레몬밤 차는 마음을 진정시키고, 숙면을 돕는다.
- 글리신산마그네슘
- 포스파티딜세린: 밤에 생각이 많아 잠들기 어려울 때, 스트레스 호르몬인 코르티솔이 비정상적으로 높아졌을 때 도움이 된다.

- 멜라토닌: 잠드는 시간을 앞당기는 데 도움이 된다. 단기적으로 사용하면 아이에게 비교적 안전하지만, 장기간 필요하다면 소아과 의사와 상의하고 통합의학 전문의와 함께 근본 원인을 해결해야 한다.
- 이노시톨Inositol: 밤새 숙면을 유지하는 데 도움이 된다.

동종요법

- **아르겐툼 니트리쿰**: '만약에'라는 불안한 생각 때문에 잠들지 못할 때 사용한다. 내일 있을 일, 이를테면 시험에 실패하거나 비행기를 놓치거나 학교에서 연극할 때 대사를 잊는 상황 등을 미리 걱정할 때 도움이 된다.
- **코페아 크루다**: 머릿속에 멈추지 않고 생각이 끊임없이 떠오를 때 사용한다. 누워도 생각이 쏟아져 잠들지 못할 때 적합하다.
- **겔세미움 셈페르비렌스**: 긴장감이나 예기불안으로 잠들기 어려울 때 사용한다. 떨림이나 두려움을 느끼고 소변을 자주 볼 때 도움이 된다.
- **이그나티아 아마라**Ignatia amara: 감정적 스트레스 때문에 잠들지 못할 때 사용한다. 자주 한숨을 쉬고 불안하거나 예민할 때 적합하다.
- **눅스 보미카**: 과로와 스트레스 탓에 새벽 3시쯤 깨어 일을 떠올리며 걱정하거나, 짜증과 분노로 눈을 뜰 때 사용한다.
- **포스퍼러스**Phosphorus: 해 질 무렵 두려움을 느끼거나, 어둠 속에 또는 혼자 있는 것이 불안할 때 사용한다.
- **펄사틸라**: 부모 곁을 떠나선 잠자리에 들기 싫어 하고 분리불안을 보일 때 사용한다.
- **스트라모니움**Stramonium: 야경증(깊은 잠에 들었다가 비명과 공포로 깨는 증상―옮긴이)이 있을 때 사용한다.

지압 포인트

- 신문 혈

- 내관 혈

에센셜 오일

디퓨저로 퍼뜨리거나, 지압 부위에 바르되 반드시 희석해 사용한다.

- **라벤더**: 진정 및 안정 효과가 있으며, 숙면을 돕는다.

가려운 발진(두드러기, 벌레 물림, 옻·담쟁이덩굴 접촉)

Dr. Song의 핵심 노트

가려운 발진은 벌레 물림, 알레르기 반응 혹은 독성이 있는 옻나무나 담쟁이덩굴 접촉 등으로 몸속에서 히스타민과 염증물질이 분비되어 발생한다. 히스타민을 조절하는 원리가 같기 때문에 여기에서 제시하는 가이드라인 중 상당수는 '알레르기비염(건초열)' 항목과 비슷하다. 필요하면 그 부분을 다시 참고하자.

아이에게 두드러기가 생겼다면 그 원인이 명확할 때도 있지만, 대부분은 원인을 찾기가 어렵다. 두드러기는 음식 알레르기, 약물 반응, 접촉성 피부염, 바이러스 감염, 심리적 스트레스 등으로 유발될 수 있다. 만약 두드러기가 반복된다면 소아과나 알레르기 전문의를 찾아가서 혈액검사나 피부검사를 받고, 알레르기의 원인을 확인하는 것이 좋다.

가려운 발진은 대부분 비교적 빠르게 저절로 호전된다. 하지만 옻나무나 담쟁이덩굴 잎에 들어 있는 우루시올urushiol 오일 때문에 생긴 발진은 몇 주간 지속되거나 악화할 수 있다. 따라서 아이의 피부나 옷에 우루시올 오일이 묻었다면 즉시 비누와 물로 깨끗이 씻어내야 한다. 이런 발진이 얼굴이나 눈 주변에 생겼거나, 몸의 넓은 부위를 덮고 있거나, 점점 심해질 때는 반드시 의사에게 진료를 받아야 한다. 경구용 스테로이드 치료가 필요하다는 신호일 수 있다.

가려운 발진에서 가장 주의해야 할 점은 긁다가 그 속으로 세균이 침투해서 피부감염(농가진)이 생길 위험이다. 이를 예방하기 위해선 아이의 손톱을 짧고 깨끗하게 관리하고, 아래 설명처럼 카렌듈라 연고나 크림을 바르는 것이 좋다. 만약 붉은 기가 바깥으로 퍼지거나 고름, 벌꿀색 진물, 딱지, 통증, 부기가 생긴다면 이는 농가진의 징후이므로 '농가진' 항목의 가이드라인을 따른다. 가려움이 심하다면 일반의약품으로 판매하는 스테로이드 연고나 경구용 항히스타민제를 필요에 따라 사용하는 것도 괜찮다. 특히 밤에 편안히 잠들도록 돕는 약품이다. 클라리틴, 지르텍 같은 항히스타민제, 경구용 스테로이드제 혹은 항생제를 복용하게 되면 반드시 10장의 '항생제와 약물을 복용한 후에 장내 미생물을 회복하는 계획'을 동시에 실천해야 한다.

식습관과 생활방침

- 퀘르세틴이 풍부한 음식을 섭취한다.
- 히스타민 함량이 높거나 히스타민 분비를 촉진하는 음식은 줄인다.

영양 보충제와 허브 약제

- 카렌듈라 크림 또는 연고는 피부를 진정시키는 데 효과적이다. 아이가

2세 이상일 경우, 크림에 페퍼민트 오일을 한 방울 섞어 바르면 가려움
완화에 더욱 도움이 된다.

- 핼시키즈해피키즈 퀘르세틴 시너지
- 비타민C

동종요법

- **아피스 멜리피카**: '동종요법의 항히스타민'이라 불리는 약물로, 가렵고
  붉은 발진이나 두드러기, 알레르기성 결막염에 사용한다. 눈이 가렵고
  화끈거리며, 눈꺼풀이 분홍빛으로 붓고 가려울 때 도움이 된다. 또한 목
  이 붉어지고 화끈거리거나 목젖이 부었을 때, 코가 가렵고 재채기가 심
  할 때 효과적이다. 냉찜질로 증상이 완화될 때 적합하고, 15C 희석 농도
  에서 가장 효과가 좋지만 다른 농도도 사용할 수 있다.
- **레둠 팔루스트레**_Ledum palustre_: 벌레에 쏘이거나 찔린 상처에 사용하
  며, 냉찜질로 증상이 완화될 때 효과적이다.
- **루스 톡시코덴드론**: 작은 물집 안에 투명하거나 노란 액체가 고였다가
  딱지로 변하는 발진에 사용한다. 수두, 헤르페스, 옻나무나 담쟁이덩굴
  접촉으로 생긴 피부염 등에 효과적이다.

지압 포인트

- 합곡 혈
- 태충 혈
- 혈해 혈

에센셜 오일

디퓨저로 퍼뜨리거나, 지압 부위에 바르되 반드시 희석해 사용한다.

- **페퍼민트**(2세 이상 사용 가능): 가려움과 염증을 완화한다.
- **라벤더**: 진정 및 완화 효과가 있으며, 항염과 진통 작용을 하고, 자극받
  은 피부를 가라앉히고, 숙면을 돕는다.

다래끼

Dr. Song의 핵심 노트

다래끼는 눈꺼풀 위나 안쪽 가장자리에 생기는 붉고 통증이 있는 고름집으로, 피부에 나는 여드름과 매우 유사한 형태의 염증이다. 눈꺼풀의 피지선이 막히고 그 안이 세균에 감염되면 다래끼가 생기는데, 아이가 눈을 자주 비비거나 손으로 만질 때 피지선이 쉽게 막혀 다래끼가 생길 가능성이 높아진다. 따라서 가장 먼저 해야 할 일은 아이가 눈을 함부로 만지지 않도록 지도하고, 부득이하게 만져야 할 때는 손을 깨끗이 씻게 하는 것이다. 물론 말처럼 쉽지는 않을 테다. 다행히도 다래끼를 빠르게 다스리는 효과적인 통합의학 치료법이 있다. 이 중 상당수는 451쪽 '결막염' 항목과 유사하므로, 필요하다면 그 부분을 다시 참고해도 좋다. 특히 아이에게 안약을 넣는 방법은 큰 도움이 될 것이다.

식습관과 생활방침

- 아이의 손을 깨끗이 관리하고, 아이에게 눈을 만지지 않도록 지도한다.

다래끼가 가렵거나 따가울 때는 특히 주의시켜야 한다.

영양 보충제와 허브 약제

- 허브 찜질법: 캐모마일 차 또는 아이브라이트 차eyebright tea 1컵에 카렌
  듈라 오일 1작은술(알코올 추출액 또는 팅크 아님)을 섞는다. 너무 뜨겁지
  않게 따뜻하게 식힌 다음, 깨끗한 천에 적셔 10~15분간(혹은 아이가 견디
  는 만큼) 눈 위를 찜질한다. 하루 3~4회 반복한다.

동종요법

- 보이롱사의 옵티크원 안약: 허브 찜질을 한 후 하루 3~4회 사용한다.
- **펄사틸라**: 묽고 크림 같은 눈 분비물이 있으며 통증이 심하지 않은 다래
  끼에 사용한다.
- **헤파르 설푸리스 30C**: 고름이 곧 터질듯 차 있고 통증이 심한 다래끼에
  사용한다.
- **미리스티카 세비페라**_Myristica sebifera_: 앞의 요법으로도 염증이 빠지지
  않을 때 하루 3~4회 5환씩 1~2일간 복용한다.

지압 포인트

- 태충 혈

에센셜 오일

디퓨저로 퍼뜨리거나, 지압 부위에 바르되 반드시 희석해 사용한다.

- **라벤더**: 진정 및 완화 효과가 있으며, 항염과 진통 작용을 하고, 자극받

은 피부를 가라앉히고, 숙면을 돕는다.

요로 감염

Dr. Song의 핵심 노트

어린이의 요로 감염urinary tract infections, UTI은 대부분 대변 속에 흔히 존재하는 세균, 즉 대장균Escherichia coli, E. coli이 피부에서 요도(소변이 나오는 통로)를 거쳐 방광으로 이동하여 증식할 때 발생한다. 특히 배변 훈련 중인 여자아이에게 요로 감염이 더 흔한 이유는 쉽게 이해할 수 있다. 여자아이의 요도는 항문과 가까워 세균에 오염되기 쉽고, 요도에서 방광까지의 거리가 짧기 때문에 세균이 이동하기도 훨씬 쉽다.

아이가 오랫동안 소변을 참아서 세균이 소변으로 빠르게 씻겨 나가지 못하면, 세균이 방광 안에서 증식하여 방광염cystitis 증상의 전형이 나타난다. 소변을 볼 때 따갑거나 불편한 느낌, 소변을 자주 보거나 찔끔찔끔 여러 번 보는 증상, 방광이 완전히 비워지지 않은 느낌, 아랫배 통증, 몸 전반의 불편한 느낌 등이 대표적이다. 소변이 탁하게 보이거나 암모니아 냄새가 나고, 피가 섞여 있을 수도 있다.

소변이 원활하게 배출되어 세균이 씻겨 나가는 과정을 방해하는 모든 요인이 방광염의 위험을 높일 수 있다. 대변이 방광 벽을 눌러 소변 배출을 방해하는 변비, 소변을 오래 참는 습관, 탈수 상태 등이 대표적이다. 또한 뒤에서 앞으로 닦는 습관이나 자극적인 비누 거품을 사용하는 목욕도 세균이 요도로 들어갈 위험을 높일 수 있다.

대장균으로 생긴 방광염은 D-마노스D-mannose요법[D-마노스는 자연적으로 존재하는 단당류(단순당)로, 주로 크랜베리, 사과, 복숭아 등 과일에 들어 있다. 체내에 흡수된 뒤 소변으로 배출되며, 방광 벽에 세균이 달라붙지 않도록 막아 요로 감염을 예방하는 데 도움을 준다—옮긴이]에 반응하기도 하지만, 요로 감염은 다른 세균이나 바이러스로도 발생할 수 있다. 따라서 아이에게 요로 감염 증상이 있다면 반드시 소아과 의사에게 진료를 받고, 소변 배양검사urine culture를 거쳐야 한다. 검사 결과를 기다리는 동안 아래에 소개하는 통합의학 요법을 병행해도 되지만, 2세 미만이거나 아파 보일 때는 즉시 항생제를 시작해야 한다. 항생제를 복용하게 되면 반드시 10장의 '항생제와 약물을 복용한 후에 장내 미생물을 회복하는 계획'을 병행해야 한다.

일부 요로 감염은 악화되어 세균이 신장까지 올라가는 신우신염 pyelonephritis으로 발전할 수도 있다. 그러면 정밀한 관찰과 때로는 정맥으로 투여하는 항생제 치료가 필요하다. 따라서 아이에게 요로 감염 증상과 함께 열, 몸살 기운, 허리 통증, 구토 등이 있고, 더 나아가 아이가 전반적으로 아파 보인다면 즉시 의사에게 진료를 받아야 한다.

식습관과 생활방침

- 수분 섭취를 늘린다. 소변을 자주 보고 충분히 배출할수록 세균이 더 빨리 씻겨 나가므로, 요로 감염 회복을 앞당길 수 있다.
- 무가당 크랜베리 주스를 마신다. 크랜베리에는 프로안토시아니딘 proanthocyanidins과 D-마노스가 들어 있어, 대장균이 방광 벽에 달라붙지 못하고 소변으로 쉽게 배출되도록 돕는다.
- 첨가당 섭취를 줄인다.
- 면역력을 강화하기 위해 '장 건강 지킴이 무지개' 식단을 실천한다.

- 변비가 요로 감염의 원인이라면, '변비' 항목을 참고한다.

- 딸아이에게는 앞에서 뒤로 닦는 방법을 가르치고, 소변을 다 보고 나면 방광을 완전히 비운 다음 일어서도록 지도한다.

- 요도를 자극할 수 있는 거품 목욕용품은 치운다.

영양 보충제와 허브 약제

- D-마노스 파우더는 방광 안의 대장균을 씻어내는 데 도움을 준다. 어린이는 하루 3~4회 물에 1/2작은술(약 2.5g)을 타서, 청소년은 하루 3~4회 1작은술(약 5g)을 섭취할 수 있다. 다만 D-마노스는 대장균으로 생긴 요로 감염에만 효과가 있고, 다른 세균이나 바이러스 감염에는 작용하지 않는다.

- 비타민C

동종요법

- **칸타리스**_Cantharis_: 배뇨 전과 도중과 후에 타는 듯한 통증이 있고, 소변 색이 진하며, 계속 소변이 마려운데 조금밖에 나오지 않을 때 사용한다.

- **아피스 멜리피카**: 소변을 볼 때 따갑거나 화끈거리고, 방광이 완전히 비워지지 않은 느낌이 있는 경우 사용한다. 냉찜질로 증상이 호전될 때 특히 도움이 된다.

지압 포인트

- 족삼리 혈

- 곡지 혈

에센셜 오일

디퓨저로 퍼뜨리거나, 지압 부위에 바르되 반드시 희석해 사용한다.

- **티트리**: 면역을 강화하고, 항균·항바이러스·항진균 작용이 있다.
- **타임**(2세 이상 사용 가능): 세균, 바이러스, 곰팡이에 강력하게 작용하고, 면역력을 높이며, 가슴과 부비강의 점액과 염증을 부드럽게 가라앉혀 준다.

사마귀

Dr. Song의 핵심 노트

사마귀는 바이러스에 감염되어 생기는 피부질환으로, 신체 거의 모든 부위에 나타날 수 있다. 발바닥에 둥글고 단단한 혹처럼 생기는 형태는 '발바닥 사마귀*Plantar wart*'로, 손이나 손톱 주변 혹은 코끝에도 올라올 수 있다. 또한 중심이 오목한 진주색의 작은 돌기가 무리를 이루는 형태로 나타나는 전염성연속종*molluscum contagiosum* 역시 일종의 바이러스성 사마귀다. 사마귀는 바이러스성 질환이지만, 대개는 타인에게 옮기기보다 자기 몸의 다른 부위로 옮아가는 '자가 전염'이다. 따라서 아이에게 사마귀를 만지거나 긁거나 뜯지 않도록 지도하고, 다른 부위에 손을 대지 않게 주의시켜야 한다.

사마귀 치료에는 인내심이 필요하다. 최소 한 달 이상 꾸준히 치료해야 서서히 좋아진다.

식습관과 생활방침

- 첨가당 섭취를 피한다.
- 면역력을 강화하기 위해 '장 건강 지킴이 무지개' 식단을 실천한다.

영양 보충제와 허브 약제

따뜻한 물수건으로 사마귀 위 각질을 부드럽게 문질러 제거한다. 깨끗한 면봉을 초모가 살아 있는 사과식초Apple Cider Vinegar, ACV에 적셔 사마귀 부위에 몇 분간 또는 아이가 견딜 수 있을 만큼 가볍게 댄다. 그런 다음 희석한 티트리 오일 또는 플랜트테라피Plant Therapy사의 '노 모어 워츠 키즈세이프No More Warts KidSafe' 에센셜 오일을 한 방울 바른다. 그 위를 테이프로 덮고, 테이프가 떨어질 때마다 혹은 하루에 한 번 이 과정을 반복한다. 이 처방은 한 달간 또는 사마귀가 사라질 때까지 계속한다.

동종요법

- 보이롱사의 워트캄Wart Calm
- 전염성연속종이라면 다음 처방을 1개월간 지속한다.
  - **투야 옥시덴탈리스**_Thuja occidentalis_: 주 1회, 10환 복용한다.
  - **둘카마라**_Dulcamara_: 하루 2회, 5환씩 복용한다.
  - **머큐리우스 설푸라투스 루버**_Mercurius sulphuratus ruber_: 하루 2회, 5환씩 복용한다.
  - **페룸 피크리쿰**_Ferrum picricum_: 하루 2회, 5환씩 복용한다.

지압 포인트

- 족삼리 혈

에센셜 오일

디퓨저로 퍼뜨리거나, 지압 부위에 바르되 반드시 희석해 사용한다.

- **티트리**: 면역 기능을 강화하고, 항균·항바이러스·항진균 작용이 있으며, 여드름과 사마귀를 줄이는 데 도움이 된다.
- **노 모어 워츠 키즈세이프 에센셜 오일**: 캐리어 오일에 50%로 희석해 사용한다.

이제 실천할 시간

드디어 여기까지 왔다. 이제 여러분과 아이는 장 마스터로서 매일 그리고 단 하루도 빠짐없이 '장내 미생물의 기적'을 만들어갈 준비가 됐다. 여러분 가족에게 펼쳐질 건강하고 생기 넘치는 미래가 정말 기대된다.

이 책에서 소개한 모든 자료는 www.healthykidshappykids.com/bookresources에서 확인할 수 있다.

이 책이 도움이 됐다면, '장내 미생물의 기적'을 더 많은 사람과 나누길 바란다. 여러분의 부모님이나 전문가에게도 알려주고, SNS나 블로그에도 리뷰를 올려주길 바란다. 우리 아이들을 위해 더 나은 세상을 만들어가는 '장 마스터의 물결'을 함께 일으켜보자. 나비의 날갯짓 하나가 세상을 바꾸듯, 우리도 함께라면 아이들의 건강한 미래를 혁신할 수 있다.

우리는 하나 된 마음으로 이 길을 걷고 있다.

사랑을 담아서,
의학박사 엘리사 송

부모를 위한
회복력 실전 도구 모음

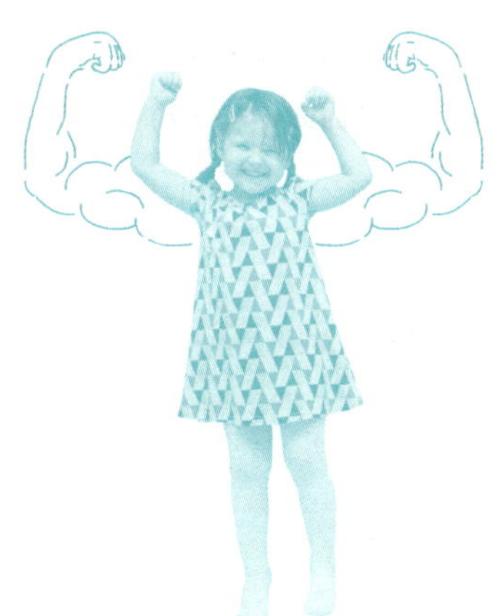

장 건강 쇼핑 가이드

이 쇼핑 가이드는 출발점일 뿐이다. 여러분과 아이가 장 마스터답게 식품 라벨을 읽는 법을 익혀갈수록, 쇼핑 목록에는 점점 더 많은 장 마스터 아이템이 추가될 것이다. 브랜드와 나의 추천은 언제든 업데이트 될 수 있으므로 가장 최신의 '장 건강 쇼핑 가이드'는 www.healthykidshappykids.com/book resources 또는 아래 QR 코드에서 확인하자. 여러분의 주방을 건강한 재료로, 식탁을 행복한 한 끼로 채워보자.

냉장고 필수품

(신선한 유기농 농산물을 구하기 어렵다면 냉동 과일과 채소도 훌륭한 선택이다. 냉동식품은 대부분 가장 신선할 때 수확해서 데친 뒤 급속 냉동하므로 영양가가 거의 그대로 유지된다. 다만 설탕, 소스, 시럽이 첨가되지 않은 100% 순수 냉동 과일과 채소인지 확인하자. 통조림을 구입할 때는 BPA가 없는 내피로 처리된 캔을 선택하고, 물에 담긴 채소나 과일은 소금이나 설탕을 첨가하지 않은 제품으로 고르자.)

- 유기농 과일(신선한 제품 및 냉동 제품)
- 유기농 채소(신선한 제품, 냉동 또는 통조림 제품)

식재료 보관장 기본 아이템

- 유기농 피넛버터(산타크루즈, 원스어게인, 커클랜드시그니처)
- 유기농 아몬드버터(아티사나오가닉스, 365홀푸드마켓, 원스어게인, 마라나타, 커클랜드시그니처)
- 바이오내추레이 유기농 과일 스프레드(설탕이 약간 들어 있으나 대부분의 제품보다는 훨씬 적다.)
- 밥스 레드 밀 유기농 오트밀
- 라데라 아몬드 피칸 그래놀라
- 애로우헤드 밀스 유기농 글루텐 프리 팬케이크 앤드 와플 믹스
- 애로우헤드 밀스 유기농 메밀 팬케이크 앤드 와플 믹스
- 밥스 레드 밀 유기농 팬케이크 앤드 와플 믹스(7가지 곡물, 메밀, 버터밀크)
- 밥스 레드 밀 팔레오 팬케이크 앤드 와플 믹스
- 버치 벤더스 팔레오 팬케이크 앤드 와플 믹스
- 유기농 통조림 콩(웨스트브레이, 365홀푸드마켓, 에덴푸드)
- 유기농 리프라이드 빈즈(시에테, 에이미스, 365홀푸드마켓, 로사리타)
- 트루루츠 유기농 발아 렌틸콩 믹스
- 유기농 통조림 토마토(뮤어글렌)
- 유기농 통곡물(현미, 퀴노아, 파로, 율무)
- 유기농 치킨 브로스(이매진, 퍼시픽, 365홀푸드마켓, 커클랜드시그니처)
- 유기농 치킨 본 브로스(케틀앤파이어, 부처스, 커클랜드시그니처)
- 구아검 무첨가 유기농 무가당 코코넛밀크(네이티브포레스트, 네이처스그레이트스트푸드) 또는 구아검이 들어 있는 제품(365홀푸드마켓, 타이 키친)
- 애니스 유기농 머스터드
- 프라이멀 키친 유기농 무가당 케첩
- 프라이멀 키친 유기농 스파이시 브라운 머스터드 또는 디종 머스터드
- 아보카도 마요네즈(프라이멀키친, 초즌푸드)

소스류

- 유기농 무가당 파스타소스(365홀푸드마켓, 뮤어글렌)
- 유기농 티카 마살라 소스(365홀푸드마켓, 굿푸드포굿)
- 마이크스 오가닉 커리 러브 카레 페이스트(레드 타이, 그린 타이, 옐로 타이, 파낭 타이)
- 메칼라 유기농 레드 및 그린 카레 페이스트

빵과 랩

[샌드위치 랩을 꼭 포장된 제품으로만 생각하지 말자. 버터헤드 레터스나 로메인 잎, 아주 얇게 썬 멕시코 순무(히카마)나 일반 순무를 활용해도 좋다. 창의력을 발휘해보자!]

- 아우터 에일 콜리플라워 샌드위치 씬
- 해피 캠퍼스 글루텐 프리 브레드(헴프 헴프 휘레이, 클래시 슬라이스)
- 오드 베이글 글루텐 프리 베이글
- 캐니언 베이크하우스 글루텐 프리 멀티그레인 브레드
- 유기농 밀 토르티야(365홀푸드마켓)
- 유기농 옥수수 토르티야(365홀푸드마켓, 포드포라이프, 미란초)
- 마리아 앤 리카르도스 유기농 발아 곡물 토르티야
- 누코 유기농 코코넛 랩
- 랍 유기농 글루텐 프리 베지 랩
- 시에테 병아리콩 가루 토르티야
- 시에테 곡물 프리 타코셸
- 라 토르티야 팩토리 글루텐 프리 아이보리 테프 랩

- 트레이더 조 히카마 랩

런치미트와 소시지류

- 유기농 소시지(애플게이트)
- 유기농 무첨가 비프 핫도그(애플게이트, 365홀푸드마켓)
- 유기농 슬라이스 햄, 터키 또는 살라미(애플게이트, 365홀푸드마켓)

파스타와 면류

- 트루루츠 유기농 고대 곡물 글루텐 프리 파스타
- 익스플로어 퀴진 유기농 파스타(레드 렌틸 펜네, 그린 렌틸 펜네, 그린 렌틸 라자냐, 병아리콩 펜네, 잠두콩 푸실리, 풋콩·녹두 페투치니, 흑두 스파게티, 풋콩 스파게티)
- 바이오내추레이 유기농 쌀과 렌틸 글루텐 프리 엘보 파스타
- 차카피 유기농 병아리콩 라자냐
- 바릴라 로티니(렌틸콩, 병아리콩 또는 프로틴플러스 시리즈. 단, 프로틴플러스 제품은 글루텐 프리가 아님) 참고: 모노글리세리드와 디글리세리드가 포함된 바릴라 글루텐 프리 펜네는 사용하지 않는다.
- 젠비 식물성 파스타
- 에인션트 하베스트 유기농 글루텐 프리 파스타
- 조비얼 글루텐 프리 파스타
- 데 체코 유기농 파스타(글루텐 프리 아님)
- 로터스 푸드 유기농 쌀국수

간식류

- 유기농 견과류 및 씨앗류
- 시에테 칩스
- 파퀴 토르티야 칩스
- 레서 이블 스낵(부처볼 팝콘, 팔레오 퍼프, 파워 컬스)
- 히피스 유기농 병아리콩 퍼프
- 김미 구운 김 스낵
- 오 오가닉스 천일염 앤드 올리브유 유기농 팝콘(유기농 팝콘, 유기농 엑스트라버진 올리브유, 천일염)
- 스카웃 유기농 어린이 스낵바
- 댓츠 잇 과일바
- 알엑스바 단백질바
- 365홀푸드마켓 유기농 과일 스트립
- 솔리 유기농 과일 저키 및 구미
- 베어 과일 롤

수분 보충 음료

- 큐어 하이드레이션 전해질 믹스(코코넛워터 베이스)
- 얼티마 리플레니셔 전해질 파우더, 넥타 에센셜 데일리 수분 보충 파우치
- 바이오스틸 전해질 믹스

영양제와 허브요법 선택법

최신 정보를 확인하자

내가 추천하는 보충제 브랜드와 복용량은 언제든 최신 내용이 추가될 수 있다. 보충제 시장은 끊임없이 변화하고 있고, 아이들에게 도움이 되는 새로운 제품과 브랜드도 속속 등장하고 있다. 나는 내 환자와 내 아이들에게 직접 사용하는 제품만 골라서 신중히 추천한다. 최신 추천 제품은 www.store.healthykidshappykids.com 또는 아래 QR 코드에서 확인할 수 있다.

추천 브랜드

- 헬시키즈해피키즈Healthy Kids Happy Kids
- 오쏘몰레큘러프로덕츠Ortho Molecular Products
- 디자인스포헬스Designs for Health
- 클레어랩스Klaire Labs
- 메타제닉스Metagenics
- 자이모젠XYMOGEN
- 바이오사이딘보태니컬스Biocidin Botanicals
- 다빈치래버러토리스DaVinci Laboratories
- 마마내추럴Mama Natural
- 퓨어인캡슐레이션스Pure Encapsulations
- 바이털뉴트리언츠Vital Nutrients

- 쏜Thorne
- 인티그레이티브테러퓨틱스Integrative Therapeutics

어린이를 위한 영양제와 허브 복용량 계산법

다음 내용은 이 책에서 다룬 영양제와 허브 목록이며, 연령별 일반 권장 복용량을 함께 실었다. 평균보다 높은 용량이 필요한 아이들도 있으므로, 가능하면 혈액검사 결과를 참고하여 복용량을 조정하는 것이 바람직하다. 아래 복용량은 일반적으로 안전하다고 여겨지는 수준이고, 미국 과학·공학·의학 아카데미 산하 식품영양위원회에서 설정한 '최고 허용 섭취량UL'[1] 범위 안에 든다.

그중에는 어린이의 복용량을 명확하게 제시하지 않은 제품이 많다. 그럴 때 참고할 만한 일반적 원칙이 '클라크의 법칙Clark's Rule'[2]이다. 아이의 체중을 기준으로 성인의 평균 체중 및 복용량과의 비율을 계산하여 대략적인 어린이 복용량을 추정하도록 돕는 방법이다.

$$(아이의 체중(lb) \div 150lb) \times 성인 복용량 = 아이의 복용량$$

아이의 체중(lb)을 성인 체중인 150lb로 나눈다. 이렇게 계산하면 성인 복용량 대비 아이에게 알맞은 비율이 나온다. 예를 들어 아이의 체중이 50lb(약 22.7kg)라면 50÷150=1/3이 된다. 즉, 아이는 해당 영양제나 허브의 성인 기준 복용량 중 3분의 1을 섭취하면 된다. 만약 성인 평균 복용량이 하루 3회, 한 번에 1큰술(또는 3작은술, 약 15ml)이라면, 아이는 하루 3회, 한 번에 1작은술(약 5ml)을 섭취하면 된다.

만약 체중을 킬로그램(kg) 단위로 계산하면 이렇게 된다.

$$(아이의 체중(kg) \div 68kg) \times 성인 복용량 = 아이의 복용량$$

반드시 기억해야 할 점: 아이에게 약물, 영양제, 허브 또는 동종요법 보조제를 먹이기 전에 반드시 알레르기 여부를 확인하고, 의료 전문가와 상의해야 한다. 또한 의사나 약사와 함께 아이가 현재 복용 중인 약물이나 보충제와의 상호작용 가능성을 점검하고, 필요한 영양 보충의 종류와 적절한 용량을 결정하자.

만약 아이가 약물이나 보충제에 민감한 편이라면 훨씬 낮은 용량이 필요할 수 있다. 영양제를 시작할 때는 '적은 용량으로 시작해서 천천히 늘려가는' 원칙을 따르는 것이 좋다. 특히 예민한 아이라면 권장량에 도달하기까지 서서히 늘려가는 방식이 안전하다.

글루타민(L-글루타민)

L-글루타민의 복용량은 개인차가 크지만, 일반적으로 체중 1kg당 0.42g까지는 안전하게 섭취할 수 있는 것으로 알려졌다. 체중이 약 70kg인 성인이라면 하루 약 30g에 해당한다.[3] 꽤 많은 양이다! 나는 환자들의 새는 장 회복과 장벽 강화를 위해 아래와 같은 용량을 주로 사용한다.

글루타민 권장 복용량

- 1~5세: 하루 250~500mg

- 6~12세: 하루 1~2회, 500~1,000mg

- 13~18세: 하루 1~2회, 1,000~2,500mg

- 19세 이상: 하루 1~2회, 2,500~5,000mg

글루타티온(리포솜 글루타티온 또는 세트리아 글루타티온)

글루타티온은 우리 몸의 '마스터 항산화제'다. 복용량은 해독을 돕거나, 질병 회복을 지원하거나, 면역 건강 전반을 강화하기 위한 용도에 따라 다양하다. 일반 경구용 글루타티온은 체내 흡수율이 낮기 때문에, 흡수가 잘되는 리포솜Liposomal 또는 세트리아Setria 형태를 선택하는 것이 좋다. 일반적인 권장 복용량은 다음과 같다.

글루타티온 권장 복용량

- 1~5세: 하루 50mg
- 6~12세: 하루 100mg
- 13~18세: 하루 200mg
- 19세 이상: 하루 250~500mg

이노시톨(또는 마이오이노시톨)

이노시톨은 신경 안정, 수면의 질 향상, 세로토닌과 GABA 수치 증가에 도움을 준다. 불안, 우울, 강박장애, 양극성 장애 등의 증상 완화에 효과가 있다고 보고된 성분이다. 1995년에 11명의 어린이를 대상으로 실시한 소규모 연구에서, 체중 1kg당 200mg의 고용량 이노시톨을 복용한 아동에게 잠깐 ADHD 증상이 악화되는 경향이 관찰됐지만, 통계상 의미는 없었다.[4] 그러나 실제 임상에선 집중력과 주의력 문제를 겪는 어린이 환자들이 대부분 이노시톨을 복용한 후 증상이 개선됐으며, 악화된 사례는 단 한 명도 없었다.

이노시톨은 부작용이 거의 없고 잘 견디는 안전한 영양제로 알려졌다. 아래 제시하는 하루 권장 복용량은 하루 중 여러 번 나누어 복용하거나, 취침 전에 한 번 섭취해도 된다.

권장 이노시톨(또는 마이오이노시톨) 복용량

- 1~5세: 하루 1~2회, 500mg

- 6~12세: 하루 1~2회, 1,000mg

- 13~18세: 하루 1~2회, 1,500mg

- 19세 이상: 하루 1~2회, 2,000mg

마그네슘

마그네슘은 형태가 여러 가지여서, 용도에 따라 형태를 달리 선택해야 한다. 모든 형태의 마그네슘은 공통적으로 신경을 안정시키고, 대변을 부드럽게 하는 효과가 있지만, 저마다 강도의 차이가 있다. 다음은 각 형태의 특징과 그 선택 기준이다.

- **글리신산마그네슘**: 진정 효과가 가장 뛰어나고 수면을 돕지만, 대변 완화 작용은 약하다.

- **구연산마그네슘**: 대변 완화 효과가 우수하고, 신경 안정과 수면에도 도움을 준다.

- **트레온산마그네슘**Magnesium threonate: 혈액-뇌장벽을 쉽게 통과하여 집중력과 학습 능력을 돕는다.

- **사과산마그네슘**Magnesium malate: 미토콘드리아의 기능과 세포 에너지 생성을 지원한다.

- **산화마그네슘**: 대변 완화 효과는 가장 우수하지만 흡수율이 낮아 혈중 농도를 충분히 높이지 못하므로, 나 개인적으론 이 형태의 마그네슘을 사용하지 않는다.

마그네슘 권장 복용량

- 1~3세: 하루 25~100mg

- 4~8세: 하루 50~150mg

- 9~12세: 하루 150~300mg

- 13~18세: 하루 300~450mg

- 19세 이상: 하루 300~600mg

칸허브사의 젠틀 워리어 포뮬러

칸허브사의 '젠틀 워리어Gentle Warriors' 포뮬러는 증상에 따라 함께 조합해 사용할 수 있다. 내가 자주 사용하는 조합은 다음과 같다.

- **윈드브레이커**: 면역력을 강화하고, 열·감기·독감·호흡기 질환에 사용한다.
- **체스트릴리프**Chest Relief: 모든 유형의 기침 완화에 사용한다.
- **오픈에어**: 쌕쌕거리는 기침에 사용한다.
- **파이프클리너**Pipe Cleaner: 가래나 점액이 많은 기침에 사용한다.

아래 복용량은 여러 젠틀 워리어 포뮬러를 함께 사용할 때의 기준이다. 예를 들어 5세 아이가 감기와 기침을 함께 앓고 있다면, 윈드브레이커 1스포이드와 체스트릴리프 1스포이드를 하루 3회 아이에게 복용시킨다.

젠틀 워리어 포뮬러 권장 복용량
- 1세 미만: 하루 3회, 1/2스포이드씩
- 1~2세: 하루 3회, 1스포이드씩
- 3~6세: 하루 3회, 2스포이드씩
- 7~12세: 하루 3회, 3스포이드씩
- 13세 이상: 하루 3회, 4~6스포이드씩

MCT 오일

MCT 오일은 아이의 장 회복 계획에서 안전하고 효과적인 보조 수단이 될 수 있다. 안전성이 매우 높은 오일로, 그 주성분 중 하나인 카프릴산caprylic acid은 미국 식품의약국에서 '일반적으로 안전하다고 인정한 성분Generally Recognized as Safe'[5]으로 분류되어 있다. 다만 충분히 정제되지 않은 MCT 오일은 코코넛 알레르기가 있는 사람이라면 주의할 필요가 있다. 되도록 지속 가능한 방식으로 재배한 팜핵유에서 추출한 제품을 선택하는 것이 좋다. 고용량을 섭취하면 복부 불편감, 경련, 가스, 복부 팽만, 설사 등 위장 증상이 나타날 수 있다.

장내 불균형을 개선하기 위한 정확한 권장 복용량은 정해져 있지 않지만, 연구에선 하루 5g~70g까지 다양한 범위로 사용해왔다. MCT 보충제는 대부분 1큰술(또는 3작은술, 약 14g)당 약 14g의 MCT 오일을 함유하고 있다. 따라서 하루 복용량은 1~15작은술(약 5~70g)까지 다양하다. 꽤 넓은 범위다! 여러 임상 연구에서 체중 1kg당 하루 1g의 MCT 오일까지 안전하다는 결과를 보고했다.

나 개인적으론 항상 '적게 시작해서 천천히 늘려가는' 원칙을 따른다. 장내 불균형을 해소할 때는 아래 제시된 복용량으로 시작해서 아이의 상태에 따라 서서히 늘리는 것이 좋다.

MCT 오일 권장 복용량

- 1~5세: 하루 2회, 1/4작은술씩(약 1.25ml)
- 6~12세: 하루 2회, 1/2작은술씩(약 2.5ml)
- 13~18세: 하루 2회, 1/2~1작은술씩(약 2.5~5ml)
- 19세 이상: 하루 2회, 1~2작은술씩(약 5~10ml)

오메가-3 지방산(어유에 포함된 성분)

용도에 따라 아래 제시된 용량보다 훨씬 높은 용량이 필요할 수도 있다. 또한 EPA와 DHA의 비율은 염증 완화, 인지 기능 향상 등 목적에 따라 달라질 수 있다. 아래 제시된 일반적인 오메가-3 지방산 복용 가이드는 좋은 출발점이 될 수 있다.

오메가-3 지방산 권장 복용량

- 0~12개월: 하루 50~100mg
- 1~5세: 하루 100~500mg
- 6~12세: 하루 500~1,000mg
- 13~18세: 하루 1,000mg
- 19세 이상: 하루 1,000mg 이상

개인적으로 핼시키즈해피키즈 오메가-3 시너지Omega-3 Synergy를 추천한다. 이 제품은 DHA와 EPA뿐 아니라 다른 보충제에는 흔히 빠져 있는 DPA까지 챙겨준다.

펠라고니움 시도이데스

(나는 인티그레이티브테러퓨틱스사의 브이클리어 또는 네이처스웨이사의 엄카콜드케어 체리맛 시럽을 사용한다.) 일반적인 복용 가이드는 다음과 같다.

펠라고니움 시도이데스 권장 복용량

- 6~12개월: 하루 3회, 1/4작은술씩(약 1.25ml)
- 1~5세: 하루 3회, 1/2작은술씩(약 2.5ml)

- 6~12세: 하루 3회, 1작은술씩(약 5ml)

- 13~18세: 하루 3회, 2작은술씩(약 10ml)

- 성인: 하루 3회, 1큰술씩(3작은술, 약 15ml)

포스파티딜세린

포스파티딜세린은 급성 스트레스 상황에서 상승하는 코르티솔 수치를 낮추는 데 도움을 준다. 또한 4~14세 ADHD 아동이 하루 200mg의 포스파티딜세린을 복용했더니 주의력과 기억력이 향상된 것으로 보고됐다. 포스파티딜세린은 하루 복용량을 여러 번 나누어서, 또는 수면을 돕기 위해 취침 전에 한 번 섭취하면 된다.

포스파티딜세린 권장 복용량

- 4~14세: 하루 1~2회, 100mg

- 15~18세: 하루 1~2회, 150mg

- 19세 이상: 하루 1~2회, 200mg

프로바이오틱스

시중에 다양한 프로바이오틱스 제품이 나와 있지만, 복용량에 대한 명확한 기준은 없다. 나는 치료 목표에 따라 브랜드와 균주를 달리 선택한다. 새로운 프로바이오틱스 제품이 출시되고 있으므로, www.store.healthykidshappykids.com 또는 525쪽 QR 코드에서 최신 추천 목록을 확인하자. 다음은 내가 추천하는 프로바이오틱스 브랜드다.

- 헬시키즈해피키즈
- 오쏘몰레큘러프로덕츠
- 클레어랩스
- 디자인스포헬스
- 메타제닉스
- 마마내추럴

피크노제놀

프랑스 해안송 껍질 추출물로도 알려진 피크노제놀은 아래 제시된 용량을 섭취했을 때 ADHD 아동의 증상 완화에 도움이 되는 것으로 보고됐다.

- 한 연구에선 체중 1kg당 하루 1mg(1mg/kg/일)을 복용했더니 과잉행동과 충동성이 의미 있게 감소했다.[6] 예를 들어 체중이 35kg인 10세 남자아이라면 하루에 35mg이 적절한 복용량이다.
- 또 다른 연구에선[7] 6~12세 ADHD 아동에게 피크노제놀을 투여했더니 과잉행동과 충동성이 의미 있게 개선됐다. 이때 사용한 복용량은 다음과 같다.
  - 체중이 30kg 미만인 경우: 하루 20mg
  - 체중이 30kg 이상인 경우: 하루 40mg

퀘르세틴

퀘르세틴은 뛰어난 식물 영양소로, 장내 미생물의 균형을 돕고 새는 장을 개선하며, 비만세포를 안정시켜 히스타민 반응을 줄이는 등 이점이 다양하다. 일반적인 복용 가이드는 다음과 같다.

퀘르세틴 권장 복용량

- 1~4세: 하루 50mg
- 4~8세: 하루 50~100mg
- 8~12세: 하루 100~200mg
- 12~18세: 하루 200~400mg
- 19세 이상: 하루 400~1,000mg

참고: 비타민C, 쐐기풀, 브로멜라인, NAC가 함께 포함된 헬시키즈해피키즈 퀘르세틴 시너지 제품을 사용할 경우, 복용량은 다음과 같다.

퀘르세틴 시너지 츄어블형: 1정=퀘르세틴 100mg 함유

- 1~4세: 하루 1/2정
- 4~8세: 하루 1/2~1정
- 8~12세: 하루 1~2회, 1~2정
- 12~18세: 하루 1~2회, 2~4정
- 19세 이상: 하루 1~2회, 4정

퀘르세틴 시너지 캡슐형: 1캡슐=퀘르세틴 200mg 함유

- 8~12세: 하루 1~2회, 1캡슐
- 13~18세: 하루 1~2회, 1~2캡슐
- 19세 이상: 하루 1~2회, 1~2캡슐

<h1 style="text-align:center">사프란</h1>

7세부터 17세 아동의 ADHD 증상을 개선하는 데 효과적이라고 밝혀진 사프란의 용량은 하루 30mg이다.[8]

<h1 style="text-align:center">테아닌(또는 L-테아닌)</h1>

테아닌은 신경을 안정시키는 아미노산으로, 급성 스트레스 상황에선 더 높은 용량이 필요할 수 있다. 일반적인 테아닌 복용 가이드는 다음과 같다.

테아닌 권장 복용량

- 1~5세: 하루 1~2회, 25~50mg
- 6~12세: 하루 1~2회, 50~100mg
- 13~18세: 하루 1~2회, 100~200mg
- 19세 이상: 하루 1~2회, 200mg

<h1 style="text-align:center">비타민C</h1>

질병이나 면역력이 약해진 상황에선 훨씬 더 높은 용량의 비타민C가 필요할 수 있다. 일반적인 비타민C 복용 가이드는 다음과 같다.

비타민C 권장 복용량

- 1~5세: 하루 125~250mg
- 6~12세: 하루 250~500mg
- 13~18세: 하루 500~1,000mg

- 19세 이상: 하루 1,000mg 이상

비타민D3

참고: 청소년과 성인은 비타민D3를 반드시 비타민K2와 함께 복용해야 한다. 그래서 비타민 D3와 K2가 함께 들어 있는 복합 제형을 선택하는 것이 좋다. 아이가 최적의 혈중 비타민D 농도에 도달하려면 더 높은 용량이 필요할 수도 있다. 일반적인 비타민D3 복용 가이드는 다음과 같다.

비타민D3 권장 복용량

- 0~1세: 하루 400IU
- 1~5세: 하루 1,000IU
- 6~12세: 하루 2,000~3,000IU
- 13~18세: 하루 3,000~4,000IU
- 19세 이상: 하루 5,000IU

아연

참고: 아연은 속이 불편한 느낌이나 메스꺼움을 유발할 수 있다. 반드시 음식과 함께 복용하고, 철분제와는 시간 간격을 두어야 한다. 피콜린산아연zinc picolinate이 흡수율이 가장 높으며, 구연산아연zinc citrate과 글루콘산아연zinc gluconate도 좋은 대안이다. 일반적인 아연 복용 가이드는 다음과 같다.

아연 권장 복용량

- 0~1세: 하루 4~5mg

- 1~3세: 하루 5~10mg

- 4~12세: 하루 10~25mg

- 13~18세: 하루 25~35mg

- 19세 이상: 하루 25~50mg

동종요법 실전 가이드

아이에게 알맞은 동종요법 보조제 선택하기

동종요법은 아이가 겪는 증상의 양상에 맞춰 개별적으로 선택할 때 효과가 가장 좋다. 아이의 증상에 꼭 맞는 보조제를 선택하자. 아이의 질병이 진행되거나 증상이 바뀌면 가장 적합한 보조제도 달라질 수 있다.

개인적으론 세계 최대 동종요법 제제 제조사인 보이롱의 제품을 추천한다. 나는 미국에 있는 보이롱 본사를 직접 방문해, 이 회사가 현행 우수 의약품 제조 및 품질관리 기준Current Good Manufacturing Practices, CGMP과 미국 동종요법 약전Homeopathic Pharmacopoeia of the United States, HPUS을 준수하고 최고 수준의 품질 관리와 제조 과정을 유지하고 있는 현장을 직접 확인했다.

동종요법 사용법

- **희석 농도**: 특별한 지시가 없는 한, 9C 또는 30C 희석 농도를 사용한다. 단, 희석 농도보다 더 중요한 건 아이의 증상에 꼭 맞는 보조제를 고르는 일이다.
- **복용량**: 연령에 상관없이 한 번에 5환씩 복용한다. 영아의 경우, 10환을 30ml의 물에 녹인 다음 1회 복용할 때마다 5ml(1작은술)를 먹인다.
- **복용 빈도**: 복용 간격은 아이의 증상 정도에 따라 조정한다. 증상이 심하거나 급성일수록 복용 간격을 짧게 잡아야 한다. 일반적으론 2~3시간마다 환을 5개씩 복용하고, 증상이 호전되면 복용 간격을 점차 늘려간다.

어떤 제제가 맞을지 고민될 때

아이의 증상에 어떤 동종요법 제제가 가장 적합한지 확신이 서지 않을 때는 보이롱사의 복합 동종요법 제제를 선택하면 된다. 이 제품들은 해당 증상에 자주 쓰이는 대표적인 동종요법 성분을 고루 함유하고 있으며, 액상 파우치, 작은 환 또는 정제 형태로 출시되고 있다. 일반적으로 액상 1포 또는 환 5개 혹은 정제 2개를 하루 3~4회 섭취하고, 제품 포장에 안내된 복용법 가이드를 따른다.

- 애시딜(환, 정제)
- 아크니 릴리프 키트(환)
- 알레르기캄(환, 정제)
- 카밀리아Camilia(액상)
- 체스털Chestal(환, 정제, 꿀 시럽)
- 콜드캄(액상, 환, 정제)
- 콜릭컴포트ColicComfort(액상)
- 디아랄리아Diaralia(환, 정제)
- 가살리아Gasalia(환)
- 젯 래그 릴리프 키트Jet Lag Relief Kit(환)
- 모션캄(정제)
- 노시어캄NauseaCalm(정제)
- 옵티크원(점안액)
- 사이너스캄SinusCalm(환, 정제)
- 슬립캄SleepCalm(액상, 환, 정제)
- 스트레스캄(환, 정제)
- 스로트캄(환, 정제)
- 워트캄(정제)

대표 단일 동종요법 보조제

- **오실로콕시넘**: 독감 유사 증상이 시작될 때 24시간 동안 3회, 1바이알씩 복용한다.
- **아코니툼 나펠루스**: 차가운 바람을 맞고 나서 갑자기 고열이 날 때 사용한다. 얼굴이 건조하고 인후통이 심하며, 크루프성 기침이 있거나 불안과 흥분이 심할 때 도움이 된다.
- **알리움 세파**: 맑은 콧물이 물처럼 흐르고 코와 눈이 따가울 때 사용한다. 재채기가 잦고 눈물이 나고 목이 간질거리며 기침을 할 때 도움이 된다.

- **알로에 소코트리나**: 설사가 물처럼 쏟아져서 아이가 참지 못하고 옷에 실수할 때 사용한다.

- **안티모니움 크루둠**: 과식 후 구토가 나고, 구토를 해도 메스꺼움이 가라앉지 않을 때 사용한다. 트림이 많고 먹은 음식이 역류할 때 도움이 된다. 또한 피부가 마르고 딱지가 생기는 건성 형태의 아토피피부염(건성 농가진)에 사용한다.

- **안티모뉴 타르타리쿰**: 가슴속에서 가래가 끓는 소리가 나지만 가래를 뱉기 어려울 때 사용한다. 누우면 증상이 심해지고 아이가 기운이 없을 때 적합하다. RSV로 생긴 세기관지염에도 도움이 된다.

- **아피스 멜리피카**: '동종요법의 항히스타민'이라 불리는 보조제로, 가렵고 붉은 발진이나 두드러기, 알레르기성 결막염에 사용한다. 눈이 가렵고 화끈거리며, 눈꺼풀이 분홍빛으로 붓고 가려울 때 도움이 된다. 또한 목이 붉어지고 화끈거리거나 목젖이 부었을 때, 코가 가렵고 재채기가 심할 때도 효과적이다. 냉찜질로 증상이 완화될 때 적합하며, 15C 희석 농도에서 효과가 가장 좋지만 다른 농도도 사용할 수 있다.

- **아르겐툼 니트리쿰**: 늘 서두르고 불안이 심할 때 사용한다. '만약에'라는 걱정이 많고 예기불안이나 강박적 경향이 있을 때 도움이 된다. 불안해서 잠을 잘 이루지 못하거나 생각이 많아 머릿속이 복잡할 때 효과적이다.

- **아르니카 몬타나**: 멍이나 타박상, 근육통이 있을 때 사용한다. 같은 부위를 반복해서 무리하게 사용해 통증이 생겼을 때나 움직이면 통증이 심해질 때 도움이 된다.

- **아르세니쿰 알붐**: 복통, 구토, 설사를 동반한 식중독이나 장염에 사용한다. 위가 타는듯 아프고, 콧속이나 눈이나 목이 따갑게 화끈거릴 때 도움이 된다. 귀가 아프지만 따뜻하게 해주면 완화되고, 쌕쌕거림이나 타는 듯한 기침이 있을 때 효과적이다. 따뜻한 물을 조금씩 자주 마시고 싶어 하고, 불안하거나 기력이 약할 때 도움이 된다. 증상이 새벽 1시에서 3시 사이에 심해질 때 잘 맞는다.

- **아룸 트리필룸**: 목이 딸기색처럼 밝고 붉을 때 사용한다. 타는 듯한 통증과 함께 목소리가 쉬거나 갈라질 때 적합하다.

- **벨라돈나**: 편도가 선홍색으로 붉게 부어오르며 삼키기 어려울 정도로 통증이 심할 때 사용한다. 식은땀과 고열을 동반할 수 있다.

- **블라타 오리엔탈리스***Blatta orientalis*: 가래가 많고 쌕쌕거림이 심한 천식이나 세기관지염에 사용할 수 있다. 호흡이 힘들고 경련성 기침이 있을 때 도움이 된다.

- **보락스**: 입안에 궤양이나 상처가 있을 때 사용한다. 수족구병이나 헤르페스성 잇몸과 구내염에 효과적이며, 혀에 하얀 설태가 두껍게 끼거나 아구창이 있을 때 도움이 된다.

- **브리오니아 알바**: 고열과 전신 통증이 있어서 조금만 움직여도 통증이 심해 움직이기 싫어 할 때 사용한다. 짜증이 많고 혼자 있고 싶어 하며, 입이 마르고 삼킬 때 통증이 있으며, 차가운 음료를 애타게 찾고, 변비가 있을 때도 도움이 된다. 또한 통증이 있는 마른기침을 할 때 사용한다. 가슴을 손으로 누르고 있으면 조금 나아지고, 예민하며, 침대에 누워만 있고 싶을 때도 효과적이다. 눈 통증을 동반한 두통이 있을 때도 사용한다. 움직이면 통증이 심해질 때 효과가 있다

- **칼카레아 카르보니카**: 소화장애가 있거나 변비와 설사가 반복될 때 사용한다. 우유를 소화하기 어렵고 복부가 팽만하며, 체중이 쉽게 늘거나, 흙과 진흙처럼 먹을 수 없는 것을 먹으려는 습성이 있을 때 도움이 된다. 머리에 땀이 자주 날 때도 적합하다.

- **칸타리스**: 소변을 볼 때 화끈거리거나 따가울 경우 사용한다. 소변을 자주 보고 싶어 하거나 잔뇨 느낌이 있을 때 도움이 된다. 성기를 자주 만지거나 문지르려는 행동이 나타날 때도 사용할 수 있다.

- **코스티쿰**: 목이 쓰리고, 화끈거리는 통증을 동반한 마른기침이 있을 때 사용한다.

- **카모밀라**: 이가 날 때 함께 찾아오는 귀 통증에 사용한다. 한쪽 볼이 붉게

달아오르고 짜증이 심하며 예민할 때 적합하다. 안아주고 부드럽게 흔들어주면 안정된다. 이가 날 때 동반하는 설사에도 사용한다. 설사 색이 녹색 스크램블에그처럼 보일 때 효과가 있다.

- **신코나**_Cinchona_: 땀, 구토, 설사, 출혈 등으로 체액이 손실된 후 기운이 빠졌을 때 사용하며, 회복기 체력 보충에 도움이 된다.
- **코쿨루스 인디쿠스**: 어지럽고, 구토나 메스꺼움이 있을 때 사용한다. 누워 있으면 증상이 완화되고, 멀미 증상이 함께 있을 때 적합하다.
- **코페아 크루다**: 마음이 급하고, 흥분하거나 지나치게 활동적일 때 사용한다. 쉽게 산만해지고, 장난이 심하며, 밤에도 머릿속이 쉴 새 없이 돌아가고, 소리·냄새·촉감에 예민할 때 적합하다.
- **콜로신시스**: 설사하는데 복통과 복부 경련이 심할 때 사용한다. 통증이 심해 몸을 웅크리고, 깊은 압박이나 따뜻한 찜질로 증상이 완화될 때 적합하다.
- **쿠프룸 메탈리쿰**: 극심한 복부 경련과 통증성 설사와 기침이 있을 때 사용한다. 근육이 뒤틀리듯 수축될 때 적합하다.
- **드로세라 로툰디폴리아**: 목이 간질간질하며 경련성 마른기침이 있을 때 사용한다. 기침할 때 얼굴색이 변하거나 구역질을 하고, 백일해형 발작 기침이 특징일 때 도움이 된다.
- **유파토리움**: 뼈가 부서지는 듯한 깊은 통증과 심한 두통, 극심한 피로와 전신 통증이 동반될 때 사용한다.
- **유프라시아 오피시날리스**_Euphrasia officinalis_: 눈물이 쉽게 흐르고 눈이 화끈거릴 때 사용한다. 콧물은 맑고 자극이 적으며, 아침에 가래를 뱉고 나면 호전될 때 좋다.
- **페룸 포스포리쿰**: 미열부터 중간 정도의 열이 서서히 오를 때 사용한다. 염증이나 감염이 시작되는 초기 단계에 적합하며, 뚜렷한 다른 증상이 없을 때 도움이 된다. 또한 귓속 이관의 염증을 완화할 때도 사용한다. 귀 통증과 미열이 있을 때 도움이 되며, 급성 중이염을 완화하거나 비행 중 귀의

압력으로 생긴 불편함을 줄이는 데 효과적이다.

- **겔세미움 셈페르비렌스**: 고열과 함께 피로와 졸음이 짓누르고, 몸이 무거우며 근육통이 심하고 기운이 없을 때 사용한다. 눈꺼풀이 처지고 오한이 있으며, 갈증이 없고, 소변을 보면 증상이 조금 나아질 때 도움이 된다. 또한 쇠약, 빈뇨가 나타날 수 있고, 머리 뒤쪽에서 시작되는 두통이나 흐릿한 시야나 복시가 동반될 수 있다. 긴장으로 머리가 하얘지고 몸이 떨리며 힘이 빠질 때 사용한다. 마치 '헤드라이트에 비친 사슴'처럼 얼어붙는 느낌이 들 때 적합하다.

- **그라피테스**: 아토피피부염으로 피부가 몹시 가렵고, 노란색 벌꿀처럼 끈적한 진물이 날 때 사용한다. 습윤성 농가진 형태에 효과적이며, 켈로이드 흉터를 예방하는 데도 도움이 된다. 소화불량과 변비에도 좋다.

- **헤파르 설푸리스 30C**: 종기, 농양, 화농성 여드름 등 고름이 생기는 염증에 사용한다. 목에 가시가 걸린듯 아프고 편도가 몹시 욱신거릴 때 따뜻한 음료를 마시거나 목을 포근하게 감싸면 호전된다. 또한 고름이 생기는 통증성 귀 감염이 있을 때도 사용한다. 예민하고 짜증이 많으며 자극에 민감할 때 적합하다. 특히 '수영자 귀'(외이도염)에 효과적이다.

- **히스타미눔**Histaminum: 히스타민 과민 반응 전반에 사용한다. 15C 희석 농도에서 효과가 가장 좋다.

- **하이드라스티스 카나덴시스**Hydrastis canadensis: 끈끈하고 노란 콧물이 목 뒤로 넘어가는 후비루가 있을 때 사용한다.

- **이그나티아**: 감정적 스트레스, 슬픔, 짜증이 많고 한숨이 잦으며 목에 덩어리가 걸린 느낌이 있을 때 사용한다. 예민하고 기복이 심하며 걱정 때문에 잠들기 어려울 때 도움이 된다.

- **이페카쿠아나**: 메스꺼움이 심하여 구토해도 가라앉지 않을 때 사용한다. 침이 많고 구토를 하며 젖은기침이 발작적으로 나올 때 도움이 되고, RSV 등으로 생기는 세기관지염에도 유용하다.

- **아이리스 베르시컬러**: 신맛이 강한 구토를 동반하는 편두통이나 시각과

관련한 편두통(시각성 편두통)에 사용한다.

- **칼리 비크로미쿰**: 기침을 하고 목소리가 쉬고 진한 노란빛 또는 초록빛 콧물이 나올 때 사용한다. 뺨(상악동)을 누르면 통증이 있고, 저녁이나 새벽 2시에서 4시 사이에 증상이 심해질 때 적합하다.

- **칼리 브로마툼**: 화이트헤드(하얀 좁쌀 여드름)가 있을 때, 가만히 있지 못하고 손가락이나 손을 끊임없이 움직일 때 사용한다. 운동 욕구가 강하고 기억력이 약하며, 악몽이나 이갈이를 동반한 불면이 있을 때 도움이 된다.

- **칼리 카르보니쿰**: 가래가 많고 쌕쌕거리는 기침이 있을 때 사용한다. 새벽 2시에서 4시 사이에 증상이 심해지고, 누워 있으면 기침이 심해져 상체를 세워야 할 때 적합하다.

- **칼리 아이오다툼**: 이마 부위에 통증이 있고, 자극성 콧물이 물처럼 흐를 때 사용한다. 새벽 2시에서 4시 사이에 증상이 악화될 때 도움이 된다.

- **칼리 무리아티쿰**: 귀 감염이 만성적이거나, 귓속에 액체가 오래 남아 청력에 영향을 줄 때 사용한다.

- **라케시스**: 목이 검붉거나 자주색으로 변하고 통증이 심할 때 사용한다. 주로 왼쪽에 통증이 나타나며, 목이 조이듯 답답하고 만지는 것을 불편해할 때 적합하다. 음식을 삼키면 완화되지만, 뜨거운 음료를 마시면 증상이 악화된다. 질투심이나 형제자매 간 경쟁심이 강할 때, 잠들기 전이나 깨어난 후에 기침이나 천식 발작이 심해질 때 도움이 된다.

- **마그네시아 포스포리카**: 설사는 하지 않는데 복부 경련과 통증이 심할 때 사용한다. 깊은 압박이나 따뜻한 찜질로 증상이 완화될 때 도움이 된다. (콜로신시스와 유사하지만 설사는 하지 않는다.)

- **머큐리우스 둘키스**: 끈적한 귓속 액체가 오래되어 청력 저하를 일으킬 때 사용한다.

- **머큐리우스 솔루빌리스**: 붉은 편도 부종으로 고름이 생기고 구취가 심할 때 사용한다. 통증이 화끈거리고, 침 분비가 과다하고, 잇몸 부종과 목 림프샘 비대가 있으며, 오한과 발한이 함께 나타날 때 적합하다. 쉽게 흥분하거

나 분노를 폭발하고, 문제 행동이나 기억력 저하가 있을 때도 사용한다.

- **메제리움**: 탁한 액체가 고인 작은 물집이 생겼다가 딱지가 앉을 때 사용한다. 농가진이나 아토피피부염에 효과적이다. 또한 뺨 부위(상악동)에 타는 듯한 통증이 있고, 진한 노란빛 또는 갈색빛 콧물이 나올 때 사용한다.

- **눅스 보미카**: 낮에는 콧물이 흐르지만 밤에는 코가 막히고, 마른기침으로 구역질이 날 때 사용한다. 예민하고 짜증이 많으며, 과식 후 복통이 있거나 식사 후 속쓰림, 트림, 복부 팽만이 나타날 때 도움이 된다. 대변을 보고 싶지만 잘 나오지 않는 변비가 있을 때도 효과적이다. 토하고 나서 메스꺼움이 완화될 때, 과로와 스트레스로 두통이 있을 때, 멀미가 심할 때도 사용할 수 있다. 예민하고 완벽주의 성향이 있는 아이에게 잘 맞으며, 새벽 3시 무렵 증상이 심해질 때 특히 도움이 된다.

- **올레안더**: 귀 뒤에 진물이 나고 딱지가 앉고, 귓불이 갈라질 때 사용한다.

- **페트롤리움**: 음식을 먹거나 눈을 감으면 메스꺼움이 완화될 때 사용한다. 멀미 증상이 함께 있을 때 도움이 된다.

- **포스퍼러스**: 해 질 무렵 두려움을 느끼거나, 어둠 속에 또는 혼자 있는 것을 불안해할 때 사용한다. 코피나 선홍색 피가 나는 출혈이 있을 때, 차가운 찜질로 통증이 완화되는 화끈거림이 있을 때 도움이 된다.

- **파이토라카**: 목이 벗겨진 듯한 통증이 있고 편도가 붉은색으로 부을 때 사용한다. 통증이 목에서 귀로 퍼질 때(주로 오른쪽) 도움이 되며, 목 림프샘이 부을 때도 적합하다.

- **포도필룸**: 악취 나는 묽은 설사가 물처럼 쏟아질 때 사용한다. 배에서 꼬르륵 소리가 나고, 설사 전 복부 경련이 심할 때 도움이 된다.

- **펄사틸라**: 크림처럼 진한 노란색 콧물과 눈곱이 많고, 아침에 눈이 들러붙어 잘 떠지지 않을 때 사용한다. 바깥에선 콧물이 흐르지만 밤에는 코가 막히고, 고막이 불룩하며 노란 액체가 찰 때 도움이 된다. 많이 울고 품에 안기고 싶어 하는 아이에게 잘 맞는다.

- **루스 톡시코덴드론**: 갑작스러운 열과 함께 몸이 쑤시고 뻣뻣할 때 사용한

다. 습하고 차가운 환경에서 증상이 악화되고, 몸을 움직이고 싶어 하며, 움직이면 통증이 완화될 때 적합하다. 또한 투명하거나 노란 액체가 고인 작은 물집이 생겼다가 딱지로 변하는 발진에 사용한다. 수두, 헤르페스, 옻나무나 담쟁이덩굴 접촉으로 생긴 피부염 등에 효과적이다.

- **루멕스 크리스푸스**: 멈추기 어려운 마른기침이 계속될 때 사용한다. 찬 공기를 들이마시거나 목이 간질거릴 때 나오는 기침에 적합하다.

- **사바딜라**_Sabadilla_: 눈꺼풀이 붉고 화끈거리며, 재채기 발작과 콧물이 함께 나타날 때 사용한다. 코나 입천장이 가려워 코를 문지르거나 손으로 쑤시는 행동을 보일 때 도움이 된다.

- **셀레니움**_Selenium_: 블랙헤드가 두드러질 때 사용한다.

- **실리케아**: 낯을 많이 가리고 무척 고집이 세며, 실패에 대한 두려움으로 일을 시작하거나 마무리하지 못할 때 사용한다. 지속적인 격려와 지지가 필요할 때 도움이 된다. 또한 대변이 딱딱해 잘 나오지 않거나 다시 들어가버리는 완고한 변비가 있을 때 도움이 된다. 발 냄새가 나거나 발에 땀이 많을 때도 적합하다.

- **스폰지아 토스타**: 목소리가 쉬고, 컹컹거리는 크루프성 기침이 있을 때 사용한다.

- **스트라모니움**: 야경증이 있을 때 사용한다.

- **설퍼 아이오다툼**: 감기나 독감, 호흡기 질환이 거의 끝나갈 무렵 복용을 시작하면 이후 재발을 예방할 수 있다.

- **타바쿰**: 메스꺼움이 심하고 침을 많이 흘리며, 어지럼증이 있을 때 사용한다. 신선한 공기를 쐬면 증상이 완화되고, 식은땀, 창백한 안색, 두근거림, 멀미 증상이 동반될 때 적합하다.

에센셜 오일 활용법

아동용 에센셜 오일을 사용하는 가이드라인

- 생후 3개월 미만 영아에게는 에센셜 오일을 사용하지 않는다.
- 코 밑이나 얼굴에는 에센셜 오일을 직접 바르지 않는다.
- 에센셜 오일을 절대 먹이지 않는다. 아이에겐 내복용으로 사용하지 않는다.
- 피부에 바를 때는 반드시 희석하여 사용하고, 아이가 어릴수록 오일 농도를 더 묽게 해야 한다. 아래 표를 참고하자.
- 햇빛을 쐰 피부에는 감귤류 오일을 바르지 않는다.
- 임신 중이거나 모유 수유 중이라면, 본인이나 아이에게 에센셜 오일을 사용하기 전에 전문가와 상의해야 한다.

연령별 에센셜 오일 권장 희석 비율

나이	권장 희석 비율
0~3개월	0.1~0.2%
3~24개월	0.25~0.5%
2~6세	1~2%
6~15세	1.5~3%
15세 이상	2.5~5%

에센셜 오일의 안전한 희석 가이드

사용할 수 있는 캐리어 오일로는 코코넛오일fractionated coconut oil(일반 코코넛오일과 달리 중쇄지방산 성분MCT만 남기고 장쇄지방산을 제거한 정제 코코넛오일. 주로 MCT 오일이라고 한다—옮긴이), 아보카도오일, 호호바오일, 포도씨오일, 스위트아몬드오일 등이 있다.

희석 비율	캐리어 오일 5ml (1작은술)당 에센셜 오일 방울 수	캐리어 오일 10ml (2작은술)당 에센셜 오일 방울 수	캐리어 오일 30ml (2큰술)당 에센셜 오일 방울 수
0.25%			1~2 방울
0.50%		1 방울	3 방울
1%	1 방울	2 방울	6 방울
2%	2 방울	4 방울	12 방울
3%	3 방울	6 방울	18 방울
5%	5 방울	10 방울	30 방울

페퍼민트와 유칼립투스 에센셜 오일을 안전하게 사용하는 법

세계적인 에센셜 오일 전문가 로버트 티서런드는 페퍼민트와 유칼립투스 에센셜 오일을 어린이에게도 안전하고 효과적으로 사용할 수 있다고 말한다. 다만 디퓨저로 흡입하거나 피부 도포용으로 사용할 때만 가능하며, 절대 섭취해선 안 된다고 강조한다.[1] 그는 다소 엄격하게 느껴질 수 있음을 언급하며, 아래와 같은 안전 지침을 제시한다.[2]

에센셜 오일	3세 미만 유아	3~6세 어린이
페퍼민트	가급적 사용하지 않는 것이 좋다.	디퓨저를 사용하거나, 최대 0.5% 농도로 희석해 피부에 바른다.
유칼립투스	디퓨저를 사용하거나, 최대 0.5% 농도로 희석해 피부에 바른다.	디퓨저를 사용하거나, 최대 1.0% 농도로 희석해 피부에 바른다.

생후 3개월 이상

- 라벤더
- 캐모마일 로만Roman 또는 저먼German(캐모마일 로만은 향이 부드럽고 진정 작용이 강해 영유아에게 가장 안전하게 사용할 수 있고, 캐모마일 저먼은 항염 효과가 강해 피부 트러블, 알레르기, 염증 완화용으로 적합하다.─옮긴이)

생후 6개월 이상

- 시나몬
- 시트러스 계열 오일(스위트오렌지, 시트로넬라, 자몽, 레몬, 만다린, 네롤리, 탄제린): 햇빛을 쬘 때 광과민 반응(광감작)에 주의한다.
- 로즈
- 티트리
- 유향

2세 이상

- 클래리세이지clary sage
- 유칼립투스 글로불루스 또는 라디아타
- 유향
- 생강
- 오레가노oregano
- 페퍼민트
- 로즈메리
- 타임
- 베티베르

수유 중 피해야 할 에센셜 오일(모유 분비량을 줄일 수 있다.)

- 페퍼민트
- 오레가노
- 세이지
- 스피어민트
- 레몬밤
- 타임
- 파슬리

에센셜 오일의 효능과 활용 분야

- **베르가모트**: 염증 완화, 피부와 모발 건강 개선, 여드름 완화, 스트레스 해소에 도움을 준다.

- **캐모마일**: 진정과 안정 효과가 있고, 두통 완화와 면역력 향상에 도움을 준다. 항염과 진통 작용이 있고, 소화불량, 복부 경련, 메스꺼움 완화에도 좋다.

- **시나몬**: 혈액순환을 촉진하고, 몸을 따뜻하게 하여 열이 나고 오한이 있을 때 체온 조절에 도움을 준다. 항염과 항균 작용이 있으며, 면역계를 자극해 방어력을 높인다.

- **유칼립투스 글로불루스** 또는 **라디아타**(생후 6개월 이상 사용 가능): 열을 내리고 폐와 목과 부비강의 막힘을 풀어주며, 염증과 통증을 완화하고 두통을 덜어준다. 항균 효과도 있다.

- **회향**: 항균 작용이 있으며, 소화기 기능을 돕고, 복부 경련, 가스, 변비를 완화한다.

- **유향**: 마음을 가라앉히고, 스트레스를 완화하며, 호흡기 기능을 개선하고, 항염과 항균 효과가 있다.

- **생강**: 열을 내리고, 폐와 목과 부비강의 점액과 답답함을 완화한다. 소화를 돕고 속이 더부룩할 때 진정 효과가 있으며, 두통 완화, 항염, 진통, 항균 작용이 있다.

- **라벤더**: 진정 및 안정 효과가 뛰어나며, 항염과 진통 작용으로 피부 자극을 완화하고, 숙면을 유도하고, 두통을 다스리는 데 도움을 준다.

- **레몬**: 면역력을 강화하고, 열과 기침과 인후통을 완화하며, 항균 작용과 함께 기분을 밝게 하고 활력을 높여준다.

- **오렌지**: 기분을 가라앉히고 스트레스를 완화하며, 불편한 속과 통증과 염증을 줄여준다.

- **오레가노**: 항균 작용이 강력하고, 여드름 완화에 도움을 준다.

- **페퍼민트**(생후 2세 이상): 열을 내리고 몸을 시원하게 하며, 면역 기능을 높인다. 메스꺼움과 구토와 기관지염을 완화하고 항염 작용을 하며, 정신적 집중력과 기억력을 높이고 두통을 다스린다.

- **로즈메리**: 집중력과 기억력을 높이고, 스트레스와 불안을 완화한다. 항염과 항균 작용이 있으며, 천식, 여드름, 아토피피부염 완화에도 도움이 된다. 또한 혈액순환을 촉진한다.

- **스피어민트**: 페퍼민트와 유사한 작용을 한다.

- **스위트바질**: 귓속 막힘을 완화하고 염증을 줄이며, 항균과 항바이러스 작용을 한다. 활력을 회복하는 데도 도움이 된다.

- **티트리**: 면역력을 강화하고, 항균·항바이러스·항진균 효과가 뛰어나다. 코막힘, 호흡기 증상 완화에 좋으며, 여드름이나 사마귀에도 도움이 된다.

- **타임**(2세 이상 사용 가능): 세균, 바이러스, 곰팡이에 강력하게 작용하고, 면역력을 높이며, 가슴과 부비강의 점액과 염증을 부드럽게 가라앉힌다.

- **베티베르**: 집중력과 인지 기능을 높이고, 불안을 줄이며, 숙면을 돕는다.

추천하는 에센셜 오일 브랜드

반드시 순도 테스트를 거쳐 인증된 에센셜 오일(가능하면 유기농 제품)을 선택해야 한다. 현재 내가 추천하는 브랜드는 다음과 같다.

- 플랜트테라피Plant Therapy - 어린이용 키즈세이프KidSafe 라인 보유
- 바이브런트블루오일스Vibrant Blue Oils
- 엘리자베스반뷰런Elizabeth Van Buren
- 아우라-카시아Aura Cacia

면역력을 강화하는 블렌드 제품

- 플랜트테라피사의 키즈세이프 이뮨 붐Plant Therapy KidSafe Immune Boom 및 키즈세이프 점 디스트로이어KidSafe Germ Destroyer
- 엘리자베스반뷰런사의 이뮨 블렌드Immune Blend

내가 추천하는 브랜드와 제품은 언제든 내용이 추가될 수 있으니 최신 추천 브랜드 목록과 구매처, 가족이 함께 사용할 수 있는 할인 코드를 www.healthy kidshappykids.com/bookresources 또는 아래 QR 코드에서 확인하자.

지압법 바로 쓰기

아이에게 지압을 해주는 방법

사용할 지압점을 정해서 손가락으로 부드럽게 눌러준다. 너무 세지 않되 아이가 손끝의 압력을 편안하게 느낄 만큼 단단히 눌러주는 것이 좋다. 손가락을 떼지 말고 작은 원을 그리듯 천천히 문지르며 30~60초 정도 마사지한다. 아이가 편안하게 느끼는 시간 동안만 진행해도 충분하다. 필요할 경우 지압 부위에 에센셜 오일을 살짝 바르면 더 편안하고 부드러운 효과를 얻을 수 있다.

자주 이용하는 지압점

(지압점 이름은 세계보건기구 서태평양 지역사무소,《표준 경혈 명칭Standard Acupuncture Nomenclature》, 제2판을 참고했다―옮긴이.)

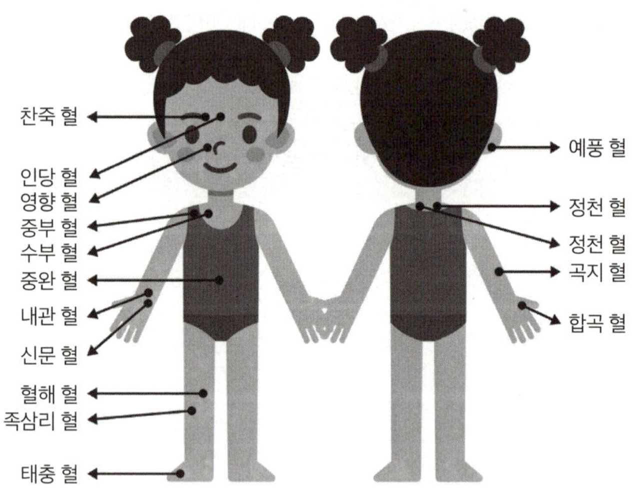

얼굴과 머리 지압점

- **찬죽 혈**: 눈썹 안쪽 끝 오목한 부분
- **인당 혈**: 양쪽 눈썹 사이 '제3의 눈' 부위
- **영향 혈**: 콧방울 바깥쪽 오목한 부분(지압할 때는 코뼈 방향으로 위쪽을 향해 눌러준다.)
- **예풍 혈**: 귓불 바로 뒤 오목한 부분

몸통 지압점

- **수부 혈**: 쇄골 안쪽 아래 오목한 부분
- **중부 혈**: 쇄골 바깥쪽 아래 오목한 부분
- **중완 혈**: 명치와 배꼽 사이에서 갈비뼈가 만나는 중앙 부위

등 지압점

- **정천 혈(일명 '천식 멈춤점')**: 아이의 고개를 앞으로 숙이면 목 뒤 중앙에서 가장 튀어나온 뼈, 즉 제7경추C7가 만져진다. 두 개의 정천 혈은 이 뼈 양 옆에 있다.

팔과 손 지압점

- **합곡 혈**: 엄지와 검지 사이로 손등의 오목한 부분
- **곡지 혈**: 팔꿈치를 구부렸을 때 생기는 팔꿈치 주름의 바깥쪽 끝에 있다.
- **신문 혈**: 손목 안쪽 주름에서 약지와 새끼손가락 사이의 연장선에 있다.
- **내관 혈**: 아이의 손목 안쪽 주름에서 팔 안쪽으로 올라가면, 아래팔을 따라 내려오는 두 개의 굵은 힘줄 사이에 있다.(아이의 두 번째, 세 번째, 네 번째 손가락을 나란히 붙인 다음, 손목 주름 위로 이 세 손가락 폭만큼 올라간 지점을 찾으면 된다.)

다리와 발 지압점

- **혈해 혈**: 무릎을 굽혔을 때, 무릎뼈 안쪽 가장자리 위로 불룩하게 올라오는 허벅지 근육을 기준으로 아이 손가락 너비 세 마디 정도 위쪽 부위
- **족삼리 혈**: 무릎 바깥쪽 아래로 정강이뼈가 시작되는 오목한 부위
- **태충 혈**: 엄지발가락과 둘째 발가락 사이에서 발등의 오목한 부위로, 손의 합곡 혈에 해당한다.

미주신경 회복 루틴

미주신경의 회복력을 높이는 것은 장-뇌 연결고리를 강화하고, 어떤 상황에서도 아이가 건강하게 성장하도록 돕는 핵심이다. 심박변이도는 미주신경의 기능, 즉 '신경 긴장도'를 보여주는 지표로, 아이의 건강 상태를 파악하는 데 매우 중요한 생체 신호다. 6장에서 아이의 심박변이도를 높이는 방법을 여럿 살펴보았다면, 여기서는 심박변이도와 미주신경의 회복력을 더욱 향상시킬 수 있는 추가적 방법을 알아본다. 아이의 미주신경을 자연스럽게 활성화하여 마음을 안정시키고, 장내 미생물의 균형을 바로잡는 동시에 아이가 가장 건강하고 행복한 모습으로 자라날 수 있도록 도와주는 방법이다.

인지행동 도구(CBT 기반 훈련)

인지행동치료Cognitive Behavioral Therapy, GBT는 아이와 청소년의 심박변이도를 향상시키고 불안을 완화하는 효과적인 방법 중 하나다. 아이들은 돈 휴브너 박사의 어린이용 '자기 성장Self-help' 시리즈를 보며 인지행동기법을 쉽게 배울 수 있다. 이 책들은 불안과 걱정에서 벗어나 뇌를 다독이는 방법을 배우고 싶은 아이와 청소년(그리고 어른까지)을 위한 최고의 안내서다. 휴브너 박사의 책들은 www.dawnhuebnerphd.com에서 확인할 수 있으며, 다음과 같은 시리즈로 구성되어 있다.

'What to Do' 시리즈
- 걱정이 많을 때 무엇을 해야 할까What to Do When You Worry Too Much

- 잠자기가 두려울 때 무엇을 해야 할까What to Do When You Dread Your Bed
- 불평이 쏟아질 때 무엇을 해야 할까What to Do When You Grumble Too Much
- 생각이 멈추지 않을 때 무엇을 해야 할까What to Do When Your Brain Gets Stuck
- 화를 참지 못할 때 무엇을 해야 할까What to Do When Your Temper Flares
- 나쁜 습관이 생길 때 무엇을 해야 할까What to Do When Bad Habits Take Hold

걱정을 이기는 방법 Outsmarting Worry

'Mini Books about Mighty Fears' 시리즈

- 동물에 대한 두려움 다루기Facing Mighty Fears About Animals
- 건강에 대한 두려움 다루기Facing Mighty Fears About Health
- 나쁜 사람이나 괴물에 대한 두려움 다루기Facing Mighty Fears About Baddies and Villains
- 실수에 대한 두려움 다루기Facing Mighty Fears About Making Mistakes
- 구토에 대한 두려움 다루기Facing Mighty Fears About Throwing Up
- 새로운 일을 시도할 때 생기는 두려움 다루기Facing Mighty Fears About Trying New Things

마음챙김과 명상을 위한 앱 및 프로그램

아이와 어른 모두를 위한 마음챙김과 명상을 배울 수 있는 다양한 앱과 프로그램이 있다. 앱의 종류나 내용은 시간이 지나며 내용이 추가될 수 있으므로, 최신 추천 목록은 www.healthykidshappykids.com/bookresources에서 확인하자. 내가 현재 사용하는 앱과 프로그램은 다음과 같다.

- 고젠 프로그램GoZen: 아이, 십대, 부모용
- 지바키즈zivaKIDS: 온라인 명상 프로그램

- 인사이트 타이머Insight Timer: 명상 앱

- 오크Oak: 명상 및 호흡법 앱

- 캄Calm 앱

- 헤드스페이스Headspace 앱

- 더 태핑 솔루션The Tapping Solution: 감정 자유 기법EFT('탭핑')을 배울 수 있는 앱

- 이너 밸런스Inner Balance: 하트매스HeartMath 바이오피드백 귀 센서와 함께 사용하는 앱으로, 유선 센서를 추천한다.

미주신경 자극기

미주신경 자극기Vagus Nerve Stimulator, VNS는 미주신경 기능과 심박변이도를 향상시키는 잠재력이 큰 도구다. 특히 명상이나 마음챙김 연습에 아직 흥미를 느끼지 못하는 아이들에게 유용하다. VNS는 아이가 직접 노력하지 않아도 미주신경을 '운동시킬 수 있는' 수동적인 방법이다. 즉, 아이가 따로 집중하거나 참여하지 않아도 자연스럽게 심박변이도가 향상된다. 시중에는 여러 종류의 미주신경 자극기가 있지만, 어린이를 대상으로 임상시험을 거친 제품은 많지 않다. 그중 내가 어린이용으로 가장 선호하는 제품은 아폴로뉴로Apollo Neuro 웨어러블 기기로, 부드러운 진동을 활용해 심박변이도, 수면의 질, 집중력, 스트레스 반응을 개선하는 효과가 입증됐다. 빠르게 발전하는 기술이므로, 최신 어린이용 기기 정보는 www.healthykidshappykids.com/bookresources 또는 아래 QR 코드에서 확인하자.

에센셜 오일

일부 에센셜 오일은 미주신경 기능과 심박변이도를 향상시키는 것으로 밝혀졌다. 특히 라벤더, 베르가모트, 오렌지 같은 시트러스 계열 오일이 효과적이다[1]. 개인적으로 가장 즐겨 사용하는 미주신경 회복용 블렌드 오일은 바이브런트블루오일스사의 파라심파테틱Parasympathetic 블렌드로, 정향과 라임 에센셜 오일이 함께 들어 있다. 파라심파테틱 롤러볼을 사용해 내관 혈이나 신문 혈 같은 진정 지압점에 마사지하듯 바르거나, 희석해서 디퓨저에 사용하는 방법도 추천한다.

최신 정보를 꾸준히 확인하기

미주신경 기능과 심박변이도를 최적화하는 연구는 빠르게 발전하고 있으며, 관련 도구와 기술도 속속 진화하고 있다. 최신 연구와 도구에 관한 정보를 꾸준히 확인하려면 www.healthykidshappykids.com/bookresources 또는 아래 QR 코드를 활용하자. 미주신경 회복과 관련한 최신 추천 제품, 구매처 그리고 가족이 함께 사용할 수 있는 할인 코드를 확인할 수 있다.

장 리셋 도구 모음

글루텐과 유제품 대체 식품 가이드

쌀, 옥수수, 콩 옆에 표시된 별표(*)를 주의 깊게 보자. 글루텐과 유제품을 식단에서 제외하면, 이 세 가지 식품이 아이의 하루 식단에 자연스럽게 자주 등장할 수 있다. 그러나 장 건강을 위한 휴식기에는 다양성이 핵심이다. 5장에서 살펴봤다시피, 옥수수와 콩은 대부분 유전자 변형 작물GMO이며, 특히 장내 미생물의 애물단지 방해꾼인 글리포세이트가 다량 함유된 사례가 많다. 따라서 유기농 또는 비GMO 제품을 선택하는 것이 좋다. 쌀도 비소를 함유하고 있을 수 있는데, 비소는 아이의 발달 중인 뇌와 장내 미생물 환경에 해로운 물질로 알려졌다. 따라서 옥수수, 콩, 쌀을 될수록 최소한 섭취해야 한다.

다음의 글루텐 함유 곡물은 멀리하기	대신 다음과 같은 글루텐 프리 음식을 즐기기
밀 호밀 보리 스펠트밀 유기농 호라산밀	쌀* (찹쌀 포함) 옥수수* 퀴노아 귀리(포장에 '글루텐 프리' 표시가 있는 제품을 선택한다.) 기장 테프 메밀 아마란스 율무(코익스시드 또는 애들레이라고도 한다.) 토란 곤약(시라타키 면 등) 글루텐 프리 가루류(칡, 카사바, 병아리콩, 감자, 고구마, 타피오카 등)

다음의 유제품 함유 음식은 멀리하기	다음과 같은 유제품 대체 식품을 선택하기
소 유래 우유 소 유래 요거트 소 유래 치즈 소 유래 버터 카세인(유단백질)	견과 및 씨앗(아몬드, 캐슈너트, 햄프씨드, 아마씨 등)으로 만든 우유, 치즈, 요거트, 아이스크림 귀리 코코넛 완두콩 쌀* 콩*

음식 재도입 증상 추적표

음식	1일차	2일차	3일차	4일차	5일차
소화기 증상(복통, 역류, 변비, 설사)					
기분 변화					
행동 변화					
에너지 수준/피로감/지나친 활동					
집중력 저하/멍한 느낌					
수면 문제					
피부 발진					
두통					
코막힘					
관절 또는 근육통					
배뇨 이상					
기타 증상					

이 추적표는 www.healthykidshappykids.com/bookresources 또는 아래 QR 코드에서 다운로드할 수 있다.

통합 소아의학 진료·검사 가이드

통합의학·기능의학 소아과 의사를 찾는 방법

이상적인 세상이라면, 모든 의사가 기존 의학과 통합의학 치료법을 함께 배워서 환자에게 두 접근법의 장점을 조화롭게 제공할 수 있을 것이다. 다행히도 아이들의 건강 관리 패러다임을 새롭게 바꿔가는 나의 여정에 동참하는 의사들이 점점 늘고 있다. 아직 그 변화가 완전히 자리를 잡은 건 아니지만, 그때까지는 아래 기관들을 참고하여 가까운 지역에서 통합의학 또는 기능의학을 전문으로 다루는 소아과 의사를 찾아보자.

- 미국 항노화의학회American Academy of Anti-Aging Medicine, A4M
- 기능의학연구소Institute for Functional Medicine, IFM
- 미국 통합의학·건강의학회Academy of Integrative Health & Medicine, AIHM
- 통합정신의학연구소Integrative Psychiatric Institute, IPI
- 사이키아트리 리디파인드Psychiatry Redefined

임상동종요법 교육을 받은 의사를 찾고 싶다면 임상동종요법 교육개발센터의 웹사이트 www.cedhusa.org를 참고하자.

아이의 일반 소아과 주치의를 고를 때 신중히 조사하고 여러 질문을 던지듯, 통합의학·기능의학 전문의를 선택할 때도 같은 과정을 거쳐야 한다. 전인적 회복력은 단거리 경주가 아닌 긴 여정이다. 따라서 오래도록 함께 걸어갈 수 있는 파트너 같은 의료인을 찾는 것이 중요하다. 좋은 통합의학·기능의학 소아과 의사를 고를 때 확인해야 할 5가지 기준은 다음과 같다.

1. 아이와 부모가 모두 편안하게 믿을 수 있는 의사. 의사는 부모와 아이가 마음을 열고 이야기할 수 있는 안전하고 따뜻한 공간을 만들어야 한다. 이미 부모로서 느끼는 죄책감만으로도 충분하기 때문이다. 연구에 따르면, 신뢰할 수 있는 의사와 함께할 때 치료 결과도 더 좋아진다.[1] 신뢰는 모든 관계의 기본이다.

2. 소아 진료를 위한 전문 자격과 경험을 갖춘 의사. 아이는 단순히 '작은 어른'이 아니다. 아이를 돌보는 의사는 반드시 소아를 대상으로 한 임상 경험이 있어야 하고, 진단과 치료를 아이의 발달 단계에 맞게 이해하고 접근할 수 있어야 한다. 이를테면 의사MD, 정골의학박사DO, 간호전문인NP, 의사보조사PA-C, 자연의학박사ND, 척추신경의학박사DC 등이 여기에 해당한다. 단, 전문 자격자라고 해서 모두 소아 진료 경험이 있는 건 아니므로 반드시 확인해야 한다. 기능의학 영양사나 헬스코치 또한 아이의 건강 케어 팀에서 귀중한 역할을 할 수 있지만, 관리 계획 전반은 소아 진료 자격이 있는 전문가가 주도하는 것이 바람직하다.

3. 아이에게 꼭 맞춘 개별적 접근. 똑같은 틀에 맞춘 프로그램으로 수많은 혈액·대변·소변 검사를 시키고, 그 결과에 따라 끝도 없는 영양제 목록을 내어주는 의사는 피해야 한다. 때로는 아이를 직접 만나거나 충분한 신체검사를 거치기 전부터 이런 처방을 내리기도 한다. 우리가 찾아야 하는 의사는 단순히 검사 결과만 훑는 사람이 아니라, 아이 자체를 바라보는 통합의학·기능의학 소아과 의사다. 그런 사람이라면 획일적인 치료법이 아니라 아이 상태에 꼭 맞춘 회복 플랜을 제시해야 한다. 길을 가다 막히면 경로를 바꿔 목적지에 도달하듯, 아이의 회복 여정에서도 상황에 따라 방향을 유연하게 조정할 수 있는 의사가 필요하다.

4. 음식, 생활습관, 마음돌봄을 '첫 번째 약'으로 생각하는 의사. 나쁜 식습관과 생활방식은 아무리 많은 영양제로도 극복할 수 없다. 물론 아이가 바꾸기 가장 어려운 부분일 만도 하고, 때로는 그보다 약을 삼키는 것이 훨씬 쉬워 보일 수도 있다. 그러나 우리가 진정 원하는 건 아이의 몸과 마음을

오래도록 건강하게 지켜주는 회복력이다. 그 회복력은 '장내 미생물의 기적'을 위한 5가지 실천에서 시작되고, 그렇게 실천하다 보면 완성된다.

5. 자연요법을 우선하되, 필요할 땐 의약 처방도 병행할 줄 아는 통합적 접근. 통합의학은 불필요한 약을 걸러내는 것이 목표지만, 때로는 약이 꼭 필요한 상황도 있다. 좋은 의사는 그런 시점을 구분할 줄 알아야 하고, 일반 약국이나 전문 조제약국을 통해 적절히 처방할 수 있어야 한다. 또는 그런 처방이 가능한 다른 의료 전문가와 긴밀히 협력할 수 있어야 한다. 항생제나 일반 약품도 반드시 쓰이는 '때와 장소'가 있다. 그런 약품들을 현명하게, 꼭 필요한 만큼만 사용하는 것이 중요하다. 아울러 약품을 사용한 후에는 장내 미생물의 균형을 해치지 않도록 관리하는 법을 알고, 자연요법과 장 회복 계획을 함께 세우는 것이야말로 진정한 회복의 핵심이다.

통합 소아의학·기능의학 검사 가이드

11장에서 살펴보았듯, 아이의 건강 문제가 지속되거나 반복될 때 해결하는 로드맵은 다음 세 가지 핵심 단계로 구성된다.

1. 아이의 영양 상태를 최적화한다.
2. 장 건강 리셋 프로그램을 실행한다.
3. 장을 넘어 전신의 균형을 살핀다.

1단계와 2단계를 위한 기본 검사는 다음과 같다.

검사 기관(Quest Diagnostics, LabCorp 등)에서 시행하는 일반 혈액검사 항목

- CBC Complete blood cell count(전혈구 검사)
- 종합 대사 패널 검사
- 25-하이드록시 비타민D 검사
- 적혈구 아연

- 적혈구 마그네슘
- 페리틴

종합 대변 분석 검사

어린아이에게는 연령에 맞는 장내 미생물 지표를 포함한 기능의학적 대변 분석 검사를 시행하는 것이 중요하다. 대변 분석 검사마다 장단점이 있는데, 현재 내가 추천하는 검사는 다음과 같다.

- 타이니 헬스Tiny Health: 영유아 전용 장내 미생물 분석 검사
- 제노바 다이애그노스틱스 GI 이펙트Genova Diagnostics GI Effects
- 닥터스 데이터 컴프리헨시브 스툴 애널리시스Doctor's Data Comprehensive Stool Analysis
- 다이애그노스틱 솔루션스 지아이 맵Diagnostic Solutions GI-MAP

장을 넘어선 추가 검사

내가 환자들에게 시행하는 모든 기능의학 검사를 이 책에서 전부 다루기는 어렵다. 여기에는 음식 민감도 검사, 소변 유기산 검사, 중금속 검사, 곰팡이 독소(미코톡신) 검사, 만성 감염 검사 등이 포함될 수 있는데, 기능의학 연구가 발전하면서 기능의학 검사법도 함께 진화하고 있다. 현재 내가 클리닉에서 환자들에게 권장하는 최신 기능의학 검사 목록은 www.healthykidshappykids.com/bookresources 또는 아래 QR 코드에서 확인할 수 있다.

아이를 맞이할 준비를 하던 임신 중기가 마무리될 무렵, 이 책의 번역을 시작했다. 곧 태어날 생명을 기다리며 마주한 엘리사 송 박사의 메시지는 의학 지식을 넘어, 한 부모로서 내 삶의 태도를 다시금 생각하게 만드는 강렬한 경험이었다.

가장 충격적인 대목은 2005년 《뉴잉글랜드 의학저널》에 발표된 한 연구 결과였다. 식습관과 생활방식이 불러온 만성질환 때문에 인류 역사상 처음으로 아이들의 기대수명이 부모 세대보다 짧아질 거라는 전망은 차라리 외면하고 싶은 경고와도 같았다. 실제로 오늘날 아이들 두 명 중 하나는 만성적인 건강 문제를 안고 있고, 다섯 명 중 하나는 아토피를, 열 명 중 하나는 ADHD나 천식이나 불안장애를 진단받는다는 통계 또한 지금껏 기억에 남는다.

이 책의 저자 엘리사 송 박사는 스탠퍼드대학교와 뉴욕대학교 등 세계 최고 기관에서 수련한 소아과 전문의이자, 증상의 근본 원인을 찾아

해결하는 기능의학 전문가다. 그래서 현대 의학의 성과를 존중하되, 병의 증상이라는 불을 끄는 데 급급하기보다 아이의 몸을 숲에 비유하며 어떻게 다시 세우고 회복시킬지 고민한다. 저자가 강조하는 핵심 가치는 바로 '전인적 회복력Whole Child Resilience'이다. 회복력이란 아예 아프지 않는 상태가 아니라, 어떤 외부 공격이 닥쳐도 빠르고 온전하게 회복하여 이전보다 더 강해지는 힘을 의미한다. 그 회복력의 열쇠가 바로 우리 몸속 작은 우주인 '장내 미생물'에 달렸다.

이 책은 그토록 중요한 장내 미생물을 보전하기 위한 뻔한 원론만 늘어놓지 않는다. 단것을 먹으면 불과 30분 만에 면역세포의 방어 능력이 50%나 떨어진다는 구체적인 경고나, 엄격한 식단 관리보다 미주신경(부교감신경)을 활성화하는 호흡 한 번이 장 건강에 더 큰 기적을 일으킬 수 있다는 통찰은 매우 놀랍고도 실용적이다.

저자는 아이의 회복력을 위해 매일 실천해야 하는 5가지 핵심 요소(영양, 호흡, 수분, 움직임, 수면)를 바퀴 모양의 차트로 제시하고, 부모들이 쉽게 삶에 적용할 수 있도록 친절히 안내한다. 아울러 항생제 같은 현대 의학의 도움이 반드시 필요한 골든타임을 짚어주고, 장내 미생물을 보전하기 위한 동종요법, 에센셜 오일 사용법, 지압법 등도 집에서 부모가 실천할 수 있도록 상세히 다룬다. 그만큼 책을 덮을 때쯤이면 "우리 아이가 아플 때 어떻게 해야 하지?"라는 막막한 질문에 대한 든든한 답을 얻게 될 것이다.

번역을 하는 동안 내내 우리나라 부모님들의 뜨거운 교육열을 떠올렸다. 우리는 아이의 미래를 위해 막대한 비용을 투자하고, 때로는 가족과 떨어져 지내는 수고도 마다하지 않는다. 하지만 그 아낌없는 노력의 한 꼭지를 아이의 '건강'을 챙기는 데 쓰려고 하면, 주변에서 "유난스럽다"거나 "어차피 커서 학교 가면 다 소용없다"고들 대수롭지 않게 말하며 핀잔을 준다. 학원 시간에 쫓겨 초가공식품으로 끼니를 때우고, 교감신경이 항진되어 긴장한 채 오랜 시간을 보낸 아이가 과연 그 입신양명의 끝에서 건강한 마인드로 자신이 원하는 풍요로운 삶을 누릴 수 있을까?

오히려 회복력이 강한 건강한 마음과 몸은 아이가 앞으로 마주할 수만 가지 도전을 버텨낼 가장 강력한 무기가 될 거라고 믿는다. 기초 체력과 건강한 장내 생태계가 뒷받침된 아이들의 성장은 질병이 없는 상태를 넘어, 어떤 시련 앞에서도 스스로를 지켜내고 다시 일어서는 전인적 회복력의 완성이 되거니와, 아이가 평생 누릴 가장 고귀한 유산이 될 것이다.

지금 이 순간에도 아이의 건강 문제로 밤잠을 설치며 고군분투하고 있을 부모님들께 응원을 보내고 싶다. 당장 눈앞의 증상이 쉽게 나아지지 않아 막막하기도 하겠지만, 아이의 몸 안에 깃든 치유의 힘, 그 놀라운 회복력을 믿고 조금 더 따뜻하게 지켜봐주길 바란다. 이 책이 제시하는 작은 변화들이 쌓여 아이의 장내 미생물 생태계에 긍정적인 변화를 일으키고, 그렇게 결국 아이가 가장 건강한 모습으로 성장해갈 거라고 확신한다.

마지막으로 무엇보다 이 책이 아이의 건강뿐 아니라, 가족 모두의 삶을 보듬는 소중한 계기가 되길 바란다. 우리는 종종 검사 결과의 '정상 범위'라는 수치에 안심하며 몸이 보내는 작은 신호들을 그냥 지나치곤 한다. 하지만 진정한 건강은 단순히 정상 범위에 머무는 수치가 아니라, 몸과 마음이 균형을 이루고 삶의 에너지가 자연스럽게 흐르는 상태에 더 가깝다.

이번 기회에 우리 가족 모두가 '정상'이라는 기준에 안주하기보다는 몸과 마음을 건강한 상태로 만들어, 아이의 건강이 곧 우리 가족의 삶을 더욱 풍요롭게 가꾸는 길이라는 사실을 발견하게 되길 기대한다. 그리고 가족 안에 단단히 뿌리내린 건강의 토대 위에서, 우리 아이들이 턱 끝까지 숨이 차오르도록 실컷 뛰놀고, 기분 좋은 땀방울을 흘리며 건강한 세상을 휘젓고 다니는 주인공으로 성장하길 소망한다.

장 마스터가 된 것을 축하한다! 드디어 책의 마지막 장까지 완독했다! 이 책에 인용된 500편 이상의 과학적 참고문헌을 보고 싶다면 healthykidshappykids. com/bookreferences를 방문하거나 아래 QR 코드를 스캔해 확인하자.

안 아픈 아이 잘 낫는 아이 이렇게 키워라

1판 1쇄 인쇄 2026년 4월 20일
1판 1쇄 발행 2026년 4월 30일

지은이. 엘리사 송
옮긴이. 김예성
감수자. 김경철
펴낸이. 최태선

펴낸곳. (주)솜씨컴퍼니
브랜드. 정말중요한
등록. 제2015-000025호
주소. 16010 경기도 의왕시 한직골길 15 101
전화. 070. 8633. 1268
팩스. 02. 6442. 4364
이메일. love@somssi.me

제작. 타라티피에스
용지. 표지 : 아르떼 190g + 본문 : 미색모조 80g

©솜씨컴퍼니, 2026
ISBN 979-11-86745-96-0 03510

정말중요한은 (주)솜씨컴퍼니의 건강 출판 브랜드입니다.
값은 책표지에 표시되어 있습니다. 잘못 만들어진 책은 구입한 서점에서 바꾸어 드립니다.